AF522755

SOLIVAGUS
Præteritum

Dieses Buch entstand mit institutioneller Unterstützung des Instituts für Personengeschichte (Bensheim), dem dafür aufrichtig gedankt sei.

Bibliografische Information der Deutschen Nationalbibliothek
Die Deutsche Nationalbibliothek verzeichnet diese Publikation in der Deutschen Nationalbibliografie; detaillierte bibliografische Daten sind im Internet über http://www.dnb.de abrufbar.

Einbandgestaltung: René Hübner
Satz und Layout: René Hübner
Lektorat und Redaktion: Stefan Eick
Mit Illustrationen von Carina Klena

Gedruckt auf säurefreiem und alterungsbeständigem Papier
ISBN 978-3-947064-19-9

www.solivagus.de

Gedruckt in der EU.

Ibrahim Alkatout & Christian Hoffarth

arm
ledig
schwanger

Die Kieler Gebäranstalt des 19. Jahrhunderts als Spiegel medizinischer und sozialer Herausforderungen

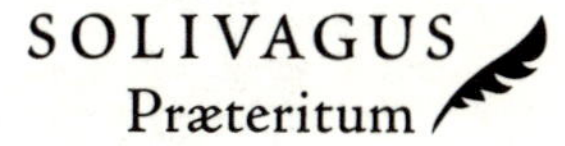

Für
Ana, Magdalena, Theresa und Ursula

Inhaltsverzeichnis

Teil 2

Teil 3
Die Bezwingung der Natur

Geleitwort

Von Eva Fuhry
Medizin- und Pharmaziehistorische Sammlung
der Christian-Albrechts-Universität zu Kiel

Im September 2020 eröffnete die Medizin- und Pharmaziehistorische Sammlung Kiel die Ausstellung *Female Remains - Frauenschicksale und die Vermessung der Geburt*. Sie basierte auf den medizinhistorischen Forschungen von Dr. Ulrich Mechler[1], der medizinischen Beratung durch Prof. Dr. Ibrahim Alkatout und den biografischen Forschungen von Dr. Christian Hoffarth. In ihrem Zentrum stand eine Sammlung von 31 weiblichen Beckenskeletten. Der vermutlich aus dem späten 19. Jahrhundert stammende Vitrinenschrank, in dem sich diese Beckenpräparate-Sammlung erhalten hat, wirkt verstörend: Aus ihrem Zusammenhang gerissene, knöcherne Körpermitten, nummeriert und in vier Reihen angeordnet. Dazu ist ein Messingschild überliefert, das suggeriert, es handele sich um die Forschungssammlung der Kieler Geburtshelfer Gustav Adolph Michaelis (1798 - 1848) und Carl Conrad Theodor Litzmann (1815 - 1890).

Menschliche Körperpräparate (Human Remains) haben in den vergangenen 20 Jahren viele medizinische Sammlungen und Forschungseinrichtungen in Atem gehalten. Zum einen entspann sich eine Diskussion um einen angemessenen Umgang mit den Überresten von Verstorbenen, zum anderen drängte sich die Frage nach der Herkunft dieser Präparate auf. Über Jahrhunderte hinweg hatte die Medizin Körperpräparate wie Dinge behandelt. Nun erhoben sich Stimmen außerhalb der Medizin, die darauf drängten, diesen für die medizinische Forschung bedeutsamen Objekten den Status des Menschlichen zurückzugeben und sie der Forschung zu entziehen, sofern die Präparate innerhalb eines Unrechtskontexts entstanden waren. Aus Einsicht oder um sich einer unangenehmen Diskussion zu entziehen, entschieden manche medizinischen Einrichtungen daher, auf eine weitere Nutzung solcher Körperpräparate zu verzichten und diese bestatten zu lassen. Aber kann eine Bestattung wiedergutmachen, dass diese Menschen, deren Körper die Medizin nutzte, niemals gefragt wurden, ob sie damit einverstanden waren? Und verhindert eine Bestattung nicht auch, dass man sich mit den Menschen selbst und den Umständen, unter denen Körperpräparate von ihnen angefertigt wurden, auseinandersetzt?

Das Ausstellungsprojekt *Female Remains* sollte der verdinglichten Beckensammlung das Leben der Frauen entgegensetzen, die für die Geburt eines unehelichen Kindes posthum durch eine Sektion bestraft wurden. Sorgfältig recherchierte Biografien, eingebettet in ihren sozialhistorischen Kontext, sollten diesen Frauen ihre Persönlichkeit und menschliche Würde zurückgeben. Gleichzeitig ging es aber auch darum, die Entstehung und Nutzung der Beckenpräparate in ihrem medizinhistorischen Zusammenhang darzustellen, um die Konflikte zwischen individuell erfahrenem Unrecht und dem Erkenntnisgewinn für die medizinische Forschung auszuloten.

Ähnlich wie die Besitzrechte der Medizin an Körperpräparaten heute hinterfragt werden, stellt die Bürgergesellschaft auch den Alleinanspruch von Sammlungen und Museen auf die Deutung ihre Bestände in Frage und fordert zu Recht pluralistische Perspektiven ein. Ein weiteres Anliegen der Female Remains-Ausstellung war es daher, den Besucher:innen zu ermöglichen, ihre Meinung zu einem angemessenen Umgang mit der Beckenpräparatesammlung darzulegen. Um den Prozess der eigenen Meinungsbildung zu unterstützen, forderten gelbe Spiegeltafeln in der Ausstellung dazu auf, Konfliktsituationen in der Geburtshilfe des 19. Jahrhunderts und in unserer gegenwärtigen Medizin aus den Blickwinkeln unterschiedlicher Akteur:innen zu betrachten. Am Ende der Ausstellung lag ein Fragebogen aus, in dem die Besucher:innen den Umgang mit der Präparatesammlung in der Ausstellung bewerten und Vorschläge für einen zukünftigen Umgang machen konnten. Die vollständige Auswertung dieser Befragung steht noch aus. Es zeigte sich aber bereits, dass die Besucher:innen bei sich selbst Interessenskonflikte feststellten. Obwohl sie die Nutzung von Körpern gegen den mutmaßlichen Willen der Verstorbenen ablehnten, sprachen sie den Präparaten einen medizinischen Nutzen zu und erkannten, dass die Präparatesammlung der Schlüssel zur Erforschung der dargestellten Frauenschicksale war. Die Meinungen dazu, ob die Präparate in einer Ausstellung für jeden zugänglich sein sollten, differierten dagegen stark.

Während die Ausstellung nur fünf Frauen beispielhaft herausgriff, dokumentiert das vorliegende Buch die Lebensschicksale aller 14 Frauen, die über die Beckenpräparatesammlung identifiziert werden konnten. Unbekannt bleiben die über 80 Frauen, deren Becken bis etwa 1888 ebenfalls Teil der Sammlung waren. Weil die Beckenforschung an der Kieler Klinik für Geburtshilfe nach 1888 keine aktive Rolle mehr spielte, hat man die Sammlung erheblich verkleinert und auf die Bedürfnisse des medizinischen Unterrichts beschränkt. Der erhaltene Vitrinenschrank zeigt also nicht, wie das eingangs erwähnte Messingschild vermuten ließe, die Forschungssammlung von Michaelis und Litzmann, sondern ein später daraus konstruiertes Lehrmittel.

Das Messingschild, das die Klinikleitung vermutlich in den 1980er Jahren anbringen ließ und das kein Wort über die verstorbenen Patientinnen verliert, sagt viel aus über Ansprüche auf Deutungshoheit und die Defizite eines rein medizinischen Blicks auf Körperpräparate. Die Suche nach einem angemessenen Umgang mit der Beckenpräparate-Sammlung kann nur durch eine interdisziplinäre Betrachtung gelingen, und eine Bewertung kann nur in Bezug auf jeweils gegenwärtige ethische Werte erfolgen. Die Sammlung soll deshalb für zukünftige Generationen als Forschungsquelle erhalten bleiben, damit sie ihre eigenen Fragen an ein verstörendes „Objekt" stellen und eigene Antworten finden können. Das vorliegende Buch ist der würdigen Erinnerung an die Frauen gewidmet, deren tote Körper nach einer Sektion ohne Becken bestattet wurde – einem in den Augen eines Menschen des 19. Jahrhunderts ungeheuerlichem Vorgehen, das man nur aus der Gesellschaft ausgeschlossenen Personen zumutete.

Zum Geleit

Von Prof. Dr. Claudia Bozzaro

Zu dem Zeitpunkt, als dieses Geleitwort verfasst wurde, gastierte die Ausstellung „Körperwelten“ in Kiel. Körperwelten ist eine Wanderausstellung mit überwiegend menschlichen, plastinierten Körperteilen. Die Exponate wurden erstmals 2003 ausgestellt. Seitdem ist die Wanderausstellung ein weltweiter Erfolg, der Scharen an Besucher:innen anzieht. Auch in Kiel ist die Ausstellung gut besucht und in den Kieler Nachrichten liest man Interviews mit Menschen, die sich in ein Körperregister haben eintragen lassen. Sie wollen nach ihrem Versterben ihren Körper der Wissenschaft bzw. als Exponat für eine Körperausstellung zur Verfügung stellen. Zwei Spenderinnen berichten in einem Interview von der eigenen Faszination für die Körperexponate und davon, andere Menschen zu einem bewussteren Umgang mit dem eigenen Körper anregen zu wollen. Trotz des großen Erfolgs der Körperausstellungen sah sich der Initiator, der Anatom Dr. Gunther von Hagens, immer wieder mit Kritik konfrontiert. In einigen Städten und Ländern wurden die Ausstellungen gar verboten, unter anderem mit dem Hinweis, sie verstießen gegen die Menschenwürde. Dieses aktuelle Beispiel zeigt, dass der menschliche Körper fasziniert, gleichzeitig aber die Grenzen zwischen Faszination und Interesse einerseits und Voyeurismus und Pietätslosigkeit andererseits uneindeutig sind. Wie weit darf, wie weit soll der fremde Blick in einen menschlichen

Körper eindringen? Was ist ein angemessener, menschenwürdiger Umgang mit menschlichen Leichen und Körperteilen?

Diese Fragen greift das Projekt bzw. die Ausstellung zu den „Female Remains“ auf, die auch Grundlage dieses Buches sind. Doch es geht in diesem Buch um eine noch viel grundsätzlichere Frage. Denn die hier ausgestellten Exponate stammen, anders als bei „Körperwelten“ nicht von Menschen, die sich bewusst dafür entschieden haben, ihren Körper der Wissenschaft zur Verfügung zu stellen. In diesem Fall sind die gezeigten Exponate von armen, vulnerablen, in Not geratenen Frauen, die mit aller Wahrscheinlichkeit nicht gefragt wurden, ob man ihre Körperteile zu wissenschaftlichen Zwecken verwenden und zur Ausstellung in der Öffentlichkeit nutzen dürfe. Ist es in Ordnung, diese Exponate dennoch zu zeigen? Diese Fragen werden im Rahmen der Ausstellung direkt an den Betrachter bzw. die Betrachterin zurückgespielt. Wie würde man es selbst finden, wenn eigene Körperteile fremden Blicken ausgesetzt wären? Wäre es mir egal? Wäre ich vielleicht sogar stolz, dass ein „Teil von mir“ auf diese Weise bestehen bliebe? Würde ich mich übergriffig behandelt fühlen, weil ich nicht gefragt wurde und es immerhin um meinen Körper geht? Würde ich mich in der eigenen Menschenwürde tangiert fühlen?

Im Mittelpunkt der Ausstellung „Female Remains“ sowie im Mittelpunkt dieses Buches stehen nicht nur eine wichtige Beckensammlung, sondern vor allem die Lebensgeschichten jener Frauen, von denen diese Becken stammen. Es sind Geschichten von Armut, sozialer Ausgrenzung, Gewalt und unermesslichem Leid. Mit ihnen verwoben sind die Geschichten von forschenden Ärzten, die den weiblichen Körper besser verstehen wollten, um die Wissenschaft voranzutreiben und Frauen bei der Geburt besser helfen zu können. Hier kommt eine weitere ethisch hoch brisante Thematik zum Vorschein. Es ist hinreichend bekannt, dass in der Geschichte der medizinischen Forschung insbesondere Menschen aus vulnerablen Gruppen als Forschungsobjekte missbraucht wurden. Von den meisten dieser Menschen sind weder Namen noch Lebensgeschichten bekannt. Einige von ihnen haben vermutlich dem wissenschaftlichen Fortschritt einen wichtigen

Nutzen gebracht, ohne dass sie dafür – und sei es postum – eine Anerkennung erhalten hätten.

Gemessen an heutigen ethischen Standards ist die Entnahme von Körperteilen und deren Nutzung zu Forschungs- und Ausstellungszwecken ohne die explizite Einwilligung der betroffenen Person inakzeptabel. Da ein Leichnam immer noch einen Bezug zu einer Person hat und mit dem Personenrecht verbunden ist, gibt es entsprechende Pflichten auch im Umgang mit einem menschlichen Leichnam. Das Einverständnis der Verwendung eines Leichnams für Forschungszwecke oder zur öffentlichen Ausstellung muss zu Lebzeiten von der entsprechenden Person verfügt werden.

Moralische Werturteile und Sensibilitäten verändern sich im Zuge der Geschichte, ebenso wie sich das leitende Menschenbild verändert. Nicht alles, was in der Vergangenheit getan wurde, kann und sollte mit unseren heutigen moralischen Maßstäben gemessen werden. Indem das Projekt, die Ausstellung und schlussendlich dieses Buch die Frauen und ihre Lebensgeschichten behutsam und kritisch reflektierend in den Mittelpunkt stellen, haben sie eine Würdigung eben jener ermöglicht, die in unseren Geschichten des menschlichen Fortschritts allzu oft nicht vorkommen. Gleichzeitig gibt dieses Buch wichtige Anregungen, darüber nachzudenken, wie Forschung am und mit Menschen in der heutigen Zeit konzipiert und durchgeführt werden sollte, wie der eigene Beitrag zum Fortschritt der Menschheit aussehen könnte und was eine angemessene und würdigende Erinnerungs- und Anerkennungs-Kultur ist.

Vorwort

Arm, schwanger und auf sich allein gestellt zu sein, versetzt Frauen auch noch im 21. Jahrhundert in eine hochgradig prekäre Situation. Je nachdem, wie sich die individuellen Umstände gestalten, kann eine solche Lebenslage für die Betroffenen auch noch in der Gegenwart desaströse Folgen haben. Immerhin existieren in Deutschland und in vielen anderen Wohlstandsländern heute aber sozialpolitische Mechanismen, die prinzipiell wenigstens einen Teil der ökonomischen und der psychischen Last abfedern können. Darüber hinaus bergen Schwangerschaft und Geburt in der Gegenwart nur noch vergleichsweise geringe gesundheitliche Risiken. Das öffentliche Gesundheitssystem und die Möglichkeiten der medizinischen Versorgung vor, während und nach einer Geburt können heute einen Großteil der potentiellen Gefahrenmomente eliminieren.

Im 19. Jahrhundert war all dies noch anders. Für arme, ledige, schwangere Frauen gab es zu jener Zeit so gut wie keine Hilfsangebote. Die rechtlichen wie die gesellschaftlichen Strukturen, die das Leben der unprivilegierten Klassen bestimmten, reagierten auf die Schwangerschaft einer ledigen Frau mit äußerster Härte. Auch wenn durchaus Ansätze eines sozialen Netzes existierten, waren es gerade arme, ledige Schwangere, die immer wieder durch dessen weite Maschen fielen. Hinzu kam die Gefahr für Leib und Leben durch Schwangerschaft und Geburt. Schon unter gesunden Frauen war das Risiko einer Schwangerschaft und, mehr noch, einer Geburt erschreckend hoch. Umso schlimmer war die Lage aber für Frauen, deren Körper von den schweren Lebensumständen der armen Klassen gezeichnet waren.

Sogenannte Gebäranstalten wie diejenige, die 1805 im Schleswig-Holsteinischen Kiel eingerichtet wurde, zielten darauf, diese Zustände langfristig zu verändern. Für die betroffenen Frauen waren sie ein Zufluchtsort in einer ansonsten oftmals aussichtslosen Lebenslage. Doch die akademischen Gebäranstalten brachten für die Schwangeren ganz neue Risiken und Zumutungen mit sich. Die Mediziner, die den Anstalten vorstanden, sahen jene zunächst vor allem als Stätten der Forschung an. Dementsprechend wurden die dort unterkommenden Frauen immer auch als Versuchspersonen verstanden und gebraucht. Ein Mitspracherecht wurde ihnen dabei kaum zugestanden. Und auch in den Gebärhäusern blieb der Tod trotz und zum Teil gerade durch die medizinische Versorgung ein ständiger Begleiter von Schwangerschaft, Geburt und Wochenbett.

Dieses Buch erzählt die Geschichte armer, lediger, schwangerer Frauen, die im 19. Jahrhundert in die Kieler Gebäranstalt aufgenommen wurden. Ausgangspunkt unserer Betrachtungen ist eine Sammlung von Beckenknochen einstmaliger Patientinnen der Gebäranstalt, die sich in Teilen bis heute in der Medizin- und Pharmaziehistorischen Sammlung der Universität Kiel erhalten hat. Indem wir versuchen, das gelebte Leben hinter den Knochenpräparaten zu rekonstruieren und die Umstände zu verstehen, die zur Entstehung der Sammlung führten, knüpft unser Buch an aktuelle politische und kulturelle Diskurse an. In den Kellern, Kammern und Ausstellungsräumen von Archiven und Museen befinden sich noch heute in großer Zahl menschliche Überreste aus vergangenen Epochen. Zu einem Großteil gelangten sie in der Kolonialzeit unter hochproblematischen Umständen aus den ausgebeuteten Regionen der Erde in die Sammlungen der sogenannten ‚ersten Welt'. Die Frage, wie mit diesen *Human Remains* umgegangen werden soll, bildet einen zentralen Baustein in den gegenwärtigen Auseinandersetzungen um das koloniale Erbe der Industrienationen. Kultur- und gesellschaftspolitische Bewegungen, die die umfassende Aufarbeitung der Kolonialgeschichte samt ihrer kaum ermesslichen Nachwirkungen zum

Ziel haben, setzen sich für die Auflösung der Sammlungen durch Bestattung der Überreste oder, wenn möglich, ihre Rückführung an die Herkunftskulturen ein.

Anders als bei den Überresten aus kolonialen Kontexten handelt es sich bei den Beckenknochen in Kiel um die Körperteile von Frauen, die in der Region heimisch waren, in der die Sammlung entstand. Doch auch bei ihnen liegt im Hintergrund ein extremes Machtungleichgewicht. Nicht unähnlich den Menschen, die in anderen Erdteilen unter europäischer Fremdherrschaft standen, waren die Frauen, von denen die Knochen stammen, Opfer struktureller Diskriminierung. Ihre Geschichten wieder ans Tageslicht zu holen, sie aus allen möglichen Perspektiven darzustellen und in größere historische wie medizinische Zusammenhänge einzubetten, soll dementsprechend auch zur Klärung der ethischen Fragen beitragen, die sich zwangsläufig mit ihnen verbinden.

Unser Buch ist das Ergebnis einer interdisziplinären Zusammenarbeit zwischen Geschichte und Medizin. Anders als in vielen Arbeiten der Medizingeschichte war in unserem Fall somit weder der Mediziner gezwungen, sich als Geschichtswissenschaftler zu beweisen, noch musste der Historiker den Anschein erwecken, er durchdringe die komplexen Sachverhalte der Medizin. Es versteht sich gewiss von selbst, dass die Kooperation zwischen solch unterschiedlich gearteten Fächern nicht immer einfach war – ihre Denkansätze, wissenschaftlichen Methoden und Ausdrucksformen sind grundverschieden. Gerade durch die ständige Herausforderung, zu einem gemeinsamen Verständnis zu finden, und durch die Notwendigkeit, immer wieder Kompromisse zu schließen, dürfte der entstandene Text aber eine ganz besondere Ausdruckskraft gewonnen haben. Wir hoffen, dass dieser Eindruck sich auch auf die Leserinnen und Leser überträgt. Im Übrigen sind wir uns natürlich darüber im Klaren, dass es eine gewisse Irritation hervorrufen kann, wenn zwei privilegierte Männer über diskriminierte schwangere Frauen schreiben. Die Geschichte, die es zu erzählen gilt, schien uns die legitime Kritik, die uns diese Konstellation möglicherweise eintragen mag, aber allemal wert zu sein. Wir haben versucht, ihr von vornherein zu begegnen, indem wir im Laufe unseres Buches die Geschichten der Frauen soweit wie möglich in den Vordergrund gerückt und unsere eigenen Stimmen im Hintergrund gehalten haben.

Es bleibt uns, den zahlreichen Personen und Institutionen, die zur Entstehung des Buches beigetragen haben, unseren aufrichtigen Dank abzustatten. An erster Stelle sind hier das Universitätsklinikum Schleswig-Holstein, hier vor allem der Justiziar Dr. Benedikt Hruschka, sowie das Institut für Personengeschichte in Bensheim zu nennen, die uns großzügig die ökonomischen und zeitlichen Ressourcen bereitstellten, die unsere Forschungen überhaupt erst ermöglichten. Besonderer Dank gilt Herrn Prof. Dr. Nicolai Maass, dem heutigen Direktor der Kieler Universitätsfrauenklinik und damit dem Nachfolger der Begründer der Kieler Gebäranstalt, für die Ermöglichung und Unterstützung des Gesamtprojektes. Für die besonderen Illustrationen, die das Buch zieren, sind wir der unermesslich talentierten Carina Klena von Herzen dankbar. Für die profunden Geleitworte gilt unser Dank Eva Fuhry, der Leiterin der Medizin- und Pharmaziehistorischen Sammlung der Christian-Albrechts-Universität zu Kiel, sowie Frau Prof. Dr. Claudia Bozzaro, Inhaberin des Lehrstuhls für Medizinethik in Kiel.

Sodann sind die zahlreichen Helferinnen und Helfer in den Bibliotheken, Kirchen-, Gemeinde-, Stadt- und Landesarchiven Schleswig-Holsteins und anderswo zu erwähnen, die uns mit Materialien und vielfältigen Hinweisen versorgten. Stellvertretend genannt seien Dr. Johannes Rosenplänter und Dr. Timo Erlenbusch für das Kieler Stadtarchiv, Dr. Sylvina Zander und Celina Höffgen aus dem Stadtarchiv Bad Oldesloe, Sybille Radtke-Kaak vom Kirchenkreisarchiv Altholstein, Hans-Peter Voß aus dem Kirchenkreisarchiv Rendsburg-Eckernförde sowie Dr. Jörg Rathjen im Landesarchiv Schleswig-Holstein.

Für die hilfsbereite und professionelle Unterstützung bei der Untersuchung der Knochenpräparate mittels moderner Bildgebungsverfahren danken wir Dr. Tim Piesch aus der Klinik für Radiologie und Neuroradiologie des Universitätsklinikums Schleswig-Holstein, Campus Kiel. Auch ohne die freundschaftliche Kooperation Eva Fuhrys und Dr. Ulrich Mechler (jetzt Universitätsklinikum Hamburg-Eppendorf) wäre dieses Buch nicht zustande gekommen.

Unser ganz besonderer Dank gilt außerdem den Probeleserinnen und -lesern, die das Buchmanuskript in verschiedenen Entstehungsstadien nicht nur vollständig gelesen haben, sondern uns auch mit außerordentlich reichhaltigem und wertvollem Feedback versorgten. Namentlich sind es Dr. Christiane Buhl, Ralf-Dieter Buhl, Stephanie Adamik-Buderer, Saskia Struck, Privatdozentin Dr. Veronika Günther, Privatdozent Dr. Rafael Watrowski und Prof. Dr. Günter Klöppel, deren jeweiliger Input an dieser Stelle unmöglich im Einzelnen angemessen gewürdigt werden kann.

Zu guter Letzt ist es uns eine besondere Freude, dem Solivagus-Verlag für die großartige Zusammenarbeit Dank zu sagen. Die Geduld und die Sachkenntnis, mit denen der Verlagsinhaber Dr. Stefan Eick das Projekt von Beginn an betreute und begleitete, sind gewiss keine Selbstverständlichkeit. Dasselbe gilt für die stets kompetente und freundliche Art seiner Mitarbeiterin Jill A. Koenig. Für die besondere Textgestaltung sowie das Layout danken wir Herrn René Hübner.

Wir sind davon überzeugt, dass jede Sekunde die in die Entstehung des Buches geflossen ist, es wert war. Allen, die sich uns darin anschließen möchten, die historischen Prozesse, die medizinischen und sozialen Herausforderungen und die Lebensgeschichten armer, lediger, schwangerer Frauen wiederzuentdecken, die sich im 19. Jahrhundert in der Kieler Gebäranstalt bündelten, wünschen wir eine erkenntnisreiche Lektüre.

Kiel, zu Ostern 2023
Ibrahim Alkatout & Christian Hoffarth

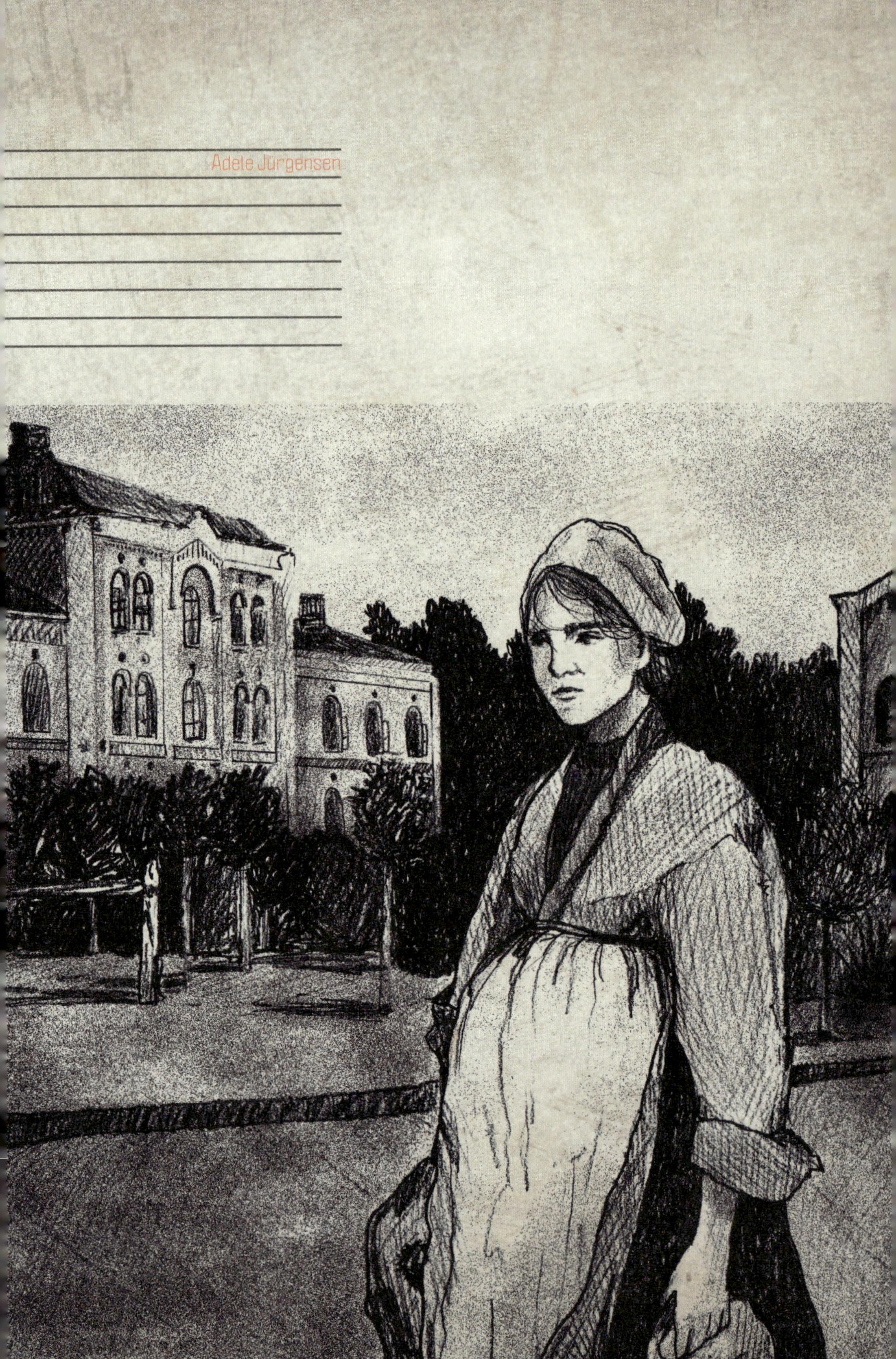
Adele Jürgensen

Einleitung

Konservierte Lebensspuren

Kiel, 1875: Adele Jürgensen ist 33 Jahre alt, als sie am Donnerstag, dem 2. Dezember in der Gebäranstalt auf dem ‚Klinikhügel' stirbt. Eine Woche zuvor hatte sie ihr zweites Kind zur Welt gebracht, eine gesunde Tochter, die auf den Namen Adolphine getauft wurde. Nichts hatte während der Schwangerschaft auf das tragische Ende für die Mutter hingedeutet. Adele war gesund, Komplikationen hatte es keine gegeben. Vier Jahre zuvor war die Geburt ihrer ersten Tochter Amalie, ebenfalls in der Kieler Gebäranstalt, problemlos verlaufen. Ernsthafte Schwierigkeiten ergaben sich auch dieses Mal erst nach der Entbindung. Von Tag zu Tag entwickelte Adele immer höheres Fieber. Abwechselnd fror und schwitzte sie. Starke Bauchschmerzen kamen zunächst stoßweise, der behandelnde Arzt beschrieb sie anfangs noch als „Nachwehen". Doch die Schmerzen verstetigten sich und hatten nach fünf Tagen ein unerträgliches Maß erreicht. Adeles Bauch war stark angeschwollen. Mit Dampfumschlägen, Morphium und Eispillen versuchte man, ihr Erleichterung zu verschaffen. Am Morgen des 2. Dezember fühlte sich Adele plötzlich besser, am Nachmittag desselben Tages versuchte sie sogar ein letztes Mal, aus dem Bett zu steigen. Eine Stunde später, gegen 17 Uhr, fiel sie schließlich aber in ein tiefes Koma. Sie atmete nur noch rasselnd, ihre Gliedmaßen kühlten sich ab, ihr Körper war von klebrigem Schweiß bedeckt.

Kurz nach sieben Uhr abends erliegt die junge Frau ihrer schweren Erkrankung.

Kiel, 2023: In einem Museum unweit der aus der Gebäranstalt hervorgegangenen Universitätsfrauenklinik ist ein schlichter, schmuckloser Vitrinenschrank ausgestellt.[2] Hinter den verglasten Flügeltüren hängen, aufgereiht wie eine Schmetterlingssammlung, 31 Präparate weiblicher Beckenknochen.

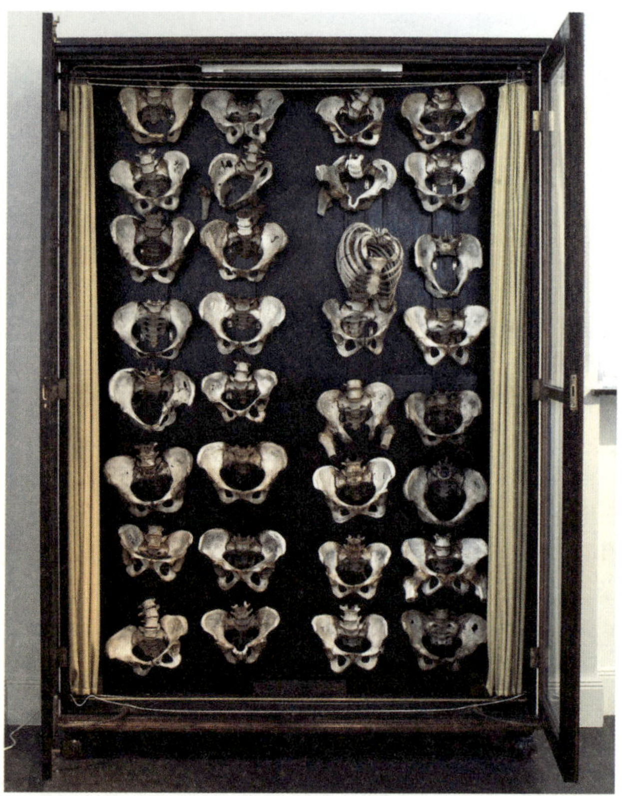

Abb. 1 Im „Beckenschrank" in der Medizin- und Pharmaziehistorischen Sammlung der Christian-Albrechts-Universität zu Kiel sind heute noch 31 Präparate weiblicher Beckenknochen aus dem 19. Jahrhundert versammelt. Medizin- und Pharmaziehistorische Sammlung der Christian-Albrechts-Universität zu Kiel, mit freundlicher Genehmigung.

Unter diesen, einzig durch die mit schwarzem Stift aufgetragenen Ziffern ‚8670' gekennzeichnet, ist auch das Becken von Adele Jürgensen.

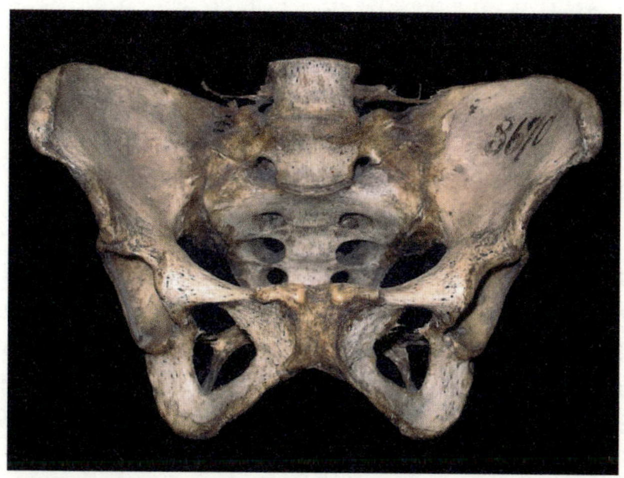

Abb. 2 Auf Adele Jürgensens Beckenknochen sind die Ziffern 8670 aufgebracht. Unter dieser Nummer wurde sie im November 1875 im Aufnahmebuch der Kieler Gebäranstalt registriert.

Die anatomische Lehrsammlung wurde zwischen 1840 und 1888 von den Leitern der Gebäranstalt Gustav Adolf Michaelis und Carl Conrad Theodor Litzmann angelegt.

Gustav Adolf Michaelis (1798–1848), dt. Arzt und Geburtshelfer.

Carl Conrad Theodor Litzmann (1815–1890), dt. Arzt, Geburtshelfer und Publizist.

Aus der Perspektive des 21. Jahrhunderts mag der Kieler ‚Beckenschrank' kurios, zumindest überraschend wirken. Zweifellos wirft seine Existenz eine ganze Reihe von Fragen auf – ethische Fragen, die sich zum Teil auch im 19. Jahrhundert schon aufgedrängt haben mussten. Doch die Präparatesammlung entsprach den Standards der medizinischen Wissenschaft ihrer Zeit. In einer Ära, in der Bildgebungsverfahren wie das Röntgen noch nicht existierten, diente sie dem Studium krankhafter Verformungen der Knochen, die eine natürliche Geburt erschweren oder unmöglich machen konnten. Über viele Jahrzehnte hinweg wurde die Kieler Beckensammlung im Unterricht von Hebammen und werdenden Ärzten eingesetzt.

Nicht zuletzt war sie Grundlage für maßgebliche wissenschaftliche Fortschritte in der Geburtshilfe.

Adele Jürgensen, geboren im Juni 1842 in Schönhagen auf der Halbinsel Schwansen zwischen Schlei und Eckernförder Bucht, teilte das Schicksal des Todes im Kindbett mit sehr vielen Frauen ihrer Zeit.

Mehr zur Lebensgeschichte Adele Jürgensens unten, Kapitel 9, S. 287–291.

Die ernsthafte Gefahr, unter einer Geburt oder im Anschluss daran zu sterben, war noch über das gesamte 19. Jahrhundert hinweg Teil der Lebenswirklichkeit. Sie betraf Frauen jeden Alters, von jeglicher körperlicher Konstitution und aus allen Gesellschaftsschichten.[3]

In die Gebäranstalt allerdings, wo männliche Ärzte sie äußerlich und innerlich untersuchten und zu ihrem Intimleben befragten, wo sie Studenten als Anschauungs- und Studienmaterial dienen mussten, wo der Einsatz der Geburtszange und Kindbettfieber drohten, zog es in einer Zeit, in der Hausgeburten mit der Hilfe von Nachbarinnen und Dorfhebammen die Norm waren, nur eine vergleichsweise kleine Gruppe Schwangerer.[4] Wie Adele Jürgensen, die Tochter eines Meiereiaufsehers, stammten sie ganz überwiegend aus dem ländlichen Raum. Sehr oft waren sie von früher Kindheit unbeständigen familiären Verhältnissen unterworfen, lebten in Armut und unter beklemmenden sozialen Bedingungen. Adele und ihr Zwillingsbruder Johann waren kurz nach ihrer Geburt als „Kostkinder“ in unterschiedliche Pflegefamilien gegeben worden. Zu einem hinlänglichen Auskommen, das ihr einen geregelten, stabilen Lebenswandel ermöglicht hätte, brachte sie es nie. Von früher Jugend an gehörte sie dem sogenannten ‚Gesinde‘ an, Hilfskräften in Landwirtschaft, Handwerk und Haushalt, die unter äußerst prekären Umständen von Ort zu Ort zogen, um sich durch ihrer Hände Arbeit Kost und Logis zu verdienen.[5] Als sie 1875 zur Geburt ihres zweiten Kindes ins Kieler Gebärhaus ging, legte sie ein Dokument vor, das ihr Mittellosigkeit bescheinigte und die Übernahme der durch ihre Versorgung entstehenden Kosten durch das Kieler Armenwesen garantierte. Wie der bei Weitem größte Teil der schwangeren Frauen, die Aufnahme in der Gebäranstalt fanden, war Adele Jürgensen unverheiratet – eine Situation, die zwar auch damals keineswegs selten war, aber gleichwohl eine gesellschaftliche Stigmatisierung und schwere anderweitige Probleme nach sich zog. Insbesondere führte das Fehlen eines erwerbstätigen Partners und eines gemeinsam mit diesem geführten Haushalts Schwangere und Mütter neugeborener Kinder häufig in die endgültige Verelendung. Die Männer, von denen unverheiratete Frauen schwanger geworden waren, konnten nur dazu verpflichtet werden, Mutter und Kind zu unterstützen, wenn sie die Vaterschaft anerkannten oder ihnen diese eindeutig nachgewiesen werden konnte.[6]

Im Jahr 1875 wurden 135 Schwangere in die Kieler Gebäranstalt aufgenommen, die meisten von ihnen mit ähnlichen Vorgeschichten wie Adele Jürgensen. Vier dieser Frauen (rund 3 Prozent) starben im Wochenbett – eine im Vergleich mit anderen Jahren verhältnismäßig geringe Zahl.[7] Doch nur Adele Jürgensens Beckenknochen gingen nach der Obduktion als anatomisches Präparat in die geburtshilfliche Lehrsammlung ein und sind auf diese Weise über nunmehr anderthalb Jahrhunderte erhalten geblieben. Von Tausenden Frauen, die im Laufe des 19. Jahrhunderts in der Gebäranstalt Aufnahme fanden, und unter mehreren Hundert Fällen des Todes im Wochenbett wurden nur die Becken einiger weniger Dutzend für den wissenschaftlichen Gebrauch präpariert. Aus dieser Tatsache ergeben sich die grundlegenden Fragen, von denen dieses Buch seinen Ausgang nimmt: Wer waren die Frauen hinter der Kieler Beckensammlung und warum sind es gerade ihre Körper, die Bestandteil der Sammlung wurden?

Die Suche nach einer Antwort lenkt den Blick auf die Lebensverhältnisse einer Menschengruppe, die in der historischen Überlieferung in der Regel weitgehend unbeachtet bleibt. Arme und sozial Schwache haben im 19. Jahrhundert, wie zu allen Zeiten, wesentlich weniger Spuren in der Geschichte hinterlassen als ihre gutsituierten Zeitgenossen. Hinzu kommt ein steiles Gefälle zwischen Stadt und Land. Zum einen wurde in den ländlichen Regionen und über ihre Bewohner wesentlich weniger Schriftgut produziert als im städtischen Raum, zum anderen ist auf dem Land zumeist weniger davon bewahrt worden. In den Archiven und Bibliotheken Schleswig-Holsteins und seiner Nachbarländer finden sich folglich nur relativ wenig Unterlagen, die einen tieferen Einblick in die Lebensumstände armer Menschen im 19. Jahrhundert, insbesondere in den ländlichen Regionen, erlauben.

Noch wesentlich schwieriger als eine allgemeine Einsicht gestaltet sich die gezielte Rekonstruktion der Lebenswege einzelner Personen aus diesen Kreisen. Adele Jürgensen hat kein Tagebuch hinterlassen. Es sind keine Briefe, weder von ihr noch an sie bekannt. Ein Testament hat sie nicht gemacht, persönliche Dokumente, welcher Art auch immer, existieren nicht mehr oder lassen sich nicht auffinden. Niemand hat je Näheres über ihr Leben niedergeschrieben. Ihre Kinder und deren Nachkommen konnten und können nicht über sie berichten. Sie erscheint nicht in Zeitungsartikeln und nicht in Adressbüchern. Fotografien oder Porträts von ihr gibt es nicht. Kurzum: Fast alle Arten von Quellen, die bei Angehörigen anderer sozialer Schichten und unter anderen Voraussetzungen biographische Forschungen erst ermöglichen, fehlen im Fall der Adele Jürgensen und der anderen Frauen, denen das Interesse dieses Buches vor allem gilt.

Wie also ist eine personengeschichtliche Annäherung überhaupt möglich?

Schreibende Ärzte, Pastoren und Beamte

Die bereits erwähnten Ziffern, mit denen die Knochen Adele Jürgensens und die anderen Becken der Kieler Sammlung versehen sind, sind Merkmale einer gezielten Entindividualisierung. Als anatomische Präparate in die systematische Zusammenstellung eingegliedert, waren die Körperteile von den Personen, deren Körpern sie entstammten, weitgehend entkoppelt. Im täglichen Umgang wurden sie nicht mehr mit den Verstorbenen, ihrem gelebten Leben und den ihnen eigenen Charakterzügen assoziiert. Bedeutenden Anteil an dieser Umdeutung vom Subjekt zum Objekt hatte die Zuordnung einer Kennzahl, die den Professoren der Gebäranstalt und anderen Nutzern zur Identifikation des einzelnen Objekts diente und somit an die Stelle trat, die bei einem Menschen der Name einnimmt.

Es ist das große Paradox der Kieler Beckensammlung, wie sie sich heute darbietet, dass ebenjene Kennzahlen zugleich den Schlüssel bilden, der einen Blick auf die individuellen Lebenswege der Frauen aus der Unterschicht des 19. Jahrhunderts eröffnet. Die Ziffern auf den Präparaten nämlich stimmen überein mit den Nummern, unter denen die Schwangeren in den schriftlichen Falldokumentationen der Anstalt geführt wurden. Dementsprechend finden sie sich wieder in den Aufnahmebüchern und Journalen des Gebärhauses, die zu großen Teilen erhalten geblieben sind. So enthält etwa ein heute im Landesarchiv Schleswig-Holstein verwahrtes, von September 1869 bis Dezember 1876 reichendes Aufnahmebuch[8] unter der laufenden Nummer 8670 einen Eintrag zu *Adele Marie Jürgensen*. Neben dem vollständigen Namen der Schwangeren liefert ein solcher Eintrag eine ganze Reihe weiterer persönlicher Informationen. Erfasst wurden darin in der Regel wenigstens Alter und Geburtsort der Patientin, darüber hinaus zumeist ihr aktueller Wohnsitz sowie ihr Aufenthaltsort rund zehn Monate vor der Aufnahme in die Gebäranstalt. Letzteres war relevant, da es Auskunft darüber gab, wo die Frau schwanger geworden war. Hiervon wiederum hingen Zuständigkeiten in Hinblick auf die Versorgung mittelloser, unverheirateter Mütter und ihrer Kinder ab.

Zur Entwicklung der Geburtsheimatrechte sowie zur Frage der Versorgung unehelicher Kinder und mittelloser Wöchnerinnen in Schleswig-Holstein während des 19. Jahrhunderts s. Näheres unten, Kap. 8, S. 209–238.

Im Falle von Dienstmädchen – die die Aufnahmebücher bei Weitem dominieren – wurden die entsprechenden Angaben üblicherweise aus deren Gesindedienstbüchern übernommen. Laut der Gesinde-Ordnung für die Herzogtümer Schleswig und Holstein aus dem Jahr 1840 waren alle Angehörigen dieses Standes zum Führen eines solchen Buches verpflichtet.[9] Es diente zugleich als Ausweisdokument wie als fortlaufendes Arbeitszeugnis. Traten Dienstmädchen und Dienstboten eine neue Stelle an, mussten sie den Arbeitgebern ihr Dienstbuch vorlegen. Die „Herrschaft", wie es im Duktus der Zeit hieß, beurkundete darin unterschriftlich die Aufnahme des Gesindes in ein Dienstverhältnis und gab sogleich an, wann dieses Verhältnis enden sollte. Gerade in der Landwirtschaft, in der das Arbeitsaufkommen dem natürlichen Zyklus der Jahreszeiten unterworfen war, konnten Dienstmädchen und Dienstboten nur selten länger als ein Jahr bei demselben Arbeitgeber bleiben. Oft wurde ein Dienstverhältnis auf noch kürzere Zeit vereinbart. Laut Gesindeordnung sollte die Anstellung für ein halbes Jahr, mit Dienstеintritt und -austritt im Mai und November, die Norm sein.[10]

Damit steht in aller Drastik vor Augen, unter welch misslichen Bedingungen die Dienstmädchen und Dienstboten ihr Dasein fristeten. Zugleich wird vor diesem Hintergrund verständlich, warum die möglichst exakte Dokumentation der Wanderbewegungen einer Frau in den Monaten vor ihrer Niederkunft für die Verantwortlichen in der Kieler Gebäranstalt so bedeutend war. Denn schon bald nach ihrer Gründung wurde die Anstalt von Rechts wegen immer stärker mit in die Verantwortung gezogen, wenn es darum ging, vor der Entlassung einer Wöchnerin und, gegebenenfalls, ihres Säuglings festzustellen, wo diese in der Folgezeit Unterkunft finden konnten.

Vgl. dazu unten, Kap. 8, S. 227–230.

Für die personengeschichtliche Forschung zu den Patientinnen der Kieler Gebäranstalt sind die Teilabschriften aus den Gesindedienstbüchern in den Aufnahmeregistern ein Glücksfall. Die Gesindedienstbücher selbst nämlich sind ganz überwiegend verloren. Von den 31 Frauen, deren Becken heute noch im Museum zu sehen sind, gehörten mindestens zwei Drittel, wahrscheinlich mehr, dem Gesinde an. Von ihren Dienstbüchern aber ist kein einziges mehr vorhanden.

Mit den medizinischen Journalen hält das überlieferte Schrifttum des Kieler Gebärhauses noch weitere Ansatzpunkte für die biographische Rekonstruktion bereit. Es handelt sich dabei um Konvolute handschriftlicher Patientinnenakten, die den Aufenthalt einer Frau von ihrer Aufnahme ins Haus bis zu ihrem Abgang dokumentieren. Die Aufzeichnungen beginnen stets mit einer Anamnese. Während der Erstuntersuchung einer Schwangeren befragten die Mediziner diese nicht nur hinsichtlich des Verlaufs ihrer aktuellen Schwangerschaft, sondern auch bezüglich früherer Schwangerschaften und ihrer allgemeinen Krankengeschichte.

Der biographische Gehalt der darauf basierenden Anamneseprotokolle fällt sehr unterschiedlich aus. Bestenfalls bieten sie einzelne Details über die Kindheit einer Frau, über ihre Familie und die Verhältnisse, in denen sie aufgewachsen war. Weitaus häufiger allerdings sind die Niederschriften rein medizinischer Natur. Doch wenn das Anamneseprotokoll Adele Jürgensens vom 24. November 1875 ihren „*äußere*[n] *Habitus*" als „*gesund*" bezeichnet, ihr einen „*Kräftige*[n], *proportionierte*[n] *Knochenbau*" bescheinigt und zudem festhält, dass sie bis ins 25. Lebensjahr an „*Chlorose*", der sogenannten Bleichsucht,[11] gelitten habe, dann lässt auch dies durchaus Rückschlüsse auf ihren Erlebnis- und Erfahrungshorizont zu.

Im 19. Jahrhundert weitverbreitete, äußerst unscharfe Diagnose einer Mangelanämie als „Chlorose", die vor allem junge Frauen betraf.

Im Weiteren umfassen die Journale normalerweise einen mal mehr, mal weniger ausführlichen Bericht über den Verlauf der Geburt, Visitenprotokolle für den Zeitraum zwischen der Entbindung und dem Abgang der Wöchnerin – sei es durch ihre Entlassung aus dem Gebärhaus oder durch ihren Tod – sowie, im unglücklichen letzteren Fall, ein Sektionsprotokoll.

Es ist freilich nicht von der Hand zu weisen, dass die genannten Texte aus der Gebäranstalt weitgehend auf Extremsituationen fokussieren. Die in ihnen dokumentierten Geschehnisse, die zu einem oftmals qualvollen Tod der Frauen führten, können gewiss nicht als repräsentativ für ihr Leben im Allgemeinen verstanden werden. Angesichts des Mangels an Selbstzeugnissen und sonstiger Quellen zu Frauen ihres Standes führen sie aber doch in außergewöhnlicher, um nicht zu sagen: einzigartiger Weise an deren Erfahrungswelten heran. Die vermeintlich geringe lebensgeschichtliche Aussagekraft des Materials relativiert sich auch dadurch, dass biographische Darstellungen immer vom Ungewöhnlichen, vom Bemerkenswerten, von der Momentaufnahme eines einzigartigen

Geschehens abhängig sind. Nur dies ist in Quellen festgehalten und nur so ist das Erzählen über ein Leben überhaupt möglich. Und somit reihen sich die klinischen Unterlagen letztlich doch äußerst passgenau in die Gruppe der biographischen Quellensorten ein.

Auch eine weitere Quellengruppe, aus der im Folgenden reichlich geschöpft wird, dient zunächst der Beurkundung des isolierten Ereignisses. Die Rede ist von den sogenannten Personenstandsquellen. In Kirchenbüchern und Standesamtsregistern sind Veränderungen des Personenstandes aller in den Verwaltungsbereich des jeweiligen kirchlichen oder behördlichen Bezirks gehörenden Personen verzeichnet. Hierzu zählen in den Kirchenbüchern Taufen, Konfirmationen, Verlobungen, Eheschließungen und Bestattungen. In den Standesamtsregistern, die in Schleswig-Holstein seit 1874 geführt werden, finden sich Eintragungen zu Geburten, Eheschließungen und Sterbefällen.

Dass den seriellen und scheinbar trockenen Personenstandsregistern jede Menge Lebendiges entlockt werden kann, bezeugt in besonders eindrucksvoller Weise Theodor Fontane in seinen *Wanderungen durch die Mark Brandenburg.*[12] Gewiss: Solch tragische und tragikomische Episoden, wie Fontane sie aus den Kirchenbüchern des märkischen Örtchens Gröben exzerpierte, sind in den Schleswig-Holsteinischen Büchern des 19. Jahrhunderts eine Seltenheit. Gleichwohl bergen die Verzeichnisse der Kirchen und Standesämter des Landes mitunter vielsagende personen- und sozialgeschichtliche Miniaturen, die über das einförmig Dokumentarische weit hinausreichen. So notierte etwa der zuständige Pastor im März 1872 im Kirchenbuch von Kosel zum Tode Christina Jürgensens die Namen, den Familienstand, den Wohnort und das Alter aller ihrer noch lebenden Kinder. Unter den fünf aufgeführten Kindern musste er einzig bei der Tochter Adele vermerken, dass ihr „*Aufenthalt unbekannt*“[13] sei. Daraus ist zu schließen, dass sich die junge Frau, die zu diesem Zeitpunkt bereits als Dienstmädchen in Kiel lebte, anders als etwa ihr ebenfalls als Kleinkind in eine Pflegefamilie gegebener Zwillingsbruder, von ihren leiblichen Eltern ganz entfremdet hatte. Nur wenige Monate später, im Oktober 1872, musste derselbe Pastor schließlich auch den Tod des Witwers

Theodor Fontane (1819–1898), Schriftsteller, Vertreter des Realismus.

der Christina Jürgensen im Kirchenbuch anzeigen. Der 62-jährige Hans Claus Jürgensen, erklärte er, sei „*dem Trunk verfallen*" gewesen und „*erhängt gefunden*"[14] worden. Es sind Anmerkungen dieser Art, die die Personenstandsregister über die Erhebung eines genealogischen, eines lebens- und familiengeschichtlichen Datengerüsts hinaus zu einer wertvollen sozialgeschichtlichen Ressource machen. Sie können das Bild der gesellschaftlichen Umstände, in denen der Großteil der Patientinnen der Kieler Gebäranstalt im 19. Jahrhundert lebte, maßgeblich bereichern.

Vergleichbares gilt mit Abstrichen auch für die Schleswig-Holsteinischen Volkszählungslisten. Scharen von Lokalbeamten zogen erstmals im Jahr 1769, dann wieder 1803 und schließlich im Fünfjahresrhythmus von 1835 bis 1860 unter immensem Aufwand an einem behördlich festgelegten Stichtag von Ort zu Ort und von Haus zu Haus, um möglichst vollständige Verzeichnisse aller Bewohner des dänischen Gesamtstaates anzufertigen.[15] Zum sogenannten Dänischen Gesamtstaat zählten bis 1864 auch die Herzogtümer Schleswig und Holstein, sodass sich in den Volkszahlregistern auch die Frauen aus der Kieler Beckensammlung und ihre Angehörigen wiederfinden lassen. In tabellarischen Formularen erfassten die Beamten, geordnet nach Haushalten, die Namen, das Alter, den Familienstand, den Beruf und die Stellung der einzelnen Person im jeweiligen Haushalt. Zwar boten die leider nur lückenhaft überlieferten und zum Teil schwer zugänglichen und noch schwerer auszuwertenden Register den Verwaltungsbeamten weniger Spielraum für plastische Randbemerkungen als die Freiform des Kirchenbuches den Pastoren ermöglichte. Doch nichtsdestoweniger können auch die aus diesen Quellen zu gewinnenden Informationen ganz entscheidend zum Verständnis einer Lebensgeschichte beitragen: Die Zusammensetzung des Haushalts, in dem eine Person lebt, die Anzahl der Menschen im selben Haus, deren Alter und Geschlecht, die Berufe und Tätigkeiten ihrer Nachbarn und die daraus sich ergebende soziale und ökonomische Struktur ihres Umfeldes – all dies wirkt prägend auf ihr Wesen und ihre Weltsicht ein.

Darüber hinaus ermöglichen es die Volkzählungslisten ein ums andere Mal, eine Person zu einem bestimmten Zeitpunkt an einem bestimmten Ort zu lokalisieren. Dem vierjährigen Pflegekind Adele Jürgensen, geboren in Schönhagen, begegnete der verantwortliche Beamte im Februar 1845 im Haushalt des Tagelöhners Asmus Flügge und seiner Frau Cäcilia auf dem adeligen Gut Maasleben.[16] Nur wenige Kilometer südwestlich Schönhagens lebte die Familie Flügge in einem sogenannten Abnahmegebäude, einem zumeist kärglichen Nebenhaus eines landwirtschaftlichen Hofes. Ihre Hausnachbarn waren Kleinbauern, Tischler und Weber mit ihren Frauen, Kindern und Dienstleuten. Asmus und Cäcilia hatten neben Adele einen leiblichen Sohn namens Johann, der fünf Jahre älter war als sie.

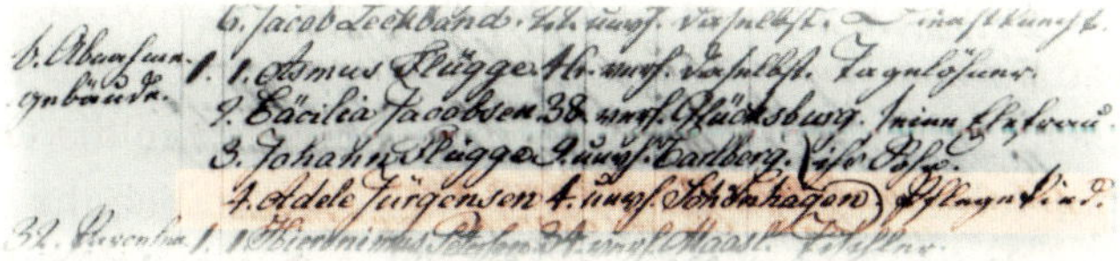

Abb. 3 Im Volkszahlregister des Jahres 1845 ist Adele Jürgensen als Pflegekind im Haushalt des Tagelöhners Asmus Flügge verzeichnet.

Gemeinsam ist allen bislang beschriebenen Dokumenten, dass in ihnen ein deutlicher Standesunterschied zwischen ihren Urhebern und den uns interessierenden Frauen zum Ausdruck kommt, in dem an sich bereits das gesamte Dilemma der im Mittelpunkt dieses Buches stehenden Frauen eingefangen ist. In den Gesellschaftsstrukturen, unter denen sie lebten, waren sie stets Objekte eines von erhöhter Position auf sie gerichteten prüfenden Blicks – sei es unter sozialen, wirtschaftlichen, politischen, religiösen, sexuellen oder medizinischen Vorzeichen. Dadurch aber waren sie in ihrer Handlungs- und Entscheidungsfreiheit aufs Äußerste eingeschränkt, war ihnen ihr Werdegang weitgehend aus den Händen genommen.

Aufbau und Anliegen des Buches

Dieses Buch erzählt vom Leben und Sterben von Frauen im 19. Jahrhundert. Es führt in eine Welt, in der Schwangerschaft und die Geburt eines Kindes keine freudigen Ereignisse waren, sondern existenzielle Nöte verursachten. Die Lebensgeschichten seiner Protagonistinnen sind geprägt von Benachteiligung, von Armut und Elend, Ohnmacht und Leid. Um verstehen zu können, wie die Frauen in die Situationen geraten konnten, die sie schließlich ihr Leben kosteten, sind historische Annäherungen aus unterschiedlichen Blickrichtungen vonnöten.

Die folgenden Kapitel verbinden das Spezifische mit dem Allgemeinen. Grundsätzliche Betrachtungen der großen historischen Komplexe, aus deren Zusammenspiel die Biographien der Frauen ihre persönlichen Züge gewannen, werden mit konkreten Gegebenheiten und Episoden ihrer Lebensläufe illustriert und belebt. Dabei werden die essentiellen Themenfelder mittels der Zusammenschau der Biographien identifiziert und sodann in kontinuierlichem Rückgriff auf dieselben behandelt. Durch diese Vorgehensweise sind beide Funktionen erfüllt, die der Sozialhistoriker Wilhelm Heinz Schröder als wesentliche Merkmale einer Kollektivbiographie bezeichnet hat: erstens die „*Untersuchung des gesellschaftlichen Wandels, der sich im individuellen und kollektiven Lebenslauf konkretisiert*“, und zweitens die „*Untersuchung des individuellen Wandels, der auf seinen kontextuellen bzw. gesellschaftlichen Lebenslauf rückgebunden wird.*“[17]

Mit anderen Worten: Der Blick aus der Vogelperspektive macht klar erkennbar, dass Schwangerschaft, die Existenz am Rande der Gesellschaft des 19. Jahrhunderts sowie die großen Umwälzungen auf dem Feld der Medizin in dieser Zeit lebensentscheidende Gemeinsamkeiten der anvisierten Frauen sind. Diesen drei Feldern ist daher jeweils ein Abschnitt des Buches gewidmet. Um zu zusammenhängenden Darstellungen der Themen zu gelangen, bauen die einzelnen Kapitel auf vielfältiges Quellenmaterial sowie auf geschichtswissenschaftliche, kulturwissenschaftliche, volkskundliche und medizinische Forschungsergebnisse auf. Die biographischen Fragmente, die zu den Frauen der Kieler Beckensammlung mithilfe der oben vorgestellten archivalischen Bestände erhoben werden konnten, sind beispielhaft in diese Darstellungen eingewoben. Auf diese Weise werden die Fundamente einer gemeinsamen Lebenswirklichkeit ebenso sichtbar wie individuelle Abweichungen von der Norm und das Besondere im Dasein der Einzelnen.

Vierzehn Frauen werden unsere Erzählung begleiten. In den ersten zwei Kapiteln tauchen wir zunächst aus einem weiten Winkel in das Universum des 19. Jahrhunderts ein. Wir werden es als eine Zeit der Umbrüche kennenlernen, eine Schwelle zwischen alter und neuer Zeit, auf der sich Moderne und Vormoderne begegnen und eine eigentümliche Liaison miteinander eingehen. Anschließend richten wir unseren Blick gezielt auf die Geschichte von Schwangerschaft und Geburt in dieser Epoche. Diese Geschichte ist geprägt von sich wandelnden Vorstellungen über die körperliche und spirituelle Natur der Schwangerschaft (Kapitel 3), von religiösen und gesellschaftlichen Überzeugungen und Moralansprüchen (Kapitel 4), vom Aufkommen der Gebärhäuser, dem Neben- und Gegeneinander weiblicher Hebammen und männlicher Mediziner, verheerenden Wellen des Kindbettfiebers, aber auch von wegweisenden Entwicklungen in der Praxis der Geburtshilfe (Kapitel 5). Unsere Vorstöße in all diese Themenbereiche werden stets darauf gerichtet sein, ein möglichst facettenreiches und genaues Bild der Lebenswelten der Frauen hinter der Kieler Beckensammlung zu gewinnen.

Die Kapitel 6 bis 9 des Buches wenden sich sodann der Existenz am unteren Rand der Gesellschaft im 19. Jahrhundert zu. In den Kapiteln 6 und 7 befassen wir uns mit den Wohn- und Arbeitsverhältnissen der armen Klasse in Schleswig-Holstein, mit Kindheit, Erziehung und Ausbildung sowie mit der Bedeutung des Gesindedienstes und den Herausforderungen und Arbeitsumständen des Dienstmädchendaseins. Fälle von heimat- und hilflosen Gebärhauspatientinnen lenken den Blick in Kapitel 8 sodann auf immer wieder aufflammende politische Debatten über die staatliche Fürsorge für ledige Mütter, über die Organisation des Armenwesens, die Geburtsheimatrechte unehelicher Kinder sowie über die diesbezüglichen Pflichten der Kieler Gebäranstalt. Eine Nachzeichnung dieser Diskussionen wird deutlich machen, dass die Lebensgeschichten, die dieses Buch beleuchtet, keineswegs als historisch isolierte Einzelschicksale angesehen werden dürfen. Vielmehr wirkten sie tief in sozialpolitische Prozesse hinein, die für ihre Zeit insgesamt bestimmend waren.

In Kapitel 9 wird die Perspektive schließlich auf die einzelne Person und ihr Schicksal gelenkt. Die zusammenhängend erzählten Biographien unserer vierzehn Frauen ermöglichen einen unmittelbaren Eindruck davon, was über das Leben einer in jungem Alter verstorbenen Frau aus den Unterschichten des 19. Jahrhunderts heute überhaupt noch gesagt werden kann und was angesichts der schwierigen Quellenlage zwangsläufig im Dunkeln bleiben muss. Überdies geben die nebeneinanderstehenden Lebensläufe letztlich die Umrisse eines historischen Milieus zu erkennen, dem eine Frau angehören musste, damit überhaupt die Möglichkeit bestand, dass ein aus ihrem Körper gefertigtes Präparat Eingang in die Beckensammlung fand.

Die Antwort auf die Frage, unter welchen Bedingungen eine Frau für die Präparatesammlung infrage kam, wird in den Kapiteln 10 und 11 durch eine medizin- und naturwissenschaftliche Perspektive auf das ‚enge Becken' und auf historische und gegenwärtige Verfahren der geburtshilflichen Diagnostik ergänzt. Auf diese Weise kann die allgemeine Problemlage nachvollzogen werden, vor die sich die Ärzte im 19. Jahrhundert gestellt sahen, und es wird deutlich, welche Bedeutung die Beckensammlung für die geburtshilfliche Praxis und die medizinische Forschung hatte. In zweierlei Form schlagen wir in diesen beiden letzten Kapiteln zudem Brücken in die Gegenwart: Zum einen werden mithilfe eines modernen Bildgebungsverfahrens die durch Mangelernährung und Fehlbelastungen hervorgerufenen typischen Verformungen der Beckenknochen anhand eines ausgesuchten Präparats aus der Kieler Sammlung illustriert und erläutert. Zum anderen werfen wir einen Blick auf die aktuelle Situation in der klinischen Geburtshilfe.

Am Schluss des Buches schließlich wird der Versuch unternommen, eine zusammenfassende Begründung für die Existenz und die Zusammensetzung der Sammlung weiblicher Becken aus der Kieler Gebäranstalt des 19. Jahrhunderts zu geben. Wenn diese Begründung im Wesentlichen auf den Lebens- und Krankheitsgeschichten der Frauen basiert, so drängt sich unweigerlich ins Bewusstsein, dass in dieser Epoche eine ethische Komponente bei der Anlage der Präparatesammlung kaum eine Rolle gespielt hatte.

Ob und in welcher Weise eine Zustimmung zur Verwendung der dem Buch zugrundeliegenden Körperteile für die Präparation und Konservierung gegeben wurde, ist mangels konkreter Aussagen in den zur Verfügung stehenden Quellen nicht klar zu beantworten. Gerade das Fehlen entsprechender Dokumente und Quellenaussagen dürfte jedoch gegen eine allgemeine Praxis der Einverständniserklärung sprechen. Auch berichten Michaelis und Litzmann in ihren publizierten Schriften zum ‚engen Becken' gelegentlich davon, dass Angehörige verstorbener Frauen eine Obduktion verweigert hätten.[18] Stellt man dem die Tatsache zur Seite, dass die Frauen, deren Becken in der Sammlung endeten, zum überwiegenden Teil keine unmittelbaren Angehörigen hatten, die nach ihrem Tod für sie hätten sprechen können, und berücksichtigt man, dass gerade unter den ungebildeten Schichten bis ins 19. Jahrhundert größte Skepsis gegenüber Leichensektionen bestand,[19] so erhärtet sich der Verdacht der Verwendung der Körper ohne Zustimmung.

Inwieweit dieser Befund die Präparate in einen ‚Unrechtskontext' rückt, wie ihn die Arbeitsgruppe *Human Remains* beim Deutschen Museumsbund in ihren ‚Empfehlungen zum Umgang mit menschlichen Überresten in Museen und Sammlungen' 2013 definierte, ist nicht ganz einfach zu entscheiden.[20] Grundsätzlich wird ein Unrechtskontext dann als gegeben angenommen, „*wenn die Person, von der die menschlichen Überreste stammen, Opfer einer Gewalttat wurde, und/oder Teile ihres Körpers gegen ihren Willen bearbeitet und aufbewahrt wurden oder werden.*"[21] Unter der naheliegenden Annahme, dass die Frauen der Kieler Beckensammlung nicht in die Verwendung ihrer Skelette eingewilligt hatten, würde der zweite Teil dieser Erklärung auf sie zutreffen. Allerdings gehen die Empfehlungen des Museumsbundes auch von einem Zeitschnitt nach etwa 125 Jahren aus. Nach vier oder fünf Generationen sei nämlich die Erinnerung an einen Menschen so weit verblasst, dass ein ihm eventuell angetanes Unrecht in der Empfindung der Lebenden nicht mehr nachwirkte.[22]

Im Übrigen darf folgende Überlegung nicht gänzlich vernachlässigt werden: Zwar ist es menschlich normal und in vielerlei Zusammenhängen angemessen, vergangenes Geschehen auf der Folie veränderter Wertvorstellungen neu zu beurteilen. Ob und inwieweit es aber sinnvoll ist, dem zeitkonformen Handeln von Medizinern im 19. Jahrhundert durch die Brille des 21. den schwerwiegenden Stempel des ‚Unrechts' aufzudrücken, erscheint zumindest fraglich – dies umso mehr, als im konkreten Fall den Leitern der Kieler Gebäranstalt in ihrem Bemühen um Strategien gegen das Problem des ‚engen Beckens' wohlmeinende Absichten unterstellt werden können.

Doch selbst wenn sich trotz alledem die Einordnung in einen Unrechtskontext nahelegte und sich somit laut dem genannten Leitfaden „*jede weitergehende Forschung an und mit diesen menschlichen Überresten*" verböte, so ist doch die Klärung der „*Provenienz durch intensive Nachforschung*" davon ausdrücklich nicht betroffen, sondern darf unter ethischen Gesichtspunkten sogar als angeraten gelten.[23]

In diesem Sinne ist, neben dem wissenschaftlichen Erkenntnisgewinn, Anliegen dieses Buches auch, den ins Licht gerückten Frauen ein kleines Stück Gerechtigkeit widerfahren zu lassen. Es reiht sich in seiner bescheidenen Form ideell ein in große Unternehmungen wie das der Stolpersteinverlegung oder des *1619 Project*[24]. Indem ihre Geschichten erzählt und ihre Namen genannt werden, erlangen die Frauen zurück, was ihnen in ihrer Gegenwartsgesellschaft verwehrt wurde: ihre Individualität und ihr Platz im historischen Gedenken.

SCHWANGER ZWISCHEN ALTER UND NEUER ZEIT

Seit den 1980er Jahren können Frauen mittels Schnelltests im Urin schon 14 Tage nach der Befruchtung mit einer Sicherheit von 95 Prozent selbständig und niedrigschwellig feststellen, ob sie schwanger sind oder nicht. Ab der fünften oder sechsten Schwangerschaftswoche kann mittels Ultraschall der Embryo bereits sichtbar gemacht werden. Im 19. Jahrhundert und davor hingegen war es mitunter schwer, Gewissheit über die Schwangerschaft zu erlangen. Es sind zahlreiche Fälle bekannt, in denen Frauen angaben, bis zu einer plötzlichen Niederkunft nichts von ihren ‚anderen Umständen' bemerkt zu haben. Ein detailliertes Wissen um die zugrundeliegenden biologischen Prozesse war zu jener Zeit noch nicht verbreitet. Die körperlichen Zeichen, die auf eine Schwangerschaft hindeuten, waren auch unter Frauen keineswegs universell bekannt. Gerade eine ungewollte Schwangerschaft und die Not, die sie hervorrufen konnte, führten überdies nicht selten dazu, dass Frauen ihren Zustand nicht nur verheimlichten, sondern rundheraus verdrängten und sogar gegenüber sich selbst bis zuletzt vehement verleugneten. Dergleichen ist auch im 21. Jahrhundert nicht völlig ausgeschlossen, stellt aber zumindest in der industrialisierten Welt des Informationszeitalters einen Ausnahmefall dar.

Deutlich wird also: Zwar ist Schwangerschaft einerseits eine biologische Gegebenheit und umfasst als solche eine Reihe natürlicher, weitgehend unveränderlicher Elemente. Andererseits haben die Erfahrung und die Wahrnehmung von Schwangerschaft aber eine Geschichte – nicht nur, aber auch auf der individuellen Ebene.

Wie Wiebke Butenschöns Schwangerschaft vor ihrer Ankunft in der Gebäranstalt ihr Leben beeinflusste, lässt sich anhand der überlieferten biographischen Informationen zu ihrer Person sowie allgemeiner Erkenntnisse über das Zusammenleben auf dem Land zu ihrer Zeit recht gut erahnen.

Als sie sich in Kiel einfand, führte die 31-Jährige eine „Aufnahmerequis[ition]

Bei der Gründung der Gebäranstalt war dies zur Bedingung für die kostenlose Aufnahme mittelloser Schwangerer gemacht worden.

vom Armenwesen in Nortorf" bei sich. Sie legte also ein behördliches Papier aus ihrer Heimat vor, in dem die Übernahme der Kosten für ihre Behandlung durch den lokalen Träger der Armenunterstützung bescheinigt wurde. Das Nortorfer Armenwesen war durch ein Regulativ der Schleswig-Holsteinischen Regierung aus dem Jahr 1837 geordnet. Vorgesehen war darin unter anderem, dass die einzelnen zum Kirchspiel gehörenden Gemeinden selbst feststellen sollten, welche Personen der Hilfe bedurften. Dazu wählten sie aus ihren Reihen alle drei Jahre einen Armenvorsteher, der, „wenn Personen um Unterstützung anhalten, mit Zuziehung des Bauervogts und eines Nachbarn, die Hülfsbedürftigkeit derselben zu untersuchen" hatte und im Weiteren nicht nur dafür verantwortlich war, „daß die Armen [...] mit dem Nothdürftigsten versorgt und gehörig behandelt werden, sondern auch, daß sie einen sittsamen Lebenswandel führen".

Diese Bestimmungen verweisen in aller Deutlichkeit auf eines der essenziellen Charakteristika der ländlichen Gesellschaft im vorindustriellen Zeitalter. Das Leben der Menschen fand in der Gemeinschaft statt, eine Trennung zwischen Privatem und Öffentlichem, wie sie uns im 21. Jahrhundert als Selbstverständlichkeit erscheint, existierte im Grunde nicht. Geheimnisse waren so gut wie unmöglich. Die Einwohnerschaft eines Dorfes bildete ein engmaschiges Netzwerk, dessen Mitglieder sich gegenseitig in Sorgen und Nöten halfen und beistanden, zugleich aber moralische Kontrolle übereinander ausübten. Davon betroffen waren nicht zuletzt auch Schwangerschaften – nicht nur, aber in besonderem Maße uneheliche. Sobald ein entsprechender Verdacht aufgekommen war, verbündeten sich die Frauen aus der Nachbarschaft und versuchten, ihre Vermutung zu verifizieren. Die Verdächtigte wurde zur Rede gestellt, inspiziert und abgetastet.

Wiebke Butenschön stammte aus ärmsten Verhältnissen. Ihr Vater, ein Inste in Holtorf,

Wiebke Butenschön

1.

Schwangerschaft hat eine Geschichte

Wie lange sich Wiebke Butenschön aus Nortorf ihrer Schwangerschaft bereits bewusst gewesen war, als sie am 20. August 1860 in Kiel in der Gebäranstalt aufgenommen wurde, lässt sich nicht mehr mit Sicherheit feststellen. Bei der Erstuntersuchung, die in einem erhalten gebliebenen Protokoll dokumentiert ist, gab sie an, Mitte Mai die ersten Kindsbewegungen gespürt zu haben. Ödeme habe sie keine entwickelt, es sei ihr zu dieser Zeit aber oft übel gewesen.[25] Doch es wäre ein anachronistisches Missverständnis, eine auf den Voraussetzungen der heutigen Zeit basierende Fehleinschätzung, anzunehmen, Wiebke habe die Veränderungen, die sie an ihrem Körper wahrnahm, zwangsläufig sogleich einer Schwangerschaft zugeschrieben. Eine ganze Reihe historischer Entwicklungen seit dem 19. Jahrhundert legt es nahe, sich vor derlei vorschnellen Schlüssen zu hüten.

Seit den 1980er Jahren können Frauen mittels Schnelltests im Urin schon 14 Tage nach der Befruchtung mit einer Sicherheit von 95 Prozent selbständig und niedrigschwellig feststellen, ob sie schwanger sind oder nicht. Ab der fünften oder sechsten Schwangerschaftswoche kann mittels Ultraschall der Embryo bereits sichtbar gemacht werden. Im 19. Jahrhundert und davor hingegen war es mitunter schwer, Gewissheit über die Schwangerschaft zu erlangen. Es sind zahlreiche Fälle bekannt, in denen Frauen angaben, bis zu einer plötzlichen Niederkunft nichts von ihren ‚anderen Umständen' bemerkt zu haben.[26] Ein detailliertes Wissen um die zugrundeliegenden biologischen Prozesse war zu jener Zeit noch nicht verbreitet. Die körperlichen Zeichen, die auf eine Schwangerschaft hindeuten, waren auch unter Frauen keineswegs universell bekannt.[27] Gerade eine ungewollte Schwangerschaft und die Not, die sie hervorrufen konnte, führten überdies nicht selten dazu, dass Frauen ihren Zustand nicht nur verheimlichten, sondern rundheraus verdrängten und sogar gegenüber sich selbst bis zuletzt vehement verleugneten.[28] Dergleichen ist auch im 21. Jahrhundert nicht völlig ausgeschlossen, stellt aber zumindest in der industrialisierten Welt des Informationszeitalters einen Ausnahmefall dar.[29]

Deutlich wird also: Zwar ist Schwangerschaft einerseits eine biologische Gegebenheit und umfasst als solche eine Reihe natürlicher, weitgehend unveränderlicher Elemente. Andererseits haben die Erfahrung und die Wahrnehmung von Schwangerschaft aber eine Geschichte – nicht nur, aber auch auf der individuellen Ebene.

Wie Wiebke Butenschöns Schwangerschaft vor ihrer Ankunft in der Gebäranstalt ihr Leben beeinflusste, lässt sich anhand der überlieferten biographischen Informationen zu ihrer Person sowie allgemeiner Erkenntnisse über das Zusammenleben auf dem Land zu ihrer Zeit recht gut erahnen.

Als sie sich in Kiel einfand, führte die 31-Jährige eine „*Aufnahmerequis*[ition] *vom Armenwesen in Nortorf*" bei sich.

> Bei der Gründung der Gebäranstalt war dies zur Bedingung für die kostenlose Aufnahme mittelloser Schwangerer gemacht worden.

Sie legte also ein behördliches Papier aus ihrer Heimat vor, in dem die Übernahme der Kosten für ihre Behandlung durch den lokalen Träger der Armenunterstützung bescheinigt wurde.[30] Das Nortorfer

Armenwesen war durch ein Regulativ der Schleswig-Holsteinischen Regierung aus dem Jahr 1837 geordnet.[31] Vorgesehen war darin unter anderem, dass die einzelnen zum Kirchspiel gehörenden Gemeinden selbst feststellen sollten, welche Personen der Hilfe bedurften. Dazu wählten sie aus ihren Reihen alle drei Jahre einen Armenvorsteher, der, „*wenn Personen um Unterstützung anhalten, mit Zuziehung des Bauervogts und eines Nachbarn, die Hülfsbedürftigkeit derselben zu untersuchen*“ hatte und im Weiteren nicht nur dafür verantwortlich war, „*daß die Armen* [...] *mit dem Nothdürftigsten versorgt und gehörig behandelt werden, sondern auch, daß sie einen sittsamen Lebenswandel führen*“[32].

Diese Bestimmungen verweisen in aller Deutlichkeit auf eines der essenziellen Charakteristika der ländlichen Gesellschaft im vorindustriellen Zeitalter. Das Leben der Menschen fand in der Gemeinschaft statt, eine Trennung zwischen Privatem und Öffentlichem, wie sie uns im 21. Jahrhundert als Selbstverständlichkeit erscheint, existierte im Grunde nicht. Geheimnisse waren so gut wie unmöglich.[33] Die Einwohnerschaft eines Dorfes bildete ein engmaschiges Netzwerk, dessen Mitglieder sich gegenseitig in Sorgen und Nöten halfen und beistanden, zugleich aber moralische Kontrolle übereinander ausübten. Davon betroffen waren nicht zuletzt auch Schwangerschaften – nicht nur, aber in besonderem Maße uneheliche. Sobald ein entsprechender Verdacht aufgekommen war, verbündeten sich die Frauen aus der Nachbarschaft und versuchten, ihre Vermutung zu verifizieren. Die Verdächtigte wurde zur Rede gestellt, inspiziert und abgetastet.[34]

Wiebke Butenschön stammte aus ärmsten Verhältnissen. Ihr Vater, ein Inste in Holtorf, war 1838 im Nortorfer Armenhaus gestorben.[35]

Zu den Insten oder Instleuten s. unten, Kap. 7, S. 179–187.

Als Wiebke 1860 unverheiratet schwanger wurde, dürfte sie in Nortorf und der Umgebung bereits als verarmte Halbwaise bekannt gewesen sein und unter besonderer Beobachtung der Gemeinschaft gestanden haben. Ihre körperliche Behinderung – Wiebke war nur 1,20 Meter groß und konnte nur sehr unsicher und langsam gehen[36] – wird ein Übriges dazu getan haben, im dörflichen Umfeld die Augen von Frauen und Männern auf sie zu lenken. Aber anders als es einem fremden Dienstmädchen im Falle einer unehelichen Schwangerschaft womöglich ergangen wäre, dürfte Wiebkes lange Zugehörigkeit zur dörflichen Gemeinschaft ihr neben den argwöhnischen Blicken auch Angebote der Unterstützung eingebracht haben, die über die Bestimmungen des Armenwesens weit hinausgingen.[37]

All diese und weitere, heute vielfach befremdlich anmutenden Züge des Dorflebens im 19. Jahrhundert sorgten für eine große sozialen Nähe zwischen den Gemeindemitgliedern. Daraus wiederum lässt sich schließen, dass Wiebke Butenschöns Schwangerschaft gewiss keine Privatsache war, sondern in Nortorf als eine öffentliche Angelegenheit angesehen worden sein dürfte.

Hier wird klar: Auch auf der Ebene des Sozialen hat Schwangerschaft eine Geschichte.

Wiebkes äußerliche Verfassung, ihre geringe Körpergröße und ihre Gehbehinderung, waren Folgen der Rachitis, einer Störung des Knochenstoffwechsels im Kindesalter, hervorgerufen durch einen Mangel an Vitamin D und UV-Strahlung. Einseitige Ernährung führte im Zusammenspiel mit zu geringer Sonneneinstrahlung insbesondere in den Slums der Industriestädte des 19. Jahrhunderts, aber auch im ländlichen Raum dazu, dass die Knochen vieler Kinder nicht ausreichend verhärteten.[38] Gerade in den kalten Wintermonaten verließen Säuglinge und Kleinkinder vielfach über lange Zeit hinweg kaum die lichtarmen Wohnungen der Landbevölkerung. Belastungen des Skeletts durch schwere körperliche Arbeit, die auch noch nicht Ausgewachsene in der Agrargesellschaft selbstverständlich bereits zu verrichten hatten, trugen zusätzlich zu dauerhaften Fehlstellungen, Missbildungen und Verformungen bei. Insbesondere bei den Unterschichten im nördlichen Europa war die Rachitis bis ins frühere 20. Jahrhundert weitverbreitet.

Eine häufig auftretende, im späteren Leben oftmals besonders verhängnisvolle Auswirkung einer rachitischen Erkrankung lag in der Verengung des weiblichen Beckens. Das Becken als Teil des knöchernen Skeletts bildet das Bindeglied zwischen dem Rumpf und den unteren Extremitäten. Das Gewicht des Oberkörpers sowie die durch den aufrechten Gang hervorgerufenen permanenten Kräfte in der Übertragung auf die Beine werden im Becken gebündelt. Je nachdem, wie stark die Rachitis ausgeprägt war, konnte ein Kind das knöcherne Becken einer erkrankten Mutter, also den sogenannten Geburtskanal, nur mit gezielter Hilfe von außen oder aber gar nicht passieren. Diese Problematik war es, die im Fokus der damaligen Kieler Geburtshelfer stand und die sie – wie auch viele ihrer Kollegen andernorts – in ihrer Beckensammlung dokumentierten und für die sie händeringend nach Lösungen suchten.

In Nortorf gab es Mitte des 19. Jahrhunderts zwei Dorfhebammen, die die Frauen des Distrikts während einer Schwangerschaft, bei der Niederkunft und im Wochenbett betreuten.[39] Nur wenn eine Hebamme nach der Untersuchung einer Schwangeren Grund zu der Annahme hatte, dass eine Geburt besonders kompliziert verlaufen würde, war sie dazu verpflichtet, einen Arzt zu Hilfe zu rufen.[40] Oder sie konnte die Schwangere, wie wohl im Falle Wiebke Butenschöns, in die Gebäranstalt nach Kiel schicken. Wiebke Butenschöns Becken erwies sich in der Tat als derart verengt, dass eine natürliche Geburt unmöglich erschien. Der Kaiserschnitt, den Carl Litzmann als leitender Arzt der Gebäranstalt am 23. Oktober 1860 daher an ihr vornehmen musste, bedeutete Wiebkes Todesurteil.[41] In der Mitte des 19. Jahrhunderts stellte das Überleben einer per Kaiserschnitt entbundenen Frau noch eine Ausnahme dar.[42] Erst einige Jahrzehnte später führten neue Erkenntnisse vor allem auf den Gebieten der Narkose, der Hygiene und der Operationstechnik zu einer deutlichen Senkung der mütterlichen Sterberate bei Kaiserschnittentbindungen. Um 1900 lag die Überlebensquote schon bei rund 75 Prozent.[43] Im 21. Jahrhundert nun gilt die Schnittentbindung als so sicher, dass viele Schwangere sie ganz bewusst sogar der vaginalen Geburt vorziehen.

Nicht zuletzt auf medizinischer Ebene hat Schwangerschaft also eine Geschichte.

In den folgenden Kapiteln wird die Geschichte der Schwangerschaft und des Gebärens im 19. Jahrhundert in Hinblick auf die Wahrnehmungen und Deutungen Schwangerer und ihres Umfeldes, auf Gesellschaft und auf Medizin entfaltet. Der Blick wird über gutsituierte wie über arme und ärmste gesellschaftliche Milieus schweifen. Er wird sich auf zwischenmenschliche und religiöse Gegebenheiten ebenso richten wie auf wissenschaftliche Entwicklungen. Der Blick wird in Privathäuser und in die Zimmer von Gebäranstalten, auf Hebammen und männliche Geburtshelfer gerichtet sein. Es werden Realitäten beschrieben, die uns einerseits merkwürdig fremd, mitunter sogar erschreckend erscheinen müssen, die mit Schwangerschaft, Geburt und Tod andererseits aber alltägliche Phänomene eines jeden Menschenlebens reflektieren. Es ist eine Geschichte des Vertrauten im Unvertrauten.

2.
Das unvertraute 19. Jahrhundert

„*Die Verwandlung der Welt*" – so betitelte der deutsche Historiker Jürgen Osterhammel sein 2009 erschienenes Werk über das 19. Jahrhundert. Tatsächlich nahmen im Laufe dieses Jahrhunderts mannigfaltige Entwicklungen ihren Anfang, deren Fortsetzung in vielerlei Hinsicht noch heute für die globalen Zustände menschlicher Gesellschaft ausschlaggebend ist und die das Leben großer Teile der Weltbevölkerung bestimmen. Im Umkehrschluss folgt daraus, dass sehr vieles, was das 19. Jahrhundert ausmachte, uns heute äußerst fremdartig erscheint. Das zeitlich noch recht nahe Zeitalter erweist sich bei genauerer Betrachtung in mancher Beziehung als nicht weniger fern als etwa die Lebenswelten der sogenannten Frühen Neuzeit vom 16. bis ins 18. Jahrhundert. Um also die Bedingungen verstehen zu können, denen arme schwangere Frauen in Schleswig-Holstein im 19. Jahrhundert unterworfen waren, und um den Mikrokosmos verständlich zu machen, in dem sie sich bewegten, ist zunächst ein Blick aus der Vogelperspektive auf den Makrokosmos einer sich verwandelnden Welt vonnöten.

Ein Faktor, der die große Nähe des 19. Jahrhunderts zur Frühen Neuzeit mit belastbaren Zahlen belegen kann, ist die mittlere Lebenserwartung. Zwischen 1600 und 1800 lag diese im weltweiten Durchschnitt bei höchstens 30 Jahren. Zwar ist die oft begegnende Annahme, ein Mensch hätte zu jener Zeit grundsätzlich kein höheres und mitunter sehr hohes Alter erreichen können, ein Irrtum. Die abstrakte Größe der ‚Lebenserwartung' bezieht sich allein auf die mathematisch durchschnittliche erwartbare Lebensdauer zu einem bestimmten Zeitpunkt in einem Menschenleben. Verantwortlich dafür, dass dieser Mittelwert in der Vormoderne zum Zeitpunkt der Geburt eines Menschen nicht über drei Jahrzehnte hinauswuchs, war vor allem die enorm hohe Säuglings- und Kindersterblichkeit. Noch zu Beginn des 19. Jahrhunderts erreichten weniger als 50 Prozent der Neugeborenen das Erwachsenenalter.[44] Sobald ein Mensch jedoch die kritischen Jahre der Kindheit überstanden hatte, stieg auch seine Lebenserwartung. Die Frauen, die überwiegend zwischen der Mitte ihres dritten und ihres vierten Lebensjahrzehnts in der Kieler Gebäranstalt unter einer Geburt oder im Kindbett starben, hatten also keineswegs ihr biologisch erwartbares Sterbealter erreicht.

Trotz dieses weitverbreiteten Missverständnisses ist die mittlere Lebenserwartung ein Faktor von hoher historischer Aussagekraft. An der Wende zum 20. Jahrhundert war die durchschnittliche Lebenserwartung eines Säuglings, im Vergleich zum Beginn des 19. Jahrhunderts, um 12 bis 15 Jahre gestiegen. Und auch die Lebenserwartung eines erwachsenen Menschen beschrieb im späten 19. Jahrhundert, zumindest in Mittel- und Westeuropa, eine vergleichbare Aufwärtskurve.[45]

Das mag, als blankes Zahlenwerk betrachtet, womöglich noch nicht wie eine weltverändernde Entwicklung wirken. Zu bedenken ist aber, welch fundamentale Verschiebungen in der Altersstruktur menschlicher Gesellschaften und im Zusammenleben der Generationen sich daraus ergaben. So entstand beispielsweise erst im Laufe des 19. Jahrhunderts die Phase einer mitunter viele Jahre währenden ‚nachelterlichen Gefährtenschaft' als ein potentiell erwartbarer Lebensabschnitt, in dem Frau und Mann nach der Aufzucht und Erziehung ihrer Kinder zu zweit zusammenlebten.[46] In den Jahrhunderten davor beschränkte sich das absehbare Menschenleben in der Regel auf eine erste Phase, die der eigenen Kindheit und des Heranwachsens in der Familie, und einer zweiten des eigenen Ehelebens und der aktiven Elternschaft. Die Lebenserwartung eines Menschen, der das Erwachsenenalter erreichte, entsprach bis weit ins 19. Jahrhundert hinein im Normalfall der Zeit, die für die Kindheit und die eigene Familiengründung vonnöten war. Auch die längerfristige Witwenschaft, das Weiterleben bis ins hohe Alter nach dem Tod des Gatten, wurde erst im 19. Jahrhundert so weit zu einer normalen Erscheinung, dass ihr demographische und gesellschaftliche Bedeutung zugemessen werden kann. Sie betraf in besonderem Maße Frauen, die immer ein durchschnittlich höheres Alter erreichten als Männer.[47]

Zu den hierin sich abzeichnenden Charakteristika eines gewöhnlichen Menschenlebens bis vor etwa 120 bis 150 Jahren passt es, dass mindestens zehn der vierzehn Frauen, die im Fokus dieses Buches stehen, zum Zeitpunkt ihrer eigenen, tödlich endenden Schwangerschaft keine zwei lebenden Elternteile mehr hatten.

Beim Anstieg der Lebenserwartung zwischen 1800 und 1900 handelte es sich im Übrigen nur um den Beginn eines Trends, der sich im 20. Jahrhundert und darüber hinaus beinahe ungebremst fortsetzte. Im Jahr 2000 lag die durchschnittliche menschliche Lebenserwartung für beide Geschlechter bereits bei fast 70 Jahren – Tendenz steigend. Die wichtigsten Voraussetzungen für diese Entwicklung waren im 19. Jahrhundert geschaffen worden.[48] Wesentliche Fortschritte in den Bereichen der Medizin und der allgemeinen Hygiene einerseits und die Herausbildung einer planvollen Gesundheits- und Sozialpolitik andererseits können hierbei als die einflussreichsten und nachhaltigsten Triebkräfte gelten. Auf beides wird an späterer Stelle noch mit spezifischer Schwerpunktsetzung auf Schwangerschaft und Geburt sowie auf den schleswig-holsteinischen Raum zurückzukommen sein. Daher sollen einige knappe, beispielhafte Einblicke an dieser Stelle genügen.

Die seit dem zweiten Jahrzehnt des 19. Jahrhunderts über die Erde hinwegfegenden Cholera-Epidemien gaben den Anstoß für einige der auf längere Sicht bedeutendsten Entwicklungen der Menschheitsgeschichte. Bereits im Jahr 1849 wies der englische Mediziner John Snow erstmals nach, dass die Cholera sich nicht, wie bislang weithin angenommen, mittels sogenannter ‚Miasmen' durch Ausdünstungen über die Luft verbreitete, sondern über das Trinkwasser.[49]

John Snow (1813–1858), engl. Arzt. Pionier der Erforschung der Cholera und der Anästhesie.

Cholera: Schwere Durchfallerkrankung, die durch das Bakterium Vibrio cholerae verursacht und zumeist über verunreinigtes Trinkwasser übertragen wird. Der Flüssigkeits- und Salzverlust führt zu einer sehr hohen Sterblichkeitsrate.

Von der medizinischen Zunft wurden Snows Erkenntnisse jedoch nur mit Widerstand und Verzögerung aufgenommen – so wie es bei neuem, althergebrachten Überzeugungen widersprechendem Wissen regelmäßig der Fall ist. Als beispielsweise im Jahr darauf im holsteinischen Oldesloe die Cholera grassierte, lag Snows allgemeine Anerkennung noch in allzu ferner Zukunft.[50] Beide Eltern der damals 15-jährigen Catharina Bielfeldt, die 1873 in der Kieler Gebäranstalt den Tod finden sollte, erlagen 1850 den Folgen der Cholera binnen kürzester Zeit.

S. dazu auch unten, Kap. 9, S. 277.

Dass die Eheleute am selben Tag im Abstand von nur wenigen Stunden verstarben, wirft ein klares Licht auf den damals unbremsbaren und rasanten Verlauf einer Cholerainfektion. Die Inkubationszeit, das heißt die Zeitspanne zwischen der Aufnahme des Erregers durch das Trinkwasser oder andere Nahrung und dem Ausbruch der Symptome, beträgt oftmals nur wenige Stunden. Ein schwerer Verlauf zeichnet sich durch massiven Durchfall, Erbrechen und, hieraus folgend, vor allem extremen Flüssigkeitsverlust aus, der weitere gravierende Beschwerden nach sich zieht. Unbehandelt kann die Erkrankung innerhalb weniger Stunden zum Tod führen. Es bedarf keiner allzu großen Phantasie, sich vorzustellen, wie Johann und Anna Bielfeldt einen oder zwei Tage vor ihrem Tod aus demselben Krug getrunken und sich so mit dem Erreger infiziert hatten und daraufhin innerhalb kürzester Zeit dahingerafft wurden.

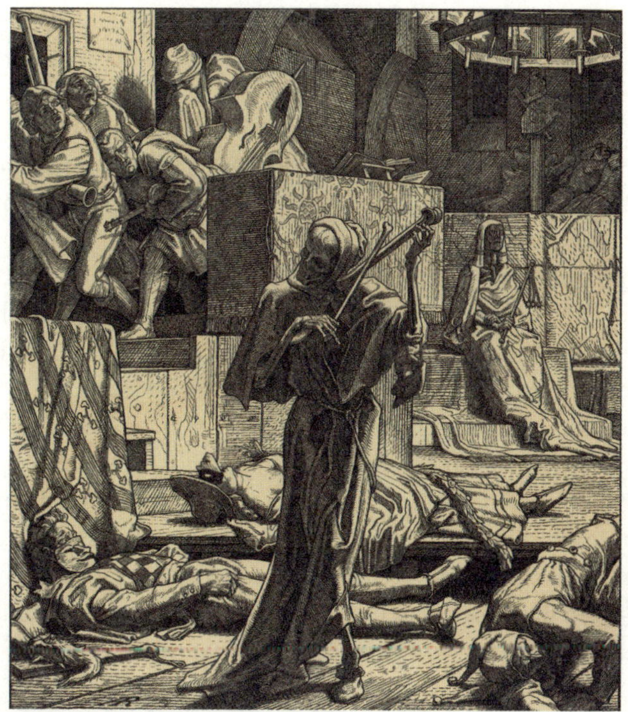

Abb. 4 Alfred Rethel, Der Tod als Würger (Auf das erste Auftreten der Cholera in Paris 1831), Zeichnung, 1847/49. Das Bild fängt das Entsetzen ein, das die Cholera in Europa im 19. Jahrhundert auslöste.

Hätten John Snows Beobachtungen nur früher die ihnen gebührende Beachtung erfahren, wäre das Schicksal der Eheleute Bielfeldt wahrscheinlich ein anderes gewesen. In der zweiten Hälfte des 19. Jahrhundert regten die Erkenntnisse des Briten zunächst in London und später vielerorts in Europa und darüber hinaus die Entstehung von Kanalisationen und zentraler Systeme zur Versorgung der Bevölkerung mit sauberem Trinkwasser an.[51] Dies führte zu einer effektiven Eindämmung der Epidemien. Auch der letzte schwere Choleraausbruch Deutschlands 1892 im nur etwa 40 Kilometer von Oldesloe entfernten Hamburg wäre wohl verhindert worden, wäre die Metropole dem Vorbild anderer Städte gefolgt und wäre früher und entschiedener die entsprechenden Schritte auf dem Weg zu einem zentralen und umfassenden Frisch- und Abwasser-System gegangen.[52]

Auf lange Sicht betrachtet kann jedenfalls die Signifikanz dieser Maßnahmen für die Zivilisation der Moderne kaum überschätzt werden. Und sie sind nur ein Teil einer noch weitaus größeren allgemeinen Wandelerscheinung im Laufe des 19. Jahrhunderts. Die Entstehung und allmähliche Professionalisierung städtischer Krankenhäuser, die auf höchster Ebene ausgetragenen Debatten über Hygienestrategien sowie die verstärkte obrigkeitliche Förderung der medizinischen Wissenschaften verweisen auf ein neues Verständnis von Gesundheitsfürsorge.[53] Hatte die Versorgung kranker und schwacher Mitglieder einer Gesellschaft bislang weitgehend in den Händen der Kirchen sowie privater Wohltätigkeitsorganisationen gelegen, so wurde sie jetzt nach und nach verstaatlicht und als wesentliche gesellschaftspolitische Aufgabe erkannt. In den Blick rückten dabei, wie noch zu sehen sein wird, immer wieder auch arme und ledige schwangere Frauen.

S. bes. unten, Kap. 8, S. 209–239.

Der Kampf gegen die ‚asiatische Hydra', wie die Cholera in Europa in polemischer Weise auch genannt wurde, lenkt den Blick ohne größere Umschweife auch auf die langfristig wohl bedeutungsvollste wissenschaftliche Errungenschaft des 19. Jahrhunderts.

Robert Koch (1843–1910). Dt. Arzt, Mikrobiologe und Hygieniker, Nobelpreis 1905.

Als der Landphysikus Robert Koch 1876 seine Studien über den Milzbranderreger publizierte, wies er damit erstmals eindeutig nach, wie die Krankheit übertragen wurde und dass Bakterien dabei die alles entscheidende Rolle spielten.[54] In seinen Untersuchungen von Mikroorganismen baute Koch auf die Arbeiten des Breslauer Botanikers Ferdinand Julius Cohn und des französischen Arztes Casimir Davaine auf. Cohn hatte sich vor allem um die Klassifikation von Bakterien verdient gemacht, Davaine hatte als Erster klar nachgewiesen, dass die Mikroorganismen Krankheiten hervorrufen können. Zwar ereignete sich die Entdeckung von Mikroben bereits im 17. Jahrhundert und ist aufs Engste mit

Ferdinand Julius Cohn (1828–1898). Dt. Botaniker und Mikrobiologe.

Casimir Davaine (1812–1882). Frz. Arzt, Pathologe und Parasitologe.

dem Namen des niederländischen Tuchhändlers und Laienforschers Antoni van Leeuwenhoek verbunden. Van Leeuwenhoek hatte in den 1670er Jahren damit begonnen, mittels selbsthergestellter Linsen die mikroskopische Welt zu erforschen.[55] Doch über die Bedeutung der für das bloße Auge unsichtbaren *dierkens* – „Tierchen“, wie Leeuwenhoek sie genannt hatte[56] – für die Übertragung von Krankheiten war man über lange Zeit kaum zu gesichertem Wissen gelangt. In dieser Hinsicht stellte die Arbeit Robert Kochs und seiner Kollegen im letzten Viertel des 19. Jahrhunderts einen wahrhaftigen Meilenstein dar.[57]

Antoni van Leeuwenhoek (1632–1723). Ndl. Naturforscher.

Vier Jahre nach Kochs erwähnter Publikation über den Milzbrand trat der französische Chemiker und Physiker Louis Pasteur mit seiner umfassenden Keimtheorie hervor.[58] Pasteur hatte sich bereits in den 1860er Jahren intensiv mit der Bedeutung von Mikroorganismen befasst. Er erbrachte den Nachweis dafür, dass Zersetzungsprozesse wie Gärung und Fäulnis auf das Wirken von Mikroben zurückzuführen sind. In seinen Forschungen über Erkrankungen der Seidenraupe, zu denen er von der französischen Regierung beauftragt worden war – die Seidenindustrie war ein bedeutender Wirtschaftszweig des Landes –, konnte er die Rolle von parasitären Microsporidia als Überträger der Infektion belegen, von der die Raupen befallen waren.

Louis Pasteur (1822–1895). Frz. Chemiker, Mitbegründer der med. Mikrobiologie.

In einem Vortrag vor der *Académie nationale de médecine* in Paris über die „*Erweiterung der Keimtheorie auf die Ätiologie einiger weitverbreiteter Krankheiten*“ identifizierte Pasteur 1880 schließlich das Wirken von Mikroben als Ursprung einer ganzen Reihe bekannter Erkrankungen des Menschen. Auf breiter empirischer Grundlage führte er insbesondere das Kindbettfieber auf eine bakterielle Infektion zurück.[59] Er berichtete von sieben Fällen aus den Jahren 1878 und 1879, in denen er Zugang zu schwer erkrankten oder bereits gestorbenen Wöchnerinnen gehabt und diese bzw. ihre Leichen eingehend untersucht hatte. Mindestens fünf dieser Fälle hatten sich in den Pariser Krankenhäusern Lariboisière und Cochin zugetragen. Wie auch in Kiel, so betraf die Verbreitung des Kindbettfiebers allerorts ganz hauptsächlich die Hospitäler. Mit Pasteurs Nachweis der Übertragungswege dieser und anderer

Infektionen war nun endgültig die Grundlage für eine umfassende Neudeutung von Krankheiten, ja für ein neues medizinisch-naturwissenschaftliches Weltbild auf Basis der Mikrobiologie geschaffen.

Auch der zweiten großen Gruppe der unsichtbaren Krankheitserreger - den Viren - kam man im späteren 19. Jahrhundert auf die Schliche.[60] Anders als bei den Bakterien konnte die Existenz der winzigen, unter den Mikroskopen der Zeit nicht erkennbaren Keime aber damals überhaupt erst nachgewiesen werden. Bemerkenswerterweise waren aber Impfungen gegen die viral übertragenen Pocken schon lange vorher gang und gäbe. Nachweislich seit dem 16. Jahrhundert, wahrscheinlich aber schon sehr viel früher, wurden in China Immunisierungen gegen die Pocken vorgenommen, indem gesunden Menschen geringe Mengen der aus den Pusteln einer genesenen Person entnommenen Flüssigkeit verabreicht wurden.[61] Über die heutige Türkei gelangte das Wissen um die immunisierende Wirkung der sogenannten Variolation - der gezielten Übertragung der Krankheitserreger von Mensch zu Mensch - im 18. Jahrhundert nach Europa.

Die traditionelle Erzählform der Medizingeschichte ist, stärker noch als auf vielen anderen Feldern der Historiographie, die Heldengeschichte. Als großer, einsamer Held der Pockenimpfung wird bis auf den heutigen Tag der englische Landarzt Edward Jenner aus Gloucestershire gefeiert, der in den letzten Jahren des 18. Jahrhunderts damit begann, Kinder mit dem Eiter aus Kuhpockenpusteln an den Händen von Milchmägden zu variolieren.[62] Nach dem lateinischen Wort für ‚Kuh' (*vacca*) bezeichnete Jenner seine Methode als Vakzination bzw. *vaccination*.[63] Trotz einigen anfänglichen Widerstands aus den Reihen seiner Kollegen setzte sich Jenners Vorgehensweise schnell in ganz Europa und darüber hinaus durch. Entscheidend hierfür war wohl zuvorderst, dass die Immunisierung mittels der für den Menschen weitgehend harmlosen Kuhpocken wesentlich sicherer war als die absichtliche Infizierung mit den ‚echten' Pocken.[64]

Edward Jenner 1749–1823). Engl. Landarzt.

Zugunsten des geglätteten Heldenepos werden auf den Altären der gängigen Medizingeschichtsschreibung vielfach die Vor- und Frühgeschichten vermeintlich bahnbrechender Entdeckungen und mit ihnen die Geschichten von Wegbereiterinnen und Pionieren geopfert. Und so war auch Edward Jenner freilich keineswegs der Erste, der den Schutz vor einer Pockeninfektion durch eine vorherige Ansteckung mit den Kuhpocken erkannt hatte. Bemerkenswerterweise war gerade im ländlichen Holstein dieser Zusammenhang unter den zahlreichen Milchbauern und ihren Angehörigen bis hin zum Gesinde schon während des 18. Jahrhunderts weithin bekannt. Der Eutiner Physikus Christoph Friedrich Hellwag berichtete 1801 von einer Frau Sevel, geborene Jansen, die „*vor 28 Jahren noch im ledigen Stande* [versuchte] *sich durch Melken von Kuhblattern anstecken zu lassen, um den rechten Blattern zu entgehen*".

Christoph Friedrich Hellwag (1754–1835). Dt. Arzt und Physiker.

Blattern: altertümlich für Pocken.

Da ihren Versuchen zunächst kein Erfolg beschieden gewesen sei, habe ihr „*das Milchmädchen* [geraten], *sich mit dem Messer zu ritzen und dann Materie von der Kuh einzuschmieren*". Daraufhin sei die Jansen tatsächlich krank geworden. Jahre später habe sie sich bewusst den echten Pocken ausgesetzt, sich aber nie mit ihnen infiziert.[65] Hellwag teilte zahllose ähnliche Fälle aus dem Umfeld holsteinischer Meiereien mit. Sie datieren allesamt vor Jenners erster Vakzination 1796.[66]

Die Geschichte des in den traditionellen Darstellungen immerhin noch regelmäßig, wenn auch meist nur beiläufig erwähnten Lehrers Peter Plett aus Klein Rheide südlich von Schleswig war demnach keine Ausnahme, sondern bestätigt lediglich die Regel. Plett hatte „*schon im Jahre 1792. die 3 Kinder des Pächters Martini, zu Lammershagen mit flüßiger Kuhpockenmaterie, die von den Kühen selbst genommen war, und die er in seine, mit einem Federmesser zwischen den Fingern gemachte Hautwunde brachte, mit glücklichem Erfolge*"[67] geimpft. Andernorts hatten andere Ähnliches getan.[68] Gleichwohl führte erst die Arbeit Jenners, eines in einflussreichen Kreisen verkehrenden Fachmediziners, zu den weiträumigen Impfkampagnen, die seit dem frühen 19. Jahrhundert in vielen

Peter Plett (1766–1823). Lehrer und Pionier der Pockenimpfung.

europäischen Ländern, in den USA und bald auch in Ostasien auf Initiative von Medizinern und Regierungen in Gang gesetzt wurden.[69] Für die Herzogtümer Schleswig und Holstein wurde unter König Friedrich VI. von Dänemark am 2. September 1811 eine „*Verordnung, betreffend die Vaccination und Verhütung der Ansteckung der Kinderblattern*“ erlassen, die ab 1812 eine Impfung zur Voraussetzung für die Annahme zur Konfirmation machte und ab 1813 den Predigern grundsätzlich untersagte, „*irgend eine Copulation oder Trauung vor*[zu]*nehmen, wenn nicht beide zu copulirende, sowohl der Bräutigam als die Braut, darthun, daß sie vacciniert sind oder die Kinderblattern gehabt haben.*“[70] Auf diese Weise wirkten die wissenschaftlichen Entwicklungen der Zeit ganz konkret auch in das Leben der ‚kleinen Leute‘ hinein. Betroffen waren zum Beispiel die Eltern der Louise Staack aus Kiel, die 1860 in der Gebäranstalt starb und deren Knochen in die dortige Beckensammlung eingingen. Bei der Trauung von Marx Staack und Elisabeth Christina Dorothea Möller 1831 hatte der Pastor der Kieler Nikolaikirche im Kirchenbuch am Ende dieses Eintrages vermerkt: „*Der Br*[äutigam] *ist l*[aut] *Sch*[ein] *von Tresselt, die Br*[aut] *l*[aut] *Sch*[ein] *von Weber vaccinirt worden.*“

Friedrich VI. von Dänemark (1768–1839), König ab 1808.

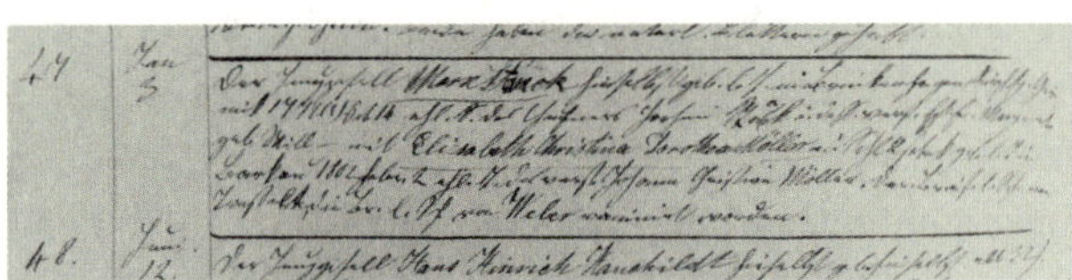

Abb. 5 Trauung, St. Nikolai zu Kiel, Eintrag 1831/47, Ev.-Luth. Kirchenkreis Altholstein, Archiv, Neumünster.

Weder die chinesischen Heilkundigen der Frühen Neuzeit, noch Peter Plett und ebenso wenig Jenner und die schleswig-holsteinischen Ärzte des frühen 19. Jahrhunderts konnten allerdings die der von ihnen praktizierten und geförderten Methode zugrundeliegende Wirkweise erfassen: Von Viren, deren Tätigkeit und den Prinzipien ihrer Vermehrung wussten sie nichts. Erst die von Koch, Pasteur und ihresgleichen in der zweiten Hälfte des Jahrhunderts ins Rollen gebrachten Prozesse ebneten den Weg für ein tieferes, allgemeines Verständnis von Krankheitserregern. Erst jetzt konnten nach gleichbleibenden Prinzipien im Labor Impfstoffe gegen diverse Krankheiten entwickelt werden.[71] Auf Kochs und Pasteurs Arbeiten aufbauend und anfangs noch unter der direkten Aufsicht der beiden, entstanden so in den 1890er Jahren in Paris und Berlin auch die ersten wirksamen Vakzine gegen eine bakteriell übertragene Krankheit: die Cholera.[72]

Die historische Zunft ist sich heute weitgehend darüber einig, dass Geschichte, auch Wissenschaftsgeschichte, nicht einfach als eine Geschichte des Fortschritts und der großen Durchbrüche zu denken ist. Wie auf allen anderen Gebieten, so ist auch die Geschichte der Naturwissenschaften und der Medizin im 19. Jahrhundert voll von Missverständnissen und Kontroversen, nicht selten dominiert von Missgunst, Neid und Eitelkeiten und geprägt von Rückschlägen und Momenten des Scheiterns sowie – nicht zuletzt – von Zufällen. Ein besonders anschauliches Beispiel dafür bieten die Widerstände gegen John Snow und die Erkenntnis der Übertragung der Cholera über das Trinkwasser, ein anderes die Geschehnisse um die lange Zeit keine allgemeine Anerkennung findenden Einsichten des ungarischen Geburtshelfers Ignaz Semmelweis, auf die noch eingehend zurückzukommen sein wird.

Ignaz Semmelweis (1818–1865). Ungar.-öster. Arzt und Geburtshelfer.

S. unten, Kap. 5, S. 151–157.

Eben deshalb – aufgrund des Bewusstseins für die nicht zielgerichtete, unbeständige Natur historischer Prozesse und die Unzulänglichkeit von Fortschrittserzählungen – sind HistorikerInnen darauf geschult, den im Alltagsjargon allzu inflationär gebrauchten Begriff der ‚Revolution' nur mit großem Bedacht einzusetzen.

In der wissenschaftsgeschichtlichen Forschung gab es eine breite Diskussion darüber, ob angesichts des langen Weges bis zur Akzeptanz der neuen Theorie und ihrer umfassenden Implementierung in die medizinische Forschung und Praxis tatsächlich von einer „bakteriologischen Revolution" gesprochen werden könne. Die Frage wurde von den meisten an der Diskussion Beteiligten allerdings nachdrücklich bejaht.

Doch vermag kein anderes Wort die radikalen Umwälzungen zu beschreiben, die den Erkenntnissen in der Medizin über die Bedeutung von mikroskopisch kleinen Krankheitserregern im 19. Jahrhundert folgten.[73] Erst sie schufen die Grundlage für eine systematische, reproduzierbare und in ihren Wirkweisen en détail nachvollziehbare Bekämpfung von Infektionskrankheiten. Im Ergebnis brachten sie nichts anderes hervor als eine Revolution globalen Ausmaßes. Das Anwachsen der Weltbevölkerung im 20. Jahrhundert von 1,6 auf 6,1 Milliarden Menschen, deren durchschnittliche Lebenserwartung von circa 40 auf über 70 Jahre anstieg, ist hierfür der beste Beleg.

Das 19. Jahrhundert sah weitere fundamentale Transformationen in vielen Bereichen, die direkt oder indirekt ins Dasein aller Menschen hineinwirkten. An erster Stelle müssen hier zweifellos die Vorgänge erwähnt werden, die man unter dem Schlagwort der Industrialisierung zusammenfasst. Über lange Zeit hinweg wurde die Geschichte des 19. Jahrhunderts vor allem als die Geschichte der „*Industriellen Revolution*" erzählt.[74] Und in der Tat stehen die meisten bereits angesprochenen Charakteristika der Epoche zumindest in mittelbarem Zusammenhang mit der Industrialisierung: Hunderte von neu entstehenden Fabriken versprachen ein gesichertes Auskommen für Massen von Lohnarbeitern. Dies führte zu großen Landfluchtbewegungen, die wiederum eine rasante Urbanisierung zur Folge hatten. Die Bevölkerungsexplosionen in den Städten brachten vielerorts unvorstellbar fürchterliche sanitäre Zustände hervor, wodurch sich Krankheitserreger wie das Cholerabakterium ungebremst ausbreiten konnten. Öffentliche Debatten über Gesundheitsfürsorge und die Herausbildung systematischer obrigkeitlicher Hygienepolitik waren direkte Konsequenzen daraus und regten ihrerseits die Intensivierung medizinischer und naturwissenschaftlicher Forschung auf der Suche nach Lösungen für die großen Zivilisationsprobleme an.

All die angesprochenen Transformationsprozesse, Erkenntnisse und Entdeckungen rechtfertigen es ganz ohne Zweifel, mit Jürgen Osterhammel von einer „*Verwandlung der Welt*“ im Laufe des 19. Jahrhunderts zu sprechen. Sie stellen damit gleichzeitig aber auch vor Augen, dass die Welt des frühen 19. Jahrhunderts noch eine gänzlich andere war als die am Ausgang des Säkulums, in ihren allgemeinen Wesenszügen weitaus stärker der vormodernen Epoche verhaftet als der Moderne. Mehr noch: Für einen Großteil der Menschen, in besonderem Maße für die Angehörigen der alten ländlichen Unterschichten, waren die Veränderungen ihrer Zeit, die in der Rückschau so revolutionär erscheinen, auch im späteren 19. Jahrhundert nur in Ansätzen spürbar und nachvollziehbar. Die Lebenswelt der Frauen, deren Schwangerschaft sie 1860 (Staack), 1873 (Bielfeldt) oder auch noch 1888 (Kahrs) in die akademische Gebäranstalt nach Kiel führte, war noch in vielerlei Hinsicht die Welt vor ihrer großen „*Verwandlung*“. In Hinblick auf Schwangerschaft und Geburt gilt dies auf allen Ebenen: auf derjenigen der individuellen Wahrnehmung genauso wie für den sozialen Umgang mit Schwangeren sowie auf dem Feld der Medizin. Erst als sie durch die Türen der Gebäranstalt traten, traten die Frauen ein in eine fremde, moderne Welt.

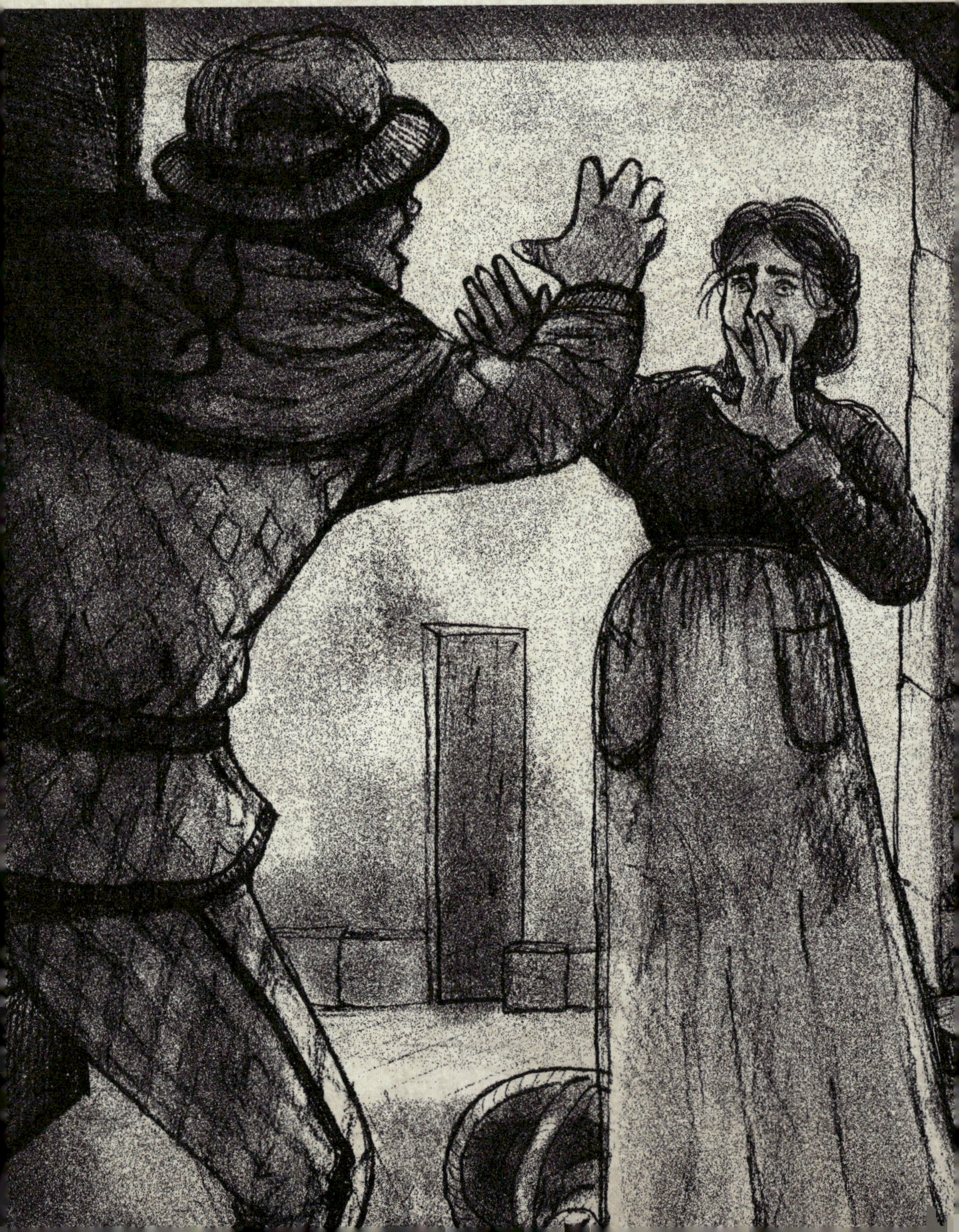

3.

Zwischen Glauben und Wissen

Entzaubert?

Auch auf der Ebene der Wahrnehmungen und Deutungen, in Bezug darauf, wie sich der Mensch die Welt erklärt und wie er sein eigenes Dasein in ein großes Ganzes einordnet, war das 19. Jahrhundert eine Epoche des Umbruchs und kann als Ursprung vieler noch in der Gegenwart weithin gültiger Muster gelten.

Das im 20. Jahrhundert vorherrschende Verständnis der Welt und die Mittel und Wege, anhand derer die Menschen sich ihren Kosmos erschlossen, werden den meisten heute Lebenden in ihren wesentlichen Zügen noch durchaus vertraut vorkommen. Das mag sich zukünftig ändern, insbesondere sobald der Zeitpunkt erreicht ist, an dem sich kaum noch jemand an das Leben vor der sogenannten digitalen Revolution wird erinnern können. Bevor dies geschieht, dürften in der kollektiven Wahrnehmung aber die Ähnlichkeiten und verbindenden Elemente zwischen dem frühen 21. Jahrhundert und der Welt vor 30 oder 50 Jahren die Unterschiede zur Gegenwart deutlich überwiegen. Doch gibt es eine – freilich nicht an einem bestimmten Ereignis, an einem exakten Datum fixierbare – historische Grenze der kollektiven Erinnerung, die zu überwinden äußerst schwerfällt. Und in vielerlei Hinsicht kann der Verlauf dieser Grenze im 19. Jahrhundert verortet werden.

Maximilian Weber (1864–1920). Dr. Soziologe und Volkswirt.

Als der Soziologe Max Weber im November 1917 in einem Vortrag in einer Münchner Buchhandlung erstmals die später so berühmt werdende Formulierung von der ‚Entzauberung der Welt' verwendete, hob er dabei nicht – oder jedenfalls nicht vorrangig – auf das gerade zu Ende gegangene 19. Jahrhundert ab.[75]

> Soweit bekannt, gebrauchte Weber die konkrete Formulierung erstmals in seinem Vortrag ***Wissenschaft als Beruf*** am 7. November 1917. Der Begriff der ‚Entzauberung' als solcher gehörte seit 1913 zu seiner wissenschaftlichen Terminologie.

Mit der ‚Entzauberung der Welt' meinte Weber vielmehr eine „*zunehmende Intellektualisierung und Rationalisierung*" des Denkens, die sich ihm zufolge seit Jahrtausenden vollzog.[76] Dieser Intellektualisierungsprozess, so Weber, habe zu der Überzeugung geführt „*daß man, wenn man* ***nur wollte****, es jederzeit erfahren* ***könnte****, daß es also prinzipiell keine geheimnisvollen unberechenbaren Mächte gebe* [...], *daß man vielmehr alle Dinge – im Prinzip – durch* **Berechnen beherrschen** *könne.* [...] *Nicht mehr, wie der Wilde, für den es solche Mächte gab, muß man zu magischen Mitteln greifen, um die Geister zu beherrschen oder zu erbitten. Sondern technische Mittel und Berechnung leisten das.*"[77]

Webers These besagte also, dass die Menschheit im Laufe ihrer Geschichte immer stärkeres Vertrauen in die Befähigung des menschlichen Geistes zur vernunftmäßigen Durchdringung der Welt gefasst hätte. Damit einhergegangen sei die besagte ‚Entzauberung'. Die wachsende Überzeugung von der prinzipiellen Möglichkeit, alle Dinge durch Wissenschaft verständlich und durch Technik beherrschbar zu machen, habe in einem jahrhundertelangen Prozess den Glauben an unerklärbare, übernatürliche Kräfte hinfällig werden lassen.

Das einschlägige Beispiel, das Weber im selben Vortrag heranzog, um den Gedanken von der Rationalisierung des Denkens näher zu erläutern, offenbart allerdings, dass er sich zu seiner Idee doch ganz entscheidend von Entwicklungen des 19. Jahrhunderts hatte anregen lassen, deren Zeitzeuge er gewesen war. So diente ihm als Anschauungsgegenstand nämlich die motorisierte Straßenbahn. Er erklärte: „*Wer von uns auf der Straßenbahn fährt, hat - wenn er nicht Fachphysiker ist - keine Ahnung, wie sie das macht, sich in Bewegung zu setzen. Er braucht auch nichts davon wissen. Es genügt ihm, daß er auf das Verhalten des Straßenbahnwagens ‚rechnen' kann, er orientiert sein Verhalten daran*".[78]

Straßenbahnen mit Dampf- und Elektroantrieb waren eine der großen Neuerungen des späteren 19. Jahrhunderts gewesen, die innerhalb weniger Jahre die urbane Mobilität und das Antlitz vieler Städte weltweit massiv verändert hatten.[79] Die erste elektrische Straßenbahn der Welt war 1881 in Berlin-Lichterfelde eingeweiht worden und verkehrte nur wenige Kilometer von Max Webers damaligem Wohnort entfernt.[80] Noch klarer könnte die Verwurzelung der ‚Entzauberungs'-Idee in Webers eigener Lebenszeit wohl kaum vor Augen treten. Wenn gegen Ende seines Vortrags schließlich noch die Rede ist vom „*Schicksal unserer Zeit, mit der ihr eigenen Rationalisierung und Intellektualisierung, vor allem: Entzauberung der Welt*"[81], so bleiben keine Zweifel mehr: Max Weber sah zumindest einen - wenn nicht den - großen Rationalisierungsschub in der Geschichte der Menschheit im 19. und frühen 20. Jahrhundert. Dieser Eindruck lässt sich mit Blick auf Institutionen und vorherrschende Formen des Denkens durchaus nachvollziehen.

Im Laufe des 19. Jahrhunderts vervielfachte sich die Anzahl der Universitäten in Europa. Die wissenschaftlichen Disziplinen differenzierten sich mehr und mehr aus und brachten immer stärker spezialisierte Fachbereiche hervor.[82] Das sich seit der Mitte des 18. Jahrhunderts an den Universitäten etablierende Fach der Geburtshilfe ist dafür nur ein Beispiel unter vielen. Der Universitätsgelehrte Wilhelm Dilthey, der für einige Jahre auch an der Kieler Christian-Albrechts-Universität eine Professur für Philosophie innegehabt hatte, grenzte 1883 als Erster die Geisteswissenschaften klar von

Wilhelm Dilthey (1833-1911). Dr. Theologe, Gymnasiallehrer und Philosoph.

Hermann von Helmholtz (1821–1894). Dt. Mediziner, Physiologe und Physiker.

den Naturwissenschaften ab.[83] Als Aufgabe der ersteren bestimmte er das ‚Verstehen', als die der letzteren das ‚Erklären'. Mit seinem Kollegen an der 1809 gegründeten Friedrich-Wilhelm-Universität zu Berlin, dem Naturforscher Hermann von Helmholtz, stimmte Dilthey darin überein, dass sich *„die Wirklichkeit der treu ihren Gesetzen nachforschenden Wissenschaft immer noch viel erhabener und reicher enthüllt* [hat], *als die äußersten Anstrengungen mythischer Phantasie und metaphysischer Spekulation sie auszumalen wußten.*"[84] Die systematisch geordneten und auf rein rationaler Grundlage betriebenen Wissenschaften galten nun also als hinreichende und einzig zuverlässige Werkzeuge des Weltverständnisses. Mythische und religiöse Elemente hatten in dieser institutionalisierten Erkenntnismaschinerie keinen Platz mehr.

Es wäre allerdings eine fatale Fehleinschätzung, würde man von Weber, Dilthey und Helmholtz, von den gelehrten Theorien der Entzauberung, Entmystifizierung und Verwissenschaftlichung auf die Gesamtgesellschaft schließen. Den Tendenzen der Rationalisierung und Modernisierung standen im 19. Jahrhundert mannigfaltige Bewegungen der Gegenmodernisierung und Mystifizierung gegenüber. Die zweite Hälfte des 19. Jahrhunderts war die Blütezeit der Séancen und Wunderheilungen, des Spiritismus und der Ekstasen, weshalb die geschichtswissenschaftliche Forschung geradezu von einer ‚Wiederverzauberung' der Welt gesprochen hat.[85]

Der Geisterglaube war unter gebildeten Schichten in der zweiten Hälfte des 19. Jahrhunderts weit verbreitet.

Doch solche großen Worte sind gar nicht notwendig, um das Nebeneinander rationaler und religiös-mystischer Weltdeutung im 19. Jahrhundert zu verstehen. Der Zusammenhang ist – im Gegenteil – überraschend simpel. Es liegt in der Natur der Wissenschaften, dass sie immer Fragen offenlassen und neue Fragen aufwerfen. Wissenschaftliche Erklärungen für die Rätsel der Natur und des menschlichen Geistes hinterlassen zwangsläufig Lücken im Gefüge des Weltverständnisses, die der sinnsuchende Mensch sodann doch nur wieder mithilfe nicht-wissenschaftlicher Erklärungen schließen kann. Daher überrascht auch ein „*Nebeneinander und Ineinandergreifen vermeintlich vormoderner magisch-religiöser und scheinbar moderner aufgeklärt-zweckrationaler Weltsicht*“[86] sogar bei ein und derselben Person kaum.

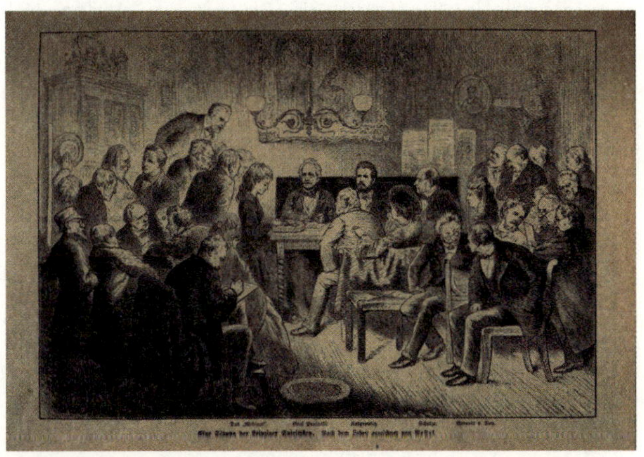

Abb. 6 Eine spiritistische Sitzung in Leipzig. Illustration aus: Daheim. Ein deutsches Familienblatt mit Illustrationen, Jg. 11 (1875), Nr. 21.

Teilnehmer der Séance aus den gehobenen Kreisen u.a.: Adolf Graf Poninski, Gutsbesitzer; Erazm Lukasz Kasprowicz (1835–1922), Verleger.

Am deutlichsten erkennbar wird die Gleichzeitigkeit verschiedener, vermeintlich widersprüchlicher Ansätze der Welterklärung aber im Vergleich von Gruppen unterschiedlicher gesellschaftlicher und kultureller Herkunft und Prägung. Das 19. Jahrhundert, insbesondere seine zweite Hälfte, mag sich mit Blick auf bürgerliche und akademisch gebildete Eliten in mancherlei Hinsicht als ‚entzaubert‘ präsentieren. Für einen Großteil der Menschen, die nicht zu dieser Minderheit gehörten, war die Magie aber nach wie vor allgegenwärtig.[87]

Auch auf den Komplex der Schwangerschaft trifft dies zu. Bis weit ins 19. Jahrhundert hinein waren Wahrnehmung und Deutung von Schwangerschaft und Geburt nicht - wie es im 20. und 21. Jahrhundert selbstverständlich war und ist - eine wissenschaftliche, biologisch-medizinische Domäne. Doch wie verstand man dann diese so existentiellen Bestandteile eines jeden Menschenlebens? Nehmen wir das im Folgenden genauer in Augenschein.

Unklare Zeichen

Johann Storch (Pelargus) 1681-1751. Dt. Arzt, Stadtphysicus und herz. Leibarzt.

Vor acht Jahren hatte die 40-jährige verheiratete Frau, die der Eisenacher Arzt Johann Storch[88] 1723 behandelte, ein zweites Kind zur Welt gebracht. Wie schon ihr erstes, das in sehr jungem Alter an Epilepsie gestorben war, war auch dieses seit seiner Geburt kränklich gewesen. Nicht zuletzt ein schielendes Auge zeugte davon. Wie lange genau das Kind lebte, berichtet Storch nicht. Doch es war jedenfalls noch sehr jung, als es um 1715 an einer Pockeninfektion starb.[89]

Jetzt, acht Jahre später, wähnte sich die Frau wieder schwanger. Zwar war ihre Menstruation unverändert, doch hatte sie jüngst „*einiges Ubelseyn*“[90] heimgesucht. Davon abgesehen zeigten sich an ihr laut Storch allerdings keinerlei Zeichen für eine bestehende Schwangerschaft. Die Überzeugung der Frau, in anderen Umständen zu sein, führte der Arzt zum einen auf ihren leidenschaftlichen Wunsch zurück, in fortgeschrittenem Alter doch noch Mutter eines gesunden Kindes zu werden. Zum anderen habe sie sich von einem „*Urin-Propheten*“ eine gefällige Aussage geben lassen,

„worauf sie sich denn mehr ſtützte, als auf 10. Wahrheiten, die ihr von vernünftigen Medicis hätten vorgesaget werden können.“[91] Tatsächlich erwies die Frau sich am Ende als nicht schwanger und brachte wohl auch keine weiteren Kinder mehr zur Welt.

Storch, der sich nach der Mode seiner Zeit den lateinischen Beinamen „*Pelargus*“ zugelegt hatte, berichtete Mitte des 18. Jahrhunderts von zahlreichen weiteren Fällen eingebildeter Schwangerschaften. Diese erlauben faszinierende Einblicke in die maßgebliche Rolle der Vorstellungskraft für die Sphäre des ‚Schwangergehens‘ in der noch nicht entzauberten Welt. Das alte Verb ‚schwangergehen‘, das heute nur noch in Wendungen wie ‚mit einer Idee schwangergehen‘ lebendig ist, ist übrigens für sich genommen schon außerordentlich vielsagend. Mindestens bis ins 19. Jahrhundert war es neben dem Ausdruck ‚schwanger sein‘ noch sehr gebräuchlich. Die Medizinhistorikerin Barbara Duden erklärt, dass ‚schwangergehen‘ das Involviertsein der Schwangeren und die Bedeutung ihrer persönlichen Wahrnehmung für ihren Zustand betont, während ‚schwanger sein‘ und ‚Schwangerschaft‘ rein passive, gewissermaßen technische Statuszuschreibungen sind.[92] Und genau hierin liegt der wesentliche Unterschied zwischen dem vormodernen und dem modernen Verständnis der ‚anderen Umstände‘.

Bereits hinsichtlich der Frage, ob eine Schwangerschaft vorlag, herrschten im 18. wie auch noch im 19. Jahrhundert weithin außerwissenschaftliche Vorstellungen vor. Die von Storch beklagte Tatsache, dass Frauen diesbezüglich den sogenannten Urin-Propheten oftmals mehr Glauben zu schenken bereit waren als akademischen Medizinern, ist hierfür schon ein starkes Indiz. Umherziehende wie sesshafte Heilkundige, die unter anderem vorgaben, körperliche Zustände aus dem Urin eines Menschen lesen zu können, waren über die gesamte Frühe Neuzeit hinweg Teil der Volkskultur gewesen.[93] Die Mehrzahl der Menschen brachte ihnen großes Vertrauen entgegen, das sich auf Tradition und soziale Nähe, aber durchaus auch auf vorzeigbare Erfolge gründete.[94] Anders als die gelehrten Mediziner beeindruckten die Heiler darüber hinaus mit eindeutigen Diagnosen und ehrfurchtsgebietenden Ritualen, die mitunter deutliche religiöse Züge trugen.[95]

In einer Gesellschaft, in der Frömmigkeit und Wunderglaube fest verwurzelt waren, konnte das theoretische, für die meisten Menschen ganz abstrakt bleibende Wissen der lateinschreibenden, oftmals als Fremde wahrgenommenen Ärzte damit nur schwer konkurrieren.[96] Es überrascht daher kaum, dass die Bemühungen der Universitätsgelehrten, den Heilern das Handwerk zu legen, in der Regel nur von sehr geringem Erfolg gekrönt waren.[97] Johann Storch berichtet, dass die scheinschwangere Ehefrau, nachdem sie sich ihren Irrtum hatte eingestehen müssen, großen Groll gegen ihn entwickelt habe, da er „*keine solche Artzneyen wüste, darauf die Weiber nach ihrem Verlangen könnten schwanger werden.*"[98] Ein Heiler der traditionellen Art, so kann man wohl ergänzen, hätte entsprechende Rezepte parat gehabt.

Besonders aufschlussreich sind in Hinblick auf die damalige allgemeine Wahrnehmung von Schwangerschaft ferner Situationen, in denen die „*vernünftigen Medicis*" keine wissenschaftlichen Erklärungen anzubieten hatten. Auch hierfür kann zunächst die vermeintlich schlichte Frage nach dem Bestehen einer Schwangerschaft als Beispiel dienen. Unter den vielen weiteren Fällen von Scheinschwangerschaften, die der Eisenacher Stadtphysikus Johann Storch in seinem achtbändigen Werk über die „*Kranckheiten der Weiber*" zusammentrug, finden sich etliche, in denen die betroffenen Frauen alle äußerlichen Anzeichen einer Schwangerschaft aufwiesen und ihrem Empfinden nach ganz ohne Zweifel ‚schwangergingen'.

Ausgerechnet die Frau eines *Medici*, das heißt eines universitär ausgebildeten Arztes, 39 Jahre alt und bereits vielfache Mutter, steht im Mittelpunkt einer solchen Geschichte, die sich in der ersten Hälfte des 18. Jahrhunderts in Wien zugetragen haben soll.[99] Die Frau von „*corpulenter Constitution und guter Gestalt*" nahm alle Merkmale an sich wahr, die auf eine erneute Schwangerschaft hindeuteten. Ihre Vermutung bestätigte sich, als sie etwa um die Mitte der Zeit begann, sowohl tags als auch nachts Kindsbewegungen zu spüren. Ihr Körper dehnte sich auf die gewohnte Weise aus, ihre Brüste schwollen an und produzierten Milch. Wie zu erwarten, senkte sich schließlich einige Tage vor dem errechneten Geburtstermin der Bauch der Frau ab, und alles wurde für die Niederkunft bereitgemacht. Als sich aber das erhoffte Ereignis Tag um Tag verzögerte und plötzlich auch die vorher so klar spürbaren Bewegungen des Kindes aufhörten, ließ man „*die beste und erfahrenste Heb-Amme kommen, welche in Beyseyn des Mannes visitiret, und die Frau aufs genaueste befühlet*“[100] – mit dem Ergebnis, dass es sich um einen Rechenfehler gehandelt habe: „*Das Kind läge in ruhigem Schlafe, wenn es erwachte, würde die Geburt schon angehen.*“[101] Sogar die Lage des Kindes hätte die Hebamme genau beschrieben. Doch nach einem weiteren Monat war es immer noch nicht zur Geburt gekommen. Die äußeren Anzeichen gingen nach und nach zurück, der Bauch und die Brüste wurden wieder kleiner und weicher und am Ende präsentierte sich der Körper der Frau wieder im gleichen Zustand wie vor der vermeintlichen Schwangerschaft.

Es ist bezeichnend, dass Storch kaum Anstalten macht, diesen und ähnliche Vorfälle wissenschaftlich zu begründen. Er verweist lediglich knapp und kommentarlos auf einige Erklärungsansätze anderer Mediziner und Naturkundler, die fehlgebildete Föten – sogenannte Molen oder Mondkälber –, Wasser- oder Lufteinschlüsse in der Gebärmutter als Ursachen von „*eingebildetem Schwangerseyn*“ vermuteten.[102] Storchs Zurückhaltung macht deutlich, dass die Fachmedizin der Zeit ihrer Klientel schlichtweg noch kein ausreichendes Erklärungsangebot machen konnte, das die Deutungshoheit des subjektiven weiblichen Erlebens über den Komplex der Schwangerschaft hätte brechen können. Auch im 19. Jahrhundert hatten die Mediziner in den Gebäranstalten noch kein wissenschaftliches Instrumentarium, keinen ausreichend etablierten Methodenapparat zur Hand, der es ihnen ermöglicht hätte, stets objektive Diagnosen über das Bestehen oder das Nicht-Bestehen einer Schwangerschaft zu treffen.

Aus der ältesten universitären Gebäranstalt der Welt in Göttingen ist eine ganze Reihe von Fällen aus dem späten 18. und frühen 19. Jahrhundert überliefert, in denen scheinbar schwangere Frauen sich als nicht schwanger erwiesen.[103] Der zuständige Arzt

Friedrich Benjamin Osiander (1759–1822). Dt. Arzt und Geburtshelfer.

und Leiter des Gebärhauses Friedrich Benjamin Osiander hielt die damit verbundenen Vorkommnisse in seinen Hospitaltagebüchern fest. Besonders bemerkenswert ist dabei, dass sich die Fälle in der Regel nicht einfach als ein Konflikt zwischen der Wahrnehmung der Frau auf der einen und der Diagnose des Mediziners auf der anderen Seite darstellten. Vielmehr musste Osiander, ein Pionier der wissenschaftlichen Geburtshilfe, seine ursprüngliche Einschätzung des Öfteren revidieren. So etwa im August 1812 in Bezug auf die Apothekerstochter Maria Catharina Bickin aus Kassel: Deren eigene Einschätzung, im achten Monat schwanger zu sein, hatte Osiander zunächst nur dahingehend in Zweifel gezogen, als ihm bei der äußerlichen Untersuchung Marias Bauch *„höchstens von d*[er] *Größe einer gegen dem 5ten Monate schwangeren Person*“[104] erschien. Erst später, als er eine innerliche Untersuchung anstellen wollte, waren ihm Zweifel gekommen. Marias Geschlechtsorgane schienen ihm, als könnte sie noch gar keinen Geschlechtsverkehr gehabt haben. Auch ihren Gebärmutterhals beschrieb er als *„zart, weich, wie bei einer Nichtschwangeren*“[105]. Dem stand freilich Marias mündliche Versicherung gegenüber, *„von einem Husaren um Weihnachten voriges Jahr schwanger geworden zu sein, mit dem sie vier Wochen lang wie Mann und Frau gelebt habe und mit dem sie den Beischlaf* [...] *oft vollzogen habe*“[106]. Bis zuletzt konnte sich Osiander angesichts der Widersprüche zwischen Befund und Aussage offenbar zu keiner endgültigen Diagnose über den Zustand der 24-jährigen Frau durchringen. Dem medizinischen Befund scheint also selbst in den Augen des gestandenen Wissenschaftlers und erfahrenen Geburtshelfers zu Beginn des 19. Jahrhunderts noch keine vollkommene Deutungsmacht zugekommen zu sein. Die Vorsicht, mit der Osiander ein ums andere Mal seine Einschätzungen formulierte, gibt preis, wie unsicher er sich in der Frage nach dem Vorliegen einer Schwangerschaft tatsächlich immer wieder gewesen sein muss.[107]

Zweierlei sollte die Betrachtung der vielfältigen Uneindeutigkeiten in der historischen Schwangerschaftsdiagnostik bis zu diesem Punkt verdeutlicht haben. Zum einen war die akademische Medizin bis mindestens ins 19. Jahrhundert hinein keineswegs eine vorrangige, gleichsam unfehlbare Instanz in der Frage nach einer bestehenden Schwangerschaft. Weder maß ihr eine Mehrheit der Frauen eine solche Bedeutung zu, noch konnte die akademische Medizin mit einem entsprechenden diagnostischen Angebot aufwarten. Selbst das in vielen wissenschaftlichen wie populären Publikationen der Zeit immer wieder als einzig untrügliches Indiz einer vorliegenden Schwangerschaft angeführte Zeichen – die fühlbaren Kindsbewegungen[108] – konnten, wie zu sehen war, sehr wohl trügerisch sein.

Zum anderen führen die betrachteten Fälle vor Augen, dass wir es uns grundsätzlich zu einfach machen würden, wollten wir Schwangerschaft allein als einen empirisch-diagnostisch überprüfbaren Zustand verstehen. Vielmehr gilt es, zwischen einer objektiv beurteilbaren Wahrheit einerseits und einer subjektiv empfundenen Wahrheit andererseits zu unterscheiden. Eine Frau konnte schwanger*gehen*, ohne schwanger zu *sein*. Die eine Wahrheit der anderen generell überordnen zu wollen, wäre verfehlt, sind sie doch auf gänzlich verschiedenen Ebenen angesiedelt.[109]

Unter den gleichen Vorzeichen muss über die im Folgenden zu beleuchtenden Überzeugungen von der Macht der Einbildungskraft Schwangerer geurteilt werden. Sie sind nicht lediglich als aberwitzige Ideen einer unbedeutenden Gruppe ungebildeter Menschen zu verstehen. Im Gegenteil: Sie waren so weit und allgemein verbreitet, dass wir sie als essentielle Bestandteile der Wahrnehmung von Schwangerschaft begreifen müssen. Nahtlos fügten sie sich auch in das wissenschaftlich-medizinische Weltbild der Zeit ein, das den menschlichen Seelenkräften entscheidenden Einfluss auf die körperliche Konstitution zusprach.[110] Sie einfach als Aberglaube abzutun, würde daher den Blick auf die Lebenswelten und Denkräume des 19. Jahrhundert von Vornherein verstellen.

Die Macht der Phantasie

Eine schwangere Frau aus Dublin begleitete 1777 ihren Mann auf einer Geschäftsreise nach London. Die beiden nutzten die Gelegenheit und bemühten sich, so viele wie möglich der zahlreichen Sehenswürdigkeiten der Weltstadt in Augenschein zu nehmen. Selbstverständlich besuchten sie auch den Tower of London und bewunderten dort die englischen Kronjuwelen. Ganz besonders beeindruckt war die Frau von der königlichen Krone. Bald nach ihrer Rückkehr ins heimische Irland brachte sie ein Kind zur Welt, das sich im Säuglingsalter als gesund und munter erwies. Im Bereich seiner Schultern allerdings trug das Kind von Geburt an ein Mal in Form einer Krone. Deutlich lesbar konnte man darin die Buchstaben „*G.*" und „*R.*" ausmachen.[111] Bei der Krone, die die Frau in London so bewundert hatte, dürfte es sich um die Staatskrone König Georgs I. gehandelt haben. Dieser aber hatte das Monogramm „*G. R.*" geführt – „*Georgius Rex*".

Georg I. (1660–1727), König von England ab 1714.

Die Geschichte ist eine unter sehr vielen vergleichbaren, die im 18. und 19. Jahrhundert in ganz Europa zirkulierten. Sie wurden in zahllosen Zeitungsartikeln und wissenschaftlichen Journalen, in Ratgebern, Lexika und sonstigen Druckwerken in unterschiedlichen Sprachen kontinuierlich wiederholt und ebenso häufig mündlich weitergegeben. Von überallher kamen Berichte von Frauen und Männern, Pfarrern und Ärzten, Bauern und Händlern über Kinder, deren Körper klare Kennzeichen der Sinnesregungen ihrer Mütter im Laufe der Schwangerschaft trugen.[112]

Im französischen Blois, erzählte man sich, sei 1725 ein Junge geboren worden, „*in dessen Augen man deutlich zwey Zifferblätter einer Uhr wahrnahm.*" Der Bericht der Mutter, sich während der Schwangerschaft danach gesehnt zu haben, eine Uhr zu sehen, bot hierfür die Erklärung.[113] Aus Le Mans wurde von einer Schwangeren erzählt, die sich auf der Straße vor einem Harlequin und seinen Grimmassen sehr erschreckt habe, woraufhin ihr Sohn einige Monate später mit dem Bild eines ebensolchen Harlequins auf der Wade zur Welt gekommen sei.[114] Ebenfalls in Frankreich habe eine werdende Mutter der Hinrichtung eines Kriminellen auf dem Rad zugesehen und sei durch den Anblick derart erschüttert worden, dass ihr Sohn mit zerbrochenen Gliedern zur Welt kam, die Brüche exakt an den Stellen, an denen sie durch das Rädern entstehen.[115] Anderswo habe eine schwangere Bäuerin einem Affen- und Bärentanz beigewohnt und sich neugierig auf den Affen zubewegt. Dieser habe sodann einen Sprung in ihre Richtung gemacht, worüber die Frau sich maßlos erschreckt habe. Sechs oder sieben Monate danach sei sie schließlich von einem Jungen entbunden worden, „*der mehr Affe als Mensch war, der die kleinen Affen-Augen, ein vorhangendes Gesicht und einige andere Affen-Züge, übrigens aber Menschen-Haut und Farbe hatte.*"[116] Auch aus Holstein kamen die Geschichten. Dort sah die Frau eines Bereiters „*während ihrer Schwangerschaft, einen in einem Zimmer schwebend hangenden Engel sehr aufmerksam an, und mochte sich dabey auch oft allerley phantastische Vorstellungen machen. Besonders machte sie ihre Anmerkungen über die Haare des Engels, welche auf der Stirn wellenförmig, dabey aber ziemlich unförmig lagen. Sie kam nieder, und ihr Kind, ein Mädchen, hatte die unförmlichen Haar-Locken* ***im Fleische*** *genau so plump auf der Stirn abgebildet, als in Holz auf der Engels-Stirn vorgestellt waren.*"[117]

Die *Oekonomisch-technologische Encyclopädie* des Mediziners und Naturwissenschaftlers Johann Georg Krünitz, der die obigen Beispiele entnommen sind, könnte mit Fug und Recht als Wikipedia des 18. und 19. Jahrhunderts bezeichnet werden.[118]

Anfangs war das vielbändige Nachschlagewerk noch als zusammenfassende Übersetzung zweier bekannter französischer Enzyklopädien gedacht. Doch von Beginn an ging der Bearbeiter weit über eine bloße Übersetzung hinaus, sodass sich der ‚Krünitz' schnell zu einem völlig eigenständigen Werk entwickelte.

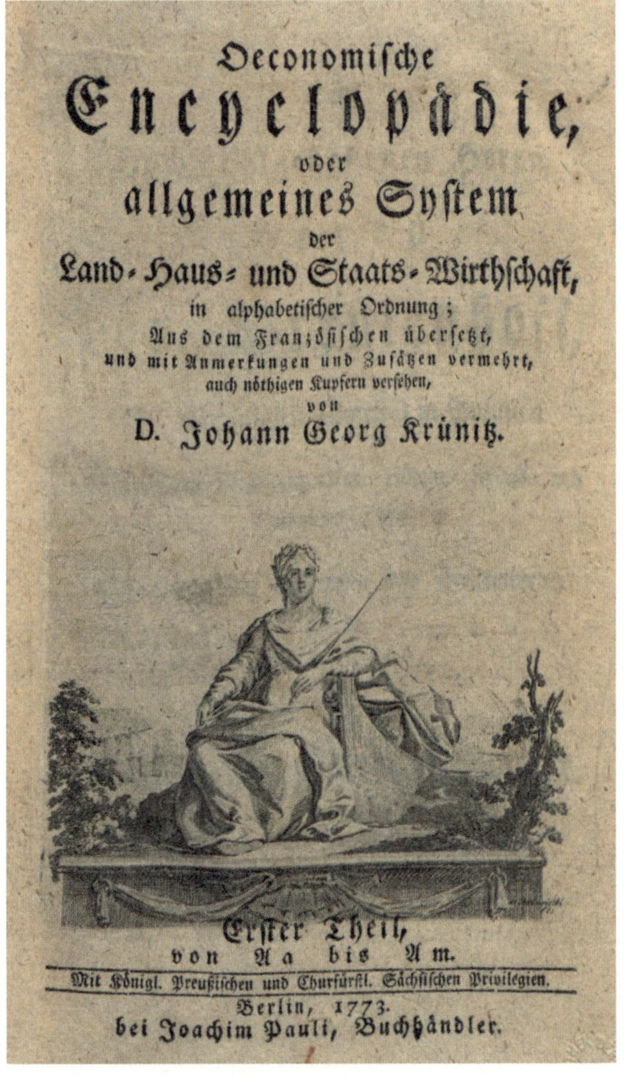

Oeconomische
Encyclopädie,
oder
allgemeines System
der
Land- Haus- und Staats-Wirthschaft,
in alphabetischer Ordnung;
Aus dem Französischen übersetzt,
und mit Anmerkungen und Zusätzen vermehrt,
auch nöthigen Kupfern versehen,
von
D. Johann Georg Krünitz.

Erster Theil,
von Aa bis Am.
Mit Königl. Preußischen und Churfürstl. Sächsischen Privilegien.
Berlin, 1773.
bei Joachim Pauli, Buchhändler.

Abb. 7 Der erste Band der ‚Oeconomischen Encyclopädie' erschien 1773.

Als Krünitz Anfang der 1770er Jahre den Plan zu seinem Werk fasste, benannte er als dessen Gegenstände alles von der Philosophie und der Juristerei bis hin zu Ackerbau und Viehzucht. Der Anspruch war nichts weniger, als die gesamte Breite des praktischen Wissens der Zeit zu sammeln und der lesenden Allgemeinheit zugänglich zu machen.[119] Für 72 der insgesamt 242 Bände, in denen die Enzyklopädie zwischen 1773 und 1858 erschien, zeichnete Krünitz als alleiniger Bearbeiter und Verfasser verantwortlich. Nach seinem Tod übernahmen andere die Arbeit und führten sie in seinem Sinne fort.

Aus dem Konzept des *Krünitz*, wie das monumentale Werk in der Regel schlicht genannt wird, spricht noch deutlich der Geist einer Zeit, in der universale Gelehrtheit als wissenschaftliches Ideal galt. Bevor im 19. Jahrhundert Wilhelm Dilthey und andere die Geistes- und die Naturwissenschaften voneinander schieden und die Entstehung eines Fächerkanons anstießen, wie er sich in großen Teilen noch in der Gliederung heutiger Universitäten wiederfindet, wurden alle Wissensfelder als zusammenhängend verstanden. So war ein Gelehrter nicht einfach Mathematiker, Chemiker, Sprachwissenschaftler oder Anatom, sondern er strebte danach, auf allen Wissensbereichen so weit wie möglich vorzudringen und die gewonnenen Einsichten systematisch miteinander zu verbinden. Ziel war es – in den berühmten Worten, die Goethe um 1830 seinem Doktor Faust in den Mund legte –, zu erkennen, „*was die Welt im Innersten zusammenhält*". Eine Generation jünger als Krünitz, kann der ‚Dichterfürst' Johann Wolfgang von Goethe selbst als herausragendes Beispiel für das Streben nach universaler Gelehrtheit gelten. Neben der Schriftstellerei und der Politik befasste er sich unter anderem intensiv mit Botanik, Physik, Mineralogie und Anatomie.

Johann Wolfgang von Goethe (1749–1832). Dt. Dichter und Naturforscher.

Nicht nur die Anlage des Gesamtwerks, auch die einzelnen Artikel in der *Oekonomisch-technologischen Encyklopädie* entsprechen dem universalistischen Ideal. Sie beleuchten ihre Gegenstände aus allen möglichen unterschiedlichen Perspektiven und erlauben somit konzentrierte Einblicke in den Wissensstand ihrer Zeit. Äußerst breit geführte, andernfalls kaum überschaubare Diskurse können anhand der Abhandlungen im *Krünitz* gezielt in den Blick genommen werden. Der lange Entstehungszeitraum der Enzyklopädie und die wechselnden Bearbeiter führen überdies dazu, dass in verschiedenen Artikeln unterschiedliche Positionen zu einer fraglichen Sache vertreten sein können. In der Enzyklopädie selbst findet also bisweilen bereits eine diskursive Verhandlung einzelner Themenfelder statt. Anders als etwa die Parallellektüre diverser Wikipedia-Artikel lassen die Texte des *Krünitz* somit nicht nur eine Momentaufnahme zu, sondern machen auch Wissensverschiebungen und Meinungsverschiedenheiten über die Zeit sichtbar.

Die Vorstellung von der Wirkung der Einbildungskraft einer Schwangeren auf die körperliche und geistige Konstitution ihres Kindes wurde zeitgenössisch als ‚Versehen' bezeichnet. Dahinter stand die Annahme, dass sich eine Frau an einer Sache *ver*-sehen konnte. Wenn sie etwas Bestimmtes erblickte bzw. ansah, das ihre Phantasie in Bewegung versetzte, so die Theorie, konnte sich dies direkt auf Körper und Geist des Ungeborenen niederschlagen. Im Krünitz findet das Versehen vor allem in den umfangreichen Einträgen „*Leibes-Frucht*" (Bd. 72, 1797), „*Mißgeburt*" (Bd. 91, 1803), „*Muttermahl*" (Bd. 99, 1805) und „*Schwangere*" (Bd. 150, 1829) Beachtung.[120]

In den Ausführungen zur „*Leibes-Frucht*", die Johann Georg Krünitz noch selbst verantwortete, werden neben zahlreichen Fallbeispielen in großer Weitschweifigkeit die geläufigen Pro- und Contra-Argumente für und wider das Versehen wiedergegeben. Als Ausgangspunkt der gesamten Diskussion erweist sich die Frage nach dem „*Baumeister, der die tausend einzelnen Abdrücke verschiedener Theile in einer gehörigen Reihe der Länge des Körpers nach hinlegt, und nach dem wundervollen Plane eines menschlichen Körpers aufbauet, der hinderte, daß niemahls ein Auge an das Knie, oder ein Ohr an die Stirn gesetzt wurde, oder eine Zehe an die Hand, oder ein Finger an den Fuß sich verirrt.*"[121] Kurzum: Welche Kraft sorgt dafür, dass die Frucht im Mutterleib die Form eines menschlichen Körpers annimmt? In einer Zeit lange vor der Entdeckung und Erforschung der DNA war dies durchaus ein äußerst kniffliges Problem. Eine zwar umstrittene, aber sehr geläufige Antwort identifizierte die menschliche Seele als den geheimnisvollen Architekten: „*Diese ist es, welche den Körper der Frucht in* [sic!] *Mutterleibe bauet, und die Symmetrie dabey beobachtet.*“[122]

Als ein Argument, das die Befürworter der Seelen-Baumeister-Theorie für die entscheidende Rolle der mütterlichen Seele bei der Gestaltung des kindlichen Körpers anführten, nennt Krünitz den angeblich durch „*tägliche Erfahrung*“[123] bewiesenen Einfluss der mütterlichen Einbildungskraft auf das Kind. Der Mediziner Krünitz, der sich selbst als vehementer Gegner sowohl der Seelen-Baumeister-Theorie als auch des ‚Versehens‘ zu erkennen gibt, bemüht sich anschließend, die vermeintlichen Beweise für die Macht der Phantasie Schwangerer aufs Gründlichste zu widerlegen.[124]

Ein großer Teil der Gegenthesen geht zurück auf den ersten lautstarken Kritiker des ‚Versehens' James Blondel (ca. 1665 - 1734). Dessen anonym veröffentlichter Traktat *The Strength of Imagination in Pregnant Women Examined* (1727) stieß, mit einiger Verzögerung, in ganz Europa eine Debatte über die bis dato als gesichert verstandene Theorie los.

Als zentrale Gegenargumente nennt er: das Fehlen einer Nervenverbindung zwischen Mutter und Kind; den von demjenigen der Mutter gesonderten Blutkreislauf des Kindes; die Güte Gottes, die es unmöglich erlauben könne, dass eine Mutter ihrem Ungeborenen allein durch unwillkürliche Regungen ihrer Sinne Leid zufüge; die Tatsache, dass auch der innigste Wunsch einer Frau, eine Tochter oder einen Sohn zu bekommen, aller Erfahrung nach keinerlei Einfluss auf das Geschlecht des Kindes habe; das häufige Auftreten von Muttermalen und anderen „*Ungestalten*“ an kindlichen Körpern, die keinerlei vehementen Sinnesregungen der Mutter im Laufe der Schwangerschaft zugeordnet werden könnten; und, umgekehrt, zahlreiche Fälle, in denen heftige Schreckmomente nicht den geringsten Eindruck auf Körper oder Geist des Ungeborenen gemacht zu haben schienen, und schließlich die Existenz von Muttermalen und Fehlbildungen auch bei Tieren und Pflanzen.[125]

All diesen Einwänden gegen die Theorie des Versehens stellt Krünitz die Rechtfertigungen ihrer Vertreter zur Seite, die sich immer wieder auf die scheinbar unwiderlegbare Beweislast der Erfahrung beriefen. Da die unzähligen Fälle in Vergangenheit und Gegenwart die Theorie eindeutig belegten, musste eine Verbindung zwischen der Seele der Mutter und der Leibesfrucht bestehen – ganz gleich, ob diese wissenschaftlich nachweisbar war. Wenn sie nicht im Nervensystem lag, dann war sie eben anderswo zu suchen. Auch wenn eine Mutter sich nicht an eine Situation während ihrer Schwangerschaft erinnern konnte, auf die sich ein Muttermal in dieser oder jener Gestalt zurückführen ließe, habe das nicht zu heißen, dass es eine solche Situation nie gegeben habe. Die Mutter konnte sich vielleicht schlichtweg nicht daran erinnern. Womöglich war die entsprechende Einbildung auch im Schlaf über sie gekommen. Man sieht Krünitz der Verzweiflung nahe: „*Allein, was helfen die stärksten theoretischen Gründe, wenn die Erfahrung für eine Sache laut spricht; wenn unzählige Beyspiele dieselbe beweisen – dürfen wir sie verwerfen, weil uns die Art ihrer Entstehung unbegreiflich ist? Doch nicht alles, was man erzählt, ist wahr, nicht alle Erfahrungen sind zuverlissig* [sic!]; *vieles Wahre hält man für falsch; vieles Falsche für wahr* [...]. *So gieng es oft mit den Mutter-Mählern; die Einbildungs-Kraft sahe vieles, was man ohne Vorurtheil für die alte Meinung niemahls wahrgenommen hätte.*“[126] Obgleich er sich hinsichtlich der Überzeugungskraft der Gegenargumente offenbar keinen Illusionen hingab, bietet der Enzyklopädiker abschließend eine ganze Reihe alternativer Erklärungsansätze für Muttermale und Fehlbildungen an. Er führt vor allem physikalische und pathologische Ursachen, etwa Druck und Stöße, Entzündungen und Krämpfe ins Feld.[127]

Die beiden wenige Jahre später gedruckten, aber von anderen Verfassern herrührenden Artikel „*Mißgeburt*“ und „*Muttermahl*“ schließen sich im Kern der Meinung Krünitz' an. Lediglich die Schärfe, mit der Krünitz seinen Einspruch vortrug, reproduzieren sie nicht. Vielmehr zeigen sie sich um ein weitgehend objektives, kritisches Abwägen bemüht. Ganz anders hingegen positioniert sich der nicht namentlich genannte Autor des ausufernden Artikels „*Schwangere*" im Jahr 1829. Er erläutert, dass es Stimmen für und wider die Theorie gäbe, geht auch kurz auf die jeweiligen Argumente ein, um dann aber mit Bestimmtheit festzustellen: *„indessen wenn man die vielen Beispiele erwägt, die uns, selbst in neuester Zeit aufgestellt worden* [...], *so möchte man doch wohl den Einfluß der Phantasie durch die Einwirkung von außen auf das Kind oder die Leibesfrucht zugeben.*"[128] Noch einen Schritt weiter geht schließlich in der Mitte des Jahrhunderts, 1853, im mittlerweile 216. Band des ***Krünitz***, der Artikel „*Versehen*". Dieser erklärt das Phänomen kurzerhand zu einer *„nicht abzuleugnenden Thatsache, die bei schwangeren Frauen vorkommt, wenn die gewaltsam aufgeregte Phantasie gewisse lebendige Eindrücke auf sie macht, deren Folgen sich sichtbar auf die Leibesfrucht übertragen.*"[129]

Die skeptische, ja rundheraus ablehnende Haltung, die Krünitz selbst am Ende des 18. Jahrhunderts gegenüber der Vorstellung vom Einfluss weiblicher Vorstellungskraft auf ein ungeborenes Kind vertreten hatte, scheint sich also fünfeinhalb Jahrzehnte später vollkommen in Wolkendunst aufgelöst zu haben![130] Nun läge es vielleicht nahe, dies als Kuriosität zu erklären, als die unzeitgemäße Ansicht des namentlich nicht genannten Verfassers des „*Versehen*"-Artikels. Oder man könnte es der Natur der Enzyklopädie zurechnen, die eben keine fachwissenschaftliche Publikation darstellt, sondern nur eine Zusammenstellung des jeweiligen Wissens bieten wollte. Dies alles wären überzeugende Erklärungen, wenn nicht zur selben Zeit auch in hoch angesehenen Publikationen der Fachwissenschaft das Versehen wieder als Faktum präsentiert worden wäre.[131]

Ein junger, aufstrebender Medizinprofessor in Greifswald verfasste 1846 für das vierbändige ***Handwörterbuch der Physiologie*** unter Herausgeberschaft des Göttinger Mediziners Rudolph Wagner eine umfangreiche Studie über ***Schwangerschaft und Physiologie des weiblichen Organismus überhaupt.*** Das „*sogenannte Versehen*", erörtert er darin, „*wird von Vielen ganz geleugnet, aber Gewiss mit Unrecht.*" Als Beispiel gibt er die Geschichte einer Schwangeren wieder, die

Rudolph Friedrich Johann Heinrich Wagner (1805–1864). Dt. Mediziner, Anatom und Physiologe.

über ein in der Ferne loderndes Feuer in große Aufregung versetzt worden sei, da ihr dieses genau in der Gegend ihres Heimatortes zu wüten schien. Ihre zwei oder drei Monate später geborene Tochter sei daraufhin mit einem flammenförmigen roten Fleck auf der Stirn zur Welt gekommen, der bis in ihr siebtes Lebensjahr erkennbar geblieben sei.[132] Aus eigener Erfahrung setzte der hochgelehrte Verfasser des Artikels eine weitere Anekdote hinzu, die seines Erachtens belegte, dass nicht nur optische, sondern auch akustische Eindrücke einer Schwangeren sich auf ihre Leibesfrucht auswirken könnten: „*Doch kannte ich eine Frau, die während ihrer Schwangerschaft durch den Ton des Armensünderglöckchens bei einer Hinrichtung sehr erschreckt wurde. Noch lange klang ihr dieser Ton in den Ohren nach, und jedes Geläute war ihr zuwider. Ihr bald darauf geborenes Kind, versicherte sie, habe in seinen ersten Lebensjahren ebenfalls eine außerordentliche Empfindlichkeit gegen den Ton der Glocken gezeigt, es sei dabei selbst in weiterer Entfernung stets zusammengeschreckt und habe die größte Unruhe und Aengstlichkeit an den Tag gelegt.*"

Drei Jahre nach dem Erscheinen seiner Abhandlung über *Schwangerschaft und Physiologie des weiblichen Organismus überhaupt* wurde der Autor als Professor für Geburtshilfe, Frauen- und Kinderkrankheiten an die Universität Kiel berufen und übernahm dort auch die Leitung der akademischen Gebäranstalt. Es handelte sich um niemand anderen als Carl Conrad Theodor Litzmann, den zweiten maßgeblichen Urheber der Beckensammlung und behandelnden Arzt aller in der zweiten Hälfte des 19. Jahrhunderts in der Kieler Anstalt aufgenommenen Frauen, die den Ausgangspunkt dieses Buches bilden.[133]

Wenn sogar die großen Koryphäen der Geburtshilfe in ihrem unmittelbaren Umfeld Anhänger der Theorie des Versehens waren, welche Bedeutung hatte dieselbe dann wohl für die Schwangeren selbst? Zunächst kann festgehalten werden, dass die große Mehrzahl aller Frauen (und nicht nur dieser) aller Gesellschaftsschichten im gesamten 19. Jahrhundert von der Wirkung der Einbildungskraft auf das Ungeborene überzeugt gewesen zu sein scheint. In zahlreichen Texten ganz unterschiedlicher Art ist dies immer wieder belegt. Nicht zuletzt die diversen Artikel des *Krünitz* bekunden, dass es sich um eine „*von den Damen und Herren durchgängig angenommene Meinung*“[134] handelte, und noch 1892 konstatiert ein Berliner Mediziner unumwunden: „*Jeder Arzt weiss, dass im Publikum und besonders bei den Frauen in allen Ländern der Welt, soweit sie uns bekannt, der Glaube an das Versehen felsenfest ist* [...].“[135]

Es ist schwer, sich den enormen psychischen Druck vorzustellen, den die Überzeugung vom Versehen auf schwangere Frauen im 19. Jahrhundert ausgeübt haben muss. Sie mussten in der ständigen Sorge leben, nicht nur durch ihr zumindest prinzipiell kontrollierbares Verhalten, sondern auch durch ihr unkontrollierbares Seelenleben ihrem ungeborenen Kind Schaden zuzufügen. Der kursächsische Arzt Friedrich August Weiz war der Ansicht, falls die Theorie korrekt sei, „*so haben sie Ursache, bey jedem minder angenehmen Anblicke einer Sache, bey jedem verwünschten Quark, bey welchem man entweder Gott oder den Teufel ruft, für ihre Frucht zu zittern, und ich möchte beynahe hinzusetzen, daß sie Ursache hätten, die alten ungeküßten Jungfern zu beneiden.*“[136] Die Verantwortung für das Wohlergehen des Ungeborenen war auf Grundlage der Lehre vom ‚Versehen‘ tatsächlich uneingeschränkt der Schwangeren zuzurechnen. Wurde ein nicht gesundes oder körperlich oder geistig von der Norm abweichendes Kind geboren oder verlor eine Frau ein Kind gar vor der Geburt, konnte dies immer als Verschulden der Mutter angesehen werden - von ihr selbst ebenso wie von ihren Mitmenschen.

Friedrich August Weiz (1739-1815). Dt. Arzt und Publizist.

Dementsprechend fielen denn auch die Verhaltensregeln aus, die an Schwangere herangetragen wurden. Sie sollten „*alle Gelegenheit vermeiden, wo ihre Einbildungskraft in Bewegung kommen könnte*“ und „*eine Vertraute zur Hand haben, die alles auskundschaftete und aus dem Wege räumte, was irgend der Schwangern in Ansehung dieses Punctes Gefahr und Unsicherheit bringen könnte.*“[137] Eltern wurden dazu angehalten, ihre Töchter zur Unerschrockenheit zu erziehen, indem man sie zum Beispiel schon in sehr jungen Jahren mit dem Anblick von Mäusen und Ratten, aber auch von „*häßlichen und am Leibe verstümmelten Menschen*“[138] konfrontierte.

So wirklichkeitsfern auf uns heute der Ratschlag, über die gesamte Schwangerschaft hinweg jegliche stärkeren Gemütsregungen zu vermeiden, schon grundsätzlich wirkt, wie wirklichkeitsfern erscheint er dann erst in Hinblick auf die mittellosen Schleswig-Holsteinischen Frauen, aus denen sich die Klientel der Kieler Gebäranstalt größtenteils zusammensetzte? Dienstmädchen wie Adele Jürgensen aus Schönhagen, Wiebke Butenschön aus Nortorf, Catharina Bielfeldt aus Oldesloe oder Katharina Plambeck aus Nettelsee hatten nicht die Möglichkeit, aufgrund ihrer Schwangerschaft ihren Lebenswandel radikal zu ändern. Sie waren darauf angewiesen, durch ihrer Hände Arbeit ihren kärglichen Lebensunterhalt zu verdienen. Die jeweils zu verrichtenden Arbeiten wiederum hingen von den Rhythmen der Natur und der Wirtschaft sowie von der Willkür der Dienstherren ab. Eine Entscheidungsfreiheit hatten die Frauen in dieser Hinsicht nicht. Auch im schwangeren Zustand waren sie also zwangsläufig allen Zufällen und Risiken des Alltagslebens auf dem Land wie in der Stadt ausgesetzt.

Der Gang in eine Gebäranstalt, in der – wie am Beispiel Litzmanns gesehen – die Überzeugung von der Kraft der Phantasie nicht geringer war als in der übrigen Gesellschaft, musste schon deshalb unendlich schwerfallen. Denn nicht nur konnten die Schwangeren sich nie darüber im Klaren sein, ob ihr Ungeborenes vielleicht bereits Schaden genommen hatte. Sie mussten überdies davon ausgehen, auch in den Augen der medizinischen Autoritäten für eventuelle Geburtsfehler selbst verantwortlich zu sein. Weitere im Volksglauben tief verwurzelte Ideen vom Sonderstatus Schwangerer, die im Folgenden beleuchtet werden, dürften diesen Druck nur noch verstärkt haben. Sie trugen zur Unterwerfung der Frauen unter ein Regime der Gefahr und der Furcht bei.

Im Netz der Angst

Schlägt man einer schwangeren Frau einen Wunsch ab, handelt man sich dadurch ein Gerstenkorn am Auge ein. Geht eine Schwangere über ein Feld, werden die Früchte verderben und über Jahre nichts mehr darauf wachsen. Eine Schwangere darf nicht als Patin eingesetzt werden, da andernfalls das Taufkind oder aber ihr eigenes sterben müssen. Schwangere haben den ‚bösen Blick' und schaden dem Brennen des Feuers. Nach der Geburt darf sich eine Frau 40 Tage lang keinem Brunnen nähern, da dieser sonst austrocknet oder das Wasser verunreinigt wird. Betritt eine kürzlich entbundene Frau eine Brauerei, einen Weinkeller oder eine Backstube, werden Bier, Wein und Brot verderben.[139]

Die Idee, dass von Schwangeren und Wöchnerinnen selbst Unheil und Gefahr ausgehen, ist bei ganz unterschiedlichen Kulturen der Erde zu allen Zeiten nachweisbar.[140] Auch in Mittel- und Nordeuropa war diese Idee im 19. und frühen 20. Jahrhundert weitverbreitet. Die angeführten Beispiele stammen aus Oberösterreich und Baden, aus der Pfalz und dem Vogtland, aus Mecklenburg und Pommern. Über den Ursprung dieser Vorstellung lässt sich viel spekulieren – eine eindeutige Erklärung wird sich kaum finden lassen. Dessen ungeachtet trägt sie aufgrund ihrer stigmatisierenden Wirkung aber ohne Frage zur Entmächtigung der betroffenen Frauen bei. Die vielen Maßregeln und Verbote, die sich aus der Idee ableiteten, und der Argwohn, mit dem die Frauen ihretwegen belegt wurden, schränkten ihre Handlungsspielräume empfindlich ein.

Noch weitaus stärker scheinen allerdings im frühmodernen Europa die Überzeugungen der umgekehrten Blickrichtung die Lebenswelten schwangerer Frauen bestimmt zu haben. Das *Handwörterbuch des deutschen Aberglaubens* (1936) listet über 20 engbedruckte Spalten hinweg mythische Vorstellungen über Schwangerschaft und Schwangere auf, die fast ausschließlich um angebliche Bedrohungen für die Frauen selbst kreisen. In der Summe lässt diese Zusammenstellung erkennen, wie engmaschig das Netz aus Regeln und Zwängen gewesen sein muss, in dem sich schwangere Frauen wiederfanden.[141] Die Situationen, in denen ihnen und ihrem ungeborenen Kind Gefahren drohen sollten, waren beinahe endlos.

Schon eine geringe Auswahl zeigt, dass eine Frau, hätte sie das Regelwerk streng befolgen wollen, im Endeffekt ihre Handlungsfähigkeit vollkommen eingebüßt hätte. So sollte eine Schwangere nicht spinnen und kein Garn wickeln, da ihr Kind sonst am Henkersstrick landen oder aber schon bei der Geburt von der Nabelschnur erdrosselt würde. Das Gleiche galt, wenn sie unter einer Wäscheleine hindurchging oder über einen Strick hinwegtrat. Genauso wenig durfte sie über eine Deichsel schreiten, da sie das Kind dadurch dem Scharfrichter zuführte. Sie sollte keinen Friedhof betreten und über kein Grab gehen, keine Toten betrachten, geschweige denn berühren, da auch das ihrem Kind enormen Schaden und schlimmstenfalls den Tod brächte. Eine Schwangere durfte nicht fluchen oder stehlen, nicht einmal eine einzige Getreideähre, da ihr Kind sonst unehrlich würde. Aus einem Kessel oder einer Kelle zu essen, war der Schwangeren ebenfalls verboten, da das Kind sonst ständig schreien oder aber stammeln würde. Badete eine Schwangere, konnte ihr Kind blind werden. Wasser zu tragen oder kaltes Wasser zu trinken, verursachte beim Kind Speichelfluss oder einen Wasserkopf. Die schwangere Frau durfte sich nicht auf Stein setzen, nichts mit ihrer Schürze abwischen und sich nichts in die Schürze zählen lassen, sich nicht bei zunehmendem Mond die Haare schneiden und nicht über verdorrtes Gras gehen.[142]

Natürlich galten nicht all diese Überzeugungen zur gleichen Zeit am gleichen Ort. Doch auch wenn nur ein kleiner Teil davon im Lebensumfeld einer Frau Geltung hatte, musste ihr dadurch jegliche Unbeschwertheit in ihrem täglichen Leben genommen sein. Hätte ein Dienstmädchen in der Land- oder Hauswirtschaft im 19. Jahrhundert sich daran orientieren wollen, so hätte sie ihre Arbeit im Grunde gänzlich niederlegen müssen. Da das aber freilich nicht möglich war, musste sie zwangsläufig in einen psychischen Konflikt geraten. Wie stark sich dergleichen tatsächlich auf das Bewusstsein einer Frau aus den Schleswig-Holsteinischen Unterschichten mit niedrigem Bildungsgrad und prekären Lebensumständen niederschlug, lässt sich im Einzelnen nicht mehr feststellen und hing gewiss nicht zuletzt von ihren individuellen Charakterzügen ab. Dass das Netz aus Verboten und Ängsten aber Schwangere grundsätzlich in schwere Bedrängnis brachte, steht außer Frage. In der Ratgeberliteratur wurden die „*Gemütsverstimmungen und traurigen Gedanken*", von denen Schwangere häufig betroffen waren, oftmals direkt hergeleitet vom „*Aberglauben, der im niedern Volke herrscht, von Ammen und alten Weibern genährt wird und selbst die Frauen der gebildeten Stände nicht frei läßt.*"[143] Dementsprechend vielzählig waren die Bestrebungen skeptischer Stimmen, die irrigen Glaubenssätze zu entkräften.

Der *Krünitz* etwa listet im Artikel „*Schwangere*" zwölf „*abergläubige Regeln*" auf und erklärt sie eine nach der anderen für null und nichtig.[144] Dabei spekuliert er über die Ursprünge der jeweiligen Vorstellung und versucht, sie auf diese Weise auf einen wahren Kern zurückzuführen bzw. als „*fromme*[n] *Betrug*"[145] zu entlarven. Hinter der Idee etwa, dass das Kind einer Frau, die während ihrer Schwangerschaft spöttisch die Bewegungen einer behinderten Person nachahme, mit ebendieser Behinderung zur Welt käme, vermutet der Autor den Wunsch, „*Schwangere von einer Unart, die keine gesitteten Menschen kleidet, entwöhnen*"[146] zu wollen.

In vielerlei Hinsicht sehr aufschlussreich ist die hieran angefügte Beschreibung eines Falles aus eigener Erfahrung. Der Verfasser des *Krünitz*-Artikels berichtet von einer Schwangeren, bei der „*das Aushöhnen einer kleinen zwergartig verwachsenen Frau* [...] *einen solchen Einfluß auf die Frucht äußerte, daß, als sie zur Welt kam, sie schon dieselbe* [sic!] *Gliedmaßen hatte, als die Verhöhnte, und jetzt, sechzehn Jahr alt, auch dieselbe Gestalt hat*". Doch sei dafür seines

Erachtens nicht etwa das Verspotten der Behinderten durch die Schwangere verantwortlich gewesen, sondern das ‚Versehen': Die Gestalt der kleinen Frau selbst habe sich der Schwangeren wohl so eingebrannt, dass sie sich auf ihr Ungeborenes übertrug.[147]

Es dürfte an diesem Punkt kaum noch irritieren: Die aufgeklärte Kritik am *„Aberglauben* [...], *der hin und wieder noch von alten Matronen mit Schwangern getrieben wird"* und *„bei dem gemeinen Volke hin und wieder in den Städten, und auf dem Lande bei den Landleuten üblich ist"*[148], steht hier ganz selbstverständlich neben einer entschiedenen Beglaubigung der so gänzlich unaufgeklärt wirkenden ‚Versehens'-Theorie. In höchst anschaulicher Weise kommt darin zum Ausdruck, was oben als ein wesentliches Charakteristikum des 19. Jahrhunderts ausgemacht wurde. Ansätze der Welterklärung, die uns heute als rational und wissenschaftlich gelten, verbanden sich damals mit solchen, denen man rückblickend das Etikett der Irrationalität anheften würde.

Dabei müssen wir uns jedoch immer wieder bewusst machen, dass das Spannungsverhältnis zwischen Vernunft und Glaube, das wir aus unserer Perspektive darin wahrnehmen können, für den Großteil der Zeitgenossen nicht existierte. Die Kategorien ihres Denkens waren schlichtweg andere. Akademische Erklärungen hatten für sie keinen grundsätzlichen Vorrang vor solchen, die auf traditionellen Vorstellungen von unsichtbaren Wirkmächten beruhten, durch die der Kosmos geordnet war. Diese waren für sie nicht weniger vernünftig und rational als jene. Auch lässt sich keine klare Trennlinie zwischen gebildeten und ungebildeten Schichten ausmachen. Allenfalls unterschieden sich die konkreten Inhalte, aus denen sich das Gemisch wissenschaftlicher und außerwissenschaftlicher Überzeugungen bei den verschiedenen Gruppen zusammensetzte. So erklärt es sich auch, dass der zweifellos sehr gebildete *Krünitz*-Autor den ‚Aberglauben' des ‚gemeinen Volkes' verurteilen und im selben Atemzug das Versehen als Faktum hinstellen konnte.

Die zuletzt angeführte Passage aus dem Artikel über ‚Schwangere' macht noch eine zweite bedeutende Konstellation des 19. Jahrhunderts erkennbar. Hinter der Warnung vor dem Verspotten Behinderter steht eine Auffassung von Gemeinschaft, in der grundsätzlich auch potentielle Außenseiter Integration und Akzeptanz finden konnten. Dem zur Seite stehen aber wiederum althergebrachte Überzeugungen und Vorurteile. Zwar sollten Behinderte nicht verspottet werden, zumindest Schwangere sollten sie aber generell meiden, da eine negative Energie von ihnen ausging. Dieses Nebeneinander von integrativen Strukturen einerseits und weltanschaulicher Voreingenommenheit andererseits ist für den gesamten zwischenmenschlichen Umgang in der Gesellschaft des 19. Jahrhunderts bezeichnend. Davon bestimmt waren auch die soziale Einordnung von Schwangerschaft und Schwangeren sowie der Platz in der Gesellschaft, der ihnen zugewiesen wurde. Im Folgenden Kapitel wollen wir uns anschauen, wie sich das im Einzelnen niederschlug.

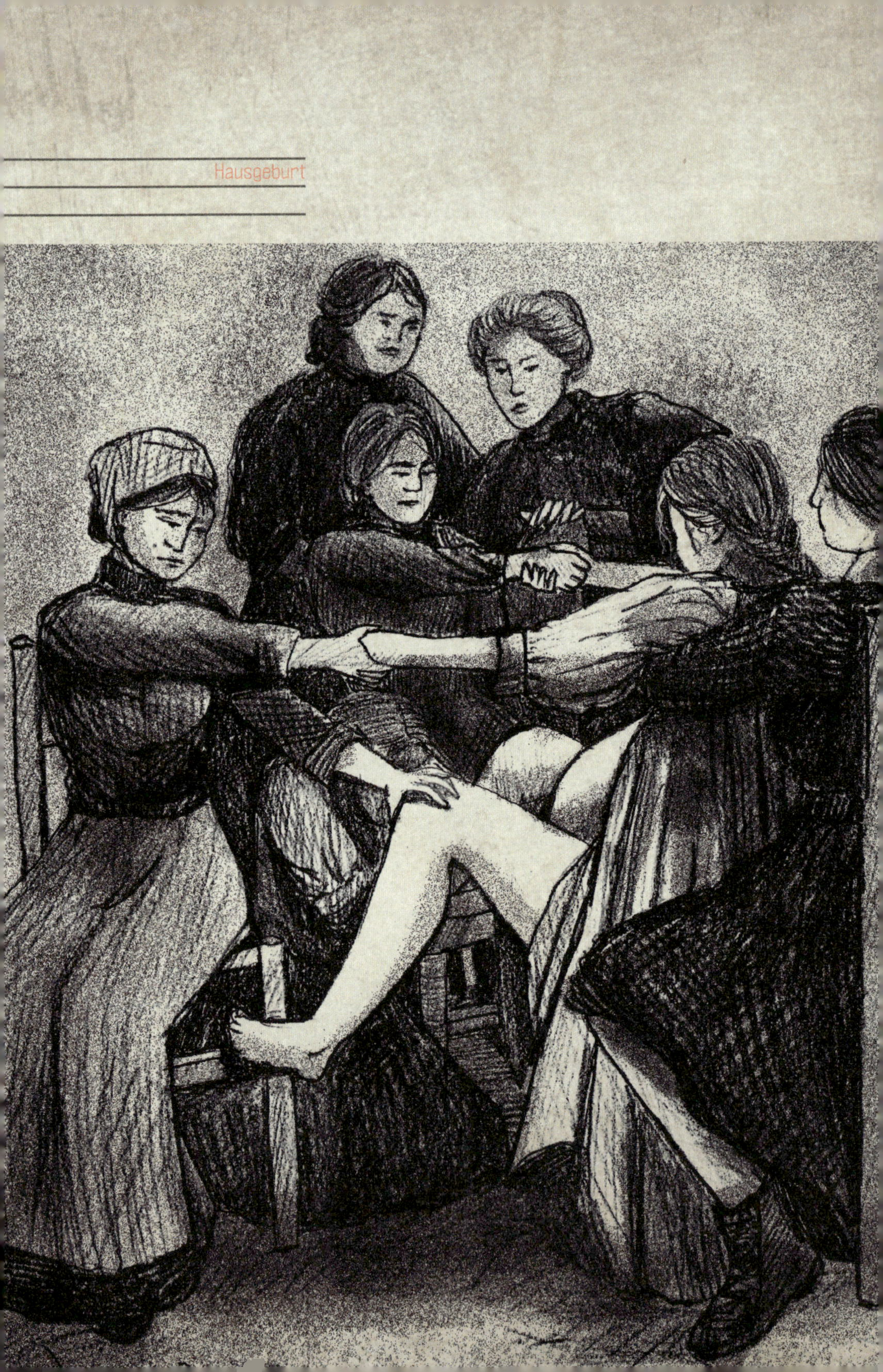

4.

Sitten und Moral

Unehelich

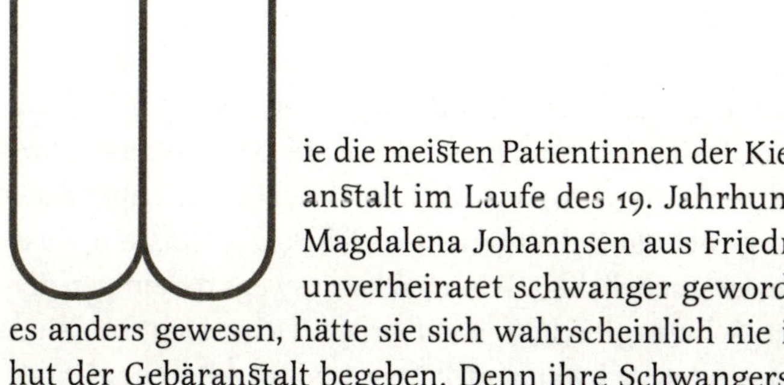

ie die meisten Patientinnen der Kieler Gebäranstalt im Laufe des 19. Jahrhunderts war Magdalena Johannsen aus Friedrichsholm unverheiratet schwanger geworden. Wäre es anders gewesen, hätte sie sich wahrscheinlich nie in die Obhut der Gebäranstalt begeben. Denn ihre Schwangerschaft war aus gesundheitlicher Perspektive ganz problemlos verlaufen.[149] Dass Magdalena am 24. Februar 1844, fünf Tage nachdem sie einen gesunden Jungen zur Welt gebracht hatte, in der Kieler Einrichtung starb, war Folge einer Infektion mit dem gefürchteten Kindbettfieber.[150] Just im Winter 1844 grassierte die Krankheit in der Gebäranstalt mit besonderer Vehemenz.[151] Das tragische Ende der 30-jährigen Frau und somit auch die Tatsache, dass ihre Beckenknochen in die zu dieser Zeit noch junge Lehrsammlung aufgenommen werden konnten, lassen sich also unmittelbar auf ihren ledigen Stand zurückführen.

Dabei war eine uneheliche Schwangerschaft im 19. Jahrhundert zunächst nicht im Geringsten ungewöhnlich. Nur einige wenige Zahlen zum Beleg: In den Herzogtümern Schleswig und Holstein wurden laut einer in Magdalena Johannsens Todesjahr veröffentlichten Statistik zwischen Februar 1835 und Februar 1840 insgesamt

124.974 lebende Kinder geboren. Darunter waren 8.170 uneheliche.[152] Das entspricht ungefähr 6,5 Prozent. Fast exakt dieselben Verhältnisse lassen sich auch schon zu Beginn des 19. Jahrhunderts feststellen. Im Herzogtum Schleswig waren zwischen 1804 und 1817 im Mittel 476 uneheliche unter 8.614 Geburten, im Herzogtum Holstein 895 unter 12.048. Das ergibt einen Prozentsatz von 6,48.[153] Anders ausgedrückt: In der ersten Hälfte des 19. Jahrhunderts wurde etwa jedes 15. Kind in Schleswig-Holstein außerhalb einer Ehe geboren. Bis zum Ende des Jahrhunderts scheinen die Zahlen dann sogar noch beträchtlich gestiegen zu sein. Eine Statistik für das Jahr 1895 gibt für die preußische Provinz Schleswig-Holstein 39.242 eheliche und 3.796 uneheliche Geburten an, was einem Anteil von rund 9,7 Prozent entspräche.[154]

Im Vergleich mit manchen anderen Regionen sind das immer noch relativ niedrige Werte. Einige Gegenden Österreichs etwa wiesen Mitte des 19. Jahrhunderts einen Anteil von bis zu 60 Prozent unehelicher Geburten auf.[155] Zu berücksichtigen ist aber auch bei dem vorgestellten Zahlenwerk aus Schleswig-Holstein, dass die Summe der unehelichen Geburten keineswegs derjenigen der unehelichen Schwangerschaften entsprach. Denn nicht nur sind frühzeitig beendete Schwangerschaften und totgeborene Kinder darin nicht erfasst. Es fehlt vor allem die nicht unbedeutende Menge der Fälle, in denen eine Frau unverheiratet schwanger wurde, während ihrer Schwangerschaft heiratete und ihr Kind schließlich als verheiratete Frau gebar. Statistische Erhebungen auf der Basis von Kirchenbüchern ergaben für manche Regionen Europas über längere Zeitabschnitte hinweg einen Anteil von bis zu 37 Prozent vorehelich gezeugter erster Kinder.[156] Unverheiratete Schwangere waren demnach im 19. Jahrhundert, in Schleswig-Holstein wie anderswo, Teil der gesellschaftlichen Normalität.

Der Begriff der ‚Unehelichkeit' selbst deutet aber gleichwohl darauf hin, dass eheliche Schwangerschaft und Geburt als Maßstab und Ideal galten. Denn das Wort ‚unehelich' gewinnt seinen Sinn ja ausschließlich in der negativen Abgrenzung zu ‚ehelich'. Der Ursprung dieser Auffassung liegt im Bereich des Religiösen und ist eng verbunden mit der äußerst restriktiven Beurteilung von Sexualität im Christentum.

Die christliche Morallehre weist eine erstaunlich lange Kontinuität in der Bewertung des Sexuellen auf. Von der Spätantike bis in die Gegenwart diente ihr als Richtschnur die vom Kirchenvater Augustinus im 5. Jahrhundert geschaffene Doktrin, „*derzufolge alles sexuell-erotische Begehren der Eheleute über das Verlangen nach Kindern und die Leistung der sogenannten ehelichen Pflichten hinaus stets als sündhaft galt.*“[157] Unterwarf die offizielle Position der Kirchen somit schon die eheliche Sexualität rigiden Einschränkungen, so bewertete sie körperliche Intimität außerhalb des Ehebundes als absolutes Tabu. Auch in der Moderne hatte und hat dies uneingeschränkt Gültigkeit.

Als aussagekräftiger Beleg kann auf katholischer Seite die Enzyklika ***Casti connubii*** dienen, in der Papst Pius XI. 1930 erklärte, „*daß nach dem Willen des Schöpfers und dem Gesetz der Natur jeder Gebrauch der Fähigkeit, die Gott zur Weckung neuen Lebens gegeben hat* [...], *ein Vorrecht der Ehe ist und sich unbedingt innerhalb ihrer geheiligten Schranken halten muß.*“[158] Aufseiten der evangelischen Kirche, der Magdalena Johannsen wie alle anderen für dieses Buch erforschten Frauen angehörte, sei auf die Tätigkeiten des ***Central-Ausschusses der Inneren Mission*** in der zweiten Hälfte des 19. Jahrhunderts verwiesen. In seinem Kampf gegen die Prostitution fuhr der ***Central-Ausschuss*** auch das Argument auf, Prostitution trüge zu einem generellen Sittenverfall und insbesondere zur allmählichen Zerstörung der Institution Ehe bei, indem sie die Menschen zu außerehelichem Geschlechtsverkehr motiviere.[159] Aus den Kreisen der evangelischen Sittlichkeitsbewegung, die sich in Deutschland seit den 1880er Jahren formierte, stammt die Definition der „*geschlechtlichen Gemeinschaft zwischen Mann und Weib*“ als „*göttliche Ordnung, die aber ausschließlich in dem durch staatliche und kirchliche Einrichtungen fest organisierten und geheiligten Ehestand nicht nur ihre Berechtigung, sondern auch ihre Vollendung findet.*“[160]

So sehr es geraten ist, sich vor allzu starken Verallgemeinerungen zu hüten, wird man wohl davon ausgehen dürfen, dass diese grundsätzlichen Überzeugungen auch bei den Trägern des religiösen Lebens im Umfeld Magdalena Johannsens und ihrer Zeit- und Leidensgenossinnen galten. Noch im 18. Jahrhundert waren in Kirchenprotokollen aus den Herzogtümern Schleswig und Holstein die Bezeichnungen *Hure* und *Hurenkind* für unverheiratete Mütter und ihre Kinder gängig.[161] Auch zu jener Zeit wurden diese Begriffe *„nur in der harten Schreibart und mit beleidigender Verachtung“* gebraucht, wie ein Blick in den so mitteilsamen *Krünitz* belegt.[162] Manche Praktiken, die sich andernorts finden, so zum Beispiel die auf dem Kopf stehenden Eintragungen unehelicher Kinder in den Kirchenbüchern,[163] waren im schleswig-holsteinischen Raum dagegen nicht verbreitet. Doch schon allein die Tatsache, dass August Lausen, der in der Gebäranstalt geborene Sohn Magdalena Johannsens, in den Kirchenbüchern immer wieder als *unehelich* identifiziert wird, ist bezeichnend. Die konsequente Unterscheidung zwischen ehelichen und unehelichen Kindern ist Ausdruck einer systematischen Stigmatisierung – ganz gleich, welche konkreten rechtlichen, administrativen oder theologischen Überlegungen dabei im Hintergrund standen.

Die staatliche Handhabung und Bewertung außerehelicher Sexualität war immer eng angelehnt an und abgeleitet aus der kirchlichen Morallehre.[164] Unter dem Begriff der ‚Unzucht‘ stand der Geschlechtsverkehr unter Nicht-Verheirateten bis weit ins 19. Jahrhundert hinein vielerorts unter Strafe. Auch auf dem Gebiet des heutigen Bundeslandes Schleswig-Holstein waren entsprechende Gesetze in Kraft, denen zufolge Frauen und Männer für außerehelichen geschlechtlichen Umgang mit Geldbußen und Zuchthausstrafen belegt werden konnten. Erst 1857 und damit später als in vielen anderen Territorien wurden die sogenannten Unzuchtsbrüche, Geld- und Haftstrafen für nichtehelichen Geschlechtsverkehr, in den Herzogtümern Schleswig und Holstein aufgehoben.[165] In der Praxis konnten diese Gesetze natürlich insbesondere dann zur Anwendung gebracht werden, wenn eine unverheiratete Frau ein Kind zur Welt brachte und die vorangegangene ‚Unzucht‘ somit offensichtlich wurde.[166] Bei der Gründung des Kieler Gebärhauses im Jahr 1805 wurde den unehelich Schwangeren, die sich dort entbinden ließen, denn auch die „*Erlassung der auf den unehelichen Beyschlaf sonst verfügten gesetzmäßigen Strafe*“[167] in Aussicht gestellt. Für viele Frauen war dies ein entscheidender Anreiz dafür, um die Aufnahme in die Anstalt zu ersuchen. Zur Erinnerung: Hatte eine Schwangere die Wahl, brachte sie ihr Kind nicht in den Gebäranstalten zur Welt, die in der allgemeinen Wahrnehmung lange mit schmerzhaften medizinischen Praktiken und dem Kindbettfieber verbunden waren. Die Angst vor den Unzuchtsstrafen scheint die damit einhergehenden Sorgen aber oftmals noch übertroffen zu haben. Da die Kapazitäten des Kieler Hauses jedoch sehr beschränkt waren, konnte nur ein sehr kleiner Teil der unehelich schwangeren Schleswig-Holsteinerinnen in dasselbe aufgenommen werden und auf diese Weise Begnadigung finden. Rudolf Dohrn, der von 1859 bis 1863 Litzmanns Assistent war, berichtete von Szenen, in denen „*sich die Schwangeren vor dem Director auf die Knie warfen und* [...] *ihn unter Thränen bestürmten, er möchte sie doch nicht in das Zuchthaus hineinstossen!*“[168]

Rudolf Dohrn (1836–1915). Dt. Gynäkologie.

Unter Gelehrten und aufklärerischen politischen Akteuren wurde zwar seit dem 18. Jahrhundert sehr viel über die theoretische Deutung außerehelicher Sexualität und Schwangerschaft diskutiert.[169] Die offizielle Haltung der geistlichen und weltlichen Obrigkeiten war aber, wie gesehen, auch im 19. Jahrhundert noch ganz eindeutig eine ablehnende und verdammende. Doch wie so oft bestand auch hier eine große Diskrepanz zwischen Norm und Wirklichkeit, zwischen dem offiziellen Regelwerk und den Konventionen des gelebten Lebens.

In vielen Regionen Schleswig-Holsteins war der Geschlechtsverkehr unter Nicht-Verheirateten bereits über die gesamte Frühe Neuzeit hinweg Bestandteil von Eheanbahnungsritualen gewesen.[170] Das *Fenstern* auf Fehmarn und das *Nachtfreien* auf Föhr sind dafür nur zwei besonders anschauliche Beispiele – für die sich auch im 19. Jahrhundert, trotz aller obrigkeitlicher Verbote, noch zahlreiche Belege finden. War ein unverheirateter Mann auf eine ledige Frau aufmerksam geworden und wollte sich ihr annähern, klopfte er nachts an ihr Fenster und verlangte, in ihr Zimmer und in ihr Bett gelassen zu werden. Verweigerte die Auserwählte dem

Mann den Einlass, galt es als angebrachte Reaktion seinerseits, das Fenster mit Steinen einzuwerfen.[171] Nicht selten gewährte die Frau dem Mann aber seinen Wunsch – ob aus Zuneigung und eigenem intimem Verlangen oder aus Angst vor den aggressiven Folgen einer Ablehnung, sei dahingestellt. So oder so war aber voreheliche Sexualität in der Volkskultur des Landes fest verankert. Die Eheschließung hingegen hatte sich seit dem frühen 19. Jahrhundert durch eine Reihe von Entwicklungen für große Bevölkerungsgruppen erheblich erschwert. Auch die starke Ausweitung des Gesindewesens nach der allgemeinen Abschaffung der Leibeigenschaft im Jahr 1805 trug ganz wesentlich dazu bei, da unter dem verarmten Gesinde eine Heirat rechtlich zwar möglich, praktisch aber kaum denkbar war.[172]

S. dazu Näheres unten, Kap. 7, S. 191–207.

An den längst etablierten Gewohnheiten der Menschen änderten diese neuen Rahmenbedingungen indes nur wenig. Sexueller Umgang zwischen Unverheirateten blieb üblich, auch wenn eine Eheschließung nicht in Aussicht stand.

Vor diesem Hintergrund lässt es sich verstehen, dass gerade auf dem Land und in unterprivilegierten Kreisen eine uneheliche Schwangerschaft für eine Frau noch nicht zwangsläufig rufschädigend war. Die Historikerin Eva Labouvie hat die Mechanismen herausgearbeitet, die in der ländlichen Gesellschaft des 18. und 19. Jahrhunderts in Gang gesetzt wurden, sobald eine uneheliche Schwangerschaft bekannt wurde. Demnach waren die sozialen Folgen für die Schwangere von einer ganzen Reihe relativ gleichbleibender Variablen abhängig.

Zunächst bestand ein klarer Unterschied zwischen der Situation einer unehelich schwanger gewordenen Einheimischen und der einer zugezogenen Fremden. Die Tochter eines Dorfbewohners, dessen Familie möglicherweise schon seit Generationen in die Dorfgemeinschaft eingebunden war, konnte sich grundsätzlich auf den Rückhalt und die Unterstützung ihrer Mitmenschen verlassen. Eine fremde

Dienstmagd mit kurzfristigem Gesindevertrag hingegen war weitaus stärker den prüfenden Sondierungen und den Urteilen ihrer Umwelt unterworfen.[173] Nicht selten stieß sie auf völlige Ablehnung und wurde letztlich ganz aus der Gemeinschaft verstoßen.[174]

Von großer Bedeutung war des Weiteren die Identität des ‚Schwängerers', wie in der Sprache der Zeit die Männer genannt wurden, deren Kind eine ledige Frau erwartete. Hatte dieser ihr zuvor die Ehe versprochen, so musste die Frau in der Regel nicht um ihre Ehre und ihre Position in der ländlichen Gesellschaft fürchten. Vorausgesetzt freilich, der Mann stand zu seinem Wort, oder aber sie konnte glaubhaft machen, dass ein Eheversprechen dem Geschlechtsverkehr vorangegangen war. In diesem Fall stand selbst ein Dienstmädchen von außerhalb unter dem schützenden Schirm der Gemeinschaft.[175]

Ganz anders verhielt es sich, wenn es sich bei dem Geschlechtspartner um eine Person handelte, von der die Schwangere wissen konnte, dass eine spätere Eheschließung nicht infrage kam. Dies traf auf verheiratete Männer genauso zu wie auf Geistliche, stationierte Soldaten, Durchreisende und sozial sehr viel Höhergestellte.[176] Da man unter diesen Umständen davon ausging, dass der Verkehr keinem anderen Zweck als der sexuellen Befriedigung gedient hatte, verwirkte die Frau somit jeglichen Anspruch auf die Akzeptanz der Gemeinschaft. Das Gleiche galt, wenn sie sich innerhalb eines kurzen Zeitraums mit mehreren Männern eingelassen hatte – oder im Ruf stand, dies getan zu haben. Ob es sich hingegen um einvernehmlichen Beischlaf gehandelt hatte oder Zwang und Gewalt im Spiel gewesen waren, spielte für die Einschätzung der Situation normalerweise keine Rolle.[177] Von besonderer Bedeutung ist dies deshalb, weil gerade die geschlechtlichen Erfahrungen von Dienstmädchen und anderen Frauen aus den unteren Gesellschaftsschichten sehr häufig unter den Vorzeichen der Nötigung und der Aggression vonseiten der Männer gestanden hatten.[178]

Die Lage, in der sich eine ledige Schwangere wiederfand, war also ganz wesentlich von Faktoren abhängig, auf die sie selbst keinen oder nur einen sehr geringen Einfluss nehmen konnte. Arme, auf sich allein gestellte Frauen waren dabei stets im Nachteil – sowohl vor dem Gesetz als auch unter dem Kodex der Gemeinschaft.

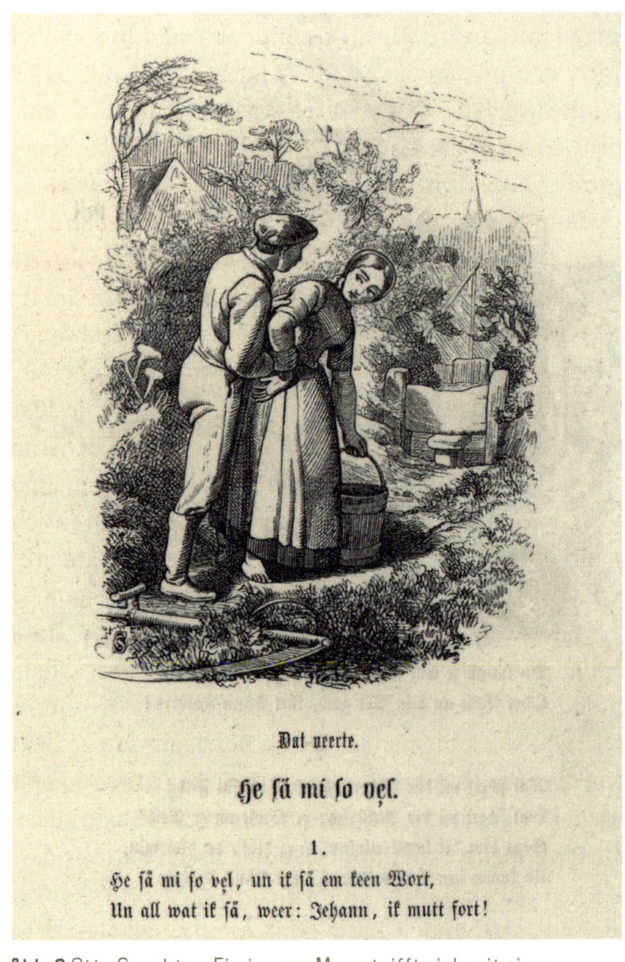

Dat veerte.

He sä mi so vẹl.

1.

He sä mi so vẹl, un ik sä em keen Wort,
Un all wat ik sä, weer: Jehann, ik mutt fort!

Abb. 8 Otto Speckter, Ein junger Mann trifft sich mit einer Wasserträgerin, Holzstich, Illustration zum Gedicht „Dat veerte. He sä mi so vel“ aus dem Zyklus „Fiv nie Leeder ton Singn“ von Klaus Groth, 1856. Hamburger Kunsthalle, Inventarnummer kb-1909-370-105.

Das Bild zeigt das Zusammentreffen eines Dienstmädchens mit einem Knecht. Ob eine romantische Situation oder ein Gewaltakt dargestellt sein soll, ist schwer zu entscheiden.

Schutz und Kontrolle

Bestand eine unverheiratete Schwangere aber die Prüfungen, die die ländliche Gesellschaft ihr auferlegte, so wurde sie in eine Schutz- und Hilfsgemeinschaft eingebunden, wie sie für das Dorf in der agrarisch geprägten Welt typisch war.[179]

Das bedeutete zunächst, dass uneheliche Schwangerschaften vonseiten der anderen Mitglieder der Gemeinschaft nur sehr selten vor den Obrigkeiten zur Anzeige gebracht wurden. Selbst Frauen, die im Verdacht standen, ihr Neugeborenes ermordet zu haben, hatten nicht zwangsläufig eine Anklage vor den Gerichten auf Betreiben ihrer Nachbarinnen und Nachbarn, Kolleginnen und Kollegen zu befürchten. In seinen Untersuchungen von rund 350 Kindsmordfällen in Schleswig-Holstein zwischen 1700 und 1810 konnte Otto Ulbricht feststellen, dass insbesondere Angehörige der eigenen sozialen Schicht sich in der Regel zumindest passiv solidarisch sogar mit einer Kindsmörderin verhielten. Nur äußerst selten zeigte eine Dienstmagd eine andere bei den Obrigkeiten an.[180] Noch sehr viel geringer war die Bereitschaft, die bloße Schwangerschaft einer Ledigen bei den offiziellen Stellen bekanntzumachen.

Im Alltagsleben wurden der von der Dorfgemeinschaft akzeptierten ledigen Schwangeren, genau wie der Verheirateten, gewisse Privilegien zuteil. Sie erfuhr eine Vorzugsbehandlung bei der Verteilung der Nahrung, wurde mit größeren Portionen oder qualitativ höherwertigen oder außergewöhnlichen Speisen bedacht.[181] Hier deckten sich die Handlungsmuster der Landbevölkerung durchaus mit den Ansichten der akademisch gebildeten Schichten – wenn wohl auch eher zufällig. Als Teil einer umfassenden Schwangerschaftsdiätetik, die sich darum bemühte, die korrekte Lebensweise einer Schwangeren bis ins kleinste Detail zu erforschen und zu beschreiben, waren ausführliche Ernährungsregeln fest in den wissenschaftlichen Debatten des 19. Jahrhunderts verankert. In Ratgebern und Frauenlexika wurden sie an das Publikum weitergegeben.[182] Das Spektrum reichte dabei von strengen Einschränkungen auf der einen Seite bis hin zu der Ansicht, dass eine Schwangere möglichst all ihre Gelüste befriedigen sollte, auf der anderen. Einem Autor zufolge musste sie Salziges, Scharfes und Saures ebenso meiden wie alle gewürzten Speisen, stark geräuchertes Fleisch, Käse, bestimmte Gemüse- und Obstsorten, harte Eier, Austern, Krebse, Hülsenfrüchte, die meisten warmen Getränke und vieles andere mehr.[183] Unterdessen erklärte ein Vertreter der gegensätzlichen Auffassung, dass jegliches ungestilltes Verlangen einer Schwangeren nach einer bestimmten Speise „*Störungen im Umlauf des Blutes, in der Verdauung, in der Blutbereitung, im Schlafe u*[nd] *d*[er]*gl*[eichen]" hervorrufe und dadurch negativen Einfluss auf die Entwicklung des Kindes nähme.[184]

Egal, welche konkreten Vorstellungen über die angemessene Lebensführung während der Schwangerschaft in ihrem Umfeld üblich waren, folgte daraus für die Frau gezwungenermaßen aber auch die Unterwerfung unter die argwöhnische Kontrolle ihrer Mitmenschen. Die Schwangere stand unter der Beobachtung des gesamten Dorfes. Die große Nähe der Menschen zueinander, die aufeinander abgestimmten Tagesabläufe, das gemeinsame Arbeiten und Essen, das Schlafen mehrerer Personen in einem Bett boten dafür die besten Voraussetzungen.[185]

Eine nicht unbedeutende Funktion der ganz überwiegend weiblichen Schutzgemeinschaft bestand darüber hinaus in der Vorsorge für das Ungeborene. Die Frauen bemühten sich darum, die Schwangere vor Schrecken und Aufregung zu behüten, um so die potentiell verheerenden Auswirkungen des ‚Versehens' zu vermeiden. Mittels Schutzritualen und magischen Praktiken sollte eine möglichst leichte Geburt herbeigeführt und das Kind vor Schaden bewahrt werden.[186] Die herausragende Figur hinter diesen Maßnahmen war oftmals die Dorfhebamme, der man von alters her exklusives Wissen und besondere Fähigkeiten zuschrieb.[187] Auch im Schleswig-Holstein des 19. Jahrhunderts waren entsprechende Handlungsmuster verbreitet. Davon zeugt zum Beispiel eine in der Hebammen-Ordnung von 1854 ausgesprochene Anweisung, der zufolge sich die Hebamme *„nach besten Kräften dem Gebrauche abergläubischer und schädlicher Mittel* [...] *zu widersetzen*"[188] habe.

Die jahrhundertelange Beständigkeit und kulturübergreifende Verbreitung solcher Praktiken lässt sich laut neueren Einsichten der Geschichts- und Kulturwissenschaften auf den mystischen Sonderstatus zurückführen, den man schwangeren Frauen immer wieder zuschrieb. Schwangerschaft wurde verstanden als ein Übergangszustand, ein Dazwischen, dem eine ganz eigene Logik anhaftete. Die Schwangere galt als Grenzgängerin, die in besonderer Weise mit der Natur und dem Kosmos verbunden war. Ihr Körper war Vermittler zwischen sichtbarer und unsichtbarer Welt.[189] Sowohl Ideen wie die des ‚Versehens' oder der unheilvollen Mächte, über die Schwangere und Wöchnerinnen verfügten, als auch die Notwendigkeit der engen Überwachung und des Schutzes können als Resultate dieser Grundauffassung begriffen werden.

Kaum möglich war in der Agrargesellschaft hingegen eine körperliche Schonung durch Verminderung der individuellen Arbeitslast. Im land- und hauswirtschaftlichen wie handwerklichen Betrieb konnte auf die Arbeitskraft einer Frau nicht einfach verzichtet werden.[190] Im Gegenteil: Ihre physische Arbeitsleistung war das Kapital, durch das sie ihren Anspruch auf Teilhabe an den Schutz- und Hilfsleistungen der Gemeinschaft überhaupt erst erwarb. Ein sehr plastisches Beispiel dafür, wie sich dies in den einzelnen Biographien niederschlug, findet sich im Anamneseprotokoll der Bäuerin Maria Kahrs, die 1888 fünf Tage nach einer Kaiserschnittentbindung in der Kieler Gebäranstalt starb und deren Becken als eines der letzten in die dortige Präparatesammlung einging. Im Laufe von acht Jahren war Maria sechsmal schwanger gewesen und hatte seit der dritten Schwangerschaft immer heftigere, quälende Schmerzen zunächst in den Gliedmaßen, dann auch im Rücken gelitten. Hinzu sei jahrelanger chronischer *„Husten* *mit zieml*[ich] *starkem Auswurf*" gekommen. Dennoch, so Marias Bericht, habe sie „*nie gelegen, sondern ging wenn auch mit großen Schmerzen umher.*"[191] Wahrscheinlich darf dieses ‚Umhergehen' im Sinne einer fortgesetzten Mitwirkung im bäuerlichen Alltag verstanden werden.

Die gleichwohl eingeschränkte Arbeitsfähigkeit einer Schwangeren dürfte auch den Hintergrund einer Regelung in der Schleswig-Holsteinischen Gesinde-Ordnung von 1840 bilden, laut der die Schwangerschaft eines Dienstmädchens für die Herrschaft einen rechtmäßigen Grund für die vorzeitige Beendigung eines Dienstvertrages darstellte.[192] Da zu erwarten war, dass eine Schwangere ab einem gewissen Zeitpunkt nicht mehr dazu in der Lage sein würde, die gleiche Arbeitsleistung zu erbringen wie eine Nicht-Schwangere, büßte sie nach dieser vom rein ökonomischen Denkmuster der gehobenen Klassen geprägten Vorschrift das Anrecht auf die Gegenleistungen ihrer Arbeit in Form von Geld, Nahrung, Unterkunft, Schutz und Hilfe ein.[193]

Welche konkreten Konsequenzen hatten die beschriebenen Facetten der gesellschaftlichen Einordnung von Schwangerschaft nun aber für das Leben einer unverheirateten schwangeren Frau? Der Lebenslauf Magdalena Johannsens, so viel wir von ihm wissen, gibt darüber einigen Aufschluss.

Magdalena war am 12. November 1813 in Friedrichsholm im Kirchspiel Hohn als ältestes Kind des Heuerlings Jürgen Johannsen und seiner Ehefrau Maria geboren worden. Die Heuerleute standen auf der untersten Sprosse der landwirtschaftlichen Hierarchie, und so war Magdalenas Weg von Geburt an vorgezeichnet: Nach ihrer Konfirmation – normalerweise im Alter von 14 oder 15 Jahren – dürfte sie den elterlichen Haushalt verlassen haben und in der Nähe ‚in den Dienst' gegangen sein.

Näheres zu den Heuerlingen oder Heuerleuten sowie zu den typischen Schritten im Leben eines Dienstmädchens s. unten, Kap. 7, S. 179–187, 191–207.

Im Verzeichnis der Volkszählung von 1835 taucht eine Magdalena Johannsen dementsprechend als Dienstmädchen bei dem Viertelhufner Johann Johannsen in Hamdorf auf, etwas über zehn Kilometer südöstlich von Friedrichsholm.

Die Quellenlage lässt es leider nicht zu, mit letzter Gewissheit zu entscheiden, ob es sich dabei um die gleiche Person handelt. Ein weiteres Dienstmädchen namens Magdalena Johannsen erscheint in derselben Volkszählung in der Stadt Schleswig als Angestellte des Amtspförtners Martien Friedrich Heinrich Werbers. Im Gegensatz zu derjenigen in Hamdorf würde bei dieser auch die Altersangabe exakt zur Gesuchten passen. Da aber die Magdalena Johannsen, die schließlich 1844 in die Kieler Gebäranstalt kam, später noch einmal bei ‚Hans' Johannsen in Hamdorf gewesen sein soll, scheint es dennoch naheliegender, sie auch 1835 mit dem dortigen Dienstmädchen zu identifizieren. Andererseits würde eine Station in Schleswig sich gut zu den übrigen Wegen ebenjener Magdalena Johannsen fügen. Es ist dies ein sehr gutes Beispiel dafür, wie schwierig es in der Mehrzahl der Fälle ist, einer Person aus den ländlichen Unterschichten des 19. Jahrhunderts historisch überhaupt sinnvoll habhaft zu werden.

Die Namensgleichheit von Dienstmädchen und Dienstherrn, gepaart mit der geographischen Nähe, könnte auf eine engere Verwandtschaft der beiden hindeuten. Für die Rahmenbedingungen des Dienstverhältnisses machte dies aber offensichtlich keinen Unterschied. Wie üblich, war der Vertrag nur auf befristete Zeit geschlossen worden. Magdalena musste also weiterziehen und fand sich bald in der Fremde wieder. Laut ihrem Eintrag im Aufnahmeverzeichnis des Gebärhauses, dessen Angaben teils ihrem Gesindedienstbuch entnommen wurden, teils auf ihre eigene Aussage zurückging, arbeitete sie in den anderthalb Jahren vor ihrer Entbindung zunächst bei einem Claus Schumacher in Kappeln, 50 Kilometer Luftlinie von Friedrichsholm entfernt an der Schlei gelegen.

> Ein Zimmermann namens Claus Schumacher in Kappeln findet sich in den Volkszählungslisten von 1845.

Danach war sie für vier Wochen in Hüllerup, rund 40 Kilometer westlich von Kappeln und 50 Kilometer nördlich von Friedrichsholm, bei einem Wilhelm Gregersen tätig gewesen. Schließlich kam sie aber wieder in Hamdorf bei *Hans* Johannsen unter.[194] Dieser war wahrscheinlich identisch mit dem zuvor genannten *Johann* Johannsen. Die Rufnamen Hans, Johann und Johannes wurden noch im 19. Jahrhundert beliebig durcheinandergeworfen.

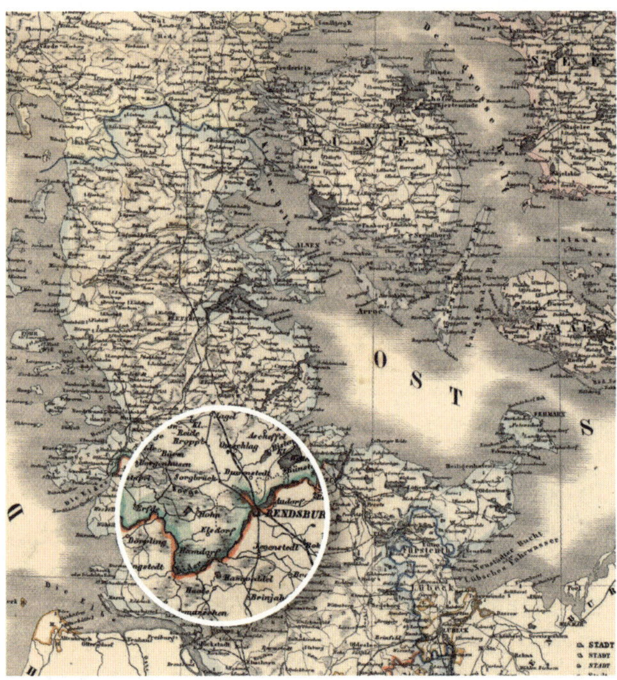

Abb. 9 Das Leben Magdalena Johannsens spielte sich in einem Kreis von rund 50 Kilometern Durchmesser ab. Ihr Bewegungsradius war damit typisch für Frauen ihres Standes.

Sehr interessant sind darüber hinaus zwei weitere Details, die in den Unterlagen der Gebäranstalt festgehalten worden sind. Zum einen war Magdalena nämlich nicht als arme, sondern als zahlende Schwangere aufgenommen worden. Die Kosten für ihren

Aufenthalt, die Taufe ihres Sohnes sowie ihre Bestattung wurden von einer nicht genannten Person in Gänze entrichtet. Zum anderen hinterließ Magdalena 3 Mark und 14 Schillinge Bargeld, *„außer guten Kleidern einen neuen Regenschirm“* und einen *„feinen goldenen*(?) *Ring“*.[195] Bemerkenswert ist des Weiteren, dass laut einem Zusatz zum Taufeintrag ihres Sohnes im Kirchenbuch der Gemeinde St. Nikolai zu Kiel dessen Vater, ein Hans Lausen aus Stoltebüll, nachträglich die Vaterschaft anerkannte.[196]

Natürlich bleibt bei der Rekonstruktion der Lebenswege eines Menschen aus derart vereinzelten Informationen vieles Spekulation. Bettet man die vorliegenden Fragmente aber in die oben dargestellten allgemeinen Zusammenhänge ein, so könnte sich das folgende Bild ergeben.

Magdalena war seit rund 15 Jahren von Dienststelle zu Dienststelle unterwegs gewesen, bis sie schließlich 1843 in Kappeln, Hüllerup oder der Umgebung mit Hans Lausen zusammentraf und von diesem schwanger wurde. Da sich Magdalena als fremdes Dienstmädchen in der Gegend aufhielt, hatte sie keine bedingungslose Anwartschaft auf die Unterstützung durch die lokale Hilfsgemeinschaft. Das Geld und die Habseligkeiten, die sie mit in die Gebäranstalt brachte, lassen vermuten, dass Hans Lausen einer gesellschaftlich und ökonomisch höheren Schicht angehörte. Ebendeshalb dürfte Magdalena tatsächlich durch die Maschen des Schutznetzes in der Fremde gefallen sein. Auch auf einen neuen Dienstvertrag konnte sie als Schwangere nicht hoffen. Als Ausweg blieb ihr die Rückkehr in ihre Heimat. In Hamdorf und dem Hohner Umland befand sich Magdalena wieder in einer Gesellschaft, der ihre Familie seit langem angehört hatte. Hier waren ihr die Hilfe ihrer Mitmenschen und insbesondere die Zuneigung der weiblichen Schutzgemeinschaft sicher. Damit einhergegangen sein dürfte jedoch auch in ihrem Fall die engmaschige Überwachung ihres Zustandes und ihres Verhaltens. Dass die für die Region zuständige Hebamme dabei eine herausgehobene Rolle spielte, liegt nahe. Denn Magdalenas neugeborener Sohn kam nach ihrem Tod als Pflegekind im Haus der Hohner Dorfhebamme unter.[197]

> Dies geht hervor aus dem Volkszählungsprotokoll von 1845, in dem der einjährige August Lausen als Teil eines von zwei Haushalten im Hohner Hebammenhaus erscheint, mit dem erläuternden Zusatz: *„aus der Kieler Hebammenanstalt, wird von der Armencasse unterhalten.“*

Man wird also davon ausgehen dürfen, dass auch in Hohn und Umgebung die Hebamme den Mittelpunkt der weiblichen Schwangerschaftswache bildete und die Schwangere bis zu ihrem Weggang nach Kiel unter deren Aufsicht gestanden hatte. Warum Magdalena Johannsen, deren Schwangerschaft ohne besondere Komplikationen verlaufen war, sich allerdings überhaupt in die Gebäranstalt begab, ist unbekannt. Womöglich hatte die Hebamme in Hohn doch medizinische Bedenken und sie deshalb sicherheitshalber nach Kiel geschickt. Womöglich befürchtete Magdalena auch, aufgrund ihrer unehelichen Schwangerschaft angeklagt zu werden und wollte einer drohenden Unzuchtsstrafe entgehen. Zwar scheint sie nicht unbedingt in finanzieller Not gewesen zu sein, doch drohte ihr im schlimmsten Fall ja eine Gefängnishaft, die nicht zuletzt zum vollkommenen Ehrverlust geführt hätte.

So oder so entsprachen jedenfalls Magdalena Johannsens Erfahrungen im Zusammenhang mit ihrer unehelichen Schwangerschaft in vielerlei Hinsicht zunächst denjenigen sehr vieler anderer Frauen ihrer Zeit. Zu einer sehr kleinen Minderheit zählte sie allerdings insofern, als auch ledige Schwangere damals üblicherweise nicht in einer Gebäranstalt niederkamen. Die Anzahl der Gebärhausgeburten war im Verhältnis zu den Geburten insgesamt verschwindend gering. Wie aber hat man sich eine Geburt im 19. Jahrhundert und davor außerhalb einer klinischen Einrichtung vorzustellen?

In der Geburtsstube

Am 21. November 1840 brachte die britische Königin Victoria im Buckingham Palace in London ihr erstes Kind zur Welt. Wie bei den acht Geburten, die für Victoria im Laufe der nächsten 17 Jahre noch folgen sollten, herrschte auch bei derjenigen ihrer Tochter Victoria ein reges Treiben um die kreißende ‚Großmutter Europas'. Neben ihrem Ehemann Albert und ihrer Mutter Victoire waren ihre Couvernante, mehrere Ärzte und eine Kinderkrankenschwester im Raum. Während Victoria in den Wehen lag, gab es ein großes Kommen und Gehen zahlreicher weiterer Besucherinnen und Besucher. In den Räumen, die an das Geburtszimmer angrenzten, hatte sich eine Reihe britischer Minister und hoher geistlicher Würdenträger versammelt und beobachtete das Geschehen durch die offenen Türen.[198]

Victoria von England (1819–1901). Reg. ab 1837.

Albert von Sachsen-Coburg und Gotha (1819–1861). Dt. Prinz.

Marie Louise Victoire von Sachsen-Coburg-Saalfeld (1786–1861). Ab 1818 Herzogin von Kent.

In zahlreichen Zeitungsartikeln der jüngeren Zeit wurde die Öffentlichkeit königlicher Geburten bis ins 20. Jahrhundert, insbesondere in England, als historische Kuriosität dargestellt. Als Erklärung dafür gilt die Sorge um Betrug, Intrige und Verschwörung. Das Neugeborene hätte ermordet und durch ein fremdes Kind ersetzt, eine Totgeburt hätte verheimlicht werden können. Wichtige politische Interessengruppen, von denen keine Vertreter der Geburt beigewohnt hatten, hätten blind darauf vertrauen müssen, dass alles mit rechten Dingen zugegangen war, denn es ging um nichts weniger als die Geburt des Thronfolgers oder der Thronfolgerin.[199] Im Sonderfall der königlichen Geburten waren diese Aspekte ganz gewiss von zentraler Bedeutung. Die Öffentlichkeit des Gebärens an sich allerdings war in der Zeit Victorias keineswegs eine Besonderheit der Königshäuser. Ganz im Gegenteil stellte eine Geburt ohne das Beisein einer größeren Gruppe von Menschen bis weit ins 19. Jahrhundert hinein eine Ausnahme dar. Die Anwesenheit und die Mitwirkung zahlreicher Personen bei der Entbindung waren weithin selbstverständlich - bei den ländlichen Unterschichten genauso wie in den Fürstenhäusern.

Schon wenn die Niederkunft einer Schwangeren nahte, hielten sich die Nachbarinnen, weiblichen Verwandten und andere erfahrene Frauen sowie die Hebamme auf dem Dorf bereit.[200] Mehrmals täglich wurde die Frau zuhause aufgesucht, um Veränderungen ihres Zustandes möglichst umgehend zu erkennen. Sobald die Zeichen der beginnenden Geburt eindeutig schienen, versammelten sich die Frauen im Haus der Schwangeren. Dabei machte es keinen Unterschied, ob es sich um eine Verheiratete oder um eine akzeptierte Unverheiratete handelte. Die Anzahl der um die Kreißende Versammelten variierte. Frühneuzeitliche Quellen aus Frankreich erwähnen gewöhnlich mindestens fünf Frauen, oftmals mehr.[201] Die Schleswig-Holsteinische *Policey-Ordnung* von 1636 gab eine nach sozialer Schicht gestaffelte maximale Anzahl von Personen an, die bei einer Entbindung anwesend sein durften. In den niedrigsten Ständen sollten demnach „*vier oder zum höchsten sechs ehrbare Frauen in Nöthen beyständig seyn* [...]*; es sey dann, dass die Heb- oder Bademutter aus höchster unumbgänglicher Nothwendigkeit, ihrer mehr bedürftig und selbiges begehren würde.*"[202]

Ob die Verhältnisse, die im 17. Jahrhundert eine solche Anordnung notwendig machten, auch noch im 19. Jahrhundert vorhanden waren, kann nicht mit völliger Sicherheit gesagt werden. Die enorme Langlebigkeit vieler anderer Traditionen um die dörfliche Geburt lassen aber zumindest die Vermutung zu.[203] Aussagekräftig ist in dieser Hinsicht überdies die Tatsache, dass noch im Jahr 1810 durch das Schleswig-Holsteinische Sanitätskollegium - gewissermaßen das Gesundheitsministerium des Landes - die Anschaffung eines „*Geburtsstuhl*[s] *mit beweglicher Rücklehne und veränderlichen Fußtritten, gepolstert und mit Leder beschlagen*", in allen Gemeinden verfügt wurde.[204]

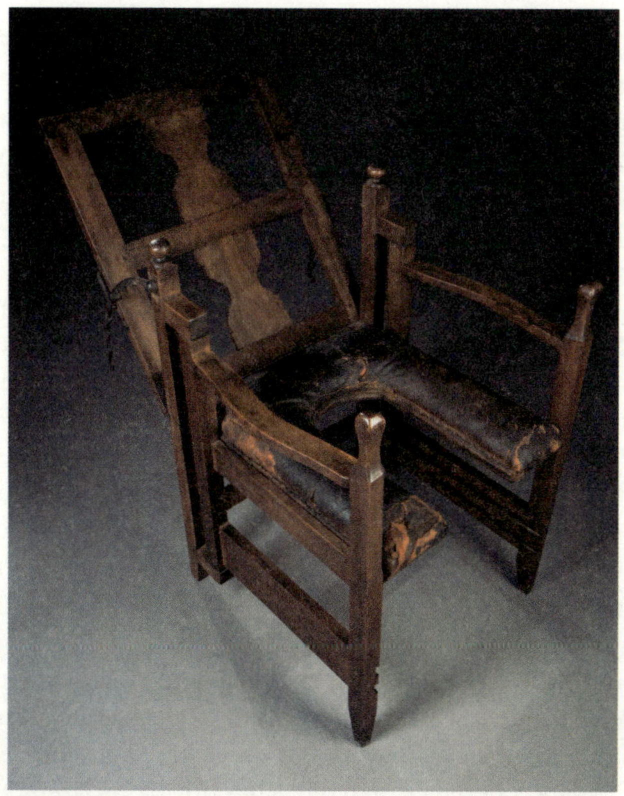

Abb. 10 Justierbarer Gebärstuhl aus dem 18. oder 19. Jahrhundert. Wellcome Collection (https://wellcomecollection.org/works/umdmfztg, CC BY 4.0: https://creativecommons.org/licenses/by/4.0/)

Denn solange ein solcher nicht vorhanden war, war die Mitwirkung von mindestens vier oder fünf Personen an einer Geburt schlichtweg eine Notwendigkeit. Üblicherweise fand die Geburt auf dem Land bis ins 19. Jahrhundert hinein nämlich nicht in einer liegenden Position statt. Eine Schwangere wurde vielmehr stehend oder knieend, zumeist aber sitzend, auf einem hölzernen Stuhl ohne Rückenlehne entbunden.[205] Neben der Hebamme, die die Entbindung vornahm, waren für eine Geburt in dieser Haltung zwei weitere Frauen nötig, die die Gebärende von beiden Seiten festhielten. Mindestens eine, besser aber mehrere zusätzliche

Helferinnen mussten zugegen sein, um Materialien und Geräte wie Wasser, Tücher, Schere und Garn herbeizuschaffen und anzureichen. Wichtig war auch die Versorgung der Niederkommenden mit stärkenden Mitteln wie warmen Brühen und Branntwein. Der Alkohol sollte gegen die Schmerzen wirken und so dazu beitragen, die Geburt zu beschleunigen.[206]

Wie schon während der gesamten Schwangerschaft, so lag auch die Sorge um die Gebärende ganz in den Händen von Frauen. Anders als im britischen Königshaus waren in der dörflichen Geburtsstube im Normalfall keine Männer anwesend.[207] Ihre Rolle beschränkte sich allenfalls auf Handlangertätigkeiten wie das Erwärmen von Wasser und das Hacken des dafür nötigen Holzes sowie auf Verrichtungen, die besonders großer Körperkraft bedurften, so etwa das Tragen der gerade entbundenen Frau vom Geburtslager ins Bett oder aber, im Ausnahmefall einer besonders schweren Geburt, das Festhalten der Gebärenden während der Niederkunft.[208] Chirurgen und andere männliche Ärzte wurden nur dann hinzugezogen, wenn sich nach allen Anstrengungen eine Geburt auf natürlichem Wege als unmöglich erwies. Zumeist rief man sie erst herbei, wenn entweder die Kreißende bereits gestorben war oder aber man das Kind für tot erklären musste. Der Arzt durfte dann entweder einen Kaiserschnitt an der Toten durchführen oder aber das Kind im Mutterleib zerschneiden. Die sogenannte Perforation diente dazu, das Ungeborene fragmentiert durch den Geburtskanal nach außen bringen zu können und so eventuell zumindest das Leben der Frau zu retten.[209] Eine praktische oder emotionale Rolle für das Gelingen einer Geburt kam den Männern jedenfalls in der Regel nicht zu.

In der vormodernen Welt erwarb die Landhebamme, die im Mittelpunkt der sich jeweils um die Schwangere bildenden Frauengemeinschaft stand, ihre Kenntnisse und Fähigkeiten stets von ihrer Vorgängerin und durch die Begleitung von Geburten unter deren Anleitung.[210] Das Hebammenwissen war über Jahrhunderte hinweg fast ausschließlich mündlich tradiertes Erfahrungswissen, das von Generation zu Generation weitergegeben wurde. Zwar existierten seit dem 16. Jahrhundert von Männern verfasste Handbücher des Hebammenwesens, doch dürften diese von den Hebammen selbst kaum gebraucht worden sein. Zum ganz überwiegenden Teil nämlich waren die Frauen, die das Amt ausübten, des Lesens und Schreibens unkundig.[211] Deshalb lassen sich in der Rückschau keine klaren Vorstellungen mehr davon gewinnen, über welche konkreten Wissensbestände die Hebammen vor der allgemeinen Einführung einer systematisch geordneten Ausbildung verfügten und wie ihre gängigen Handlungsabläufe bei Geburten konkret aussahen. Auch bleibt die Frage unbeantwortet, ob es überhaupt so etwas wie eine standardisierte Hebammentätigkeit gab, die sich unabhängig von bestimmten Persönlichkeiten überregional tradierte. Die schriftlichen Quellen, größtenteils Gerichtsakten, die Einblicke in das praktische Wirken von Hebammen bis ins 19. Jahrhundert gewähren, betreffen immer nur einen einzelnen Geburtsvorgang, der zudem noch irregulär verlief. Daraus Rückschlüsse auf den Normalfall zu ziehen, ist kaum möglich.

Ebendieser weitreichenden Unklarheit über das Hebammenwesen und Hebammenwissen der Vormoderne ist auch das noch heute vorherrschende zutiefst polarisierende Bild der Landhebamme sowohl in der Geschichtswissenschaft als auch in der Öffentlichkeit geschuldet. Auf der einen Seite wurde und wird sie als charakterlich herausragende Gestalt der alten Welt romantisierend überhöht. Auf der anderen Seite ordnet man ihr Wirken als maßlos naiv und schädlich ein. Von ersterem zeugen die unzähligen modernen historischen Romane, in denen Hebammen als charakterstarke Protagonistinnen auftreten, aber auch die Vielzahl von Biographien, die heute auf dem Buchmarkt reißenden Absatz finden. Die Gegenseite wird vor allem in medizingeschichtlichen Publikationen von Medizinerinnen und Medizinern vertreten, für die die Überlegenheit der Schulmedizin ausgemachte Sache ist.[212] Beide Positionen erweisen sich bei genauerer Betrachtung als übertrieben, wenn nicht haltlos.

Die durchschnittliche Dorfhebamme war gewiss keine dynamisch-kühne, hochangesehene Persönlichkeit. Vielmehr wurde das Amt oftmals von armen, älteren Frauen als Gelegenheit des Zuerwerbs bekleidet.[213] Nicht nur aus Schleswig-Holstein sind

Klagen über die Trunksucht von Hebammen überliefert.[214] Ihre soziale Stellung war grundsätzlich zwiespältig: Zum einen waren ihre Dienste von großer Bedeutung für die Gemeinschaft und man hielt sie daher in gewissen Ehren. Zum anderen scheint man sich aber um ihr Auskommen kaum bemüht zu haben. Ihre finanzielle Situation war zumeist äußerst dürftig.[215] Hinzu kamen im Volksglauben verwurzelte Vorurteile der Unreinheit und Gefährlichkeit der Hebamme.[216]

Ähnlich schwierig ist auch die Einschätzung ihrer praktischen Tätigkeit. Zwar ist es beispielsweise nicht falsch, dass die Hebammen auf Grundlage ihrer Fähigkeiten und Kenntnisse bei irregulär verlaufenden Geburten nur wenig tun konnten, um eine Entbindung doch noch zu einem günstigen Ausgang zu führen. Denn Techniken wie etwa das Wenden des Kindes auf die Füße zählten sehr lange wohl nicht zu ihrem Repertoire.[217] Allerdings verfügten zu einer Zeit, in der die Geburtshilfe noch nicht allgemein als Teil der medizinischen Wissenschaft und Praxis betrachtet wurde, auch Ärzte im Allgemeinen nicht über die entsprechenden Kunstfertigkeiten. Es wäre daher historisch falsch, dies den Hebammen zum Vorwurf machen zu wollen. Nicht zu leugnen ist hingegen die positive Bilanz: Über Jahrhunderte hinweg wurden unzählige Frauen erfolgreich mit der Hilfe von Landhebammen entbunden. Das Wachstum der Bevölkerung auf dem Gebiet des heutigen Schleswig-Holsteins im Laufe des 18. Jahrhunderts von etwa 400.000 auf etwa 630.000 Menschen wäre nicht denkbar gewesen, hätten nicht die Hebammen einen Großteil der Geburten erfolgreich betreut.[218]

Wie in anderen Regionen bemühten sich die Obrigkeiten auch in Schleswig-Holstein seit dem 17. Jahrhundert immer wieder um Regulierung und Einflussnahme auf das Hebammenwesen. Der Wunsch, die durch den Dreißigjährigen Krieg verursachten hohen Menschenverluste wieder auszugleichen, dürften dafür eine bedeutende Rolle gespielt haben. Von einem gut geordneten Hebammenwesen versprach man sich eine höhere Zahl lebend geborener Kinder.

Zunächst zielten die diversen Verordnungen und Erlasse vor allem darauf, die Qualifikation der als Hebammen tätigen Frauen zu kontrollieren. So wies etwa König Christian V. von Dänemark und Norwegen 1672 die Ärzte seiner Länder an, dafür Sorge zu tragen, dass alle Orte mit „*guten und erfahrnen Wehmüttern versehen werde*[n], *welche auch von ihnen, ehe und bevor sie sich gebrauchen lassen dürfen, examiniret und unterwiesen werden sollen.*“[219] Solchen und ähnlichen offiziellen Anordnungen war aber gemeinhin nur ein geringer Erfolg beschieden. Das wird schon daran deutlich, dass die Bestimmungen ein ums andere Mal wiederholt werden mussten. Zum einen scheiterten sie am Widerstand der Bevölkerung, die sich die freie Wahl der als Geburtshelferinnen tätigen Frauen nicht aus der Hand nehmen lassen wollte.[220] Zum anderen waren die Ärzte den Hebammen in Sachen Geburtshilfe mindestens bis ins späte 18. Jahrhundert im Allgemeinen in nichts voraus, konnten sie also gar nicht in sinnvoller Weise examinieren und unterweisen.[221]

Christian V. von Dänemark (1646–1699). Reg. ab 1670.

Auch nachdem 1765 unter Friedrich V. von Dänemark eine umfassende Hebammenordnung für beide Herzogtümer erlassen und zugleich in Altona und Flensburg Hebammenschulen mit angeschlossenen Gebäranstalten eingerichtet worden waren, blieb die dörfliche Geburt mit Unterstützung der sich selbst organisierenden weiblichen Hilfsgemeinschaft die Regel.[222]

Friedrich V. von Dänemark (1723–1766). Reg. ab 1746.

Die Zahl der an den Hebammenschulen unterrichteten Frauen war viel zu niedrig, als dass von einer zügigen flächendeckenden Durchdringung des Landes mit examinierten Hebammen ausgegangen werden könnte. Das Land war in ungefähr 200 Hebammendistrikte untergliedert, von denen jeder mindestens eine, viele aber zwei Hebammen haben sollten. In der Flensburger Schule wurden in vielen Jahren aber nicht mehr als jeweils sechs oder sieben Frauen neu examiniert. In Altona waren die Zahlen zwar höher, aber längst nicht hoch genug, um den Bedarf zu decken.

Hatte allerdings die amtierende Dorfhebamme eine Ausbildung an einer der Hebammenschulen durchlaufen, wie es jetzt gesetzlich vorgeschrieben war, und nahm sie die Hebammenordnung ernst, so ergab sich für arme, unverheiratete Schwangere eine weitere Verschärfung ihrer Lage. Denn laut der Hebammenordnung sollten die Hebammen die *„außer der Ehe gebährenden Personen* […] *unter den Geburtsschmerzen (doch ohne sie durch Vorenthaltung der Hülfe zum Geständnisse zu zwingen), auf ihr Gewissen, mit nöthiger Schärfung desselben, befragen: Von wem und an welchem Orte sie geschwächt worden, auch wo der Thäter sich aufhalte?“*[223]

Geschwächt werden: unehelich geschwängert werden.

Die auf diesem Wege gewonnenen Informationen sollte die Hebamme sodann unter Androhung einer Gefängnishaft bei Zuwiderhandlung umgehend sowohl den weltlichen Obrigkeiten als auch dem Prediger des Ortes mitteilen. Ihren Niederschlag fand diese Bestimmung zum Beispiel im Taufeintrag von Engel Margaretha Spethmann, deren Becken 1858 in die Kieler Beckensammlung einging. Im Kirchenbuch von Ahrensbök vermerkte der Pastor 1833: *„Zum Vater hat die Geschwängerte angegeben den Nicolaus Spethmann, der jetzt beim Kaufmann Köhler im hiesigen Flecken im Dienste ist. Die Schwängerung soll im Spechserholz bei dem Parcelisten Wöbs geschehen sein, wo beide dienten.“*[224]

Abgesehen vom drastischsten Vorgehen, der gänzlichen Verheimlichung von Schwangerschaft und Geburt und anschließendem Kindsmord, boten sich einer mittellosen Schwangeren unter den so erschwerten Verhältnissen nur noch wenige Auswege, um ihre Ehre zu bewahren. In den Herzogtümern Schleswig und Holstein gab es bis ins 19. Jahrhundert einige Zufluchtsorte, an denen eine Frau niederkommen konnte, ohne zur Nennung ihres eigenen Namens oder desjenigen des Kindsvaters gezwungen zu werden. Ein solcher Ort war der zum Gut Winning gehörende Hof Blankenburg, nordöstlich von Schleswig.[225] Seit dem 17. Jahrhundert waren dort unehelich Schwangere anonym entbunden worden. Zwischen 1701 und 1812 kamen in Blankenburg 329 Kinder zur Welt.[226] Doch schon im Jahr 1810 bemühten sich die Autoritäten mittels eines königlichen Dekrets darum, auch diese Praxis der anonymen Geburtenbetreuung zu unterbinden. Bereits zwei Jahre darauf ermahnte man nachdrücklich zur Einhaltung des Verbots.[227] Bis wann genau unverheiratete Schwangere tatsächlich noch darauf hoffen durften, in Blankenburg Aufnahme zu finden, ist nicht bekannt.

S. Verfügung, daß es in Absicht des Hofes Blankenburg bei Schleswig, als eines Ortes, wo bisher Wöchnerinnen ohne den Namen der Väter ihrer Kinder angeben zu dürfen, aufgenommen und entbunden worden, nach den allgemeinen über diesen Gegenstand ergangenen gesetzlichen Vorschriften künftig gehalten werden solle, vom 21. Septbr. 1810 sowie Circularverfügung, daß weder zu Blankenburg noch anderswo heimliche Entbindungen unehelig geschwängerter Personen geduldet werden sollen, vom 26. May 1812.

Es mag im ersten Moment vielleicht verwundern, dass auch in der 1805 gegründeten Kieler Gebäranstalt von Beginn an die Möglichkeit bestand, ohne jegliche Angabe von Personalien ein Kind zur Welt zu bringen. Allerdings stand diese Option nur Frauen offen, die es sich leisten konnten, „*in den Sommermonaten, wo keine Heizung nöthig ist, je nach der Verschiedenheit des Zimmers und der Meubles 10 bis 13 Mark 6 ßl.; in den Wintermonaten, wo geheizt werden muß, wöchentlich 13 bis 16 Mark 6 ßl.*“[228] zu bezahlen. Die Schwangeren dieser Kategorie wurden außerdem, sofern sie es wünschten, ausschließlich von der Oberhebamme entbunden. Zur richtigen Einschätzung muss man sich jedoch vor Augen halten, dass sich das gesamte Bareinkommen einer unverheirateten Magd in Schleswig-Holstein in der ersten Hälfte des 19. Jahrhunderts auf gerade einmal rund 30 Mark im Jahr belaufen haben dürfte.[229] De facto war eine solche Sonderbehandlung für Frauen wie

Magdalena Johannsen und Engel Spethmann daher vollkommen ausgeschlossen.

Konnten vermögende Schwangere also auch in der öffentlichen Einrichtung der Gebäranstalt auf eine rein weibliche Schwangerschafts- und Geburtsbetreuung bestehen, waren arme Frauen ganz den Strukturen des sich entwickelnden Systems männlicher Geburtshilfe unterworfen. Stärker noch als für viele andere Gruppen war das 19. Jahrhundert für mittellose Schwangere daher eine Welt im Wandel, voll bislang ungekannter Zumutungen und Gefahren. Doch die Geschichte der geburtshilflichen Wissenschaft jener Zeit, auf die wir im folgenden Kapitel unsere Aufmerksamkeit richten wollen, ist zugleich eine Geschichte des Optimismus und der Entdeckungen.

Geburtswerkzeug

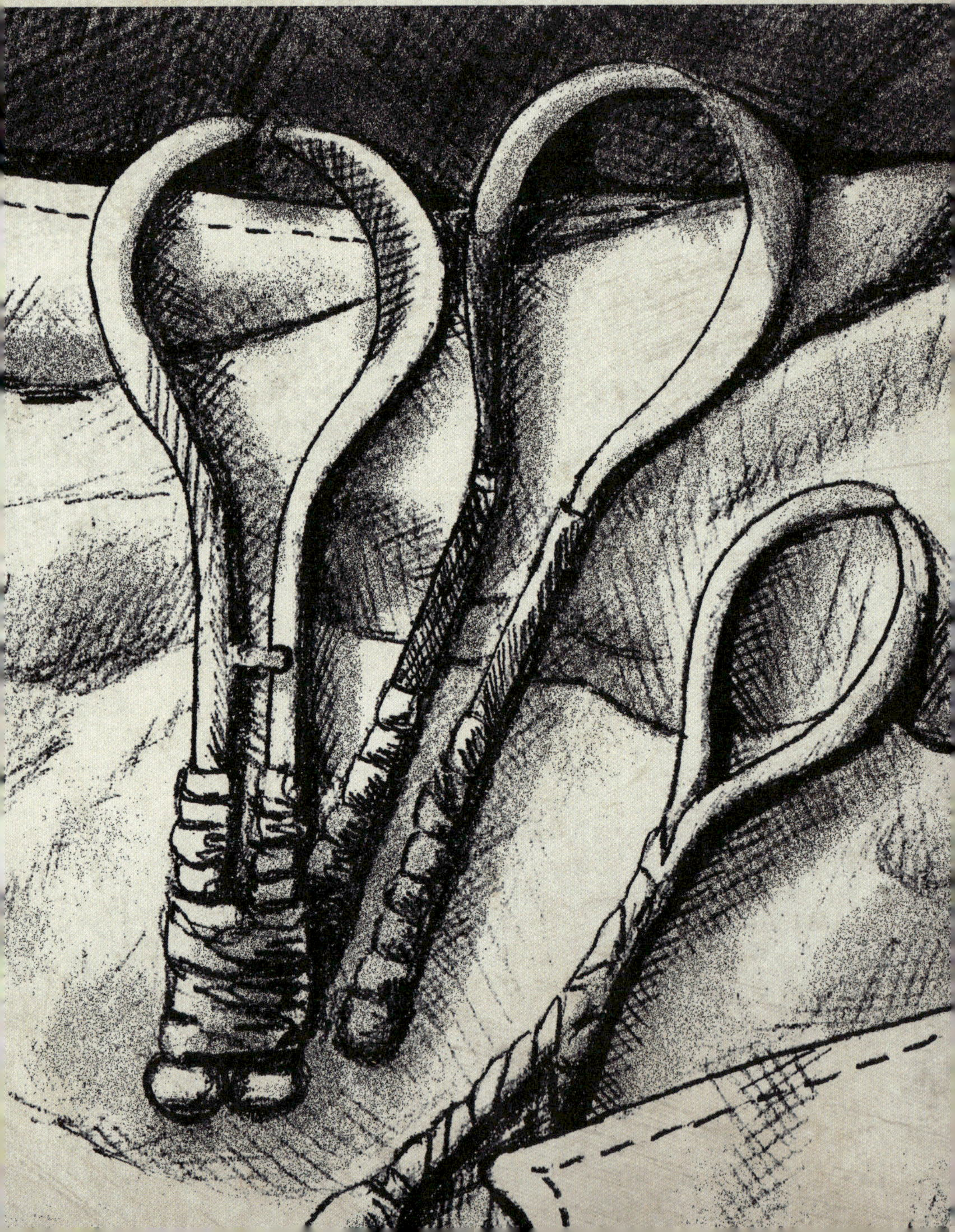

5.

Medizinische Zweifel und zweifelhafte Medizin

Verwissenschaftlichung

Als Queen Victoria sich 1840 bei ihrer ersten Niederkunft von ihrem Leibarzt James Clark, den Geburtshelfern Charles Locock und Robert Ferguson sowie von dem Chirurgen Richard Blagden unterstützen ließ, betrat sie damit keineswegs Neuland. An den europäischen Königshäusern hatte sich bereits über anderthalb Jahrhunderte zuvor ein grundsätzlicher Sinneswandel angebahnt. Der Ursprung des sich über einen langen Zeitraum hinziehenden Übergangs der Geburtshilfe von einer weiblichen Kunst zu einer männlich dominierten Wissenschaft liegt in den Geburtsstuben des Hochadels. Auch die Geschichte des konfliktreichen Verhältnisses zwischen Hebammen und Ärzten nahm hier ihren Anfang. Im Folgenden wollen wir versuchen, diese Geschichte – eine „*medizinische Revolution schlechthin*“[230] – entlang ihrer wichtigsten Entwicklungsschritte nachzuvollziehen. Der Ausgangspunkt der Geschichte lag in Paris.

James Clark, 1. Baron Clark, (1788–1870). Engl. Arzt, Leibarzt der Kgn 1837–1860.

Charles Locock, 1. Baron Locock (1799–1875). Engl. Geburtshelfer der Kgn.

Robert Ferguson (1799–1865). Schottischer Arzt

Richard Blagden (1789–1861). Engl. Arzt.

Als erste Geburt am französischen Hof, die unter der Leitung eines männlichen Chirurgen durchgeführt worden ist, gilt die Entbindung der Louise de La Vallière, einer Mätresse Ludwigs XIV. im Jahr 1663.[231] Julien Clément, der Arzt aus Arles, der die Geburt erfolgreich geleitet hatte, wurde in den folgenden Jahren zu einer gefeierten Persönlichkeit. Er brachte 1669 ein Kind der berühmten Madame

Louise de La Vallière (1644–1710).

Julien Clément (1649–1728). Frz. Chirurg.

Françoise de Rochechouart, Marquise de Montespan (1640–1707).

Ludwigs XIV. von Frankreich (1638–1715). Reg. ab 1643, allein ab 1661.

de Montespan, einer weiteren Mätresse Ludwigs XIV. zur Welt und stieg anschließend zum Geburtshelfer der Königshäuser auf: Unter Cléments Hand wurden Prinzessinnen und Prinzen in Frankreich, Spanien und Burgund geboren. Im Jahr 1711 erhob Ludwig XIV. ihn in Anerkennung seiner geburtshilflichen Dienste in den Adelsstand.[232]

Mit Clément begann sich die neue Mode der männlichen Geburtshilfe in den Fürstenhäusern Europas mehr und mehr durchzusetzen. Bei hochadligen Familien hatte so zu Beginn des 18. Jahrhunderts mancherorts die männliche Geburtshilfe die Hebammenkunst bereits in den Hintergrund gedrängt[233] – ein Prozess, den die Medizinhistorikerin Ute Frevert als *Medikalisierung* bezeichnet hat.[234] Nach und nach drangen akademisch ausgebildete männliche Ärzte in das weibliche Reich der Geburtshilfe ein und übernahmen die Herrschaft darüber. Ein Feld, das bislang Teil der weiblichen Volkskultur gewesen war, wurde so allmählich zu einer Disziplin der männlich-akademischen Medizin. Schwangerschaft und Geburt wurden *medikalisiert*. Bis dieser Prozess auch außerhalb der Fürstenhöfe in vollem Ausmaß spürbar wurde, sollten vielerorts jedoch noch anderthalb Jahrhunderte und mehr vergehen.

Ambroise Paré (Ambrosius Par(a)eus) (um 1510–1590). Frz. Chirurg.

Dass gerade Frankreich in dieser Entwicklung voranging, ist nicht überraschend. Schon im 16. Jahrhundert waren französische Bader – die nicht akademisch ausgebildeten Vorläufer der Chirurgen – als Pioniere der geburtshilflichen Wissenschaft hervorgetreten. Dem aus Bourg-Hersent in der Nähe Lavals im Nordwesten des Landes stammenden Ambroise Paré wird die Wiederentdeckung der bereits in der Antike beschriebenen Wendung des Fötus auf die Füße zugerechnet.[235] Paré hatte in den 1530er Jahren im ältesten noch heute aktiven Krankenhaus der Welt, dem Hôtel-Dieu in Paris, gearbeitet und sich dort ein breites anatomisches und chirurgisches Fachwissen angeeignet. Als einer der ersten Männer überhaupt hatte er an dieser Wirkungsstätte offenbar auch die Möglichkeit, bei zahlreichen Geburten zu assistieren. Bereits im frühen 16. Jahrhundert bestand am Hôtel-Dieu eine Hebammenschule,[236] und auch wenn eine Entbindungsabteilung offiziell erst 1630 eingerichtet worden ist,[237] scheinen bereits hundert Jahre zuvor zahlreiche Geburten im Haus stattgefunden zu haben.[238]

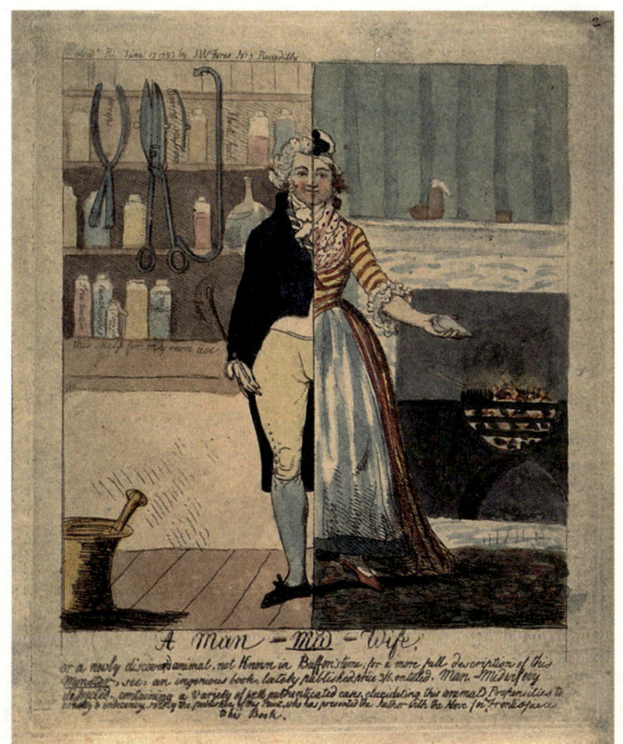

Abb. 11 Isaac Cruikshank, A Man-Midwife [eine männliche Hebamme], kolorierte Radierung, 1793.

> Das Bild zeigt eine zweiteilige Figur, zusammengesetzt aus einem männlichen Geburtshelfer und einer weiblichen Hebamme. Im Hintergrund sind die für beide Personen als typisch erachteten Methoden symbolisiert: beim Geburtshelfer durch martialisch anmutende Instrumente sowie Arzneien, bei der Hebamme durch den Kessel zum Erhitzen von Wasser. Die Karikatur ist wohl als Protest gegen die Medikalisierung der Geburt durch männliche Geburtshelfer zu verstehen.

Die Frühgeschichte der institutionalisierten, von Männern getragenen Geburtshilfe ist auch in ihrem weiteren Verlauf zunächst ganz hauptsächlich eine französische Geschichte. Der in Paris

François Mauriceau (1637–1709). Frz. Wundarzt u. Geburtshelfer.

geborene François Mauriceau, der seine chirurgische Ausbildung ebenfalls am Hôtel-Dieu erhalten hatte, zählt zu den erſten Ärzten, die sich beinahe ausschließlich auf die Geburtshilfe ſpezialisierten und sich die Bezeichnung *Accoucheur* zulegten – nach französisch *accoucher*, ‚entbinden'.[239] Vor allem englische Chirurgen folgten sehr bald diesem Vorbild.

Im Schwung des neugeweckten Interesses an der Entbindungskunſt entſtanden in Straßburg 1728 und in London 1739 die erſten ſtädtischen Gebärhäuser unter männlicher Leitung.[240]

Das erste Londoner Haus unter Sir Richard Manningham (1690–1759) hatte nur sehr kurz Bestand. Eine längerfristig erfolgreiche Gebäranstalt wurde in London 1749 etabliert.

Für die weitere Ausbreitung der medizinischen Geburtshilfe in Europa und für Deutschland von größter Bedeutung war die Tatsache, dass ab 1737 oder 1738 an der Straßburger Anſtalt neben Hebammen auch erſtmals männlichen Medizinſtudenten Unterricht in Geburtshilfe erteilt worden iſt.[241] Sehr viele dieser Straßburger Studenten waren Deutsche, und eine ganze Reihe von ihnen ſtieg ſpäter in die Ränge von Professoren auf.[242] Dass sich in der erſten Hälfte des 18. Jahrhunderts auch hierzulande unter universitär gebildeten Medizinern ein verſtärktes Interesse an der Disziplin der Geburtshilfe entwickelte, iſt im Wesentlichen auf diesen Umſtand zurückzuführen.

In den 1740er und 1750er Jahren begannen deutsche Professoren für Anatomie und Chirurgie, die neben einer Zeit in Straßburg oftmals auch Ausbildungsſtationen in Paris und London durchlaufen hatten, vermehrt an deutschen Universitäten Vorlesungen über die Entbindungskunſt zu halten.[243] Einer dieser Männer war der in Straßburg geborene Johann Georg Roederer, der nach ausgiebigem Medizinſtudium unter anderem in seiner Heimatſtadt sowie in Paris, London und Leiden 1751 zum außerordentlichen Professor der Geburtshilfe an die Universität Göttingen berufen

Johann Georg Roederer (1726–1763). Dt. Arzt und Geburtshelfer.

wurde. Dort übertrug man ihm auch die Leitung des im selben Jahr neu eingerichteten *Accouchierhauses* – der ersten universitären Gebäranstalt der Welt.[244] Die Göttinger Entbindungsanstalt übernahm in der zweiten Hälfte des 18. Jahrhunderts eine wichtige Vorreiterrolle. Nach ihrem Vorbild richteten viele andere Städte und Universitäten bald eigene Gebärhäuser ein. Gleichermaßen kann Johann Georg Roederer als Zentralgestirn der frühen institutionalisierten Geburtshilfe in Deutschland angesehen werden.

Nimmt man die Biographien der führenden Protagonisten der wissenschaftlichen Geburtsmedizin in Deutschland im 18. und 19. Jahrhundert genauer unter die Lupe, so offenbart sich ein enggeflochtenes Netzwerk, dessen Zentrum Roederer bildete. Im Folgenden nur einige Beispiele: In Kassel wurde 1763 Georg Wilhelm Stein, ein Schüler Roederers, zum Leiter der dort neu eingerichteten Gebäranstalt bestellt.[245] Steins Schüler Friedrich Benjamin Osiander wiederum übernahm 1792 die Direktion des Göttinger Hauses. Der herzoglich-braunschweigische Leibarzt Carl Gottlieb Wagler, der in Braunschweig auf die Einrichtung einer Gebäranstalt hinwirkte, hatte ebenfalls bei Roederer studiert. Als dieser Plan 1767 realisiert wurde, ernannte man mit Johann Christoph Sommer einen weiteren Roederer-Schüler zum Leiter des Institutes.[246]

Auch nach Schleswig-Holstein strahlte das Göttinger Vorbild aus. Die Einrichtung der Hebammenschule in Altona ging wesentlich auf Bestrebungen Johann Friedrich Struensees zurück, der ebenfalls bei Roederer gelernt hatte.[247] Rudolf Wiedemann, der 1805 zum ersten Leiter der neuen akademischen Gebäranstalt in Kiel ernannt wurde, hatte in Jena unter dem dortigen Professor Justus Christian Loder seine geburtshilfliche Ausbildung erfahren. Loder, ein enger Vertrauter Goethes, hatte nach einem Medizinstudium in Göttingen in Jena selbst die Einrichtung eines Accouchierhauses nach Göttinger Vorbild in die Wege geleitet.[248] Zu Loders Lehrern zählte Heinrich August Wrisberg, einer der vielen Schüler Roederers und dessen Nachfolger als Leiter der Göttinger Entbindungsanstalt.[249] Dass Gustav Adolf Michaelis, der nach Wiedemanns Tod 1840 die Führung des Kieler Gebär-

Georg Wilhelm Stein (der Ältere) (1737–1803). Dt. Arzt und Geburtshelfer.

Friedrich Benjamin Osiander (1759–1822). Dt. Arzt und Geburtshelfer.

Carl Gottlieb Wagler (1731–1778). Dt. Arzt.

Johann Christoph Sommer (1741–1802). Dt. Arzt und Geburtshelfer.

Johann Friedrich Struensees (1737–1772). Dt. Arzt, Aufklärer und Politiker.

Christian Rudolf Wilhelm Wiedemann (1770–1840). Mediziner, Naturforscher und Geburtshelfer.

Justus Christian Loder (1753–1832). Dt.-balt. Mediziner, Leibarzt Zar Alexanders I., Schwiegersohn von Roederer.

Heinrich August Wrisberg (1739–1808). Dt. Arzt u. Geburtshelfer.

hauses übernahm, nicht nur Wiedemanns Neffe und Ziehsohn war, sondern auch in Göttingen beim übernächsten Direktor des dortigen Acchouchierhauses, dem bereits genannten Osiander, studiert hatte, ist nach alledem nicht mehr überraschend.

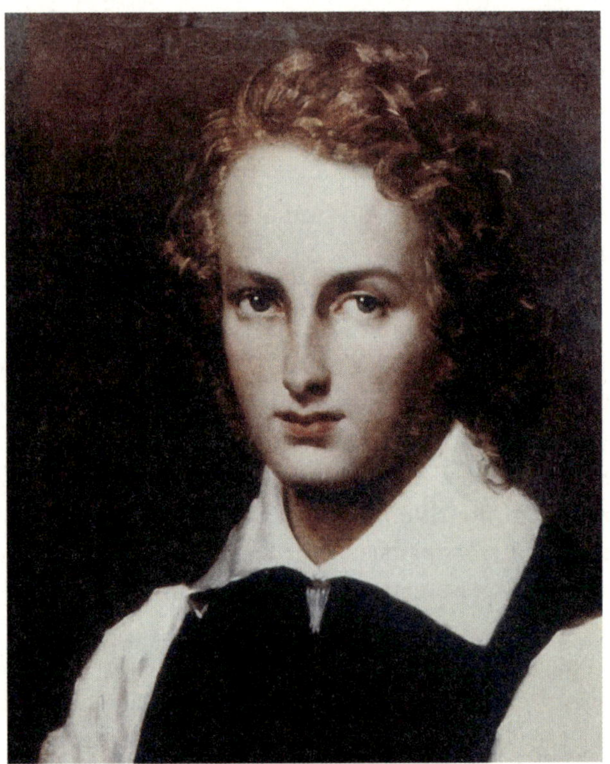

Abb. 12 Das einzige bekannte Porträt von Gustav Adolf Michaelis (1798–1848). Karl Christian Aubel, Öl auf Leinwand, 1821/22.

Klar erkennbar wird also, dass die Verwissenschaftlichung der Geburtshilfe seit dem 18. Jahrhundert maßgeblich von einer eng verbundenen, sich selbst reproduzierenden männlichen Elite getragen wurde. Daraus aber ergibt sich eine Einsicht, deren Bedeutung kaum überschätzt werden kann: Zwar muss der Wandel der Geburtshilfe von der Hebammenkunst zur medizinischen Wissenschaft im Kontext der aufklärerischen Strömungen der Zeit und dem damit einhergehenden Fortschritt der Medizin und

Der sichere Kaiserschnitt

Gleichgültigkeit des Beckens

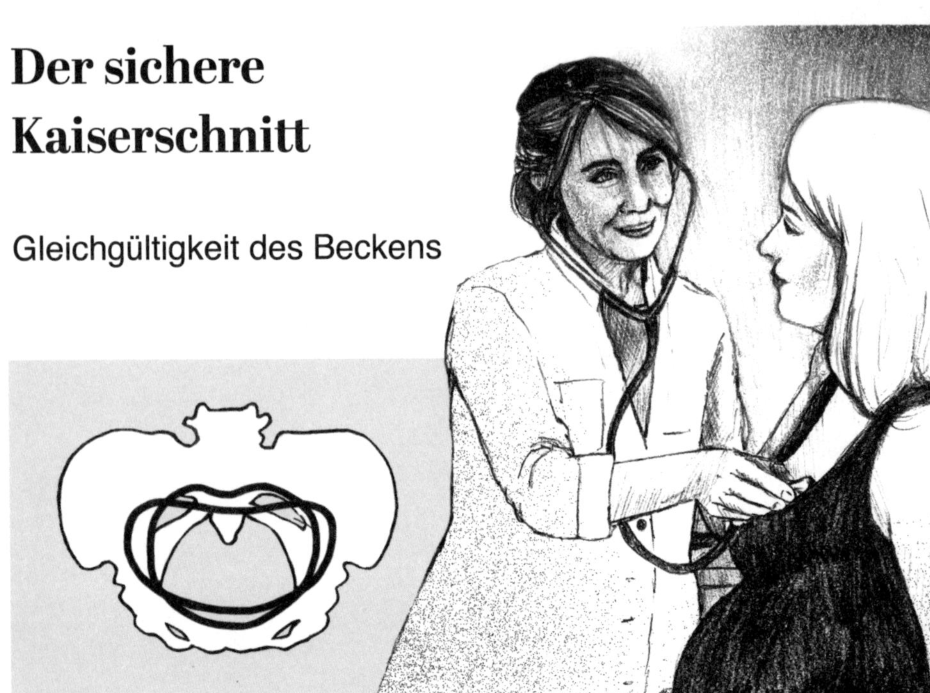

In der Folge kommt es zu einer zunehmenden Medikalisierung und zeitgleich zu einer Verschiebung der Verantwortung auf die Ärzte und Krankenhäuser. Die Integration des medizinischen Fortschrittes führt zu einer stetigen Verbesserung der Prävention und Therapie. Die risikoarme Durchführung eines Kaiserschnittes macht die Maße des knöchernen Beckens ebenso gleichgültig wie das Wachstum des ungeborenen Kindes. Jedes Kind kann mit großer Sicherheit per Kaiserschnitt geboren werden.

Früher geburtsunmögliche Konstellationen können über den Kaiserschnitt vererbt und weitervererbt werden. Dies führt zu einem Anstieg des cephalo-pelvinen Missverhältnisses innerhalb von 100 Jahren von 5 auf >10 %.

Die Globalisierung erlaubt eine ethnische Durchmischung, die die natürlichen evolutionären Prozesse überspringt – einer biologischen Anpassung fehlt die Zeit. Mit dem Kaiserschnitt als sicherem Entbindungsmodus fehlt ihr aber auch die Bedrohlichkeit.

Geburtsmedizin

Die Verantwortung einer erfolgreichen Geburt liegt heute hauptsächlich bei den Ärzten.

Verbesserungen Gesellschaft & Medizin

Das normale Becken

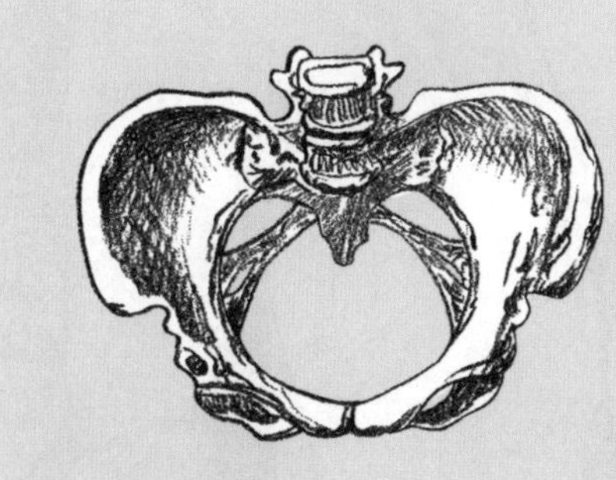

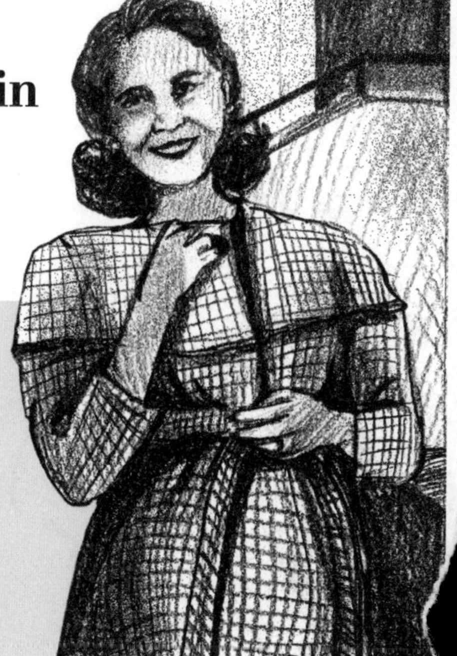

Mit der Überwindung von enormen Hungersnöten und Armut wurde auch die Rachitis überwunden – das knöchern enge Becken verschwand innerhalb weniger Jahre.

Zeitgleich verbesserte sich die soziale und medizinische Versorgung der Bevölkerung.

Die mütterliche und kindliche Sterblichkeit sank rapide.

Hunger, Armut, Seuchen & Kriege

Das enge Becken

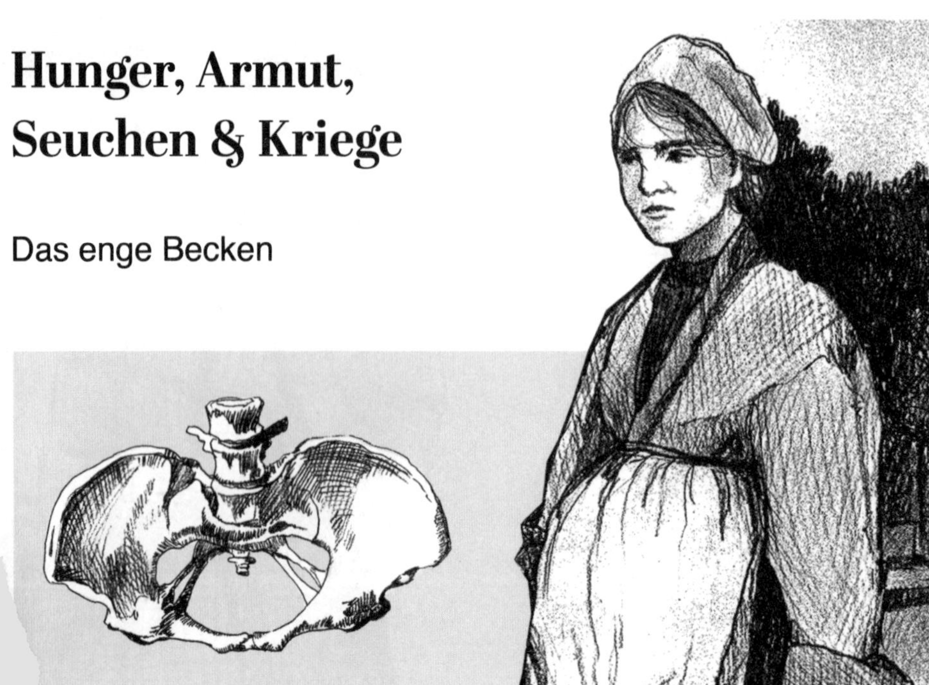

Vor allem das flächendeckende Auftreten von Rachitis bildete die Hauptursache des mütterlichen engen Beckens.

Hunger und Armut: Damit einher gingen chronische Mangelernährung und ein Vitamin D-Defizit. Industrialisierung: Harte körperliche Arbeit, kleine und oft nasse Wohnungen, wenig natürliches Licht, schlechte Luft. Fehlende medizinische Kenntnisse insbesondere ätiologischer/ pathophysiologischer Hintergründe.

Folge war eine Geburtshilfe mit hohem Risiko für Mutter und Kind. Die Verantwortung lag bei der Patientin, alle an der Schwangeren durchgeführten Untersuchungen waren ungenau.

Geburtshilfe

Die Verantwortung einer erfolgreichen Geburt lag zu dieser Zeit hauptsächlich bei der Schwangeren selbst.

der Ausdifferenzierung des Wissens verstanden werden. Er war aber trotzdem keine historische Selbstverständlichkeit, keine unvermeidliche Entwicklung, die sich quasi automatisch entfaltete, weil die Zeit reif dafür war. Vielmehr war er Folge der gezielten Bemühungen eines relativ kleinen Kreises von Medizinern, die alle mehr oder weniger direkt der Göttinger Schule angehörten. Ihre gemeinsamen Motive scheinen dabei durchaus ambivalent gewesen zu sein. Einerseits waren sie angetrieben von Philanthropie und Patriotismus und wollten mittels ihrer neugewonnenen Erkenntnisse der Menschheit und ihren Heimatländern einen Dienst erweisen. Andererseits bot vielen von ihnen das neu erschlossene Arbeitsfeld zugleich gute Karrierechancen und Möglichkeiten der Selbsterhöhung.[250] Um ihre Ziele zu erreichen, verfolgten die Männer, wie wir sehen werden, eine Strategie, die sich sehr geschickt gesellschaftliche und politische Umstände zunutze machte.

Die historischen Abläufe auf dem Weg zur Medikalisierung von Schwangerschaft und Geburt waren an vielen verschiedenen Orten weitgehend identisch. Zu den überall in ähnlicher Weise sich abspielenden Vorgängen gehörten die bereits angesprochenen Konflikte zwischen dem traditionellen Hebammenwesen und den neuen Ansprüchen der akademischen Medizin auf Kontrolle über den geburtshilflichen Bereich. Man muss sich die Ausgangssituation noch einmal deutlich vor Augen halten: Seit Menschengedenken waren Schwangerschaft und Geburt eine rein weibliche Domäne gewesen. Abgesehen vom fürstlichen Milieu und einer bloßen handwerklichen Assistenz bei irregulär verlaufenden Geburten, war auch im 18. Jahrhundert eine Geburt unter männlicher Leitung noch eine ganz unerhörte Vorstellung. Wie also gingen die Mediziner vor, um sich auf diesem Feld zu etablieren?

In einem ersten Schritt setzten sie all ihre Kräfte daran, das traditionelle Hebammenwesen öffentlich zu diskreditieren und das Wissen und die Fähigkeiten der Dorfhebammen als minderwertig zu kennzeichnen.[251] Johann Friedrich Struensee, einer der Urheber der Schleswig-Holsteinischen Hebammenordnung von 1765 und Initiator der Einrichtung der Altonaer Entbindungsanstalt, veröffentliche 1763 einen programmatischen Artikel in den weitverbreiteten *Schleswig-Holsteinischen Anzeigen*. Darin erklärte er in deutlichen Worten, „*daß die Hebammen und alle die gutherzigen Frauen, die in den Wochenstuben so geschäftig sind, gemeiniglich mit ihren Rathschlägen und Handreichungen mehr beitragen, die Geburt schwer als leicht zu machen*. [...].“ Über die Handlungsmuster der weiblichen Geburtsgemeinschaft berichtete Struensee: „*Man muß selbst dabei gewesen seyn, um die Verwirrung, Bestürzung, die Widersprüche, die Zänkereien, und, wenn die Sache nicht zu ernsthaft wäre, das Lächerliche sich lebhaft vorstellen zu können, welches unter der Hebamme, der Wartsfrau und den Umstehenden herschet*.“[252]

Hatten sie durch Tadel und Spott dieser Art das Hebammenwesen hinlänglich herabgesetzt, brachten die Ärzte sodann Argumente für die dringende Notwendigkeit einer Reform vor. Dabei setzten sie vor allem auf bevölkerungs- und hygienepolitische Begründungen. Infolge hoher Kriegsverluste hatte sich seit dem 17. Jahrhundert überall die Überzeugung durchgesetzt, dass ein starker Staat in erster Linie ein bevölkerungsreicher Staat sei.[253] Die Obrigkeiten waren daher für entsprechende Argumentationslinien in besonderem Maße empfänglich. Ein Glückstädter Physikus etwa baute mit der folgenden Feststellung darauf auf: „*Es ist eine ausgemachte Sache, daß die Unwissenheit, Ungeschicklichkeit und Unerfahrenheit dieser Leute* (Hebammen) *der Landesherrschaft jährlich mehr Schaden verursacht, als wenn eine Armee totaliter geschlagen würde* [...].“[254]

Im Weiteren verfolgten die Universitätsgelehrten eine doppelte Strategie. Zum einen arbeiteten sie darauf hin, sich selbst als Träger eines überlegenen geburtshilflichen Wissens zu etablieren. Dazu dienten insbesondere Publikationen in wissenschaftlichem Duktus, in denen immer wieder die hohe Bedeutung theoretischer Kenntnisse für eine erfolgreiche geburtshilfliche Praxis betont wurde.[255] Zum anderen richteten sie sich mit Eingaben an die politischen Entscheidungsträger und versuchten, diese vom gesellschaftlichen Nutzen eines von ihnen regulierten Schwangerschafts- und Geburtswesens zu überzeugen und sie zur Finanzierung entsprechender Institutionen zu bewegen. Der Stadt- und Landphysikus des Herzogtums Schleswig, Georg David Bössel, wandte sich bereits

Georg David Bössel (1704–1761). Dt. Arzt und Geburtshelfer.

1745 erstmals an den dänischen König, um die Schaffung einer Hebammenschule für die theoretische und praktische Ausbildung in Flensburg zu erwirken. Andere taten es ihm gleich.[256] Der 20 Jahre später erfolgende Erlass der ersten Hebammenordnung für die Herzogtümer sowie die Gründung der Lehr- und Gebäranstalten in Altona und Flensburg gingen unmittelbar auf diese unablässigen Bemühungen der Mediziner zurück.

Zu der auf diese Weise herbeigeführten neuen Wirklichkeit gehörte allerdings auch die Tatsache, dass die nun in verantwortliche Positionen aufsteigenden Männer ihren eigenen Ansprüchen vielfach nicht gerecht wurden. So hatte insbesondere die Flensburger Anstalt unter der Leitung Bössels nur einen sehr bescheidenen Erfolg vorzuweisen. Nicht nur war die Zahl der Frauen, die zum Unterricht in die Lehranstalt kamen, sowie die Zahl der im Haus stattfindenden Geburten äußerst gering. Auch die Qualität der Ausbildung ließ offensichtlich sehr zu wünschen übrig.

Von sich reden machte der Fall einer in Flensburg ausgebildeten und 1766 im Sinne der Hebammenordnung zur Distriktshebamme der Kirchspiele Kating, Kotzenbüll und Katharinenheerd in Nordfriesland eingesetzten Frau. Von den Bewohnerinnen des Distrikts wurde Sophia Bühren anfangs schlichtweg gemieden. Entgegen den gesetzlichen Anordnungen zog man sie zu den Geburten vor Ort nicht hinzu, sondern stützte sich weiter auf die althergebrachte Hilfsgemeinschaft unter der traditionellen, selbstgewählten Dorfhebamme. Oder aber man rief – was die Hebammenordnung ausdrücklich erlaubte – offiziell eingesetzte Distriktshebammen aus den Nachbardistrikten herbei.[257] Als Bühren aber nach einigen Ermahnungen der Bevölkerung durch die Autoritäten am 21. Januar 1767 doch zu ihrer ersten Geburt gerufen wurde, scheiterte sie kläglich an der Herausforderung, eine Magd von einem Kind in Fußlage zu entbinden. Erst die nach vielen Stunden hinzugezogene traditionelle Dorfhebamme konnte die Geburt innerhalb kürzester Zeit beenden. Das Kind freilich überlebte die Tortur nicht.[258]

Der geringe Erfolg, der der Hebammen- und Gebäranstalt in Flensburg beschieden war – in Altona waren zumindest die Zahlen um einiges besser –, war zu Beginn des 19. Jahrhunderts schließlich auch ausschlaggebend für die Entscheidung der Regierung, die beiden Institute durch ein in Kiel neu zu begründendes zu ersetzen.[259] Die Wirkung des Göttinger Modells auf die Einrichtung auch der Kieler Gebäranstalt ist nicht von der Hand zu weisen. Die Anbindung des Instituts an die einzige Universität des Landes ermöglichte es, wie in Göttingen, Hebammen und Studenten nebeneinander in der Geburtshilfe auszubilden. Auch in Kiel wurden die Leitung von Hebammenschule und Gebäranstalt und der neue Lehrstuhl für Geburtshilfe in einer Person vereint. Ganz konkret berief sich der Kieler Professor für Medizin Philipp Gabriel Hensler auf das Vorbild Göttingens, als er seit den 1790er Jahren für die Einrichtung einer universitären Gebäranstalt in Kiel argumentierte.[260] Hensler hatte zu Roederers Zeit in Göttingen studiert.[261] Friedrich Karl Graf von Reventlow als Kurator der Universität und Vorsteher des Schleswig-Holsteinischen Sanitätskollegiums wies außerdem auf die vorteilhafte geographische Lage Kiels in der Mitte der Herzogtümer hin. Des Weiteren hob er den allgemeinen Gewinn für die Qualität der Geburtshilfe im Land hervor, wenn alle Medizinstudenten Zugang zu entsprechendem Unterricht hätten.[262]

Philipp Gabriel Hensler (1733–1805). Dt. Arzt.

Friedrich Karl von Reventlow (1755–1828). Gutsbesitzer und dän. Diplomat.

All dies mündete 1805 schließlich in den königlichen Beschluss, die Altonaer und Flensburger Institute zu vereinigen und nach Kiel zu verlegen. Zwar legte der Magistrat der Stadt Altona erfolgreich Einspruch gegen die Auflösung der dortigen Anstalt ein, doch sollten auch die in Altona ausgebildeten Hebammen fortan in Kiel ihre Prüfung ablegen.[263] Mit dieser offiziellen Monopolisierung geburtshilflichen Wissens an der Universität war der wohl bedeutendste Schritt in der Medikalisierung von Schwangerschaft und Geburt auch in Schleswig-Holstein vollzogen. Am Anfang des 19. Jahrhunderts hatte man auch in den Herzogtümern des Nordens Schwangerschaft gewissermaßen zur Krankheit erklärt, die Geburt zur Therapie. Doch worin unterschied sich nun die männliche Geburtshilfe in der Klinik von den weiblichen Traditionen der Geburtstube? Und war die systematisierte und institutionalisierte Praxis wirklich die überlegene?

Unter Schmerzen sollst Du Kinder gebären

Wie viel Katharina Plambeck während ihres nur 26 Jahre währenden Lebens von der Welt um ihren kleinen holsteinischen Heimatort herum gesehen hat, lässt sich nicht mehr feststellen. Weit herumgekommen war sie aber bestimmt nicht. Um 1853 war sie in Nettelsee im Kirchspiel Preetz als Tochter eines Webers geboren worden. Und bevor sie 26-jährig in der Kieler Gebäranstalt starb, war sie in Nettelsee, ihrem Heimatort, als Dienstmagd beschäftigt.[264] Ihr letzter Weg könnte also zugleich der weiteste gewesen sein, den sie je zurücklegte.

Es war die zweite Schwangerschaft, die Katharina im Februar 1879 nach Kiel führte und sie schließlich das Leben kosten sollte.[265] Auch schon ihre erste Niederkunft fünf Jahre zuvor hatte ein unglückliches Ende genommen. Ein Tag nach dem Beginn der Wehen war das Fruchtwasser vorzeitig abgegangen. Katharina wurde daraufhin von ihrem Wohnort aus eilig ins nächstgelegene Krankenhaus nach Preetz gebracht.

Katharinas Unterbringung in Preetz wird als Entscheidung aus der Not heraus verstanden werden müssen. Der normale Ort für eine Geburt war auch in den 1870er Jahren für eine akzeptierte unehelich Schwangere noch das eigene Haus. Medizinisch schwere Fälle und hilflose Frauen gingen hingegen in der Regel nach wie vor nach Kiel. Das Preetzer Krankenhaus war 1850 gegründet worden.

Als die Wehen dort beinahe gänzlich aufhörten, ohne dass es mit der Geburt vorangegangen war, gab man ihr Medikamente, um die Kontraktionen wieder anzuregen. Die Mittel taten zwar ihre Wirkung, die Wehen setzten wieder ein, aber die Geburt auf natürlichem Wege konnte dennoch nicht eingeleitet werden. In der Nacht setzte der zuständige Arzt Katharina daher unter eine Chloroformnarkose und nahm die Geburtszange zu Hilfe. Eine ganze Stunde lang versuchte er, das Kind auf diese Weise zu entwickeln. Doch auch diese Prozedur führte nicht zum Erfolg. Katharina lag einen weiteren Tag ohne Fortschritte in den Wehen. Um das Leben der Kreißenden zu retten, griff der Arzt am dritten Tag schließlich zu anderen Werkzeugen. Mit deren Hilfe zerschnitt er den Körper des Fötus, um ihn so aus dem Unterleib entfernen zu können. Katharina blieb weitere fünf oder sechs Tage im Krankenhaus. Anfangs litt sie starke Blutungen. Als sie entlassen wurde, fühlte sie sich laut Aussage des Arztes aber wieder sehr wohl. Kurz nachdem sie zuhause angekommen war, bekam sie jedoch starkes Fieber und verlor für acht Tage das Bewusstsein. Insgesamt musste sie *„4 Wochen lang das Bett hüten“*[266]. Danach ging es ihr sehr schnell wieder besser.

Als Katharina fünf Jahre danach erneut schwanger war, wandte sie sich offenbar wieder an den Arzt in Preetz. Dieser scheint daraufhin Kontakt zu Litzmann in Kiel aufgenommen und Katharina an diesen verwiesen zu haben. Aufgrund des Berichts vom schauderhaften Ausgang der ersten Schwangerschaft plante Litzmann, am Ende der fünfunddreißigsten Schwangerschaftswoche eine künstliche Frühgeburt einzuleiten.[267] Da Katharina aber anscheinend zufällig um diesen Termin herum erkrankte und nicht pünktlich in der Gebäranstalt ankam, musste die Einleitung der Geburt um rund zwei Wochen aufgeschoben werden. Das Scheitern des Plans ist möglicherweise auf diese Verzögerung zurückzuführen. Litzmann urteilte später, dass das Kind zu diesem Zeitpunkt schon zu groß gewesen sei, als dass man sich Hoffnungen auf eine erfolgreiche Geburt auf natürlichem Wege hätte machen dürfen.[268] Der Versuch, die Geburt in Gang zu setzen, resultierte für Katharina zunächst in einem ganzen Tag voll schwerer Wehen,

Übelkeit, Erbrechen und Schluckauf. Unruhe und Angst befielen sie.[269] Als Litzmann die Hoffnung auf eine „*Entbindung auf dem Normalwege*“ aufgab und ihr „*den Kaiserschnitt als die schnellste und wahrscheinlich sicherste Hilfe*“ vorschlug, erschien ihr dies wahrscheinlich regelrecht als Erlösung. Jedenfalls willigte sie „*ohne Zaudern*“ ein.[270]

Anderthalb Stunden lang dauerte die Operation, die sich zwar auch schon zu Beginn als recht kompliziert erwies - die Gebärmutter war nur schwer aus dem Bauchraum zu lösen –, bei der sich aber erst nach der Entbindung des Kindes schwere Komplikationen durch einen Vorfall der Gedärme einstellten.[271] Katharina lebte anschließend noch dreieinhalb Tage. In dieser Zeit wurde sie von Blutungen, Fieberschüben, Taubheit in den Beinen, Würgen und Erbrechen geplagt. Durch die Gabe von Morphium und anderer Mittel bemühte man sich, die Symptome zu lindern. Wie es auch von anderen Sterbenden in der Gebäranstalt berichtet wurde, versuchte Katharina nicht lange vor ihrem Tod, mit Gewalt das Bett zu verlassen und musste ruhiggestellt werden. Zuletzt „*verfiel die Kranke in einen leichten Sopor*“[272], war also kaum noch bei Bewusstsein.

Sopor : Bewusstseinsstörung, bei der eine schlafende Patientin oder ein schlafender Patientin durch äußere Reize (z.B. Schmerzreize) nicht mehr voll erweckbar ist.

Am 4. März des Jahres 1879 verstarb Katharina Dorothea Plambeck an den Folgen eines „*protrahirten Shok's*“[273] infolge der Operation.

Katharinas Sohn, der die Kaiserschnittentbindung sehr gut überstanden hatte, wurde auf den Namen Johann Christian Caesar getauft. Die Vornamen Caesar und Caesarine gab man oft Kindern, die mittels eines Kaiserschnittes, der *Sectio caesarea*, zur Welt gekommen waren. Aufnahme fand der Junge als Kostkind im Haushalt des Kieler Arbeiters Johann August Wendt im Kronshagener Weg 4. Auf eine persönliche Verbindung zwischen diesem und Katharina kann aus diesem Umstand allerdings nicht geschlossen werden. Denn die Aufnahme verwaister und verarmter Kinder wurde im 19. Jahrhundert von vielen bedürftigen Menschen als Chance zur Aufbesserung der eigenen Lebensumstände angesehen. Von den Armenverwaltungen der schleswig-holsteinischen Städte und Dörfer erhielten die Pflegeltern Kost- und Erziehungsgelder, die dann aber oftmals weniger für den Unterhalt der Pfleglinge denn für eigene Zwecke aufgewandt wurden.[274] Besonders auf dem Land missbrauchte man ältere Pflegekinder auch als kostenlose Arbeitskräfte. Schon zwei Monate nach seiner Geburt, am 28. April 1879, gab Johann August Wendt jedenfalls beim Kieler Standesamt den Tod Johann Christian Caesar Plambecks bekannt.[275] Woran der Junge gestorben war und ob sein früher Tod noch in Verbindung mit der schwierigen Geburt stand oder schlicht auf Vernachlässigung beruhte, ist nicht überliefert. Ohne Amme hatte ein Neugeborenes kaum Überlebenschancen.

Die Erfahrungen der Dienstmagd Katharina Plambeck, die im Februar 1879 offiziell als die 9327. Patientin in die Kieler Gebäranstalt aufgenommen wurde, können beispielhaft für wesentliche Charakteristika der klinischen Geburtshilfe im 19. Jahrhundert stehen. Im Gegensatz zum vorwissenschaftlichen Verständnis, wie es unter Frauen über sehr lange Zeit geläufig gewesen war, verstanden die wissenschaftlichen Geburtshelfer den Gebärvorgang als einen Mechanismus.[276] Hatten die Hebammen der alten Schule weitgehend auf die Kräfte der Natur vertraut, strebten die Mediziner nun danach, den Geburtsprozess zu optimieren. Die Anwendung von speziell gefertigten Werkzeugen war für die Mehrzahl von ihnen daher eine logische Antwort auf alle möglichen Probleme, die sich bei einer Geburt einstellen konnten.

Der Grundgedanke hinter der Geburtszange, mit der der Preetzer Arzt 1873 versucht hatte, Katharina von ihrem ersten Kind zu entbinden, ist dabei durchaus naheliegend. Schien das Kind aufgrund einer Fehlstellung oder einer Beckenenge den Geburtskanal nicht ohne Hilfe passieren zu können, sollte die Zange am Kopf des Kindes angelegt werden, um es so durch Zug über den natürlichen Geburtsweg zu entbinden. Viele Geburtshelfer schworen darüber hinaus darauf, dass die Verkleinerung des weichen

Kindsschädels durch den Druck der Zange die Entbindung durch ein enges Becken zusätzlich erleichterte.

Die Anfänge der Geburtszange im modernen Sinn sind am Übergang vom 16. zum 17. Jahrhundert zu suchen.[277] Mehrere Generationen von Chirurgen und Geburtshelfern aus der Familie Chamberlen in England waren maßgeblich für die Erfindung und die frühe Weiterentwicklung des Werkzeugs verantwortlich.[278] Bemerkenswerterweise wirkten allerdings die Chamberlens selbst über viele Jahrzehnte hinweg aktiv der Verbreitung der Geburtszange entgegen. Um sich als herausragende Vertreter ihres Fachs zu etablieren, hielten sie die Erfindung und ihre Prinzipien geheim. Wurden sie zu einer schwierigen Geburt gerufen, führten die Accoucheure der Familie die Instrumente in einer verschlossenen Truhe mit sich, die sie erst öffneten, wenn der Patientin die Augen verbunden worden waren.

Engl. Arztdynastie hugenot. Abstammung. Begr. von Peter Chamberlen (the elder) (ca. 1560–1631).

Um 1670 reiste Hugh Chamberlen nach Paris, wo er auf Julien Clément, den Accoucheur des Königshauses stieß. Diesem bot er das Familiengeheimnis für die immense Summe von 10.000 Crowns zum Verkauf an. Clément stellte Chamberlen auf die Probe, indem er ihn aufforderte, im Hôtel-Dieu eine zwergwüchsige, stark rachitische Frau zu entbinden. Der ebenfalls bereits erwähnte François Mauriceau hatte kurz zuvor den Durchgang des Kindes durch das stark verengte Becken der Frau als hoffnungslos erklärt. Chamberlen hingegen behauptete nun, die Geburt in unter acht Minuten beenden zu können. Unter Einsatz seiner Werkzeuge machte er sich an die Arbeit, musste aber nach über drei Stunden unablässigen Bemühens zugeben, nichts ausrichten zu können. Einen Tag darauf starb die Frau infolge der gewaltsamen Experimente. Zu einem Verkauf der geheimen Gerätschaften kam es nicht.[279]

Hugh Chamberlen (the elder) (ca. 1632– nach 1720). Engl. Arzt.

Das Verhalten der Familie Chamberlen belegt einmal mehr in erschreckender Weise, dass es in der Geschichte der wissenschaftlichen Geburtshilfe tatsächlich von Beginn an häufig auch um persönliche Bereicherung ging. Nicht selten wurde das Streben nach Profiten moralischen Erwägungen übergeordnet.

Wie genau die weitere Verwendung der Geburtszange, deren Verbreitung sich seit der ersten Hälfte des 18. Jahrhunderts beobachten lässt, in Gang gesetzt worden ist und in welcher Abhängigkeit die verschiedenen Modelle, die nun entwickelt wurden, von den Chamberlen'schen Zangen standen, ist nicht eindeutig zu klären. Die Originale der Zange der Familie wurden zwar erst 1813 in einem Geheimfach auf dem Dachboden ihres ehemaligen Anwesens in Essex entdeckt. Doch gibt es Indizien dafür, dass das dahinterstehende Prinzip schon sehr viel früher nach außen gedrungen war.[280] Sei es, wie es wolle – auch jetzt waren es jedenfalls wieder vor allem britische und französische Ärzte, die sich als Neuerer und Pioniere hervortaten. Die Namen des Engländers William Smellie und seines französischen Kollegen André Levret sind bis heute eng mit der Erfolgsgeschichte des auch als Forceps bezeichneten Gerätes verbunden.[281] Smellie entwickelte eine besondere Form des Schlosses, durch das sich die beiden Löffel der Zange einfach und sicher verbinden ließen. Levret versah sein Modell mit einer Krümmung, um es besser an die Form des weiblichen Beckens anzupassen.[282]

William Smellie (1697–1763). Engl. Chirurg, Apotheker und Geburtshelfer.

André Levret (1703–1780). Frz. Chirurg und Geburtshelfer.

Bestimmte Weiterentwicklungen und Optimierungen der in geübten Händen durchaus sehr nützlichen Geburtszange können also zweifellos als besondere Leistungen einzelnen Ärzten zugeordnet werden. Die oft erzählte Geschichte der mit großer Schöpferkraft für das Wohl der Menschheit wirkenden genialen Köpfe und einsamen Helden scheint aber auch in dieser Angelegenheit wenig angemessen. Denn zum einen erweisen sich die Absichten und die daraus folgenden Handlungen der Männer bei genauerer Betrachtung moralisch oftmals als äußerst problematisch. Das Beispiel Hugh Chamberlens ist hierfür der beste Beleg. Zum anderen wäre der *„regelrechte Triumphzug durch Europa"*[283], den die Geburtszange im 18. Jahrhundert antrat und der sich im 19. Jahrhundert fortsetzte, ohne den zeitgleichen großen gesellschaftlichen und medizinpolitischen Strukturwandel nicht zu denken. Sich verändernde Vorstellungen von der Verantwortung des Staates für die Gesundheit der Bevölkerung ermöglichten erst die Gründung der medizinischen Gebäranstalten. Und nur hier hatten die Mediziner ausreichend Gelegenheit, die Instrumente anzuschaffen, zur Anwendung zu bringen und durch Erfahrungen in der Praxis weiterzuentwickeln. Auch die Fortschritte der geburtshilflichen Technik im 19. Jahrhundert können also nur als Ergebnis sich gegenseitig bedingenden Wollens und Wirkens einzelner Personen und Personenkreise einerseits und den Wechselfällen überpersönlicher Strukturen andererseits verstanden werden. Nicht vergessen werden darf im Übrigen der Anteil der Schwangeren selbst, ohne die die Entwicklungen selbstverständlich undenkbar gewesen wären.

Schwere Geburten und Patientinnen mit verengten Becken waren allerdings auch in den Gebäranstalten die Ausnahme. Der größte Teil der Gebärhausgeburten verlief ohne größere Komplikationen.[284] Dass etwa Osiander in Göttingen dennoch 40 Prozent aller Geburten durch Einsatz der Zange beendete,[285] war nicht etwa Ergebnis eines außergewöhnlich hohen Aufkommens schwieriger Fälle. Dahinter stand vielmehr zum einen die Überzeugung, dass die künstliche Geburt mittels des Einsatzes von Werkzeugen oft dem Vertrauen auf einen guten natürlichen Verlauf „*mit animalischer Ergebenheit*" vorzuziehen sei.[286] Zum anderen diente der sehr häufige Zangeneinsatz im Gebärhaus aber auch schlicht dem Unterricht der Studenten. Auch bei Geburten, die an sich nicht nach der Zuhilfenahme von Instrumenten verlangten, ließen sich das richtige Ansetzen der Zange und die Bewegungsabläufe demonstrieren und einüben.[287] Echte Frauen boten hierfür das weitaus bessere Anschauungs- und Übungsmaterial als die sogenannten ‚Phantome', künstliche Rumpfmodelle aus Wachs, Kork, Leder und anderen Materialien.[288] „*Die ins Haus aufgenommenen Schwangeren und Gebärenden*", erklärte Osiander dementsprechend geradeheraus, „*werden gleichsam als lebendige Phantome angesehen.*"[289] Ganz in diesem Sinne ist auch seine erstaunliche Äußerung zu verstehen, dass es „*sehr unrichtig geurtheilt*" sei, anzunehmen, die Entbindungsanstalt „*sey Unehelich-Schwangeren wegen da.*" „*Mit nichten*", so Osiander, „*die Schwangeren, sie seyen hernach Verehelichte oder Unverehelichte, sind der Lehranstalt halber da.*"[290]

Johann Lukas Boër (1751–1835). Dt. Arzt und Geburtshelfer.

Osianders beinahe fanatischer Dauergebrauch der Geburtszange war freilich ein Extremfall. Am anderen Ende der Skala stand etwa der Wiener Geburtshelfer Johann Lukas Boër, der die Ansicht vertrat, dass die Zange so selten wie möglich zum Einsatz kommen sollte.[291] Die Leiter des Kieler Gebärhauses im 19. Jahrhundert nahmen eine mittlere Position zwischen diesen beiden Polen ein.[292] Von 1805 bis 1832 kam in Kiel nur bei rund 3,5 Prozent der Entbindungen die Zange zum Einsatz.[293] Zwischen 1855 und 1881 war die Ziffer ungefähr doppelt so hoch.[294] Der vergleichsweise zurückhaltende Einsatz des Entbindungsinstrumentes kann aber nicht darüber hinwegtäuschen, dass der Gebrauch der Schwangeren als ‚lebendige Phantome' auch in Kiel eine Selbstverständlichkeit war. Michaelis, damals noch Assistent unter Wiedemann, berichtete 1833: „*Außer den Hebammen nehmen auch Studirende am practischen Unterricht bei der Entbindung und den Untersuchungen selbst Theil, und die Zahl der hier gebildeten Geburtshelfer mag sich leicht auf einige Hundert belaufen.*"[295] Und 1859 bezeichnete Litzmann die Schwangeren explizit als „*das dem Unterrichte dienende Mittel*"[296].

Kindeswohl oder mütterliches Wohl?

Anders als bei der Geburtszange bestand die Entscheidung, die die Ärzte hinsichtlich des Skalpells und der Perforationswerkzeuge zu treffen hatten, zumeist nicht darin, ob der Einsatz überhaupt sinnvoll sei. In der Regel blieb ihnen lediglich die Wahl zwischen dem Gebrauch des einen oder des anderen Instruments. Bis in die 1870er Jahre war diese Entscheidung normalerweise eine Entscheidung auf Leben und Tod. Wählte der Geburtshelfer das Skalpell und führte einen Kaiserschnitt durch, war damit mit großer Wahrscheinlichkeit das Leben der werdenden Mutter verloren.[297] Griff er hingegen zu den Perforationsinstrumenten - Bohrern, Scheren, Brechzangen usw. - so hieß das, das Leben des ungeborenen Kindes zu opfern.

Es war ebendiese existentielle Entscheidung, vor die sich der Arzt in Preetz im November 1873 gestellt sah, als sich aufgrund des stark verengten Beckens der Dienstmagd Katharina Plambeck die Entbindung auch mithilfe der Geburtszange als unmöglich erwiesen hatte. Wie schwer ihm der Entschluss offenbar fiel, ist daran erkennbar, wie lange er wartete, bis er schließlich die Perforation vornahm.

Das gesamte 19. Jahrhundert über wurde unter medizinischen Geburtshelfern sehr emotional über die moralischen Voraussetzungen und Folgen der Frage nach Kaiserschnitt oder Perforation des Fötus diskutiert.[298] In der ersten Jahrhunderthälfte überwog dabei unter deutschen Medizinern - etwa im Gegensatz zu den englischen - noch die Meinung, dass die Rettung des Kindes klaren Vorrang habe. Eine Perforation kam für das Gros der Ärzte ausschließlich dann in Frage, wenn das Kind bereits eindeutig für tot erklärt werden konnte.[299] Da es zu jener Zeit allerdings noch ausgesprochen schwerfiel, klar zu bestimmen, ob der Fötus im Mutterleib noch lebte, war für viele die Perforation in der Praxis weitestgehend ausgeschlossen.[300]

Die Argumente für den Vorrang des kindlichen Lebens waren vor allem an die Vorstellung von der natürlichen Mutterrolle der Frau geknüpft. Die Gefahr des Todes im Kindbett war demnach natürlicher Teil des Frauseins an sich.[301] Darüber hinaus galt das Zerstückeln des noch lebenden oder jedenfalls nicht mit Sicherheit toten Kindes den meisten akademischen Geburtshelfern als barbarisch. Sie verstanden die Perforation als eine Praktik der vorwissenschaftlichen Geburtshilfe, von der sie sich selbst so weit wie möglich distanzieren wollten.[302] Auch die psychische Zumutung, die es bedeutete, einen Fötus zu töten, wurde bisweilen als Argument angeführt, ebenso die nicht unbedeutende Gefahr, die auch für das Leben der Entbundenen nach einem solchen Eingriff drohte. Mindestens ein Viertel aller Frauen starb nach einer perforierenden Operation an den Folgen eines Infektionsgeschehens.[303]

Im Gegensatz zur Perforation bestand beim Kaiserschnitt zumindest theoretisch die Möglichkeit des Überlebens sowohl des Kindes als auch der Mutter. So selten dieses Szenario auch war, bot es den Ärzten jedenfalls einen moralischen Ausweg. Sehr populäre außergewöhnliche Geschichten wie die der Margaretha Adametz aus Wilster in Holstein, die zwischen 1826 und 1835 vier Kaiserschnitte überlebte, davon drei in der Kieler Gebäranstalt, dürften sie in ihrer Haltung bestärkt haben.[304]

Erst in der zweiten Jahrhunderthälfte wurden Gegenstimmen laut, die zum einen darauf beharrten, dass die Entscheidung zwischen Kaiserschnitt und Perforation der Schwangeren selbst überlassen werden müsste. Diese Vorstellung war zwar theoretisch auch schon vorher geläufig gewesen. In der Praxis hatten die meisten Gebärhausärzte bislang aber schlichtweg die Perforation verweigert und die Schwangere so lange ihren Schmerzen überlassen, bis sie schließlich aus purer Verzweiflung doch einer Schnittentbindung zugestimmt hatte.[305] Zum anderen argumentierten Verfechter der neuen Auffassung mit dem Wert des Lebens der Frau als Mutter und Ehepartnerin, der denjenigen des Ungeborenen weit übersteige.[306] Bei diesen Abwägungen fand auch der soziale Stand der Schwangeren Berücksichtigung. Eine Reihe von Ärzten erläuterte, dass bei einer verheirateten Frau aus den Unterschichten, die womöglich schon mehrere Kinder hatte und deren Arbeitskraft für ihre Familie dringend notwendig war, der Entschluss zur Tötung des Ungeborenen näherläge als bei einem Paar mit drängendem Kinderwunsch. Auch bei ledigen Schwangeren, für die ein Kind ohnehin vor allem eine Belastung darstellte, fiele die Entscheidung zur Perforation leichter.[307] Neben diesen moralisierenden Argumenten standen ganz praktische Neuerungen. Die Antisepsis sowie die Chloroformierung hatten im späteren 19. Jahrhundert das von der Perforation ausgehende Risiko für die Frau stark minimiert.

Asepsis und Antisepsis: Maßnahmen, einer septischen Erkrankung vorzubeugen oder diese zu behandeln.

Dass Katharina Plambecks erste Geburt durch einen sogenannten kindsverkleinernden Eingriff, sprich die Zerstückelung des Fötus beendet wurde, obwohl „*noch vor kurzem Bewegungen gespürt wurden*“[308], ist nur vor dem Hintergrund all dieser vorangegangenen Veränderungen begreiflich.

Als eine der bedeutendsten medizinischen Errungenschaften für die Geburtshilfe des 19. Jahrhunderts kann fraglos die Chloroformnarkose gelten, unter der die Operation in Preetz vorgenommen wurde. Hatten Kreißende zuvor alle operativen Eingriffe von der Zangenextraktion über die Perforation bis zum Kaiserschnitt bei vollem Bewusstsein ohne schmerzlindernde Mittel ertragen müssen, konnten sie ab den 1840er Jahren nun betäubt werden. Neben der kaum zu ermessenden Erleichterung für die Frauen selbst resultierten daraus auch größere Erfolgschancen der Operationen, da die Operateure an der ruhiggestellten Patientin wesentlich fokussierter und exakter arbeiten konnten.[309]

Ob eine Anästhesierung auch zur Linderung der Schmerzen bei einer natürlich verlaufenden Geburt angemessen sei, wurde dagegen anfangs scharf diskutiert. Dagegen sprach laut den Gegnern unter anderem, dass das Chloroform die Wehen abschwächen und somit den Gebärprozess gefährlich verzögern würde. Nicht zuletzt unter Bezugnahme auf die biblische Sündenfallgeschichte erklärte man überdies die Schmerzen zum natürlichen und notwendigen Teil der Geburt.[310] „*Ich will dir viel Schmerzen schaffen, wenn du schwanger wirst; du sollst mit Schmerzen Kinder gebären*", so spricht Gott in der Genesis zu Eva. Frühe Anstöße zum Umdenken kamen in diesem Fall aus England, wo der Mediziner James Young Simpson 1847 die ersten Versuche mit Äther- und Chlorformnarkosen an Kreißenden durchgeführt hatte.[311] Eine wichtige Vorreiterrolle spielte einmal mehr die einflussreiche Queen Victoria. Bei ihrer achten und neunten Niederkunft 1853 und 1857 ließ sich die Königin unter eine Chloroformnarkose setzen, um die Geburtsschmerzen besser ertragen zu können. Auf diese Weise trug sie wesentlich dazu bei, der Anästhesie zur Erleichterung des Gebärens gesellschaftliche Akzeptanz zu verschaffen.[312] Der Arzt, von dem sich die Queen das Betäubungsmittel verabreichen ließ, war übrigens kein anderer als John Snow, den wir bereits als Erforscher der Cholera kennengelernt haben.

James Young Simpson, 1. Baron Simpson, (1811–1870). Schott. Arzt und Geburtshelfer.

Auch Katharina Plambeck wurde in Kiel 1879 erneut narkotisiert, bevor Litzmann den fatalen Kaiserschnitt an ihr vornahm.[313]

Dies ist in den Aufzeichnungen des Gebärhauses belegt, in denen das Ende der Operation um „*12 ½ h.*" dokumentiert wurde, und um „*1 h*" von Katharinas Zustand „*Kurze Zeit nach d. Erwachen*" die Rede ist.

Die anscheinend ehrliche Zuversicht des Arztes, durch die Operation Mutter und Kind retten zu können, dürfte allerdings nur zu einem kleineren Teil auf den positiven Effekten der Anästhesie beruht haben. Für den erheblichen Anstieg der Überlebenschancen der Gebärenden bei einem Kaiserschnitt war vor allem die Durchsetzung antiseptischer Methoden im späteren 19. Jahrhundert verantwortlich. Litzmann operierte Katharina *„unter Spray und den übrigen Lister'schen Cautelen"*[314]. Den desinfizierenden Maßnahmen nach Joseph Lister, auf die der Kieler hier Bezug nimmt, waren die Entdeckungen des ungarischen Geburtshelfers Ignaz Semmelweis im Kampf gegen das Kindbettfieber vorangegangen.

Joseph Lister, 1. Baron Lister (1827-1912). Engl. Arzt, Vorreiter der Antisepsis.

Kindbettfieber

Die Geschichte Maria Elisabeth Margretha Heimanns aus Eiderstede bei Bordesholm beginnt wie die sehr vieler Patientinnen des Kieler Gebärhauses des 19. Jahrhunderts. Als zweites von fünf Kindern eines Insten 1819 geboren, war sie durch den Tod ihrer Mutter früh zur Halbwaise geworden. Nach ihrer Konfirmation 1834 verließ Margretha ihre Familie, und ihr Dasein als Dienstmädchen begann. Wie es üblich war, hangelte sie sich von Dienstvertrag zu Dienstvertrag, bis sie 1846 schwanger wurde und im Februar 1847 ihre Anstellung auf dem Meierhof Neu-Bokhorst verlor. Am 31. Mai desselben Jahres wurde sie schließlich in die akademische Gebäranstalt aufgenommen, wo man eine rachitische Verformung ihres Skeletts diagnostizierte.[315] Dass Margretha im Gegensatz zu vielen Frauen mit ähnlichen Vorgeschichten das Haus nicht mehr lebend verlassen sollte und Michaelis ihre Knochen in seine Beckensammlung aufnehmen konnte, war Folge eines tragischen Zufalls. Margretha war, im wahrsten Sinne des Wortes, zur falschen Zeit am falschen Ort.

Beim sogenannten Puerperal- oder Kindbettfieber handelt es sich nicht um eine spezifische Erkrankung, ausgelöst von einem spezifischen Erreger. Der Begriff bezieht sich vielmehr auf alle Entzündungen, die durch das Eindringen von Keimen über die Scheide in die Gebärmutter während oder kurz nach der Geburt hervorgerufen werden.[316] Berichte über Erkrankungswellen, die sich heute als Kindbettfieber identifizieren lassen, finden sich schon lange vor der europaweiten Verbreitung des Prinzips ‚Gebäranstalt'. In der zweiten Hälfte des 17. Jahrhunderts etwa grassierte die Krankheit in Leipzig und Kopenhagen, um 1723 in Frankfurt am Main.[317] Erst seit der Mitte des 18. Jahrhunderts nahm man das Kindbettfieber aber zunehmend als ein konkretes, dauerhaftes, mehr oder weniger klar fassbares Problem wahr. In den neu entstehenden Gebärhäusern nämlich wurde es zu einem ungeladenen Dauergast. Die Gebäranstalten in Frankreich, Großbritannien, Österreich, Deutschland, Dänemark und überall sonst wurden ein ums andere Mal von Wogen des Kindbettfiebers überrollt, die unzähligen Frauen das Leben kosteten.[318] Rund 80 Prozent aller Todesfälle in den Gebäranstalten lassen sich auf diese Krankheit zurückführen.[319]

Solange die pathologische Wirkung von Mikroorganismen noch nicht bekannt war und die Miasmentheorie die Vorstellung von der Entstehung und Verbreitung von Krankheiten beherrschte, stellte das Puerperalfieber ein scheinbar unlösbares Rätsel dar.

Miasmen : schlechte Luft.

Die seit dem späteren 18. Jahrhundert entstehenden spekulativen Abhandlungen über die Ursachen der Epidemien und mögliche Gegenmaßnahmen könnten ganze Bibliotheken füllen. Entsprechend groß war die Vielfalt der Meinungen und Theorien.[320] Bezeichnend für das Verhältnis zwischen akademischen Geburtshelfern und schwangeren Frauen im 19. Jahrhundert insgesamt ist die Tatsache, dass die Mediziner mitunter bei den Wöchnerinnen selbst die Ursache für die Krankheit suchten. „*Die Pfleglinge einer*

Entbindungsanstalt setzen sich überwiegend aus Erstgebärenden und dem niedersten Proletariat zusammen", erörterte etwa der Stuttgarter Gynäkologe Hermann Fehling 1877 in einer Besprechung eines Buches seines dänischen Kollegen Asger Stadfeld. So erkläre sich auch die „*grössere Sterblichkeit, denn heruntergekommene Individuen besitzen grössere Empfänglichkeit für Puerperalfieber und geringere Widerstandskraft gegen dasselbe.*"[321]

Hermann Fehling (1847–1925). Dt. Gynäkologe und Geburtshelfer.

Asger Snebjørn Nicolai Stadfeldt (1830–1896). Dän. Arzt und Geburtshelfer.

In der Praxis suchten die Verantwortlichen ihr Heil vor allem in der Verbesserung der hygienischen Zustände. Gemäß der Idee von giftigen Ausdünstungen und schlechter Luft als Auslöser von Krankheiten ging man davon aus, dass regelmäßiges Lüften sowie das Reinhalten von Inventar und Räumen in den Gebäranstalten die Epidemien zurückdrängen müssten.[322]

Wie wenig aussichtsreich Maßnahmen dieser Art allerdings waren, hätte das Kieler Beispiel schon sehr früh vor Augen führen können. Denn bis in die 1830er Jahre blieb die dortige Gebäranstalt vom Kindbettfieber fast gänzlich verschont, obgleich die hygienischen Bedingungen geradezu erbärmlich waren.

Bei der Gründung der Einrichtung 1805 war sie zunächst behelfsmäßig in einem wohl fast 200 Jahre alten Gebäude auf dem Klosterkirchhof in der Altstadt untergebracht worden.[323] Schon im folgenden Jahr musste dieses wegen Platzmangels um einen angrenzenden Häuserkomplex in der Haßstraße ergänzt werden.[324] Beide Gebäude waren in beklagenswertem Zustand. Wiedemann, der erste Vorsteher, wird folgendermaßen zitiert: „*Das Erdgeschoß ist bei dem gänzlichen Mangel eines für die Oekonomie ohnehin so wenig zu entbehrenden Kellers so feucht, daß der Schwamm überall hervorwächst, unaufhaltsam die Fußböden zerstört und der Gesundheit sehr nachtheilig wird.*"[325] Ein Durchlüften der Räume war kaum denkbar, da von einer benachbarten Gerberei und dem Brackwasser des ‚kleinen Kiels' unerträglicher Gestank ausging. Im ersten Haus muss der Modergeruch so schlimm gewesen sein, dass man ihn sich nur durch einen alten, unter dem Gebäude liegenden Pestfriedhof zu erklären wusste.[326]

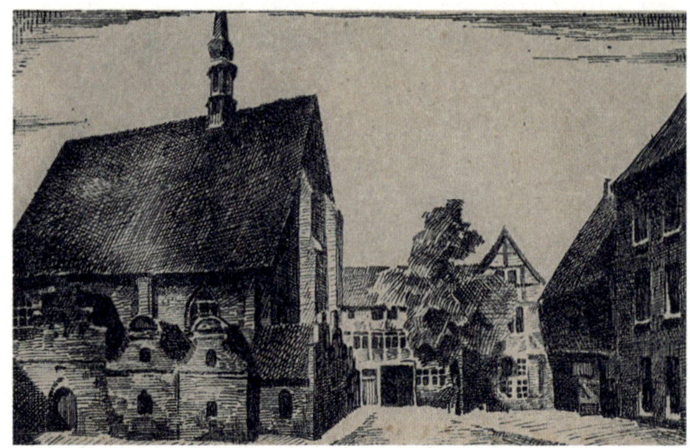

Abb. 13 Im Klosterkirchhof war die Kieler Gebäranstalt von ihrer Gründung im Jahr 1805 bis ins Jahr 1810 untergebracht. Hermann Edlefsen, Klosterkirchhof, um 1900. Stadtarchiv Kiel, 1.3 Postkartensammlung 83418.

Hinzu kamen ein sehr viel größerer Andrang Schwangerer als man erwartet hatte und dadurch eine Überbelegung der Räumlichkeiten. Geplant worden war zu Anfang für 32 Patientinnen im Jahr. Diese Ziffer wurde aber schon in den achteinhalb Monaten, in denen die Anstalt 1805 nach Aufnahme der ersten Schwangeren am 10. April des Jahres in Betrieb war, erreicht. In den beiden folgenden Jahren waren es schon 63 bzw. 87 Frauen.[327] Diese dennoch geringen Zahlen zeigen, dass das Haus keineswegs als Zufluchtsort für alle armen, hilflosen Schwangeren gedacht war. Vielmehr war die Gebäranstalt nur Beiwerk zur Lehranstalt: Die dort in geringer Zahl aufgenommenen Frauen waren als Anschauungsmaterial für den Unterricht gedacht. Nach diesem Anliegen war denn auch ganz offensichtlich die Zahl der Aufzunehmenden kalkuliert.

Zur Verbesserung der Situation zog die akademische Hebammen- und Lehranstalt 1810 in ein eigens dafür umgebautes größeres Gebäude um. Das neue Haus lag an der Fleethörn, westlich des kleinen Kiels, etwa dort, wo heute der Südflügel des alten Rathauses auf die Treppenstraße trifft.[328] Die hygienischen Zustände waren damit fürs Erste um einiges gebessert, wenngleich die Aufnahmekapazitäten bald wieder an ihre Grenzen stießen. Durch Um- und Anbauten versuchte man seit den 1820er Jahren immer wieder, Abhilfe zu schaffen.[329] Es war während dieser an sich besseren räumlichen Verhältnisse, nicht in den wesentlich ungünstigeren der Frühzeit, in der schließlich ab 1834 das Puerperalfieber auch in die Kieler Anstalt Einzug hielt.[330]

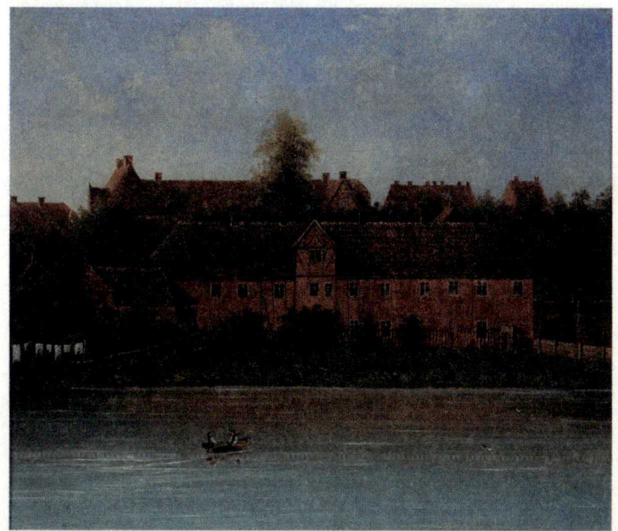

Abb. 14 In diesem Gebäude an der Fleethörn befand sich die Kieler Gebäranstalt von 1810 bis 1862. Ernst Wolperding, Hebammenanstalt in der Fleethörn, Öl auf Leinwand, um 1845. Schleswig-Holsteinische Landesbibliothek, Inventarnummer H-68.

Wie seine Kollegen andernorts vermutete Michaelis aber dennoch eine mangelhafte Raumhygiene hinter den Ausbrüchen. Er setzte sich daher für einen erneuten Anbau ein, der es ermöglichen sollte, das Haupthaus jährlich vier Wochen lang zu lüften und zu reinigen, jede Schwangere in einem eigenen, stets frisch gelüfteten Zimmer unterzubringen und sie jeweils in demselben zu entbinden sowie Erkrankte unverzüglich zu isolieren.[331] Das Vorhaben hatte durchaus seine Berechtigung. Denn trotz der früheren Baumaßnahmen herrschten unter den Hausangestellten, den Hebammenschülerinnen und den Wöchnerinnen in der Kieler Gebäranstalt noch immer beengte Verhältnisse. Und auch die üblen Gerüche, die vom kleinen Kiel und der Gerberei ausgingen, blieben bei der Lage des Gebäudes nach wie vor eine Belastung.[332]

Der Erweiterungsbau wurde 1845 genehmigt und ausgeführt. Auf den Verlauf der Kindbettfieberepidemien hatte aber auch diese Maßnahme keinerlei Einfluss. Bereits im Frühjahr 1847 wütete die Krankheit in der Kieler Anstalt schlimmer denn je. Dreizehn Wöchnerinnen wurden innerhalb von fünf Monaten hinweggerafft.[333] Unter diesen auch Margretha Heimann.[334]

Teich
Kleiner
Kiel
Brunswieck
HAFEN
Fleethörn
1810-1862
Kieler Kloster
1805-1810
Brunswik
ab 1862

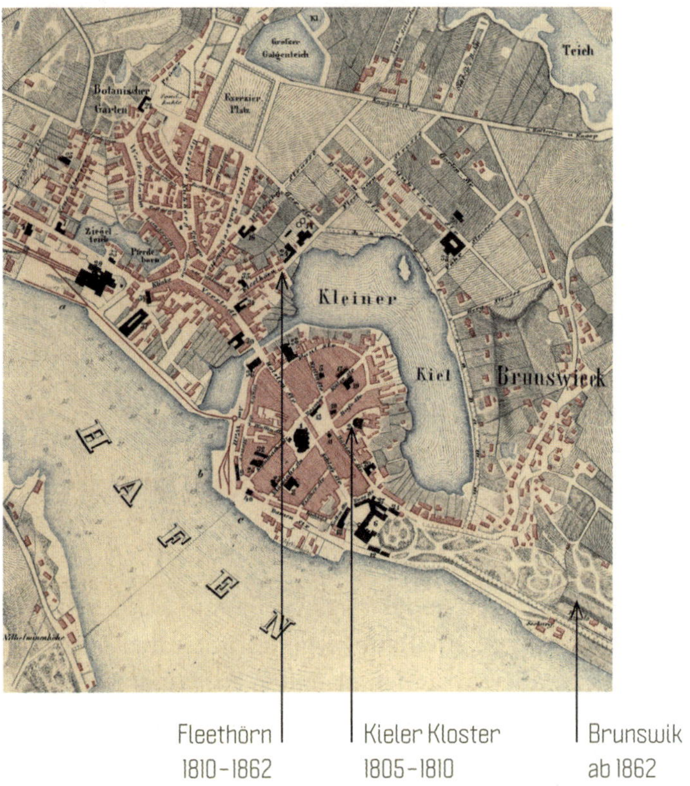

Abb. 15 Die Standorte der Kieler Gebäranstalt im 19. Jahrhundert.

Michaelis wusste nun keinen anderen Rat mehr, als die verbleibenden Frauen ins nicht weit entfernte Friedrich-Hospital in der Flämischen Straße verlegen zu lassen und die Anstalt für mehrere Monate ganz zu schließen – ein Schritt, der in ähnlichen Situationen auch anderswo gegangen wurde.[335] Nachdem das gut durchlüftete und gereinigte Haus aber am 1. November 1847 wieder geöffnet worden war, erkrankten die drei ersten neuaufgenommenen Frauen sofort wieder am Kindbettfieber. Zwei von ihnen überlebten mit knapper Not, die dritte konnte nicht gerettet werden.[336]

Die Idee eines unmittelbaren Zusammenhangs zwischen den Kindbettfiebererkrankungen und schlechter Luft sowie schmutzigen Räumlichkeiten wurde von den Entwicklungen in Kiel somit eindeutig Lügen gestraft. Doch welche Ursachen konnten dann für eine Erkrankung verantwortlich sein, der so viele Gebärhauspatientinnen so elendig erlagen?

Die erschütternde und fast schon banal wirkende Antwort auf diese Frage ist aufs Engste verbunden mit dem Namen des Budapester Arztes Ignaz Philipp Semmelweis.[337] Nach seinem Medizinstudium in Wien begann Semmelweis 1844 an der dortigen Gebäranstalt zu arbeiten, mit rund 7.000 Geburten im Jahr die weitaus größte ihrer Zeit. Die fachliche Reputation des Wiener Instituts in Sachen geburtshilflicher Ausbildung und Praxis war in der Mitte des 19. Jahrhunderts unübertroffen. Die hohe Anzahl der Patientinnen, die sich von Nah und Fern dort einfanden, sorgte dafür, dass zeitweise über 50 Prozent aller Geburten in der Stadt Wien uneheliche waren.[338]

Ignaz Philipp Semmelweis (1818–1865). Österr.-ungar. Arzt und Geburtshelfer.

Aufgrund der hohen Frequentierung des Hauses war es in den 1830er Jahren notwendig geworden, zwei eigenständige Abteilungen einzurichten, die ab 1839 nicht nur räumlich vollständig voneinander getrennt waren, sondern auch von unterschiedlichem Personal geführt wurden: In der ersten Abteilung waren ausschließlich männliche Mediziner und Studenten für die Versorgung der Wöchnerinnen zuständig, in der zweiten Hebammen und ihre Schülerinnen. Sofort nachdem die Trennung der Anstalt in eine männliche und eine weibliche Abteilung erfolgt war, zeichnete sich Erstaunliches ab: Während in der Abteilung der Hebammen im Jahr 1840 nur rund 2,6 Prozent aller entbundenen Frauen starben, waren es unter der Betreuung der Ärzte mit 9,5 Prozent mehr als dreimal so viele. Dieses Verhältnis pflanzte sich in den kommenden Jahren in vergleichbaren Größenordnungen fort.[339]

Bis Semmelweis 1847 zum Assistenten an der ersten Abteilung befördert wurde, blieben alle Versuche der Erklärung und Ausmerzung dieses Zustandes erfolglos.

Wie so oft spielte der Zufall auch in dem nun folgenden Akt eine bedeutende Rolle. Im März 1847 starb der Wiener Pathologe Jakob Kolletschka infolge einer Verletzung durch ein Skalpell, die er sich bei einer Leichensektion zugezogen hatte. Semmelweis, der sich seinem Kollegen Kolletschka eng verbunden fühlte, nahm großen Anteil an dessen Tod und versuchte zu verstehen, wie die Schnittwunde zu dessen Ableben geführt haben konnte. Dabei fiel ihm auf, dass die Symptome, die Kolletschka entwickelt hatte, exakt denjenigen entsprachen, an denen er „*so viele hundert Wöchnerinnen sterben sah*"[340]. In der Rückschau beschrieb Semmelweis seine Erkenntnis folgendermaßen: „*Die veranlassende Ursache der Krankheit bei Professor Kolletschka war bekannt, nämlich es wurde die Wunde, welche ihm mit dem Sectionsmesser beigebracht wurde, gleichzeitig mit Cadavertheilen verunreiniget. Nicht die Wunde, sondern das Verunreinigtwerden der Wunde durch Cadavertheile hat den Tod herbeigeführt.* [...] *Ich musste mir die Frage aufwerfen: Werden denn den Individuen, welche ich an einer identischen Krankheit sterben sah, auch Cadavertheile in das Gefässsystem eingebracht? Auf diese Frage musste ich mit Ja antworten.*"[341]

Jakob Kolletschka (1803–1847). Österr. Pathologe u. Anatom.

Semmelweis' Erklärung stützte sich auf die Tatsache, dass am großen Wiener Krankenhaus tagtäglich eine Vielzahl von Autopsien vorgenommen wurden. Die Männer, die an der ersten Abteilung der Wiener Gebäranstalt tätig waren, nahmen regelmäßig an diesen Sektionen teil. Darüber hinaus nutzten die Lehrer des Instituts Leichen zur Veranschaulichung geburtshilflicher Operationen und ließen ihre Studenten Übungen an den toten Körpern durchführen. Gang und gäbe war es dementsprechend, dass Studenten in der Pathologie mit Leichnamen arbeiteten und danach unmittelbar hinüber in die Entbindungsanstalt gingen, um dort – zum Teil in Reihe – vaginale Untersuchungen an schwangeren und kürzlich entbundenen Frauen vorzunehmen. Weder wechselten sie zwischen diesen Tätigkeiten ihre Kleidung noch wuschen sie sich die Hände.[342] Handschuhe für medizinische Zwecke kamen erst im späten 19. Jahrhundert auf und waren noch im frühen 20. Jahrhundert unter Medizinern stark umstritten.[343]

Zwar war Semmelweis' Theorie von den „*Cadavertheilen*", die von den Leichen auf die Wöchnerinnen übertragen und in deren Blutkreislauf eingebracht würden, noch ein gutes Stück von der Wahrheit entfernt. Die Maßnahmen, die er angesichts seiner Beobachtungen ergriff, zeitigten aber dennoch eine eindeutige Wirkung. Indem er die Studenten anwies, ihre Hände vor jeder Untersuchung der Patientinnen mit einer Chlorlösung zu waschen, reduzierte er die Wöchnerinnensterblichkeit innerhalb eines Jahres auf unter 1,5 Prozent.[344]

Kleinere Ausbrüche der Krankheit in den folgenden Monaten, die sich nicht auf das Einbringen von Leichenmaterie in die Körper der Frauen zurückführen ließen, veranlassten Semmelweis schon bald zu einer Erweiterung seiner Theorie. Indem er jetzt Verunreinigungen mit „*zersetzten animalischen Stoffen*" von Toten oder Lebenden für die Infektionen verantwortlich machte, konnten auch Übertragungen von einer Frau auf die andere sowie Ansteckungen durch Kontakte mit anderweitig erkrankten Personen erklärt werden.[345] Damit schien die Ursache für das Kindbettfieber gefunden, das Gespenst der Gebäranstalt gebannt!

Doch die historische Entwicklung folgt oftmals nicht dem logischsten Pfad.

Der Heldenkult, den die Medizingeschichte über die Jahre um Ignaz Semmelweis betrieben hat, betont mit großem Nachdruck immer wieder, dass seine bahnbrechende Erkenntnis über lange Zeit gänzlich ignoriert worden sei, und erklärt dies in der Regel als mutwilligen Akt seiner Fachkollegen.[346] Semmelweis, der später schwer psychisch erkrankte und 47-jährig nach einer Zwangseinweisung in einer Psychiatrischen Klinik in Wien verstarb, wird in dieser Erzählung zum Märtyrer, der an der Missachtung und der Diffamierung durch seine Zeitgenossen zerbrach. So ansprechend die Dramatik dieser Legende auch sein mag, so wenig hält sie aber einer kritischen Überprüfung stand.

Wahr ist, dass Semmelweis' Theorie unter den Geburtshelfern Europas zunächst nicht überall auf Akzeptanz traf. Man kann darin wohl eine ganz menschliche Reaktion sehen: Konnte es wirklich stimmen, dass das Kindbettfieber, diese scheinbar unbesiegbare Geißel der Menschheit, durch die schlichte Maßnahme des Händewaschens aus der Welt zu schaffen war? Und mussten also die Geburtshelfer selbst sich für die abertausenden toten Wöchnerinnen in den Gebärhäusern die Verantwortung zurechnen? Es war eine geradezu ungeheuerliche Annahme, die entsprechend an vielen Orten und über lange Zeit verleugnet wurde.

Für die Verzögerung, mit der Semmelweis' Ideen größere Zustimmung zuteilwurde, dürften darüber hinaus aber auch tatsächliche Schwächen der Theorie und vor allem sein eigenes Verhalten verantwortlich gewesen sein. Aus unerklärlichen Gründen verzichtete er nämlich bis ins Jahr 1861 darauf, seine Beobachtungen in angemessener Weise zu publizieren. Seine Annahmen mussten sich daher vor allem durch Hörensagen verbreiten und kamen so vielfach nur bis ins Unsinnige verstümmelt bei seinen Fachkollegen an. Insbesondere wurde die Erweiterung seiner Theorie auf jegliche Art von „*zersetzten animalischen Stoffen*" als Krankheitserreger lange kaum bekannt.

Die Ablehnung, die der Idee entgegenschlug, basierte also ein gutes Stück weit auf der Unzulänglichkeit der ersten Version und ist damit durchaus nachvollziehbar. Als Semmelweis 1861 aber endlich die berühmte Abhandlung *Die Aetiologie, der Begriff und die Prophylaxis des Kindbettfiebers* veröffentlichte, die seiner Theorie nun tatsächlich zum Durchbruch hätte verhelfen können, trat er darin mit einer solchen Feindseligkeit gegenüber vielen seiner Kollegen auf, dass er schlichtweg nicht mehr ernstgenommen wurde.[347]

Im Übrigen stießen Semmelweis' Erklärungen aber keineswegs überall nur auf taube Ohren. Neben einem großen Kreis von Anhängern in Wien fanden sie zum Beispiel auch in Kiel einen frühen Befürworter. Als im November 1847 nach der Wiedereröffnung seiner Anstalt sofort wieder drei Fälle des Kindbettfiebers aufgetreten waren, erwog Michaelis, das Haus erneut zu schließen. Just zu diesem Zeitpunkt erfuhr er durch einen seiner Schüler, Hermann Schwartz, der gerade einen Kurs in der Wiener Gebäranstalt besucht hatte, von den erfolgreichen Maßnahmen, die dort auf

Hermann Schwartz (1821–1890). Dt. Gynäkologe.

Semmelweis' Initiative gegen die Erkrankungen eingeführt worden waren.[348] Wie Michaelis später in einem Schreiben an Schwartz erläuterte, hatte er wohl schon früher ähnliche Vermutungen über einen Zusammenhang zwischen Sektionen und Ansteckungen mit dem Kindbettfieber gehegt. Auch im vergleichsweise kleinen Kieler Gebärhaus fanden regelmäßig Obduktionen verstorbener Frauen sowie toter Kinder statt. Michaelis entschloss sich daher umgehend dazu, auch in der Fördestadt Handwaschungen mit Chlorwasser einzuführen. Der Erfolg blieb nicht aus: In den folgenden Monaten erkrankte in der Gebäranstalt an der Fleethörn nur noch eine Frau am Puerperalfieber, wofür, so Michaelis, wahrscheinlich ein *„schlecht gereinigter Catheder"* verantwortlich war.[349]

An dieser Stelle fügt sich in vielen historischen Darstellungen nun erneut eine Geschichte von großer Tragik an, deren Wahrheitsgehalt heute kaum noch überprüft werden kann. Sicher ist, dass Gustav Adolf Michaelis am 8. August 1848 Selbstmord beging, indem er sich in Lehrte bei Hannover von einem Zug überrollen ließ. Was genau ihn aber dazu getrieben haben mag, lässt sich nicht mehr mit Sicherheit bestimmen. Die ‚offizielle' Lesart der medizinischen Heldengeschichtsschreibung besagt, dass die Erkenntnis über seine eigene Verantwortung für den Tod zahlreicher Wöchnerinnen Michaelis in tiefe Depressionen und letztlich in den Suizid gestürzt habe. Eine herausgehobene Rolle wird dabei dem Tod seiner Cousine zugeschrieben, die im Sommer 1847 nach einer Entbindung unter seiner Leitung am Kindbettfieber gestorben war.[350]

Ganz gewiss könnten diese leidvollen Erfahrungen dazu beigetragen haben, einen labilen Menschen seines Lebenswillens zu berauben. Ob sie aber als alleinige oder hauptsächliche Auslöser zu gelten haben, steht auf einem anderen Blatt. In einem Nachruf auf Michaelis aus dem Jahr 1850 jedenfalls ist von dieser Erklärung für seinen Selbstmord noch keine Spur. Vielmehr wird darin die quälende Angst, „er möchte mit den Seinigen nicht ferner hinlängliches Auskommen finden",[351] für die Tat verantwortlich gemacht. Schlichte, aber nicht minder zermürbende Geldsorgen hätten demnach also den Ausschlag gegeben.

Ungeachtet der Ursachen, brachte Michaelis' Tod jedenfalls einen herben Rückschritt für die geburtshilfliche Praxis in der Kieler Gebäranstalt. Denn sein Nachfolger Litzmann zählte zum Kreis derer, die sich von der Semmelweis'schen Theorie noch lange nicht überzeugen ließen.[352] Drei Jahre bevor Semmelweis in Wien seine wichtigen Beobachtungen anstellte und vier Jahre vor seiner eigenen Berufung nach Kiel hatte Litzmann selbst eine umfangreiche Studie über das Kindbettfieber veröffentlicht.[353] Darin führte er die Erkrankung auf eine Veränderung des Blutes zurück, die durch Miasmen verursacht würde.[354] Die Miasmen wiederum verstand er ganz traditionell als *„Veränderungen in der Atmosphäre"*, die gewöhnlich als Folge *„einer Beimischung besonderer schädlicher Stoffe"* in die Luft erklärt würden.[355] Zwar räumte Litzmann ein, dass *„dieselben nirgends empirisch nachgewiesen"*[356] waren, er hielt aber dennoch weit über die 1840er Jahre hinaus an der Theorie der miasmatischen Ursache des Kindbettfiebers fest.

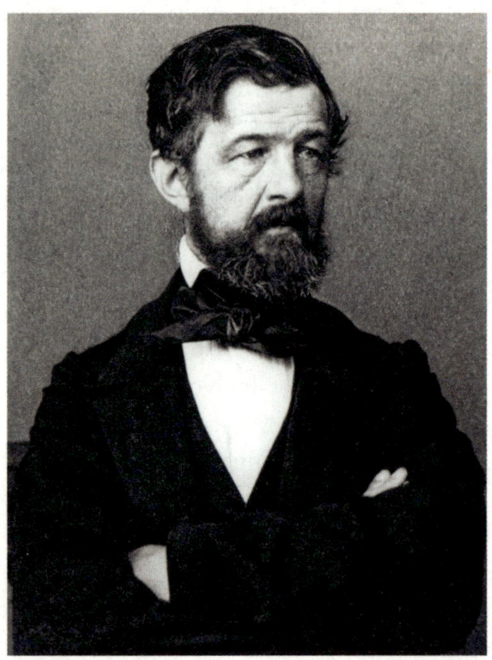

Abb. 16 Carl Conrad Theodor Litzmann (1815–1890). Bibliothek der Universitätsfrauenklinik Kiel.

Noch 1858 konnte sich Litzmann in dieser Annahme wohl bestätigt sehen, als eine neue Welle des Puerperalfiebers über die Kieler Anstalt hinwegrollte und fast ein Viertel aller aufgenommenen Frauen erkrankte.[357] Zwei Jahre zuvor nämlich war in unmittelbarer Nähe die städtische Gasanstalt errichtet worden, wodurch das Gebärhaus abermals in einen grauslichen hygienischen Zustand versetzt worden war. Bereits 1857 legte Litzmann offiziell Klage darüber ein, „*daß wenn in einem der in Richtung nach der Gasanstalt hin belegenen und vorzugsweise für Schwangere und Wöchnerinnen bestimmten Zimmer die Fenster geöffnet würden, in bald kürzerer bald längerer Zeit der Fußboden und sämmtliche Mobilien in demselben mit einer Schicht schwarzen Kohlenstaubes bedeckt*“[358] waren. Hier wurde also die „*Beimischung besonderer schädlicher Stoffe*“ in die Atmosphäre mit den Händen greifbar. Und dennoch war die Schlussfolgerung Litzmanns', dies in einen kausalen Zusammenhang mit dem Kindbettfieber zu bringen, falsch. Mit Recht stellte Jürgen Knobloch fest, dass Litzmanns Widerspenstigkeit gegen Semmelweis' Theorie „*viele Patientinnen der Kieler Gebäranstalt das Leben gekostet*“[359] hat.

Jürgen Knobloch (1944–2008). Dt. Arzt, Mikrobiologe, Tropenmediziner.

Erst als in den 1870er Jahren mit der Bakteriologie die Übertragung von Keimen von den Geburtshelfern auf die Wöchnerinnen klar wissenschaftlich nachweisbar geworden war, scheint auch Litzmann endlich einen Sinneswandel durchlaufen zu haben. Im Gespräch mit einem Besucher seiner Anstalt führte er 1875 den einzigen im Vorjahr aufgetretenen Todesfall durch Puerperalfieber darauf zurück, „*dass unter den touchirenden Studenten einer kurz vorher secirt hatte*“[360].

Touchieren: innerlich untersuchen.

Die vom englischen Chirurgen Joseph Lister unter dem Einfluss der Arbeiten Louis Pasteurs entwickelten antiseptischen Operationstechniken, insbesondere den Einsatz von Desinfektionsspray, machte sich Litzmann in der Folge umgehend zu eigen.[361]

Die Auswirkungen der damit eingeläuteten antiseptischen Ära können am Fall Katharina Plambecks im Jahr 1879 beobachtet werden. Trotz widrigster Umstände – ihr komplizierter Kaiserschnitt wurde in einem „*bisher von einem Practicanten bewohnte*[n] *Zimmer*“ durchgeführt, das man „*schnell für d*[ie] *Operation vorbereitet*“ hatte[362] – handelte sie sich keine tödliche Infektion mehr ein. Zwar stellte Litzmann bei ihrer Obduktion eine beginnende Bauchfellentzündung fest, diese war aber offensichtlich nicht für ihren Tod verantwortlich.[363]

Möchte man dennoch eine medizinische Ursache für das verfrühte und leidvolle Sterben des Dienstmädchens Katharina Plambeck aus Nettelsee benennen, so gilt es, einen Schritt zurückzutreten und das Problem des engen Beckens in Augenschein zu nehmen.

Das enge Becken und die Kieler Beckensammlung

Um im Kieler Gebärhaus Aufnahme zu finden, musste sich jede Schwangere einer Untersuchung und einer Befragung unterziehen. Für sehr viele der betroffenen Frauen dürfte dies die erste Konfrontation mit einem akademischen Mediziner überhaupt gewesen sein. Von einem Mann, noch dazu einem gänzlich fremden, untersucht und dabei nicht nur äußerlich, sondern auch innerlich abgetastet zu werden, muss für die meisten von ihnen eine unerhörte und oftmals schockierende Erfahrung gewesen sein.[364] Auch für die 25-jährige Sophie Margaretha Bartels aus Griebel (heute Ortsteil der Gemeinde Kasseedorf), die im Februar 1864 in die Kieler Anstalt kam, könnte dies gegolten haben.

So jedenfalls wird sie als 4-Jährige in den Volkszählungslisten des Jahres 1840 aufgeführt.

Zwar hatte Greten, wie sie in ihrem Umfeld wohl genannt wurde, fünf Jahre zuvor schon einmal ein Kind zur Welt gebracht. Doch ihre damalige Niederkunft dürfte sich noch ganz im traditionellen dörflichen Rahmen abgespielt haben.[365]

Aus den erhaltenen Unterlagen der Gebäranstalt geht hervor, dass Gretens erste Geburt „*leicht*" gewesen sei. Das Mädchen habe drei Wochen lang gelebt. War eine Frau zuvor schon einmal im Gebärhaus gewesen oder war eine frühere Geburt mittels geburtshilflicher Eingriffe (und das heißt: durch männliche Hilfe) beendet worden, wurde dies in der Regel in der Akte vermerkt. Da dergleichen bei Greten Bartels nicht dokumentiert ist, kann auf eine natürliche Geburt ohne männliches Zutun geschlossen werden.

Für sie, wie für viele andere, war die universitäre Gebäranstalt samt ihrem Personal, ihrem Regelwerk und ihrer schwer durchschaubaren Eigenlogik eine ganz und gar fremde Welt.

Inwieweit auch schon die Befragung durch die Akademiker für Greten und andere unterprivilegierte Frauen eine besondere Zumutung bedeutete, ist hingegen nicht mit Gewissheit zu sagen. Einerseits war das Sprechen über ihr Intimleben manchen von ihnen sicherlich unangenehm. Andererseits dürften gerade die Lebensumstände der Unterschichten im 19. Jahrhundert zwangsläufig eine recht niedrige Schamschwelle in Hinblick auf die eigene Körperlichkeit mit sich gebracht haben.[366] Menschen, die oftmals keine eigenen Betten, geschweige denn eigene Räume hatten, die in einem System enger gegenseitiger Beobachtung und Kontrolle lebten und deren Arbeitsalltag kaum irgendwelche Freiräume ließ, denen also das Konzept einer ‚Privatsphäre' grundsätzlich fremd war, konnten in Bezug auf ihre Körperlichkeit keine ausgeprägte Scheu ausbilden. Ob also die Fragen, die Professor Litzmann an Greten Bartels richtete, ihr tatsächlich die Schamesröte ins Gesicht trieben, wie man vielleicht vorschnell annehmen könnte, darf zumindest bezweifelt werden.

Das Interesse der Ärzte galt der physiologischen Vorgeschichte der Frauen. Einem festen Anamnesekatalog folgend, fragten sie nach früheren Schwangerschaften und Geburten, nach Vorerkrankungen, dem Zeitpunkt der ersten Periode und nach dem Beginn und dem Verlauf der gegenwärtigen Schwangerschaft.

Doch auch wenn Greten angesichts dieser Themen womöglich keine grundsätzliche Verlegenheit gegenüber Litzmann empfand, so überstiegen manche seiner Erkundigungen doch schlicht ihre Kenntnisse. Insbesondere auf eine ganz bestimmte Frage hatte sie, wie viele andere Frauen auch, keine Antwort: In welchem Alter sie gehen gelernt hatte, wusste sie nicht zu sagen.[367]

> So jedenfalls ist es im Anamneseprotokoll, das direkt während der Befragung ausgefüllt wurde, vermerkt. Jahre später, als er den Fall in seinem Buch *Die Geburt bei engem Becken* publizierte, behauptete Litzmann hingegen, Greten habe „*nach ihrer Aussage rechtzeitig gehen gelernt*".

Doch warum hielt Litzmann diese Information überhaupt für relevant?

Die Lösung findet sich in Michaelis' berühmt gewordenem Buch *Das enge Becken nach eigenen Beobachtungen und Untersuchungen*. Nach dem frühzeitigen Tod seines Vorgängers hatte Litzmann das Werk 1851 auf Wunsch der Hinterbliebenen nach dem unvollendet gebliebenen Manuskript herausgegeben.[368] Die Abhandlung gilt bis heute weithin als Meilenstein der geburtshilflichen Beckenforschung. Michaelis erklärte darin, dass die „*Rhachitis ohne Zweifel für unsere Gegend die wichtigste Ursache starker Verbildung*"[369] war. Obgleich nur ein Drittel aller Verengungen des weiblichen Beckens auf Rachitis zurückzuführen seien, so Michaelis, sei die Erkrankung doch für den überwiegenden Teil aller schwerwiegenden Verformungen der Beckenknochen im Einzugsgebiet der Kieler Gebäranstalt verantwortlich. Diese „*besondere Form und diesen höhern Grad der Rachitis*" aber würde man am besten daran erkennen, „*dass sie das Gehen in früher Jugend verhinderte.*"[370] Die Frage nach dem Alter, in dem eine Frau ihre ersten Schritte gemacht hatte, zielte also unmittelbar auf die Diagnose der so gefährlichen Verengung des Geburtskanals.

Für die Geburtshilfe des 19. Jahrhunderts stellte das Phänomen des engen Beckens die bei weitem größte Herausforderung dar.

Näheres zum ‚engen Becken', seinen Ursprüngen und den Problemen, die es verursachte, s. unten, Kap. 10, S. 318–326.

Operationen wie die Perforation und der Kaiserschnitt waren nur deshalb in so großer Zahl notwendig, weil sehr viele Geburten aufgrund einer Beckenenge nicht auf natürlichem Wege beendet werden konnten. Die Operationen wiederum hatten vor der Erfindung von Asepsis und Antisepsis – den Methoden zur Verhinderung von Entzündungen – fast immer Infektionen zur Folge, die öfter als nicht einen tödlichen Ausgang nahmen.

Friedrich Engels (1820–1895). Dt. Fabrikant und Gesellschaftstheoretiker.

Wie die rachitischen Verformungen des Skeletts und damit der Großteil der stark verengten weiblichen Becken zustande kamen, darüber war man sich im 19. Jahrhundert im Grundsatz weitgehend einig. In seiner epochalen Studie über die ***Lage der arbeitenden Klasse in England*** gab Friedrich Engels 1845 den Konsens wieder, als er die mangelhafte Ernährung im Kindesalter für die Ausbreitung der Rachitis verantwortlich machte. Nicht nur sei die „*an und für sich schon schwerverdauliche Kost der Arbeiter* [...] *vollends für kleine Kinder ungeeignet*“[371], auch die das Proletariat immer wieder hart treffenden Phasen der Nahrungsknappheit trügen zum allgemein schlechten Gesundheitszustand bei: „*Kinder, die gerade zu der Zeit, wo sie die Nahrung am nötigsten hätten, nur halbsatt zu essen bekommen – und wie viele gibt es deren während jeder Krisis, ja noch in den besten Perioden des Verkehrs – solche Kinder müssen notwendig schwach, skrofulös und rachitisch in hohem Grade werden. Und daß sie's werden, zeigt der Augenschein.*“[372] Neben schlechter und unzureichender Nahrung wurden auch die sonstigen Lebensumstände der Unterschichten, vor allem in den Industriestädten, als Ursachen diskutiert. Feuchte, unhygienische und dunkle Wohnräume, gepaart mit zu wenig Luft und Sonnenlicht, galten als Hemmnisse für die gesunde kindliche Entwicklung und Auslöser der ‚Englischen Krankheit'.[373]

So nah diese Ideen der Wahrheit aber bereits kamen, so weit war man von breiten prophylaktischen und therapeutischen Maßnahmen noch entfernt. Erst als im frühen 20. Jahrhundert Vitamine als lebensnotwendige Stoffe erkannt worden waren, die mit der Nahrung aufgenommen werden müssen, konnte auch der Zusammenhang zwischen Vitamin-D-Mangel und Rachitis überzeugend nachgewiesen werden.[374] Damit war der Weg frei für allgemeine Vorsorge- und Behandlungsstrategien. Der von Generationen von Kindern gefürchtete Vitamin D-haltige Lebertran trat in den 1920er Jahren seinen Siegeszug an.[375] Parallel dazu setzte sich die Bestrahlung mit UV-Licht als antirachitisches Mittel nach und nach durch.[376] Infolge dieser Entwicklungen sowie einer allgemeinen Verbesserung der Lebensumstände der Unterschichten wurde die Rachitis in der ersten Hälfte des 20. Jahrhunderts in Europa fast vollständig zurückgedrängt.

Die Geburtshelfer des 19. Jahrhunderts konnten aber freilich nicht einfach auf eine zukünftige Ausrottung des Problems von der Wurzel her hoffen. Tagtäglich waren sie mit den grauenvollen Auswirkungen der Rachitis bei Gebärenden mit verengtem Becken konfrontiert. Ihre wissenschaftlichen Anstrengungen mussten sich daher auf ganz konkrete Fragen richten: Wie konnte man eine Beckenenge bei einer Schwangeren erkennen? Wie ließ sich abschätzen, ob eine natürliche Geburt dennoch möglich sein würde? Welche Maßnahmen waren bei verschiedenen Formen des engen Beckens vor und während der Geburt zu ergreifen? Um diese und verwandte Fragen entspann sich bereits seit dem 18. Jahrhundert ein breiter Diskurs unter der wachsenden Zahl der männlichen Geburtshelfer.[377] Grundlage dieses wissenschaftlichen Diskurses waren zum einen die ‚Fälle' in den Gebäranstalten, sprich die Schwangerschafts- und Geburtsgeschichten der Frauen, die sich in die Hände der Geburtsmediziner begeben hatten und Grundlage prospektiver Erhebungen waren. Zum anderen bauten die Mediziner auf retrospektiven Untersuchungen auf, die sie an ihren Sammlungen skelettierter Becken verstorbener Wöchnerinnen anstellen konnten.

Zur richtigen historischen und ethischen Einordnung müssen die seit dem 18. Jahrhundert entstehenden Beckensammlungen, unter denen die Kieler eine der kleineren war,[378] im Kontext ihrer Zeit betrachtet werden.[379]

Die heute noch im ‚Kieler Beckenschrank' versammelten 31 Becken bilden nur den kleineren Teil einer ehemals deutlich größeren Sammlung. Der Doktorand Karl-Ludwig Bürker sammelte in den durch den Krieg zerstörten Trümmern der Universitätsfrauenklinik in den späten 1940er Jahren noch 42 teilweise schwer beschädigte Präparate zusammen. Zu Beginn des 20. Jahrhunderts scheinen es aber noch wesentlich mehr, nämlich 103 Exemplare gewesen zu sein.

Umfassende, vor allem vergleichende historische Untersuchungen zu den Beckensammlungen wurden bislang nicht angestellt. Sie scheinen aber so gut wie an jeder akademischen Hebammenschule und Gebäranstalt existiert zu haben, so etwa in Straßburg, Bonn, Kassel, Göttingen, Berlin, Wien, Prag, Graz, Heidelberg, Leipzig, Würzburg, München, Altona und Kiel. Die wenigen existierenden Studien sind weitgehend veraltet, historisch unkritisch und konzentrieren sich jeweils nur auf eine ganz bestimmte Sammlung.

Zunächst lässt sich feststellen, dass sich die Mediziner rein rechtlich auf vollkommen unbedenklichem Terrain bewegten, wenn sie die Körper der in den Gebäranstalten verstorbenen Frauen sezierten und Präparate aus ihnen anfertigten. In Schleswig-Holstein wie anderswo waren die Leichen von im Wochenbett gestorbenen unehelich Schwangeren für den Gebrauch zu anatomischen Zwecken freigegeben. Eine königliche Verfügung des Jahres 1797 schrieb sogar explizit vor, dass die toten Körper lediger Frauen, die entweder ihre Schwangerschaft verheimlicht hatten oder aber schon früher der ‚Unzucht' überführt worden waren, der medizinischen Fakultät der Universität in Kiel zugeführt werden mussten.[380] Dabei standen die unverheirateten Schwangeren in einer Reihe mit Hingerichteten,

Selbstmördern, „*Verunglückte*[n] *und Todtgefundene*[n] […], *wenn sie selbst und ihre Angehörigen unbekannt sind*", Gefängnisinsassen, Vagabunden und Bettlern, Personen, die „*der eigentlichen Betteley, oder der beharrlichen Trägheit, Völlerey, Dieberey, Unkeuschheit etc. schuldig erfunden worden*", sowie unehelichen Kindern bis zu sechs Jahren.[381] Auf Grundlage dieses ‚Materials' war schon im späten 18. Jahrhundert an der Kieler Anatomie eine Präparatesammlung entstanden, die gleich nach der Gründung der Hebammenlehr- und Gebäranstalt auch für den dortigen Unterricht zur Verfügung gestellt wurde.[382]

Die Wissenschaftler an der Kieler Universität folgten damit einem globalen Trend. Das Sammeln und Klassifizieren von Präparaten jeglicher Art stieg im 18. und 19. Jahrhundert zum zentralen Bestandteil wissenschaftlichen Arbeitens auf. Herausragende Naturforscher wie der Begründer der bis heute gültigen botanischen und zoologischen Taxonomie Carl von Linné und Institutionen wie das 1793 begründete *Muséum d'Histoire Naturelle* in Paris standen an der Spitze einer Entwicklung, in der das Zusammentragen aller möglichen Varianten einer Gattung von Tier oder Pflanze, das Sortieren und Ordnen, das Bilden von Reihen und die kritische Interpretation des sich so ergebenden Bildes zur dominanten Methodik wissenschaftlicher Welterschließung wurde.[383] Ehemals private Kunstkammern, Sammlungen und Kabinette, die nicht zuletzt aus ästhetischen Gründen und zu repräsentativen Zwecken eingerichtet worden waren, erfuhren nun eine weitreichende wissenschaftliche Spezialisierung.[384] In Kombination mit empirischen Untersuchungen brachte diese neue Methode im Laufe des 19. Jahrhunderts zahlreiche epochemachende Erkenntnisse hervor. Das naturgeschichtliche Werk Alexander von Humboldts und die Evolutionstheorie Charles Darwins sind dafür nur zwei herausragende Beispiele.

Carl von Linné (Carolus Linnaeus) 1707–1778. Schwed. Naturforscher.

Alexander von Humboldt (1769–1859). Dt. Forschungsreisender.

Charles Robert Darwin (1809–1882). Engl. Naturforscher.

Ein anderes ist die Erforschung des engen weiblichen Beckens. Erst die Verbindung der Erfahrungen, die sie bei den Untersuchungen einer Frau und schließlich bei ihrer Niederkunft gemacht hatten, mit den Erhebungen am sogenannten trockenen Becken – dem Knochenpräparat – ermöglichte Michaelis, Litzmann und ihren Kollegen ein immer besseres Verständnis der verschiedenen Abweichungen von der normalen Beckenform und der Komplikationen, die diese jeweils für die Betroffenen im Leben, aber vor allem während der Geburt verursachten. In den zahlreichen Publikationen zum Thema, die die akademische Geburtshilfe im Laufe des Jahrhunderts hervorbrachte, lässt sich das Zusammenwirken der Untersuchungen lebender Frauen und der Beobachtungen an den Präparaten bei der Entstehung neuen Wissens eindrücklich nachvollziehen.[385] Darüber hinaus kamen die Beckenpräparate im geburtshilflichen Unterricht zum Einsatz. An ihnen ließen sich die Ursachen von Geburtskomplikationen veranschaulichen und Vorgehensweisen für ihre Überwindung erproben.

Zugleich, und womöglich mehr noch, waren die Sammlungen aber ein Kristallisationspunkt des Selbstbewusstseins der Akademiker. Hier scheint das in der Frühneuzeit bei bürgerlichen Eliten verbreitete Muster seine Fortsetzung erfahren zu haben. Die Größe, die Vollständigkeit sowie das Vorhandensein besonders seltener Exemplare in ihrer Sammlung bot den Medizinern Anlass zu Stolz und Präsentiergebärden. Georg Wilhelm Stein der Jüngere brüstete sich als Direktor des Marburger Accouchierhauses 1811 damit, dass sich *„durch Instrumenten- wie auch Beckensammlung (diese letztere freilich erst, aber da auch umso mehr, durch die dermalige Verbindung mit meinen eigenen Sachen) unsere Anstalt vor allen andern in Deutschland aus*[*zeichnet*]“.[386] Von einem wie auch immer gearteten wissenschaftlichen Zweck der Präparate sprach er in diesem Zusammenhang nicht. Litzmanns Besucher im Jahr 1875, von dem schon oben die Rede war, berichtete, dass man ihm *„aus der schönen Beckensammlung der Anstalt* [...] *zumeist rhachitische, und mehrere schräg verengte Becken“*[387] gezeigt habe.

Georg Wilhelm Stein der Jüngere (1773–1870). Dt. Arzt und Geburtshelfer.

Überhaupt wirkt das Vokabular, mit dem die Geburtshelfer über die Beckensammlungen und einzelne Präparate sprachen, aus der Perspektive des 21. Jahrhunderts befremdlich. Immer wieder ist die Rede von *„schönen“* Becken, „[a]*usgezeichnete*[n] *Becken von schöner Form*“,[388] von ihrer *„Seltenheit und Schönheit“*[389]. Die Mediziner redeten über Beckenknochen von Frauen, die oftmals noch vor Kurzem ihre Patientinnen gewesen waren, nicht anders, als man zum Beispiel über versteinerte Ammoniten redete. Wie schon die Urheber privater naturkundlicher Kabinette in den Jahrhunderten zuvor, so tauschten und verschenkten die Ärzte untereinander auch einzelne Präparate, wofür sie sich sodann ihrer gegenseitigen Dankbarkeit und Gewogenheit versicherten.[390] Auf diese Weise trugen die weiblichen Knochen schließlich also auch dazu bei, den Männerbund der Geburtshelfer zu bestärken.

So kritisch man in Anbetracht all dessen die Beckensammlungen heute betrachten kann, darf doch eines nicht außer Acht gelassen werden: Die Schicksale der Frauen, deren sterbliche Überreste sofort nach ihrem Tod zu Sammlungsobjekten gemacht worden sind, sind gerade deshalb überhaupt sichtbar geworden und sichtbar geblieben. In die Artikel und Abhandlungen, die die Mediziner über die Ergebnisse ihrer Untersuchungen der Beckenknochen verfassten, nahmen sie oftmals Detailinformationen über die Geschichte der jeweiligen Frau auf. Ohne diese Niederschriften wüssten wir nichts Näheres über Katharina Plambecks erste Schwangerschaft, ihren tragischen Ausgang und das schlimme Nachspiel. Wir hätten keine Kenntnis von Greten Bartels erster Tochter, die nur drei Wochen lebte.[391] Vom äußeren Erscheinungsbild Wiebke Butenschöns, die Litzmann als „*blass*" beschrieb, deren „*feinen Knochenbau*" und kurzen Beine er hervorhob, wüssten wir ebenso wenig, wie von ihrem mühevollen Gehenlernen an Krücken im Alter von 14 Jahren oder von ihren vier ebenfalls rachitischen, jung verstorbenen Geschwistern sowie der Schwindsucht ihrer Eltern.[392]

Natürlich war es nicht die vorrangige Absicht der Ärzte, die Lebensumstände der einzelnen Frau im Sinne einer beachtenswerten Biographie zu dokumentieren. Neben den wissenschaftlichen Erkenntnissen, die sie hervorbrachten, erwiesen die Gebärhausmediziner ihrer Nachwelt aber dennoch – wenn auch ungewollt – einen weiteren Dienst: Ihr Werk bereichert in außergewöhnlicher Weise unsere Vorstellungen von weiblicher Existenz im Zeitalter der Industrialisierung. In den folgenden Kapiteln wollen wir das Bild vom Sterben und Leben im schleswig-holsteinischen 19. Jahrhundert, wie es sich bis zu dieser Stelle aus der Fokussierung auf Schwangerschaft und Geburt ergeben hat, um Einblicke in andere Komplexe gelebten Lebens am Rand der Gesellschaft ergänzen.

LEBEN AM RAND

Bevor die 22-jährige Kielerin Dorothea Sophia Margaretha Krohn sich am 4. Januar 1840 hochschwanger ins Gebärhaus an der Fleethörn begab, ließ sie sich vom Kieler Armenvorsteher Petersen einen Armenschein ausstellen.[778] [illegible] [illegible] [illegible]bäranstalt kostenfrei verpflegt und entbunden zu werden, musste [illegible] dies[illegible] D[illegible]ument als Zeugnis ihrer Bedürftigkeit bei der Aufnahme vor[illegible]. [illegible] [illegible]n vierzehn Frauen, deren Schicksale in diesem Buch beispielhaft [illegible] [illegible]werden, trugen mindestens zehn weitere eine solche Bescheinigung bei sich, als ihre Wege sie im Laufe des 19. Jahrhunderts in die Anstalt führten. Ein Element, das beinahe alle Frauen verbunden hat, deren körperliche Überreste in die Kieler Beckensammlung Eingang gefunden haben, war demnach die ökonomische Bedürftigkeit und, daraus folgend, die Abhängigkeit vom staatlichen Armenwesen.

Wie alle dreizehn ihrer Leidensgenossinnen war Dorothea Krohn indes keineswegs arbeitslos. Schon im Alter von 13 Jahren hatte sie eine Stellung als Dienstmädchen im Kieler Friedrich-Hospital angenommen und diese Tätigkeit bei ihrer Aufnahme in die Gebäranstalt bereits seit neun Jahren ausgeübt. Ein finanzielles Auskommen, das es ihr erlaubt hätte, als zahlende Patientin in die Gebäranstalt aufgenommen zu werden oder gar die Dienste einer Hebamme in den eigenen vier Wänden in Anspruch zu nehmen, hatte ihr diese Arbeit jedoch nicht eingebracht. Schwangerschaft und Geburt warfen Dorothea trotz ihrer langjährigen Erwerbstätigkeit ganz auf die Fürsorge der öffentlichen Hand zurück. Damit einher ging gezwungenermaßen eine weitreichende Unterwerfung unter die Kontrolle der staatlichen Organe. Genau so erging es auch fast allen anderen sich als Dienstmädchen verdingenden Frauen, denen unsere Aufmerksamkeit gilt.

In Anbetracht dieser Beobachtungen kann der Armenschein, den sich Dorothea vom zuständigen Armenvorsteher ausstellen lassen musste, als Symbol für zwei Aspekte angesehen werden, die für das gesamte Dasein der zur Rede stehenden Personengruppe von entscheidender Bedeutung waren. Zum einen verweist er auf den sozialen Stand der Frauen, die gänzlich unverschuldet stets gegen existenzbedrohende Armut anzukämpfen hatten. Wie sehr sie sich auch abmühen mochten – die Aussicht, ihrer bitteren Lage zu entkommen, war denkbar schlecht. Mit unvorhergesehenen und weitgehend außerhalb aller Planbarkeit liegenden Ereignissen wie einer Schwangerschaft ging für sie immer die allzu berechtigte Angst vor einem weiteren Abgleiten ins Elend einher.

Zum anderen ist der Armenschein ein aussagekräftiges Indiz dafür, wie stark die Handlungsspielräume und Bewegungsmöglichkeiten der unterprivilegierten Schichten im 19. Jahrhundert von rechtlichen Zwängen eingeschränkt wurden. Mehr als alle anderen Menschen mussten sie sich im Ringen um ein gelingendes Dasein – ja, oft ums bloße Überleben – permanent vor den staatlichen Institutionen entblößen. Der Armenschein steht damit zugleich aber auch für das Bemühen der Obrigkeiten, dem sogenannten Pauperismus, der im Zeitalter der frühen Industrialisierung um sich greifenden Massenarmut, Herr zu werden.

Um unser Bild von den Lebenswirklichkeiten, in die arme Frauen hineingestellt waren, zu vervollständigen, werden jene beiden Komplexe in diesem Teil unseres Buches näher zu beleuchten sein. Erst die genauere Betrachtung ihrer gesellschaftlichen Lebensbedingungen sowie der politischen Reaktionen auf dieselben werden eine Antwort auf die Frage ermöglichen, warum gerade diese Frauen in die Gebäranstalt kamen und weshalb ihre Körper nach ihrem Tod für die geburtshilfliche Sammlung benutzt werden konnten.

Für die individuellen Entfaltungsmöglichkeiten eines Menschen war im europäischen 19. Jahrhundert, wie bereits angedeutet, noch weitaus stärker als heute der Zufall der Geburt der ausschlaggebende Faktor. Insbesondere für die unteren Schichten der Gesellschaft waren Chancen eines sozialen Aufstiegs auch zur Zeit der Industrialisierung kaum gegeben. Als deutlicher Beleg hierfür kann die Tatsache gelten, dass sich etwa ab der Mitte des 19. Jahrhunderts immer zahlreicher arme, unverheiratete Frauen zur Niederkunft in der Kieler Gebäranstalt einfanden, die selbst bereits in der Anstalt zur Welt gekommen waren. Hatte ein Leben in Armut seinen Anfang genommen, so blieb es in seinem Verlauf fast immer von Armut gezeichnet.

Die Frauen, deren Biographien für das vorliegende Werk erforscht worden sind, waren fast ausnahmslos in prekäre Verhältnisse hineingeboren worden.

Als Ausnahme können Catharina Bielfeldt als Tochter eines Schneidermeisters und Bürgers und Maria Kahrs als Tochter eines Hufners gelten. Adele Jürgensens leiblicher Vater war zeitweise Meiereiaufseher. Bereits im Säuglingsalter wurde sie aber als Pflegekind in den Haushalt eines Tagelöhners gegeben.

Ihr angestammtes Milieu war das der ländlichen und, zum kleineren Teil, der städtischen Unterschichten. Sie waren Töchter von sogenannten Insten und Heuerlingen, Arbeitern und Kleinhandwerkern, Dienstknechten und Dienstmädchen. Durch diese Gegebenheiten waren viele Etappen im Leben der Frauen b

Dorothea Krohn

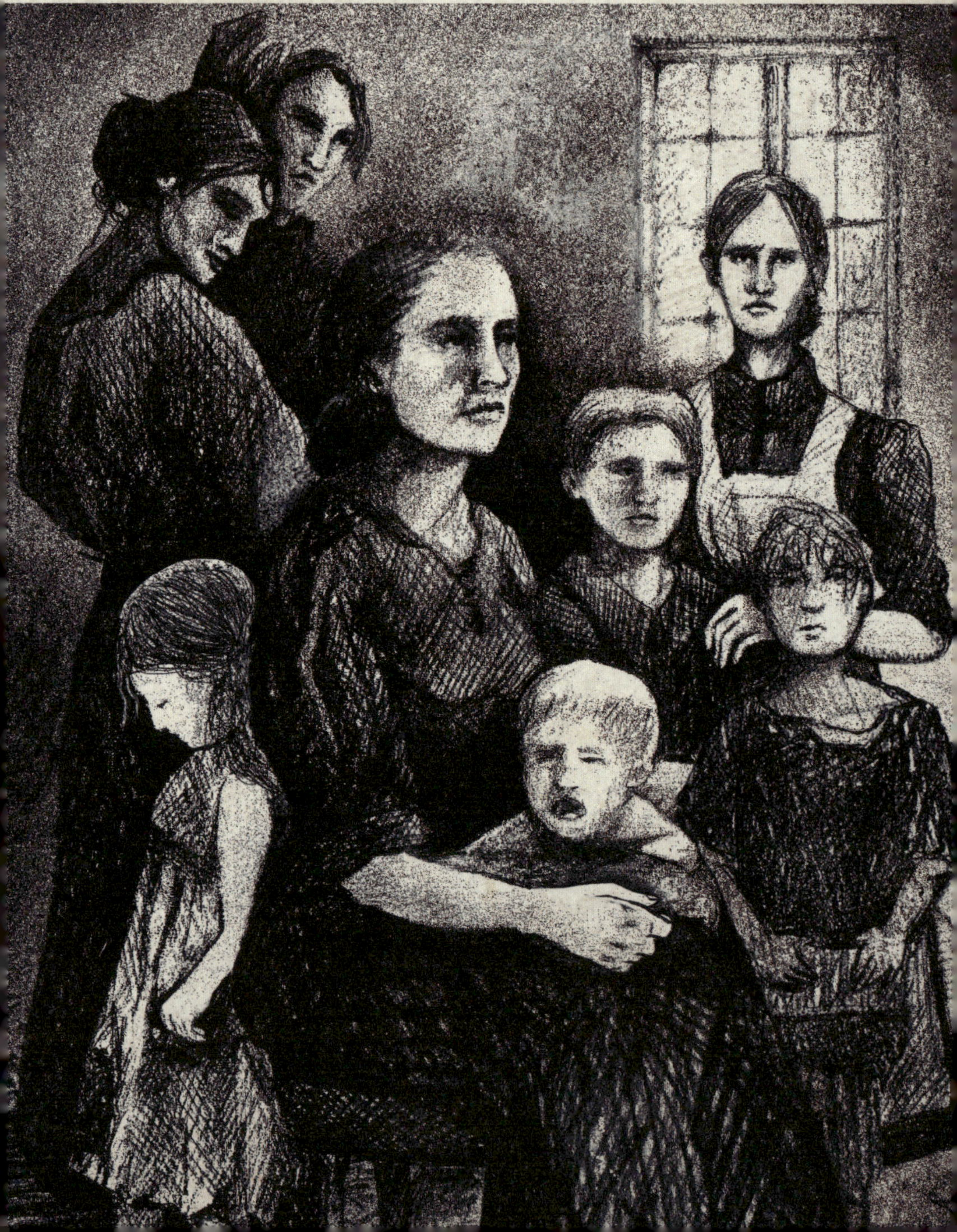

6.

Das organisierte Elend

Bevor die 22-jährige Kielerin Dorothea Sophia Margaretha Krohn sich am 4. Januar 1840 hochschwanger ins Gebärhaus an der Fleethörn begab, ließ sie sich vom Kieler Armenvorsteher Petersen einen Armenschein ausstellen.[393] Um in der Gebäranstalt kostenfrei verpflegt und entbunden zu werden, musste sie dieses Dokument als Zeugnis ihrer Bedürftigkeit bei der Aufnahme vorlegen.[394] Von den vierzehn Frauen, deren Schicksale in diesem Buch beispielhaft vorgeführt werden, trugen mindestens zehn weitere eine solche Bescheinigung bei sich, als ihre Wege sie im Laufe des 19. Jahrhunderts in die Anstalt führten. Ein Element, das beinahe alle Frauen verbunden hat, deren körperliche Überreste in die Kieler Beckensammlung Eingang gefunden haben, war demnach die ökonomische Bedürftigkeit und, daraus folgend, die Abhängigkeit vom staatlichen Armenwesen.

Wie alle dreizehn ihrer Leidensgenossinnen war Dorothea Krohn indes keineswegs arbeitslos. Schon im Alter von 13 Jahren hatte sie eine Stellung als Dienstmädchen im Kieler Friedrich-Hospital angenommen und diese Tätigkeit bei ihrer Aufnahme in die Gebäranstalt bereits seit neun Jahren ausgeübt.[395] Ein finanzielles Auskommen, das es ihr erlaubt hätte, als zahlende Patientin in die Gebäranstalt aufgenommen zu werden oder gar die Dienste einer Hebamme in den eigenen vier Wänden in Anspruch zu nehmen, hatte ihr diese Arbeit jedoch nicht eingebracht. Schwangerschaft und Geburt warfen Dorothea trotz ihrer langjährigen Erwerbstätigkeit ganz auf die Fürsorge der öffentlichen Hand zurück. Damit einher ging gezwungenermaßen eine weitreichende Unterwerfung unter die Kontrolle der staatlichen Organe. Genau so erging es auch fast allen anderen sich als Dienstmädchen verdingenden Frauen, denen unsere Aufmerksamkeit gilt.

In Anbetracht dieser Beobachtungen kann der Armenschein, den sich Dorothea vom zuständigen Armenvorsteher ausstellen lassen musste, als Symbol für zwei Aspekte angesehen werden, die für das gesamte Dasein der zur Rede stehenden Personengruppe von entscheidender Bedeutung waren. Zum einen verweist er auf den sozialen Stand der Frauen, die gänzlich unverschuldet stets gegen existenzbedrohende Armut anzukämpfen hatten. Wie sehr sie sich auch abmühen mochten – die Aussicht, ihrer bitteren Lage zu entkommen, war denkbar schlecht. Mit unvorhergesehenen und weitgehend außerhalb aller Planbarkeit liegenden Ereignissen wie einer Schwangerschaft ging für sie immer die allzu berechtigte Angst vor einem weiteren Abgleiten ins Elend einher.

Zum anderen ist der Armenschein ein aussagekräftiges Indiz dafür, wie stark die Handlungsspielräume und Bewegungsmöglichkeiten der unterprivilegierten Schichten im 19. Jahrhundert von rechtlichen Zwängen eingeschränkt wurden. Mehr als alle anderen Menschen mussten sie sich im Ringen um ein gelingendes Dasein – ja, oft ums bloße Überleben – permanent vor den staatlichen Institutionen entblößen. Der Armenschein steht damit zugleich aber auch für das Bemühen der Obrigkeiten, dem sogenannten Pauperismus, der im Zeitalter der frühen Industrialisierung um sich greifenden Massenarmut, Herr zu werden.[396]

Um unser Bild von den Lebenswirklichkeiten, in die arme Frauen hineingestellt waren, zu vervollständigen, werden jene beiden Komplexe in diesem Teil unseres Buches näher zu beleuchten sein. Erst die genauere Betrachtung ihrer gesellschaftlichen Lebensbedingungen sowie der politischen Reaktionen auf dieselben werden eine Antwort auf die Frage ermöglichen, warum gerade diese Frauen in die Gebäranstalt kamen und weshalb ihre

Körper nach ihrem Tod für die geburtshilfliche Sammlung benutzt werden konnten.

Für die individuellen Entfaltungsmöglichkeiten eines Menschen war im europäischen 19. Jahrhundert, wie bereits angedeutet, noch weitaus stärker als heute der Zufall der Geburt der ausschlaggebende Faktor. Insbesondere für die unteren Schichten der Gesellschaft waren Chancen eines sozialen Aufstiegs auch zur Zeit der Industrialisierung kaum gegeben.[397] Als deutlicher Beleg hierfür kann die Tatsache gelten, dass sich etwa ab der Mitte des 19. Jahrhunderts immer zahlreicher arme, unverheiratete Frauen zur Niederkunft in der Kieler Gebäranstalt einfanden, die selbst bereits in der Anstalt zur Welt gekommen waren.[398] Hatte ein Leben in Armut seinen Anfang genommen, so blieb es in seinem Verlauf fast immer von Armut gezeichnet.

Die Frauen, deren Biographien für das vorliegende Werk erforscht worden sind, waren fast ausnahmslos in prekäre Verhältnisse hineingeboren worden.

> Als Ausnahme können Catharina Bielfeldt als Tochter eines Schneidermeisters und Bürgers und Maria Kahrs als Tochter eines Hufners gelten. Adele Jürgensens leiblicher Vater war zeitweise Meiereiaufseher. Bereits im Säuglingsalter wurde sie aber als Pflegekind in den Haushalt eines Tagelöhners gegeben.

Ihr angestammtes Milieu war das der ländlichen und, zum kleineren Teil, der städtischen Unterschichten. Sie waren Töchter von sogenannten Insten und Heuerlingen, Arbeitern und Kleinhandwerkern, Dienstknechten und Dienstmädchen. Durch diese Gegebenheiten waren viele Etappen im Leben der Frauen bereits bei ihrer Geburt vorgezeichnet. Schon als Kinder mussten sie in der Familie mitarbeiten und hatten oftmals schwerste Entbehrungen zu erdulden. Der Schritt aus dem elterlichen Haushalt in das Dienstmädchendasein fußte sodann nicht etwa auf einer freien Willensentscheidung. Er war vielmehr ohne Alternative.

Tatsächlich konnte der Eintritt in den Stand des Gesindes sogar eine gewisse wirtschaftliche Verbesserung bedeuten. Immerhin konnte ein Dienstmädchen normalerweise erwarten, von seinem Dienstherrn ausreichend mit Nahrung versorgt zu werden und hatte zumindest für die Laufzeit des Dienstvertrages ein Dach über dem Kopf.[399] Doch auch dieses kleine Stück Sicherheit konnte nur solange Bestand haben, wie sich keine jähen Schicksalsschläge einstellten.

Als Dorothea Krohns Vater, der Arbeitsmann Johann Henrich Krohn, sich 1831 das Leben nahm, hinterließ er seine Frau mit sieben Kindern, das jüngste davon zweieinhalb, das älteste 16 Jahre alt.[400] Dass die 13-jährige Dorothea zur selben Zeit in den Dienst beim Friedrich-Hospital trat, dürfte in direktem Zusammenhang damit gestanden haben: Fortan musste sie für sich selbst sorgen und womöglich zum Unterhalt ihrer Geschwister und ihrer Mutter beitragen. Größeren ökonomischen Bewegungsspielraum gewann sie dadurch aber nicht. Ähnlich tragische Geschichten hatte eine ganze Reihe der Frauen, deren Becken in die Sammlung eingingen, durchlebt. Magdalena Johannsens Vater hatte sich 1833 nach dem Tod ihrer Mutter das Leben genommen. Er hinterließ die 19-jährige Magdalena mit vier jüngeren Geschwistern. Catharina Bielfeldt war 15 Jahre alt, als ihre Eltern 1850 beide an der Cholera starben. Der Vater der damals zehnjährigen Wiebke Butenschön war 1838 im Armenhaus gestorben. Margretha Heimanns Mutter starb 1828, als Margretha neun Jahre alt war. Die Beispiele ließen sich durch weitere ergänzen.

Auch hinsichtlich ihrer geographischen Herkunft wiesen die Frauen eine weitgehende Übereinstimmung auf. Der größte Teil, nämlich elf der vierzehn exemplarisch betrachteten Gebärhauspatientinnen, stammte aus dem ländlichen Raum.

In Kiel geboren waren Dorothea Krohn und Louise Staack. Aus der Kleinstadt Oldesloe stammte Catharina Bielfeldt.

Nur eine von diesen elf wiederum scheint schon einige Zeit vor dem Gang in die Kieler Gebäranstalt in die Stadt übergesiedelt zu sein.

> Adele Jürgensens letzte Dienststelle vor ihrem Tod befand sich in Kiel.

Soweit wir wissen, ist unter den vierzehn Frauen außerdem nur eine einzige, die zum Zeitpunkt ihres Todes nicht dem Stand des Gesindes angehörte.

> Maria Kahrs war Bäuerin mit eigenem Hof.

Im Querschnitt überwiegen also sehr deutlich Lebensläufe, die von Beginn an von ländlichen Strukturen, Unterprivilegiertheit und, im Weiteren, von der Abhängigkeit von Dienstverträgen geprägt waren. Diesem Befund wird im Folgenden Rechnung getragen, indem in Kapitel 7 zunächst die Lebensumstände von Menschen in den agrarischen Unterschichten und im Gesindestand des schleswig-holsteinischen 19. Jahrhunderts ins Zentrum rücken.

Die Schicht, der die Eltern der Frauen mehrheitlich angehörten – Tagelöhner, Arbeiter, kleine Handwerker –, war ständig eine der Hauptklientel des staatlichen Armenwesens.[401] Nachdem sie begonnen hatten, sich als Dienstmädchen zu verdingen, waren die Töchter auf niedrigem Niveau wirtschaftlich gesichert und nur noch in Ausnahmesituationen vom Fürsorgesystem abhängig. Mit Jürgen Osterhammel muss zwischen Armut und Elend unterschieden werden.[402] Während sie in ihren Herkunftsfamilien oftmals ein wahrhaft elendes Dasein gefristet hatten, waren die Frauen als Dienstmädchen zwar noch immer arm, aber nicht notwendigerweise bedürftig. Aber gerade im Falle einer Schwangerschaft und als Mütter junger, unehelicher Kinder fielen sie sehr häufig doch wieder ins Elend zurück und mussten die Unterstützung des organisierten Armenwesens in Anspruch nehmen und sich dementsprechend den bürokratischen Strukturen unterwerfen.[403]

Diese waren freilich nicht nur in vielerlei Hinsicht entwürdigend, insbesondere indem sie die Frauen dazu zwangen, eine uneheliche Verbindung und die daraus resultierende Schwangerschaft gegenüber Beamten und anderen Autoritäten preiszugeben. Wie wir noch sehen werden, waren diese Strukturen an manchen Stellen auch dermaßen instabil und inkohärent, dass Schwangere und Frischentbundene unter bestimmten Umständen durch das soziale Netz fallen konnten, obwohl sie sich in ihrer Not dem demütigenden System der Armenfürsorge unterworfen hatten.

In aller Deutlichkeit zeigten sich die Schwachstellen des Fürsorgeapparats immer wieder in Fällen von Frauen, die in der Kieler Gebäranstalt ein Kind zur Welt gebracht hatten und anschließend mit ihrem Neugeborenen in größte Unsicherheit entlassen worden waren. Von höchster Brisanz war in diesem Zusammenhang die Frage nach den Heimatrechten von Mutter und Kind und damit nach der für ihre Versorgung zuständigen Kommune.[404] Nicht nur gab es seit den frühen Jahren der Gebäranstalt wiederholt Situationen, in denen Wöchnerinnen nach ihrer Entlassung aus dem Haus keinen Ort hatten, an den sie sich wenden konnten – zum Teil mit fatalen Folgen. Auch bestand keineswegs immer Einigkeit darüber, wer dafür verantwortlich sein sollte, in fraglichen Fällen die zuständige Heimatgemeinde zu ermitteln.

Die sich hieraus ergebenden politischen Debatten erlauben weitere äußerst erhellende Rückschlüsse auf die Lebensumstände der unterprivilegierten Schichten, denen die Mehrheit der Gebärhauspatientinnen angehörte. Und mehr noch: In der Betrachtung der bürokratischen Auseinandersetzungen über einzelne Schicksale kristallisiert sich deutlicher als irgendwo sonst heraus, dass die vehement an den Rand gedrängten Existenzen der ledigen Schwangeren aus den Unterschichten keineswegs spurlos im Sand der Geschichte verweht wurden. Ihr bedrohtes Dasein forderte die Institutionen immer wieder zum Umdenken und zu Reformen heraus und führte den Verantwortlichen nicht nur einmal mit Nachdruck das eigene Versagen vor Augen. Ihre prekären Existenzen schlugen sich somit ganz konkret in äußerst weittragenden politischen Entscheidungen nieder. Kapitel 8 ist daher den Verflechtungen der Erfahrungswelten von Patientinnen des Kieler Gebärhauses mit der politischen Ordnung in den Herzogtümern gewidmet.

Wie sich all diese Aspekte im Leben der Einzelnen widerspiegelten, inwiefern sich die auf den ersten Blick weitgehend gleichförmig erscheinenden Lebensläufe doch voneinander unterscheiden und welche Spielräume die Frauen in der Gestaltung ihrer Biographien hatten, wird schließlich im direkten Nebeneinander sichtbar werden. In Kapitel 9 werden zu diesem Zweck vierzehn Schicksale von Frauen hinter der Beckensammlung zusammenhängend nachvollzogen.

Wenn die folgenden Seiten sich also dem Dasein der Insten und Heuerlinge, der Tagelöhner, der Dienstmädchen und Dienstboten zuwenden, wenn sie die Diskussionen über Geburts- und Heimatrechte und deren Zusammenhang mit den dramatischen Geschicken von Wöchnerinnen erzählen und wenn sie zuletzt die Lebenswege der vierzehn Protagonistinnen dieses Buches am Stück wiedergeben, so ist darin das stärkste verbindende Element zwischen den Frauen der Kieler Beckensammlung dokumentiert: das Leben am Rand der Gesellschaft.

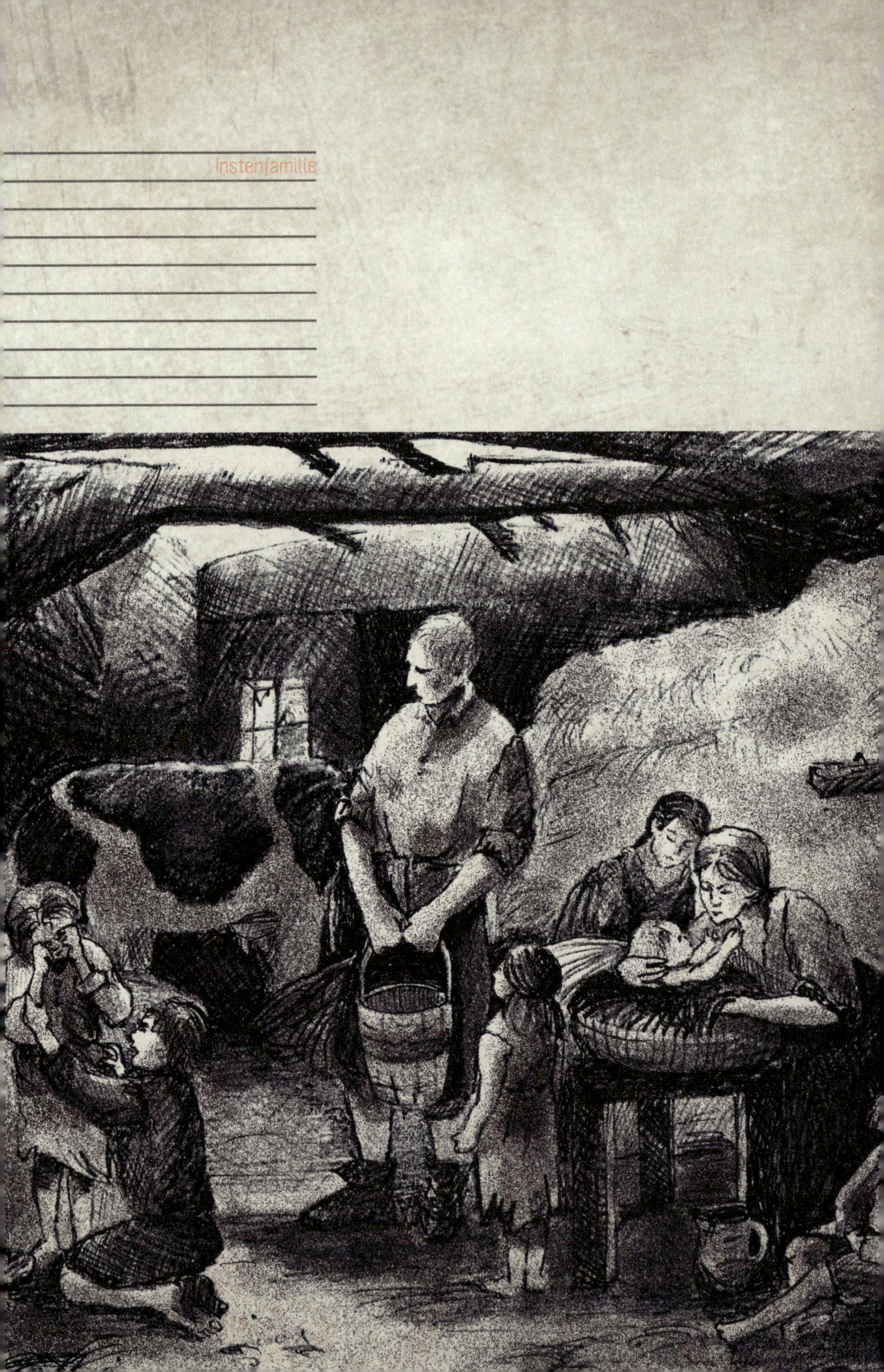

Instenfamilie

7.

Die Abgründe des Unterschichtenlebens

Tochter des Insten

„*Die Ankunft eines Kindes wird in den Häusern der Begüterten mit Freude erwartet, beim Instmann mit dem trübsten Herzen, und immer unglücklicher fühlt er sich, je mehr ihn der Herr mit Kindern segnet.*“[405] So beschreibt im Revolutionsjahr 1848 ein Berliner Autor die Reaktion auf eine Schwangerschaft und die Bedeutung des Nachwuchses in einer Familie sogenannter Insten oder Instleute. Noch bevor sie das Licht der Welt erblickten, war das Leben von Kindern eines Insten mit Sorgen und Nöten belastet. Jeder zusätzliche Mund, der gefüttert werden musste, verschlechterte die wirtschaftliche Lage der Familie, jedes Kind, das betreut werden musste, hielt die Mutter zeitweise von ihrer dringend notwendigen Erwerbsarbeit ab.[406] „*Das Kind wird geboren. Armes Geschöpf! Thränen fließen bei Deiner Geburt und benetzen Deine Wiege; aber nicht mit Thränen der Freude und des Dankes gegen Gott. Warum hat Dich doch der Schöpfer geboren werden lassen? Ach, Du weißt nicht, wie Vater und Mutter in Sorgen sind!*“, so derselbe Verfasser weiter.[407]

Bei den Insten und Heuerlingen, deren Klasse sehr viele Gebärhausschwangere entstammten, handelte es sich um eine besondere Gruppe von besitzlosen Kleinstbauern, die in agrarisch geprägten Regionen Europas bis ins 20. Jahrhundert hinein verbreitet waren. In Schleswig-Holstein machten sie Mitte des 19. Jahrhunderts rund 30 Prozent der Gesamtbevölkerung aus.[408] Durch einen Vertrag waren sie längerfristig an einen Grundbesitzer gebunden.[409] Von diesem – einem Bauern oder adligen Gutsherrn – bekamen sie im Gegenzug für die Bewirtschaftung seines Bodens und andere Arbeitsdienste ein kleines Stück Land zugeteilt, das sie in Eigenregie bewirtschaften durften. In manchen Regionen hatten sie darüber hinaus auch Pachtgeld bzw. Miete zu entrichten. Für ihre Arbeit entlohnt wurden sie in Form von Naturalien und Bargeld, gelegentlich erhielten sie auch Anteile aus dem Ertrag des Hofes bzw. Gutes.

Vor zwei große Schwierigkeiten sieht man sich gestellt, will man sich den Lebensumständen dieser großen Gruppe besitzloser und unterprivilegierter Menschen heute annähern. Zum einen ist die Quellenlage notorisch schlecht. Im Gegensatz etwa zur bürgerlichen oder adligen Kultur ist aus dem Milieu der armen Landleute nur sehr spärliches Material überliefert. Selbstzeugnisse wie Briefe, Tagebücher oder autobiographische Aufzeichnungen sind eine absolute Seltenheit. Wo die historischen Quellen aber doch einmal nähere Einblicke in die Welt der ländlichen Unterschichten gewähren, beruhen sie zumeist auf Ausnahmesituationen wie etwa der sogenannten Instenerhebung in Schleswig-Holstein in der Mitte des 19. Jahrhunderts.[410] Ihre Aussagekraft in Hinblick auf das alltägliche Leben ist daher gering.

Zum anderen hat man es mit einem außerordentlichen Begriffschaos zu tun. Die Bezeichnungen für die vertragsgebundenen abhängigen Landarbeiter waren nicht nur in verschiedenen Ländern, sondern auch innerhalb einer Region uneinheitlich. In den Herzogtümern nördlich der Elbe findet sich der Ausdruck ‚Inste' besonders häufig.[411] Das Wort steht im Niederdeutschen für ‚Insasse' bzw. ‚Einlieger' und geht auf den Umstand zurück, dass die betreffenden Personen keine eigenen Häuser besaßen, sondern bei anderen zur Miete wohnten.[412] Doch auch von ‚Heuerlingen' – Arbeitskräften, die von einem Bauern ange*heuert* wurden – ist in schleswig-holsteinischen Texten des 19. Jahrhunderts immer wieder die Rede. Andere Begriffe wie ‚Häusler' oder ‚Häuslinge', ‚Kätner' und ‚Büdner' waren ebenfalls verbreitet, und des Öfteren wurden die betroffenen Menschen auch schlicht allesamt unter dem Begriff der ‚Tagelöhner' zusammengefasst.

In den meisten Fällen scheint es sich dabei allerdings allein um Abweichungen im Sprachgebrauch zu handeln. Die verschiedenen Begriffe konnten auch innerhalb Schleswig-Holsteins exakt die gleiche Lebensweise bezeichnen.[413] Und auch wenn man gelegentlich doch gezielt zwischen ‚Heuerlingen' und ‚Insten', ‚Insten' und ‚Kätnern' oder ähnlichen Bezeichnungen unterschied,[414] so bestand dabei wiederum keinerlei Einheitlichkeit darin, wodurch sich die eine Gruppe von der anderen unterscheiden sollte. So hat etwa Johannes von Schröder, der Erforscher der Topographie Schleswig-Holsteins im 19. Jahrhundert, die Heuerlinge schlicht als eine bestimmte Form der Insten angesehen.[415]

Johannes von Schröder (1793–1862). Schl.-Hol. Offizier und Topograph.

Tatsächliche Unterschiede, die sich auch in Schleswig-Holstein fern aller terminologischen Verwirrung innerhalb der Gruppe der agrarischen Tagelöhner ausmachen lassen, betreffen die Größe des ihnen zur Verfügung gestellten Landes, in Nuancen abweichende Regelungen in ihren rechtlichen Verhältnissen zu ihren Arbeitgebern sowie bei den Belastungen durch Steuern und Abgaben. Letztere konnten zwischen verschiedenen Guts- und Amtsdistrikten recht stark voneinander abweichen. Daneben war die konkrete Lebenssituation der Menschen auch ein Stück weit davon abhängig, wie die jeweiligen Grundbesitzer sie behandelten.

Die allgemeinen sozialen und wirtschaftlichen Verhältnisse aber, in die Wiebke Butenschön und Margretha Heimann als Töchter von Insten, Magdalena Johannsen als Tochter eines Heuerlings, Katharina Plambeck als Tochter eines Kätners[416] und Webers oder Adele Jürgensen als Pflegekind eines Tagelöhners hineingeboren worden waren, dürften sich kaum wesentlich voneinander unterschieden haben. Die folgende Skizze typischer Wesenszüge des Daseins der ländlichen Unterschichten dürfte daher auf die Lebensgeschichte der Mehrheit unserer Protagonistinnen gleichermaßen zutreffen.

Mit seiner Familie bewohnte ein besitzloser Vertragstagelöhner zumeist eine sogenannte Kate, ein kleines Haus auf dem Grund des Hofes oder Gutes, das man sich ausgesprochen kärglich vorzustellen hat.[417] Oftmals bestand es aus nur einem einzigen Raum, den die Familie nicht selten *„noch mit den herrschaftlichen Hühnern, Gänsen und Enten theilen"* musste oder in den sie *„in Ermangelung eines*

Stalles Schwein und Kuh [...] *auf*[zu]*nehmen*“[418] gezwungen war. Im Februar 1831 wandten sich 326 „*Heuerinsten*“ aus dem Amt Eutin mit der Bitte um Verbesserung ihrer Lage an ihren Landesherrn, den Oldenburgischen Großherzog. Beispielhaft schilderten sie die Lebenssituation des Tagelöhners Johann Schmüser und seiner Frau mit ihren vier Kindern im Örtchen Neudorf. Die Familie wohnte in einem tatsächlichen Kuhstall von zehn Fuß Länge und sieben Fuß Breite, in dem es keinen Ofen und nur ein einziges Fenster gab, das sich nicht öffnen ließ, und der mit nicht mehr als einem Bett, einem Tisch, ein paar Stühlen und einer Wiege ausgestattet war. Die Bittsteller versicherten, dass es sich dabei in ihrem Umfeld nicht um eine Ausnahmesituation handele.[419]

Demgegenüber waren die typischen Katen auf den Gütern und Höfen immerhin von Beginn an als Wohnungen für Menschen gedacht. Das heißt allerdings nicht, dass sie wesentlich komfortabler gewesen wären. Ein fester Fußboden war in einem solchen Heim ebenso wenig eine Selbstverständlichkeit wie ein regenfestes Dach oder intakte Fensterscheiben. In seinen einzigartigen autobiographischen Aufzeichnungen beschreibt der 1867 in Pommern geborene Dienstknecht Franz Rehbein die Katen der Tagelöhner auf einem holsteinischen Gut folgendermaßen: „*Alt, baufällig, windschief, lagen die Hütten in kleinen Abständen nebeneinander; der Rauch spielte über den krummen Linien ihrer geflickten Strohdächer. Auch hier gab es in den undichten Fenstern der meisten Wohnungen Scheiben, die keine Scheiben mehr waren; vielmehr hatte man ebenfalls - wie in Pommern - zu Papier und Mehlkleister seine Zuflucht genommen und die überzähligen Öffnungen verklebt. Diele und Flur bestanden aus hartgestampftem Lehm* [...]; *auch die querteiligen Türen hinkten vor Altersschwäche in den rostigen Angeln.*“[420] Nicht weniger dürftig waren das Mobiliar und die sonstige Ausstattung der Familien, die in diesen Unterkünften hausten: „*Hier vielleicht ein Stück Stuhl oder Kasten mehr wie dort, ja wohl gar eine polierte Kommode oder ein gebrechliches Sofa unbestimmter Herkunft, sonst aber überall derselbe ärmliche Hausrat, das gleiche bißchen Armut* [...].“[421]

Franz August Ferdinand Rehbein (1867–1909). Dt. Arbeiterschriftsteller und Redakteur des Vorwärts.

Ohne Zweifel wirkten sich die kümmerlichen und beengten Verhältnisse von Geburt an auch auf das Erleben und die Weltwahrnehmung der Kinder aus. In der Regel hatten sie keine eigenen Betten, sondern teilten sich einen Schlafplatz mit ihren Geschwistern oder ihren Eltern. Auch Gegenstände wie Futtertröge oder Leiterwagen wurden in der Not als Betten zweckentfremdet.[422] Eine Vorstellung von Intimsphäre und persönlichen Rückzugsräumen konnten die Kinder unter diesen Umständen nicht entwickeln, von Konzepten wie Individualität und Eigentum konnten sie sich keinen Begriff machen.[423]

Eine Kindheit im modernen Sinne - Jahre der Unbeschwertheit, umsorgt von Eltern und Verwandten, eine Zeit des Spielens und Sich-Ausprobierens - existierte in der Welt Wiebke Butenschöns, Magdalena Johannsens und ihresgleichen nicht. Emotionale Zuneigung von Mutter und Vater, Gesten elterlicher Liebe zählten oftmals nicht zu ihrem Erfahrungshorizont.[424] Das war einerseits dadurch bedingt, dass die immense Arbeitsbelastung den Eltern schlicht keine Zeit für eine aktive Kindererziehung ließ. Andererseits erklärt es sich aber durchaus auch durch ein unsentimentales Verhältnis der Menschen zu ihrem Nachwuchs. Kinder waren nicht nur von Beginn an ein Sorgenquell ihrer Eltern, da sie eine massive ökonomische Belastung bedeuteten. Auch die hohe Kindersterblichkeit und die damit einhergehende große Wahrscheinlichkeit, mit dem frühen Tod eines Kindes konfrontiert zu werden, schlug sich wohl psychologisch in einer weniger engen Bindung der Eltern an ihre Nachkommen nieder. In einer Sammlung lebensgeschichtlicher Erinnerungen einstmaliger Tagelöhnerkinder, die in den 1980er Jahren in Österreich angelegt wurde, lässt sich sogar vielfach der Eindruck gewinnen, dass der Tod eines Kindes in mittellosen ländlichen Unterschichtenfamilien des 19. und frühen 20. Jahrhunderts durchaus als Erleichterung empfunden werden konnte.[425] Die vorherrschende Auffassung von Kindheit und Erziehung war in diesen Kreisen dementsprechend eine überaus nüchterne. Man sah die Kindheit als die Phase an, in der der Mensch in die Ordnung der Gemeinschaft hineinzuwachsen hatte und, vor allem, auf ein hartes und tüchtiges Arbeitsleben vorbereitet wurde.[426]

Bereits in jüngsten Jahren mussten die Kinder zum Beispiel durch das Sammeln von Früchten und Pilzen daran mitwirken, die Familie zu ernähren. Auch zu Handreichungen bei der Feld-, Garten- und Hausarbeit sowie zum Tragen von Holz und Wasser wurden sie so früh wie möglich herangezogen.[427] Der Landarbeiter Franz Rehbein erzählt in seinen Lebenserinnerungen davon, wie er im zarten Kindesalter für das Wohlergehen der einzigen Ziege der Familie zu sorgen hatte. Auch wurden er und seine Schwester mit Sack und Karre losgeschickt, um Pferdeäpfel und Kuhfladen von den Straßen aufzusammeln, mit denen sich der Misthaufen vor dem elterlichen Haus vergrößern ließ. Der Mist wurde im Frühjahr an die ‚Ackerbürger' als Dünger abgegeben, wofür Landlose wie die Familie Rehbein sodann Kartoffeln auf deren Land zum eigenen Gebrauch anpflanzen durften.[428]

Spätestens im Alter von neun oder zehn Jahren fand das bisschen Freiheit, das dem noch nicht zu schwerer körperlicher Arbeit befähigten Kind dennoch zugebilligt worden sein mag, zwangsläufig sein Ende. Der junge Mensch trat nun in die Phase der Erwerbstätigkeit ein. Eine gängige Beschäftigung für die Jüngsten war in Agrarregionen das Hüten von Tieren der benachbarten Höfe.[429] Für den schleswig-holsteinischen Raum findet sich dies in einer detaillierten Untersuchung der Verhältnisse im Amt Bordesholm bestätigt, die der Ökonom Georg Hanssen Anfang der 1840er Jahre anstellte. Hanssen berichtete, dass die Kinder der Bordesholmer Insten „*den Sommer über von den Bauern im Amte selber oder in der Nachbarschaft, namentlich im Amte Rendsburg, zum Gänsehüten u*[nd] *dergl*[eichen] *gemiethet werden*". Für diese Dienste hätten die Instenkinder von den Bauern freie Beköstigung erhalten und seien schließlich „*von Oben bis Unten neu gekleidet, im Spätherbste zu der väterlichen Hütte*" zurückgekehrt.[430]

Georg Hanssen (1809–1894). Dt. Agrarhistoriker und Volkswirt.

Mit der um 1815 in Bordesholm geborenen Magdalena Bullerkist, der 1819 in Eiderstede zur Welt gekommenen Margretha Heimann und der aus Bissee stammenden, um 1840 geborenen Anna Jansen betraf Hanssens Untersuchung unmittelbar das konkrete Lebensumfeld gleich dreier Frauen unserer ausgewählten vierzehn. Hanssens erkenntnisreiche Ergebnisse lassen sich aber mit geringfügigen Modifikationen auf den gesamten ländlichen Raum der Herzogtümer dieser Zeit übertragen.

So galt etwa seit 1814 in ganz Schleswig-Holstein eine allgemeine Schulpflicht für Kinder ab Beginn des sechsten oder spätestens des siebten Lebensjahres, die auch Tagelöhner grundsätzlich dazu verpflichtete, ihre Sprösslinge mindestens bis zur Konfirmation ohne Unterbrechung in die Schule zu schicken.[431] Nicht nur im Amt Bordesholm wurde dieser Verpflichtung aber nur sehr bedingt Folge geleistet. Viele Familien aus den Unterschichten konnten auf die Arbeitskraft der Kinder für einen solch ausgedehnten Zeitraum schlichtweg nicht verzichten.[432]

Dementsprechend war die Allgemeinbildung bei den Tagelöhnern im Durchschnitt nur sehr gering. Selbst wenn die Tochter eines Insten für einige Jahre die Schule besucht hatte, ist damit nicht zwangsläufig gesagt, dass sie des Schreibens oder der Grundrechenarten mächtig war. In den Schulen des Amtes Bordesholm etwa beschränkte sich der Unterricht zumindest im frühen 19. Jahrhunderts oftmals noch auf Leseübungen und den Katechismus, das heißt die Grundzüge des christlichen Glaubens.[433] Andernorts wird es sich ähnlich verhalten haben. Sophia Lemitz aus Lütjenburg im nordöstlichen Holstein, geboren 1844 als Tochter eines Maurergesellen, brachte sich selbst mühevoll das Schreiben bei, um ihre „*Erläbnise*" zu Papier bringen zu können.[434]

Die Tatsache, dass viele Kinder nur sehr kurz, unregelmäßig oder gar nicht zur Schule gehen konnten, deutet darauf hin, wie schlecht es grundsätzlich um das Auskommen der Instenfamilien bestellt war. Bereits die allgemeine Schulordnung von 1814 räumte mit Rücksicht auf die schwierige Lage vieler Landfamilien die Möglichkeit ein, dass Kinder, die „*zur Feldarbeit mit gebraucht*" würden, mit Zustimmung ihres Predigers „*von dem ununterbrochenen Schulbesuch des Sommers befreiet werden*"[435] konnten.

Georg Hanssen berechnete das jährliche Gesamteinkommen einer Instenfamilie, in der Mann, Frau und Kinder erwerbstätig waren, um 1840 auf rund 100 Mark. Das entsprach zur selben Zeit etwas weniger als dem halben Preis für eine Milchkuh.[436] Allein ein Fünftel dieses Betrages musste für die Miete aufgebracht werden. Was übrig blieb, floss beinahe vollständig in den einen Posten, dem immer die größte und drängendste Sorge der Tagelöhner galt: die Nahrung. In ironischer Weise beschrieb Franz Rehbein den Speiseplan der armen Klasse als eine in *„lieblicher Reihenfolge"* abwechselnde Kost aus *„Kartoffelsuppe, Buttermilch mit Kartoffeln, Wrucken und Kartoffeln, Kohl und Kartoffeln, Mohrrüben und Kartoffeln, Kartoffelpuffer in Talg, Kartoffelklöße usw., alles in schönster Kartoffelharmonie."*[437]

Hanssen wiederum listet detailliert die Mengen an Kartoffeln, Mehl, Brot, Grütze, Butter, Sirup usw. auf, die für eine Instenfamilie mit vier bis sechs Kindern zum Überleben notwendig waren.[438] Zusammen mit den Mietausgaben hätte der Preis für das, was die Familie nicht selbst anbauen konnte, bei Weitem ihre spärlichen Erträge überschritten. *„Wie diese Einnahme* [...] *zur Ernährung einer Familie z. B. von Frau und 4 bis 5 Kindern ausreichen kann, ist völlig unbegreiflich"*[439], urteilt Hanssen denn auch. Gleichwohl wurden die Insten, solange sie Arbeit hatten, nicht so regelmäßig zum Fall für die Armenkassen, wie es angesichts der beschriebenen Verhältnisse zu vermuten wäre. Zu erklären ist dies damit, dass viele Grundherren die bei ihnen dienenden Insten über die vertraglich verabredeten Zuwendungen hinaus unterstützten. So wurde zum Beispiel gelegentlich die dem Familienvater an fünf Tagen zugesicherte freie Verköstigung auf seine ganze Familie ausgedehnt. Auch durften manche Instenkinder die abgelegte Kleidung der Kinder des Hofbesitzers auftragen, und ihre Mutter wurde für kleinere Aufgaben im bäuerlichen Haushalt bisweilen mit einem Stück Fleisch oder ähnlichem entlohnt.[440] Wohlgemerkt war dies aber ein Idealzustand, der eher selten gewesen sein dürfte. Auch handelte es sich dabei ja nur um eine reine Wohltätigkeit gegen das Elend. Wann immer die Tagelöhner hingegen nach Änderungen in der Gesetzgebung verlangten, um ihre Situation grundlegend zu verbessern, benutzten die Bauern und Gutsherren ihren politischen Einfluss, um jeglichen Wandel zu blockieren.[441]

Ein großes Problem, das die missliche Lage der schleswig-holsteinischen Landarbeiter im Laufe des 19. Jahrhunderts noch verschärfte und zur weiteren Massenverarmung beitrug, war die Arbeitslosigkeit. Durch ein beschleunigtes Bevölkerungswachstum bei stagnierendem Wohnungs- und Arbeitsmarkt fanden sich in den Herzogtümern immer mehr Menschen ohne Anstellung und Bleibe.[442] Insbesondere in den Wintermonaten, wenn die Felder brach lagen, waren sehr viele Tagelöhner beschäftigungslos. Gerade im Winter stiegen aber auch die Lebenshaltungskosten: Heizmaterial war nötig, die Nahrungsmittelpreise erhöhten sich. Da die Einkünfte im übrigen Jahr es nicht erlaubten, größere Rücklagen zu bilden, führte der saisonale Arbeitsmangel häufig zur endgültigen Verelendung. Missernten und eine allgemeine Preissteigerung taten ihr Übriges.[443] Die Anzahl derjenigen, die auf die Unterstützung des Armenwesens angewiesen waren, explodierte in der ersten Jahrhunderthälfte geradezu.[444]

Wer konnte, versuchte sich durch handwerkliche Nebentätigkeiten ein Zubrot zu verschaffen. Weitverbreitet war bei den Tagelöhnerfrauen und -männern besonders im Winter das Spinnen und Weben.[445] Mit der zunehmenden Industrialisierung und Mechanisierung brach jedoch auch dieser Erwerbszweig in der zweiten Jahrhunderthälfte nach und nach weg. Wenn Katharina Plambecks Vater Hans Christian Plambeck in den Kirchen- und Standesamtsbüchern also als „*Käthner und Weber*" erscheint, ist dies keineswegs ein Indiz für eine bessere Stellung. Es muss im Gegenteil vielmehr als Zeichen besonders bedrückender Verhältnisse verstanden werden.

Die Industrialisierung nahm in Schleswig-Holstein allerdings erst später als in vielen anderen Regionen richtig Fahrt auf. Noch um 1850 lebten 75 Prozent der Menschen in den Herzogtümern auf dem Land.[446] Erst durch die politische Angliederung an Preußen 1867 kam der industrielle Wandel in den Herzogtümern wirklich in Schwung.[447] Manche aber ließen sich von den Aussichten auf ein gesichertes Auskommen durch die Arbeit in kleinen Fabriken und im Baubetrieb schon früher in die Stadt locken. Dorothea Krohns Vater Johann Hinrich Krohn wurde um 1788 als Sohn eines Gastwirts im Kirchdorf Gettorf geboren, ging aber schon im frühen 19. Jahrhundert nach Kiel und wurde dort Arbeiter. Marx Staack, der Vater Louise Staacks, stammte aus dem winzigen Örtchen Brinkenhagen bei Grömitz in Ostholstein, wo er 1772 als Sohn eines Hufners zur Welt gekommen war. Auch er erscheint in den Kirchenbüchern der 1830er Jahre als „*Arbeitsmann*" in Kiel.[448]

Doch das Leben in den städtischen Unterschichten war im Durchschnitt keinen Deut besser als das der Landarbeiterfamilien. In der Mehrzahl lebte die wachsende Arbeiterschaft im 19. Jahrhundert in sogenannten Buden, die in allem den ländlichen Katen ähnlich waren.

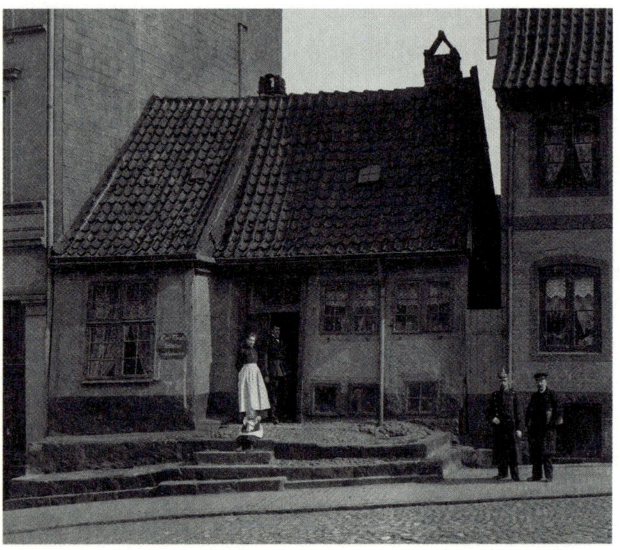

Abb. 17 Eine sogenannte Bude in Kiel: Die typische Behausung des Kleinbürgertums im 19. Jahrhundert. Bei diesem Beispiel handelt es sich um das Scherenschleiferhaus am Großen Kuhberg 11. Es wurde um 1800 erbaut und 1908 abgerissen. Foto: Johann Thormann, 1904. Stadtarchiv Kiel, Bestand 1.6, Signatur: 44.635.

Sie arbeiteten Schichten von zwölf Stunden und mehr und hatten dennoch kaum genug, um sich und ihre Familien zu ernähren.[449] Die Probleme, vor die sie gestellt waren, entsprachen weitgehend denen ihres Gegenübers auf dem Land: zu hohe Mieten, mangelhafte Ernährung, Arbeitslosigkeit, schlechte Bildungsmöglichkeiten und die Abhängigkeit von der Willkür der Arbeitgeber.[450] Auch die quälenden Sorgen, die mit der oftmals großen Kinderzahl der Unterschichtenfamilien einhergingen, waren in der Stadt die gleichen. Dass Johann Hinrich Krohn in seinen Mittvierzigern als Vater von sieben minderjährigen Kindern Suizid beging, wird kein Zufall gewesen sein.

Ob in der Stadt oder auf dem Land: Für die Kinder selbst hieß es, mit 14 oder 15 Jahren den elterlichen Haushalt zu verlassen. Nach der Konfirmation Dienstmädchen oder Dienstbote zu werden, war für Mädchen und Jungen aus den unterprivilegierten Schichten nicht nur in Schleswig-Holstein das gesamte 19. Jahrhundert über Normalität. Der Eintritt in den Dienst befreite die Eltern von der finanziellen und sozialen Belastung, die die Kinder für sie bedeuteten. Die Dienstjahre wurden demgemäß als eine unumgängliche Lebensphase zwischen der Kindheit und dem Gründen einer eigenen Familie angesehen.[451] Der Eintritt ins Dienstmädchendasein brachte, wie schon erwähnt, häufig sogar eine gewisse Aufwertung der Lebensumstände mit sich. Zugleich barg er aber ganz neue Zumutungen und Unsicherheiten. Wie wir uns das Leben unserer Gebärhauspatientinnen vor der Ankunft in der Anstalt vorstellen können, werden die folgenden Einblicke in die Welt des Gesindes weiter illustrieren.

Mädchen für alles

Der Sozialhistoriker Jürgen Kocka hat das 19. Jahrhundert als das „*Jahrhundert des Dienstmädchens*“ bezeichnet.[452] Für die Klasse des Bürgertums, die in jener Zeit zur höchsten Stufe ihrer kulturellen Entfaltung aufstieg, war das Hauspersonal ein wichtiges identitätsstiftendes Element. Wer sich als Teil der bürgerlichen Welt ausweisen wollte, stellte mindestens ein, besser noch mehrere Dienstmädchen an.[453] In den größeren Städten war der Anteil des Dienstpersonals an der Gesamtbevölkerung infolgedessen schon in der ersten Jahrhunderthälfte mitunter immens: in Hamburg lag er 1828 bereits bei 12, in München im selben Jahr bei 14 Prozent.[454] Im weiteren Verlauf des Jahrhunderts verschob sich mit dem weiteren Erstarken des Bürgertums, dem Wachstum der Städte und der fortschreitenden Industrialisierung der Schwerpunkt des Gesindewesens allmählich in Richtung des urbanen Raums. Damit einher ging eine ‚Feminisierung‘ des Gesindes: War das Verhältnis zwischen männlichem und weiblichem Dienstpersonal zuvor weitgehend ausgeglichen gewesen, wurden als Hausangestellte in den Städten nun ganz überwiegend Mädchen und junge Frauen verpflichtet. Der Anteil der männlichen Dienstboten war dementsprechend rückläufig. Die Söhne der Unterschichten übersprangen jetzt vermehrt die Zeit des Dienens und landeten früh als Arbeiter in den städtischen Fabriken und Großbetrieben.[455]

Das eigentliche Feld der Gesindearbeit war aber bis ins späte 19. Jahrhundert hinein nicht nur in den agrarisch geprägten Regionen Europas die Landwirtschaft. Noch in den 1870er Jahren verdingten sich 80 bis 90 Prozent aller Dienstmädchen und Dienstboten auf dem Land.[456] Ihre Arbeitskraft war eine unverzichtbare Größe der volkswirtschaftlichen Produktivität. In Schleswig-Holstein waren noch um 1880 über ein Drittel aller ländlichen Arbeitskräfte Dienstmädchen und Dienstboten.[457]

In dieses Gesamtbild fügen sich die vierzehn Protagonistinnen unserer Betrachtungen reibungslos ein. Nur von zweien unter ihnen wissen wir, dass sie zumindest zeitweise als städtische Hausangestellte tätig waren. Adele Jürgensen diente in den 1860er und 70er Jahren bei verschiedenen Arbeitgebern in Kiel. Magdalena Bullerkist wurde in der Volkszählung des Jahres 1840 als Dienstmädchen beim Lederhändler Christian Hinrich Bendix Truberg in Preetz erfasst. Eine Ausnahme stellte auch Dorothea Krohns Position am Friedrich-Hospital dar. Die große Mehrheit der Dienststellen der vierzehn Frauen jedoch lag im ländlichen Raum. Ihre Lebenswelt war die der Höfe und Güter, ihr Alltag war landwirtschaftlich geprägt.

Da sie seit frühester Kindheit an harte körperliche Arbeit gewöhnt waren, dürfte die außerordentliche Belastung, die der Gesindedienst ihnen abverlangte, für die wenigsten der Mädchen und Frauen unerwartet gewesen sein. Die Schwere der täglichen Verrichtungen der Dienstmädchen variierte aber freilich je nach Ausrichtung des Betriebs, an dem sie Anstellung gefunden hatten. Am härtesten waren wohl die Bedingungen in der Milchwirtschaft für die sogenannten Meiereimädchen. Davon betroffen war zum Beispiel Margretha Heimann, die vor ihrem Tod in der Kieler Gebäranstalt im Juni 1847 mehrere Jahre lang auf dem Meierhof Neu-Bokhorst unweit ihres Heimatortes Eiderstede gearbeitet hatte.

Übertrag aus ihrem Gesindedienstbuch ins Aufnahmebuch der Gebäranstalt (LASH Abt. 47.20, 7141, Nr. 4701): „*L*[aut] *Dienstb*[uch] *ausg*[e]*st*[ellt] *Bordesholm d*[en] *2 Oct*[ober] *41. diente sie v*[om] *1 Mai 1844 – 8. Feb*[ruar] *1847 in Neu-Barkhorst, bei Fr. Martens*“. Ein „*Neu-Barkhorst*“ existierte in den Herzogtümern nicht. Der zum Gut Bothkamp gehörige Meierhof Neu-Bokhorst war zu dieser Zeit aber an einen Fritz bzw. Friedrich Martens verpachtet. Dies war also die letzte Dienststelle Margretha Heimanns.

Der Arbeitstag eines Meiereimädchens war – im Gegensatz zu manch anderen Tätigkeitsfeldern des Gesindes – weitgehend gleichförmig und klar strukturiert. Folgt man dem typischen Tagesablauf eines Dienstmädchens in der holsteinischen Milchwirtschaft des 19. Jahrhunderts, so lässt sich eine gute Vorstellung von der enormen Mühsal des Gesindedaseins gewinnen.

Im Sommer begann der Tag im Leben einer Frau im Meiereidienst normalerweise um zwei Uhr nachts, im Winter vielleicht zwei Stunden später.[458] Zunächst musste sie der Meierin beim Abrahmen der Milch des Vortages zur Hand gehen. Das hieß für sie insbesondere, die Holzgefäße zu leeren und jene wie die sonstigen Werkzeuge und Gerätschaften gründlich auszuwaschen und zu reinigen. Anschließend machte sie sich mit einem Tragejoch mit zwei Melkeimern auf den Schultern auf den Weg zur Weide, wo sie binnen zwei Stunden 16 bis 20 Kühe melken musste. Sobald die beiden Eimer gefüllt waren, wurden sie zurück zum Hof getragen. Da die Eimer zusammen etwa 30 Liter fassten, 16 Kühe aber ungefähr 43 Liter Milch gaben, waren hierfür normalerweise zwei Gänge vonnöten. Im Winter war dieser gesamte Arbeitsschritt dadurch erleichtert, dass die Kühe im Stall blieben.

Den weiteren Morgen und den Vormittag verbrachte die Frau mit dem Filtern der Milch, ihrem Transport in den gekühlten Milchkeller sowie mit dem Buttern. Um aus dem mehrere Tage alten Rahm Butter herzustellen, wurde dieser in ein Butterfass gefüllt und darin durch Muskelkraft in Bewegung versetzt. Weit verbreitet waren sogenannte Stoßbutterfässer:

Eine an einer Stange angebrachte gelochte Holzscheibe wurde durch den Rahm hindurch etwa eine Dreiviertelstunde lang auf und ab bewegt, bis sich schließlich Buttermilch und Milchfett voneinander trennten.

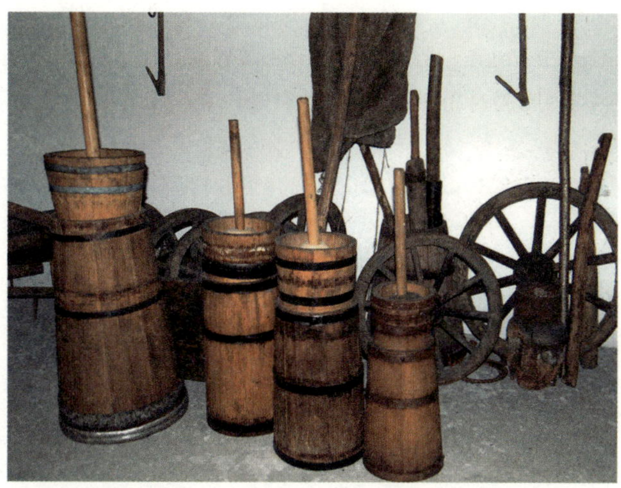

Abb. 18 Stoßbutterfässer, (https://pl.wiktionary.org/wiki/Sto%C3%9Fbutterfass#/media/Plik:Maslnice_MRK_Suszec.jpg, CC BY-SA 3.0: https://creativecommons.org/licenses/by-sa/3.0/).

Die Fettmasse wurde durch händisches Kneten zu Butter weiterverarbeitet, aus der Buttermilch stellte das Meiereimädchen Käse her, was das ständige Rühren der zuvor mit Lab versetzten Milch erforderte.

War dieser Arbeitsschritt abgeschlossen, brachte die Frau den Rest des Vormittags mit Arbeiten im Garten, im Haushalt und auf dem Hof zu. Nach dem Mittagessen und einer zweistündigen Mittagspause wurde in den Sommermonaten schließlich der gesamte morgendliche Arbeitsablauf noch einmal wiederholt. Im Winter mussten die Kühe hingegen nur einmal gemolken werden. Spielraum für Müßiggang blieb aber weder im Sommer- noch im Winterhalbjahr. In den Abendstunden und sonstigen Zeiträumen, die nicht von den zyklischen Tätigkeiten der Milchwirtschaft ausgefüllt waren, hatte das Milchmädchen Flachs und Wolle zu spinnen.

Die gewaltige physische Beanspruchung durch einen solchen Arbeitstag lässt sich kaum ermessen. Wie eine junge Frau ihr bei dürftiger Ernährung[459] jahrein, jahraus standhalten konnte, ist schwerlich nachvollziehbar. Dies gilt umso mehr, wenn sie – wie

Margretha Heimann – in der Kindheit an Rachitis gelitten und infolgedessen einen schwachen Körperbau hatte oder behindert war.

Aus dem Anamneseprotokoll und dem Aufnahmebuch der Gebäranstalt geht hervor, dass Margretha Heimann aufgrund einer Rachitiserkrankung erst mit vier Jahren gehen gelernt habe. Michaelis beschrieb sie als *„unter mittelgroß"*. Sie habe *„kurze, dicke Beine"* gehabt, ihr Leib sei *„etwas in die Breite gezogen"* gewesen.

Auch die Umstände der kurzen nächtlichen Ruhephasen waren miserabel und boten nur sehr bedingt die Möglichkeit, neue Kräfte zu schöpfen. Alle Meiereimädchen eines Hofes – es waren oft zehn und mehr – teilten sich eine gemeinsame Schlafkammer, in der jeweils mindestens zwei in einem Bett schlafen mussten.[460] Es verwundert nicht, dass die hygienischen Verhältnisse in diesen Lagern äußerst schlecht waren. Ungezieferbefall war gang und gäbe, Krankheiten konnten sich unter den Frauen ungehemmt ausbreiten.[461]

Nur geringfügig besser war die Unterbringung des Gesindes in anderen landwirtschaftlichen Betrieben. Im ihm eigenen sarkastischen Tonfall schildert Franz Rehbein die *„licht- und luftarmen Höhlungen"* der typischen verschließbaren Bettkästen in den holsteinischen Bauernhäusern. Zwar sei das Bettzeug in diesen *„immer feucht und klumpig"* gewesen, doch hätten sie *„ihre nicht zu leugnenden Vorteile"* gehabt: *„Einmal schläft man dadrin schön versteckt wie ein Murmeltier; dann braucht das Bettzeug nicht so oft gewaschen zu werden, weil's bei Tage ja doch niemand anderes zu sehen bekommt wie die Hausfrau oder die Deern, und schließlich bildet solch Kasten mit dem vielen Stroh eine geradezu ideale Niststätte für Mäuse, die immer dafür sorgen, daß man des Morgens nicht die Zeit verschläft."*[462]

Das städtische Pendant dazu waren die sogenannten Hängeböden, die vielen Dienstmädchen in Bürgerhaushalten als Ruheplatz zugewiesen wurden.

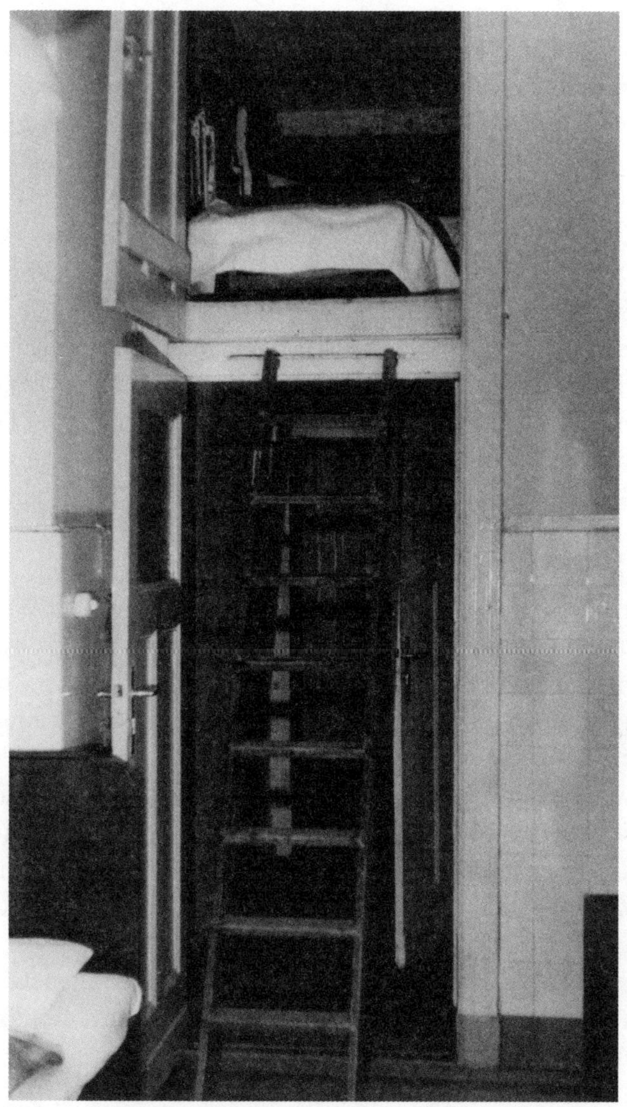

Abb. 19 In den bürgerlichen Stadthäusern des 19. Jahrhunderts dienten Hängeböden als Schlafstätten der Dienstmädchen. Foto um 1880, bpk.

Theodor Fontane hat diesen engen Kammern in den Zwischendecken der Stadthäuser in seinem Roman *Der Stechlin* in den 1890er Jahren ein Denkmal gesetzt. Er läßt das Dienstmädchen Hedwig berichten: „*Immer sind sie in der Küche, mitunter dicht am Herd oder auch gerade darüber. Und nun steigt man auf eine Leiter, und wenn man müde is, kann man auch 'runter fallen. Aber meistens geht es. Und nun macht man die Thür auf und schiebt sich in das Loch hinein, ganz so wie in einen Backofen. Das is, was sie 'ne Schlafgelegenheit nennen. Und ich kann Ihnen bloß sagen: auf einem Heuboden is es besser, auch wenn Mäuse da sind. Und am schlimmsten is es im Sommer. Draußen sind dreißig Grad, und auf dem Herd war den ganzen Tag Feuer; da is es denn, als ob man auf den Rost gelegt würde.*"[463]

Kost und Logis, so dürftig sie auch sein mochten, wurden als Teil des Arbeitslohns des Gesindes angesehen. Rohstoffe wie Wolle und Leinen oder Kleidungsstücke ergänzten die Einkünfte der Dienstmädchen und Dienstboten. Hinzu kam ein Geldlohn, der je nach Ort, Geschlecht, Art der Arbeit, volkswirtschaftlicher Lage und Großzügigkeit der jeweiligen ‚Herrschaft' starken Schwankungen unterlag.[464] Um die Jahrhundertmitte betrug der gesamte Jahreslohn eines Dienstmädchens im Amt Bordesholm, den Wert der Naturalien und das Geld zusammengenommen, rund 60 Mark, wovon nur der geringere Teil in bar ausgezahlt wurde.[465] Zur Verfügung standen also weniger als 30 Mark Bargeld - zu einer Zeit als beispielsweise ein Paar Stiefel etwa 8 Mark kostete.[466]

Etwas besser war wohl die Bezahlung der Hausbediensteten. Sophia Lemitz verdiente Anfang der 1870er Jahre als höchstes Gehalt ihrer Dienstmädchenzeit rund 180 Mark.[467] Von ihren oftmals sehr wohlhabenden Arbeitgeberinnen und Arbeitgebern erhielt sie außerdem gelegentlich besondere Zuwendungen. In ihren Lebenserinnerungen berichtet Sophia aus ihrer Dienstzeit bei einem jungen Ehepaar in Kiel, das am Kuhberg ein Manufakturgeschäft betrieb.[468]

Die Lebenserinnerungen der Sophia Lemitz, geb. Möller, wurden in den 1980er Jahren zufällig auf dem Dachboden eines Bauernhofes in Heidenau gefunden. Sophia schrieb sie in fortgeschrittenem Alter in einem Poesiealbum nieder. Sie stellen eine einzigartige Quelle für die Lebensumstände der Unterschichten und das Dienstmädchenleben in Schleswig-Holstein im 19. Jahrhundert dar.

Die erste Tochter des Paares war nach der Geburt sehr schwach und kränklich, durch Sophias Pflege überlebte sie aber und wurde nach einiger Zeit *„eine blühende Jungfer“*[469]. Zur selben Zeit wollte sich Sophia von ihrem ersten Gehalt einen Mantel kaufen, den sie sich aber nicht leisten konnte, da sie dringend neue Schuhe brauchte. Anscheinend aus Dankbarkeit für die rastlose Sorge für ihr Kind übernahm die Frau des Hauses die Kosten für den Mantel, zahlte Sophia obendrein die Schuhe und ein Paar Stiefel sowie Stoff für ein neues Kleid. Darüber hinaus schenkte ihr der Mann zehn Mark in bar. *„Jetzt kann sich einer vorstellen, wie ich mich freute, denn ich glaubte selbst nicht, daß es wahr sein konnte, so viel Reichtum auf einmal zu besitzen“*, kommentiert Sophia.[470] Noch einmal wird darin mit besonderer Anschaulichkeit die ökonomische Situation eines Dienstmädchens deutlich. Über eine Garnitur neuer Kleidungsstücke und einige Mark Bargeld zu verfügen, empfand Sophia als ganz außergewöhnlichen Wohlstand. Und tatsächlich dürfte selbst dieses kleine Stück Glück den allermeisten ihrer Standesgenossinnen auf dem Land – so auch der Mehrheit der Frauen der Kieler Beckensammlung – ein Leben lang verwehrt geblieben sein.

So unterschiedlich die Lage der Dienstmädchen an verschiedenen Dienststellen in mancherlei Hinsicht auch sein konnte, so waren ihnen doch viele grundsätzliche Züge gemein. Geregelte Arbeitszeiten gab es für die Dienstmädchen des 19. Jahrhunderts weder in der Stadt noch auf dem Land. Eine klare Trennung zwischen Arbeitszeit und Freizeit, wie sie im 21. Jahrhundert für die meisten Menschen eine Selbstverständlichkeit ist, existierte für die arbeitenden Unterschichten im 19. Jahrhundert noch nicht. Erst im Zuge des endgültigen Übergangs von der Agrar- zur Industriegesellschaft[471] konnten die Gewerkschaften Arbeitszeitbegrenzungen durchsetzen. Für die Dienstmädchen auf der Meierei, in der Landwirtschaft und im Bürgerhaus waren 14- und 16-Stunden-Tage Normalität.[472] Einen Anspruch auf freie Wochenenden, Urlaub oder Mußestunden hatten sie nicht. Und auch der wenige Freiraum, der sich dennoch dann und wann auftun mochte, unterlag weitgehend der Kontrolle der Arbeitgeber.[473] Die Bediensteten wurden als Teil des herrschaftlichen Haushalts angesehen und unterstanden mit ihrer ganzen Person der Autorität des Hausherrn. Er bestimmte, ob ein Dienstmädchen ausgehen durfte, wohin es gehen und wie lange es abends ausbleiben konnte, ob es Besuch empfangen durfte, wie es sich zu kleiden und zu verhalten hatte.[474]

In der Wahrnehmung der wohlhabenden Klasse war die Überwachung der Lebensführung des Gesindes ihre soziale Aufgabe und eine sittliche Notwendigkeit. Schon seit dem 15. Jahrhundert gingen unter den privilegierten Schichten Europas Klagen über die Verdorbenheit, Faulheit und generelle Schlechtigkeit des Gesindes um, die sich in immer gleichbleibendem Ton bis ins 19. Jahrhundert fortsetzten.[475] Unter dem Schlagwort der ‚Dienstbotenfrage' entstand unter den gehobenen Schichten seit etwa 1850 ein breiter Diskurs darüber, woher die vermeintliche moralische Verderbnis des Gesindes rühre und wie ihr abzuhelfen sei.

William Löbe (1805-1891). Landwirt und landwirtschaftlicher Schriftsteller.

In einer Preisschrift zur Beantwortung dieser Frage fasste der Landwirt und Schriftsteller William Löbe die gängigen Vorwürfe gegenüber dem Gesinde zusammen. Als hauptsächliche Mängel des Dienstpersonals führte er „*übertriebene Eitelkeit*", „*Leichtsinn*", „*Trägheit*", „*Unfolgsamkeit und Widerspenstigkeit*", „*Vergnügungs- und Zerstreuungssucht*", „*Liederlichkeit*" und „*Untreue*" an.[476] Den Dienstmädchen warf er insbesondere vor, sich weitaus mehr für ihre Kleidung zu interessieren als für „*Kirche, Haus, Boden, Keller und Stall, und auch auf dem Kirchgange und in der Kirche* [...] *keine anderen Gedanken*" zu haben, „*als sie auf dem Tanzboden haben.*"[477] Als ein allgemein verbreitetes Problem sah Löbe den vorehelichen Geschlechtsverkehr an: „*Sittsamkeit und ruhiges Abwarten der Zeit des erlaubten Genusses häuslicher Glückseligkeit im ehelichen Leben sind verschwunden. Man übereilt sich und die Zeit mit frecher, unverschämter, außerehelicher Hingebung.*"[478]

Das Bild, das Löbe vom Gesinde zeichnete, war das einer Klasse von Menschen, die keinerlei Respekt vor Sitten und Recht, vor ihren Herrschaften und dem Eigentum anderer hatte, deren Lebenssinn allein im geistlosen Vergnügen, in Alkohol, Tanz und Sex lag und die sich mit aller Gewalt über ihren rechtmäßigen sozialen Stand zu erheben trachtete. Löbes Ausführungen entsprachen völlig den Vorurteilen seiner Zeit. Überall, wo Gesinde gehalten wurde, fanden sich die entsprechenden Klagen über die Lasterhaftigkeit desselben.[479]

Keinesfalls können diese weithin geläufigen Auffassungen allerdings für bare Münze genommen werden. Es handelte sich dabei vielmehr um ein Symptom der vor- und frühindustriellen Klassengesellschaft.[480] Diese zeichnete sich dadurch aus, dass die wohlhabenden Schichten, aus denen die Herrschaften des Gesindes stammten, sich mit allen Mitteln von den niedrigeren Klassen abzusetzen wünschten. Hierzu gehörte die Überzeugung von der universellen Überlegenheit der eigenen Kultur und der eigenen Normvorstellungen. Wie immer und überall, so konnte auch die herrschende Klasse im 19. Jahrhundert ihre Identität aber nur in Abgrenzung von einem Gegenüber, einem Anderen gewinnen und stabilisieren.[481] Um sich selbst als überlegen definieren zu können, musste sie die Anderen als unterlegen charakterisieren. So erklärt sich denn auch die außerordentliche Langlebigkeit des negativen Bildes vom Gesinde. Die höheren Klassen benötigten es, um sich von ihm abzusetzen und dadurch sich selbst zu definieren.

Damit soll freilich nicht gesagt sein, dass sich ein Dienstmädchen nicht nach sozialem Aufstieg gesehnt und dieser Sehnsucht nicht womöglich durch Nachahmung der bürgerlichen oder großbäuerlichen Mode Ausdruck verliehen hätte. Es heißt auch nicht, dass außereheliche Intimität unter denjenigen, für die eine eventuelle Eheschließung in ferner Zukunft lag und deren zugewiesene gesellschaftliche Rolle bisweilen gewiss große Einsamkeit zur Folge hatte, nicht verbreitet gewesen wäre. Die Aufnahmebücher der Gebäranstalt liefern hierfür ja den besten Beleg. Falsch wäre es jedoch, sich die obrigkeitlichen Interpretationen zu eigen zu machen. Denn die Vorstellung, dass sich diese oder jene Kleiderwahl nur für diese oder jene Personengruppe zieme, die Idee, dass geschlechtliche Liebe nur unter bestimmten Bedingungen zulässig sei oder dass eine bestimmte Form des Vergnügens etwas Amoralisches an sich hätte, fußte auf einem ganz spezifischen, dogmatischen Wertekanon, dem keinesfalls absolute Gültigkeit beigemessen werden kann.

Hinsichtlich krimineller Delikte, die dem Gesinde ebenfalls ständig zur Last gelegt worden waren, sprechen unterdessen statistische Erhebungen eine deutliche Sprache. So kam etwa der Diebstahl unter den Dienstmädchen und Dienstboten nicht öfter vor als unter anderen gesellschaftlichen Gruppen.[482] Der Vorwurf der Faulheit dürfte sich hingegen völlig mit der fehlenden Grenze zwischen Arbeitszeit und Freizeit erklären. Die Dienstherren, die von der ständigen Verfügbarkeit der Arbeitskraft der Dienstboten und Dienstmädchen, Knechte und Mägde ausgingen, hatten kein Verständnis für deren Überlastung und Ermüdung.[483] Nicht zuletzt wird hierin die Dominanz des wirtschaftlichen Denkens sichtbar. Das Gesinde war für die Dienstherren eine Kostenstelle, aus der sie möglichst hohen Profit schlagen wollten.

Das ‚Schlagen' kann im Übrigen durchaus wörtlich verstanden werden. Um ihre dienstlichen und moralischen Ansprüche an das Gesinde durchzusetzen, griffen die Herrschaften mitunter zu rigorosen Maßnahmen. Auch aus Schleswig-Holstein sind in großer Fülle Akten aus Gerichtsverfahren über Misshandlungen von Dienstmädchen und Dienstboten überliefert.[484] Franz Rehbein erzählt von einem Bauernsohn in Dithmarschen, der ihn vielfach „*aus purem Vergnügen*" ernsthaft verprügelt und immerzu schikaniert habe: „*Entweder glaubte der Bengel, es gehöre sich so, einen Knecht nur deshalb zu kujonieren, weil es ein Knecht war, oder er wollte damit seinen gänzlichen Mangel an Bildung verdecken.*"[485]

Weitsichtiger und in gewisser Weise arglistiger war jedoch das konstante Hinwirken der Dienstherren auf eine ihnen immer stärker in die Hände spielende Gesetzgebung. In Schleswig-Holstein wurde im Jahr 1740 unter König Christian VI. eine erste überregional gültige Gesindeordnung erlassen.[486] Sie schuf für die Dienenden eine eigene Rechtssphäre, wodurch sie – etwa vergleichbar mit Geistlichen oder Militärangehörigen – als eine gesonderte gesellschaftliche Schicht definiert wurden, für die besondere Regeln galten und die ganz spezifischen Pflichten unterlag.

Christian VI. von Dänemark und Norwegen (1699–1746). Reg. ab 1730.

Sehr aufschlussreich ist die in der Präambel der Gesindeordnung von 1740 angeführte Begründung für die empfundene Notwendigkeit einer solchen Gesetzgebung. Als Anlass werden vielfache

Beschwerden „*über den Mangel der Dienstbothen*“ genannt. Dieser Mangel an arbeitswilligem Gesinde habe darin seine Ursache, „*daß sowohl Knechte / als Mägde / theils in denen Adelichen Gütern / theils auch in denen Städten und Aemtern sich eigenes Gefallens auf ihre Hand hinsetzen / und sich zu vermiethen oder Dienste zu nehmen / weigern*“.[487] Das heißt im Klartext: Guts- und Hofbesitzer sowie sonstige ‚Herrschaften‘ hatten sich beim Landesherrn über Personen beklagt, die – anstatt sich in die Abhängigkeit des Gesindedienstes zu begeben – eigenständig ihren Lebensunterhalt bestritten. Die Rede ist also von Frauen und Männern, die nicht Dienstmädchen oder Dienstboten waren, es in der Überzeugung der ‚Herrschaften‘ aber sein sollten. Es ist vielsagend, wenn die betreffenden Personen in der Gesindeordnung dennoch als „*Knechte und Mägde*“ bezeichnet werden. Offenbar waren diese Begriffe in der Vorstellung der Führungsschichten also tatsächlich nicht etwa Berufsbezeichnungen, sondern vielmehr Etikett für eine angeborene Klassenzugehörigkeit. Ganz konkret benennt die Gesindeordnung ihre Zielgruppe als die „*geringen Leute / männlichen und weiblichen Geschlechts / sowol auf dem Lande / als in den Städten und Flecken*“, die keinen Beruf erlernt hatten „*und übrigens diensttüchtig sind*“.[488] Frauen unter 30 und Männer unter 40 Jahren, die dieser Gruppe angehörten, belegte die Gesindeordnung mit einer hohen jährlichen „*Steuer*“ – de facto einer Geldstrafe –, falls sie sich nicht in den Dienst begaben. Auch die Flucht in andere Regionen, in denen die Gesindeordnung keine Gültigkeit hatte, wurde unter Strafe gestellt.[489]

Auf diese Weise stellten die oberen Schichten sicher, dass ihnen ein nie abreißender Strom dienstpflichtiger Menschen als Arbeitskräfte zur Verfügung stand. Durch die weiteren Bestimmungen der Gesindeordnung wurden diese sodann einem restriktiven Reglement unterworfen. Die Gesindeordnung des Jahres 1740 hob insbesondere auf die Verpflichtung zum pünktlichen Dienstantritt ab, setzte konkrete Zeiten des Dienstwechsels fest und drohte den Dienstmädchen und Dienstboten Geld- und Haftstrafen an, sollten sie zu einem vereinbarten Termin die Arbeit nicht aufnehmen oder ohne guten Grund vor Ende der abgemachten Zeit aus dem Dienst bei einem Arbeitgeber ausscheiden.[490]

Nur sehr Weniges enthielt die Verordnung hingegen zugunsten des Gesindes selbst. Immerhin räumte sie die Möglichkeit ein, ungerechte Behandlung durch die Dienstherren zur Anzeige zu bringen. Hierunter wurden insbesondere „*Wüterey*" sowie das Vorenthalten von „*Kost und Lohn*" in der vereinbarten Höhe verstanden. Wandte sich ein Dienstmädchen oder ein Dienstbote mit solcherlei Beschwerden an die Obrigkeiten, so sollten jene eine unvoreingenommene Untersuchung einleiten. Erwiesen sich die Beschwerden als berechtigt, sollte der klagenden Person der vorzeitige Austritt aus dem Dienst bei vollständiger Auszahlung des Lohnes gewährt werden.[491]

Vor allem die zuletzt genannte Regelung war es, die schon bald den Unmut der privilegierten Schichten erweckte. Im Empfinden der Dienstherren schlugen sich die Gerichte in Streitfällen allzu oft auf die Seite des Gesindes und sahen häufig von vornherein „*in dem Dienstboten den Unterdrückten, in dem Brodherrn den Unterdrücker*"[492]. Auch erhoben sich im Jahrhundert nach der Verabschiedung der ersten Schleswig-Holsteinischen Gesindeordnung immer wieder die stereotypen Klagen über die moralische Verkommenheit des Gesindes, der es Einhalt zu gebieten gelte. Die Holsteinische Ständeversammlung, der ausschließlich Vertreter der wohlhabenden Schichten angehörten, regte 1835 an, eine neue Gesindeordnung zu erlassen.[493]

Holsteinische Ständeversammlung = Parlament des Herzogtums Holstein (1836–1864), Sitz in Itzehoe.

Als Begründung führte sie an, dass „*das weibliche wie das männliche Gesinde größtentheils sittlich verderbt*" sei: „*Treue und Fleiß sind selten geworden, Gehorsam, Ehrerbietung sind verschwunden. Platz gemacht haben dieselben der Vergnügungssucht, der Putzliebe, der Faulheit und Widerspenstigkeit*".

Putzliebe: Zu verstehen im Sinne von ‚sich herausputzen'.

In Anbetracht dieser allgemeinen Lage reiche „*die hausväterliche Gewalt der Dienstherrschaft*", die „*durch kein Gesetz geschützt*" sei, nicht mehr hin, um „*das Gesinde zur Ordnung und Sittlichkeit anzuhalten*".[494]

Die Stoßrichtung dieser Argumentation ist offensichtlich. Den Begüterten ging es darum, ihre Macht über das Gesinde zu stärken und dessen ohnehin sehr geringen Handlungsspielräume weiter einzuengen. Erreicht wurde dieses Ziel schließlich mit der neuen Gesindeordnung für die Herzogtümer Schleswig und Holstein vom 25. Februar 1840.[495] Durch diese wurden die Verhältnisse zwischen Dienstherrschaft und Gesinde sehr viel detaillierter geregelt als zuvor. Es war diese umfassende rechtliche Verordnung, die für die Lebensumstände eines Großteils der Frauen hinter der Kieler Beckensammlung entscheidende Bedeutung hatte.

Das Verhältnis zwischen Dienstherren und Dienstpflichtigen bestimmte die Gesindeordnung des Jahres 1840 als eine „*Übereinkunft* [...], *vermöge deren eine Person während einer zum Voraus bestimmten ununterbrochenen Zeit mit persönlicher Unterwürfigkeit gegen die Dienstherrschaft zur Verrichtung häuslicher und wirthschaftlicher Arbeiten und Dienste in ein Hauswesen aufgenommen wird* [...]."[496] Als übliche Zeitspanne für ein Dienstverhältnis wurden ein halbes Jahr oder ein Jahr festgelegt und der Beginn und das Ende jeweils auf den 1. Mai und den 1. November terminiert.[497] Mit der Formel der ‚persönlichen Unterwürfigkeit' ist der allgemeine Charakter der Verordnung im Übrigen schon sehr gut umrissen. Sie umfasst einen langen Katalog von Pflichten des Gesindes, dem eine sehr kurze Liste an Rechten gegenübersteht.

Als eine der bedeutsamsten neuen Verpflichtungen wurde allen Dienstmädchen und Dienstknechten auferlegt, ein Gesindedienstbuch zu führen.[498]

Mit der Gesindeordnung von 1840 wurde das Führen eines Dienstbuches für alle Dienstmädchen und Dienstboten verpflichtend.

Das Büchlein, das sie sich vor dem Antritt ihres ersten Dienstes selbstständig gegen eine Gebühr bei der örtlichen Polizeibehörde zu beschaffen hatten, bestand *„aus 48 Seiten Schreibpapier, in starkem Pappband.“*[499]

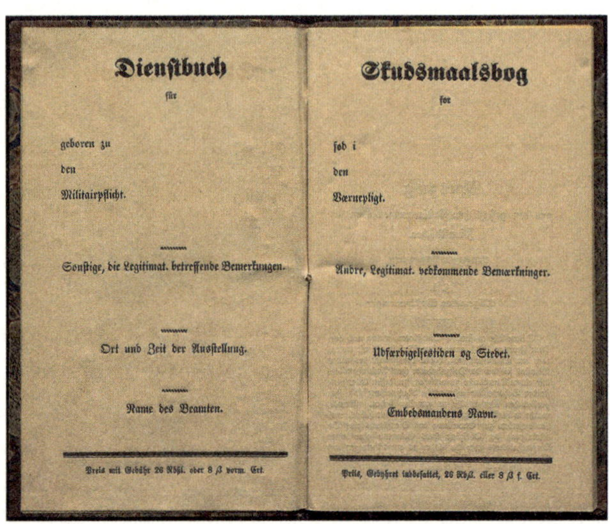

Dienstbuch

für

geboren zu

den

Militairpflicht.

Sonstige, die Legitimat. betreffende Bemerkungen.

Ort und Zeit der Ausstellung.

Name des Beamten.

Preis mit Gebühr 26 Rbßl. oder 8 ß vorm. Crt.

Skudsmaalsbog

for

fød i

den

Værnepligt.

Andre, Legitimat. vedkommende Bemærkninger.

Udfærdigelsestiden og Stedet.

Embedsmandens Navn.

Priis, Gebyhret indbefattet, 26 Rbß. eller 8 ß f. Crt.

Abb. 20 Im Bild zu sehen ist ein Musterexemplar ohne Eintragungen. Auf der aufgeschlagenen Doppelseite in Deutsch und Dänisch wurden die Personalien der Inhaberin oder des Inhabers des Dienstbuchs handschriftlich erfasst. Landesarchiv Schleswig-Holstein, Abt. 80, Nr. 1425.

Die Polizeibeamten erfassten auf den ersten Seiten die vollständigen Personalien und beglaubigten mit einem Siegel die Echtheit des Dokuments. Die weiteren Blankoseiten waren sodann nach und nach von den wechselnden ‚Herrschaften‘ auszufüllen. Trat eine Person eine neue Dienststelle an, musste sie das Dienstbuch vorlegen, um sich auszuweisen. Zum Ende des Dienstverhältnisses notierte der Dienstherr darin schließlich die Daten des Dienstantritts und -abgangs und hielt fest, von welcher Seite die Kündigung ausgegangen war. Frei stand den ‚Herrschaften‘ außerdem, *„ein Zeugniß über das Verhalten des Gesindes“* hinzuzufügen.[500] Wie oft von dieser Möglichkeit tatsächlich Gebrauch gemacht worden ist, ist schwer festzustellen. In vollständig erhalten gebliebenen Dienstbüchern finden sich nur recht selten Kommentare über das Betragen der Dienstleute, sodass sich der Eindruck gewinnen ließe, die ‚Herrschaften‘ hätten nur in Ausnahmefällen entsprechende Vermerke angebracht. Gegen diese Annahme sprechen allerdings die Aufnahmebücher der Gebäranstalt. Denn in diesen findet sich in der Spalte, in der die Personalien einer jeden Patientin auf Grundlage ihres Dienstbuches erfasst wurden, in beachtlicher Häufung der Zusatz *„Dienstbuch unvollständig“* oder *„Dienstbuch fehlt“* – letzteres etwa im Eintrag von Louise Staack aus dem Juli 1860.[501]

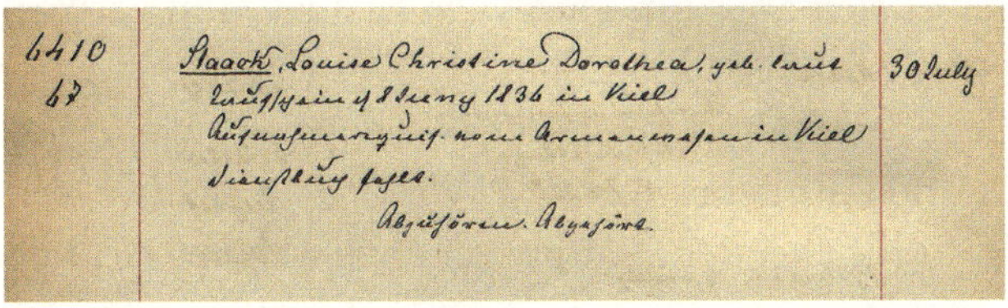
6410
67
Staack, Louise Christine Dorothea
30 July

Abb. 21 Im Eintrag zu Louise Staack im Aufnahmebuch der Gebäranstalt ist vermerkt, dass sie wider Erwarten kein Dienstbuch vorlegen konnte. Landesarchiv Schleswig-Holstein, Abt. 47.20, Nr. 7144.

Fehlende Seiten in den Gesindedienstbüchern oder der völlige Mangel eines solchen dürften aber in den allermeisten Fällen auf mutwillige Maßnahmen der Inhaberinnen selbst zurückzuführen sein.[502] Denn ein schlechtes Zeugnis – womöglich der bloßen Willkür eines ehemaligen Dienstherrn geschuldet – war für sie existenzbedrohend. Eine neue Dienststelle zu finden, wurde dadurch massiv erschwert, wenn nicht unmöglich. Offenbar im vollen Bewusstsein dieses Dilemmas stellte die Gesindeordnung das Vernichten oder Unleserlichmachen des Dienstbuches sowie das Herausreißen von Seiten denn auch unter hohe Geld- und Haftstrafen.[503]

Wie sehr die Schleswig-Holsteinische Gesindeordnung von 1840 den Dienstboten und Dienstmädchen zum Nachteil gereichte, wird aber am deutlichsten bei den Gründen, die die beiden Vertragsparteien zu einer vorzeitigen Beendigung des Dienstverhältnisses berechtigen sollten. Die knappe Liste aufseiten des Gesindes umfasste körperliche Misshandlungen und *„grundlose Beschuldigungen,* *welche den guten Namen des Gesindes verletzen*", die ungenügende Versorgung mit lebensnotwendigen Gütern, „*unsittliche Zumuthungen der Herrschaft und Hausgenossen*" sowie den Umzug der Herrschaft an einen Ort außerhalb des jeweiligen Herzogtums.[504]

Aufseiten der ‚Herrschaft' hingegen stand eine lange Palette von Verfehlungen des Gesindes, die dessen vorzeitige Entlassung legitimieren sollten. Darunter fanden sich einige sehr konkrete und durchaus einleuchtende Anlässe wie etwa Diebstahl, Hehlerei und Misshandlungen des Mitgesindes und des Viehs. Überwiegend handelte es sich aber um eher vage Gründe und vermeintliche moralische Fehltritte wie Gehorsamsverweigerung, Leichtsinn, unsittliches Verhalten, nächtliches Ausgehen, wiederholtes Betrinken und Ähnliches mehr.[505] Wollte ein Gutsherr, ein Bauer oder ein wohlhabender Stadtbürger - aus welchen Gründen auch immer - ein Dienstmädchen oder einen Dienstboten loswerden, so boten ihm diese unscharfen Formulierungen der Gesindeordnung dafür eine äußerst flexible Grundlage.

Als legitimer Anlass für die Auflösung des Vertrages galt explizit auch die Schwangerschaft eines Dienstmädchens.[506] Um zu verdeutlichen, wie perfide diese Regelung tatsächlich war, sei noch einmal vor Augen gestellt, was die vorzeitige Entlassung aus einem Dienstverhältnis für ein schwangeres Dienstmädchen bedeutete: Eine neue Dienststelle konnte in der Regel nur zum 1. Mai oder zum 1. November angetreten werden. Zumindest in der Zeitspanne, die zwischen der Entlassung und diesen Terminen lag, blieb die Schwangere also oftmals ohne Einkommen. Hatte sie keine Angehörigen, bei denen sie unterkommen konnte, wurde sie obdachlos. In dieser Lage konnte sie nur noch auf die Unterstützung durch das Armenwesen hoffen. War das Kind schließlich geboren, wurde die Situation der ledigen Frau aber freilich nicht besser. Um wieder Arbeit und ein Auskommen finden zu können, blieb ihr nur die Möglichkeit, ihr Kind bei Pflegeeltern gegen Bezahlung in die Kost zu geben - eine Maßnahme, die viele Dienstmädchen zu ergreifen gezwungen waren.[507] Unter den vierzehn Frauen, deren Biographien wir für dieses Buch nachgespürt haben, waren mehrere selbst als Kostkinder aufgewachsen. Friederica Hein aus

Giekau beispielsweise kam als uneheliche Tochter im Haushalt eines Rademachers unter.

Zu Friederica Hein s. Näheres unten, Kap. 9, S. 258–260.

In Fällen aber, in denen eine Frau nicht auf das Armenwesen zurückfallen konnte und in denen das Abgeben eines Neugeborenen keine Option war, führte die diskriminierende Gesetzgebung oftmals auf direktem Weg ins Elend.[508]

Wie solche Situationen zustande kommen konnten, welche Folgen sie hatten und wie in Schleswig-Holstein darauf reagiert wurde, wird im nächsten Kapitel anhand einiger tragischer Schicksale von Gebärhauspatientinnen beleuchtet. Es handelt sich dabei um Frauen, deren Leben nicht in der Gebäranstalt endeten und deren Körper also auch nicht für die Beckensammlung verwendet wurden. Mit besonderer Eindringlichkeit ist in ihnen dokumentiert, dass die Bedrohung der Existenz einer armen, ledigen Frau keineswegs endete, wenn sie die Geburt eines Kindes überlebt hatte.

Im Sinne einer Zwischenbilanz kann an dieser Stelle im Übrigen das Folgende festgehalten werden: Auch wenn sie seit der Aufhebung der Leibeigenschaft zu Beginn des 19. Jahrhunderts vor dem Gesetz freie Menschen waren, genossen die Schleswig-Holsteinischen Unterschichten, darunter auch die Dienstmädchen und Dienstboten, de facto keine persönliche Freiheit.[509] Weder waren sie frei in der Wahl ihres Berufes und ihres Aufenthaltsortes, noch konnten sie ihre Persönlichkeit frei entfalten. Ihre Chancen auf einen sozialen Aufstieg waren minimal. Nach ihrer Dienstzeit führte ihr Weg sie fast immer zurück in ihr Herkunftsmilieu, ins klägliche Leben der Insten, Heuerlinge und Tagelöhner.[510] Die Angehörigen der Gesellschaftsschicht, aus der die Frauen hinter der Beckensammlung der Kieler Gebäranstalt stammten, waren vom Zeitpunkt ihrer eigenen Geburt an unentrinnbar zu einem Dasein in Armut und Unfreiheit verurteilt.

Anna Jahn

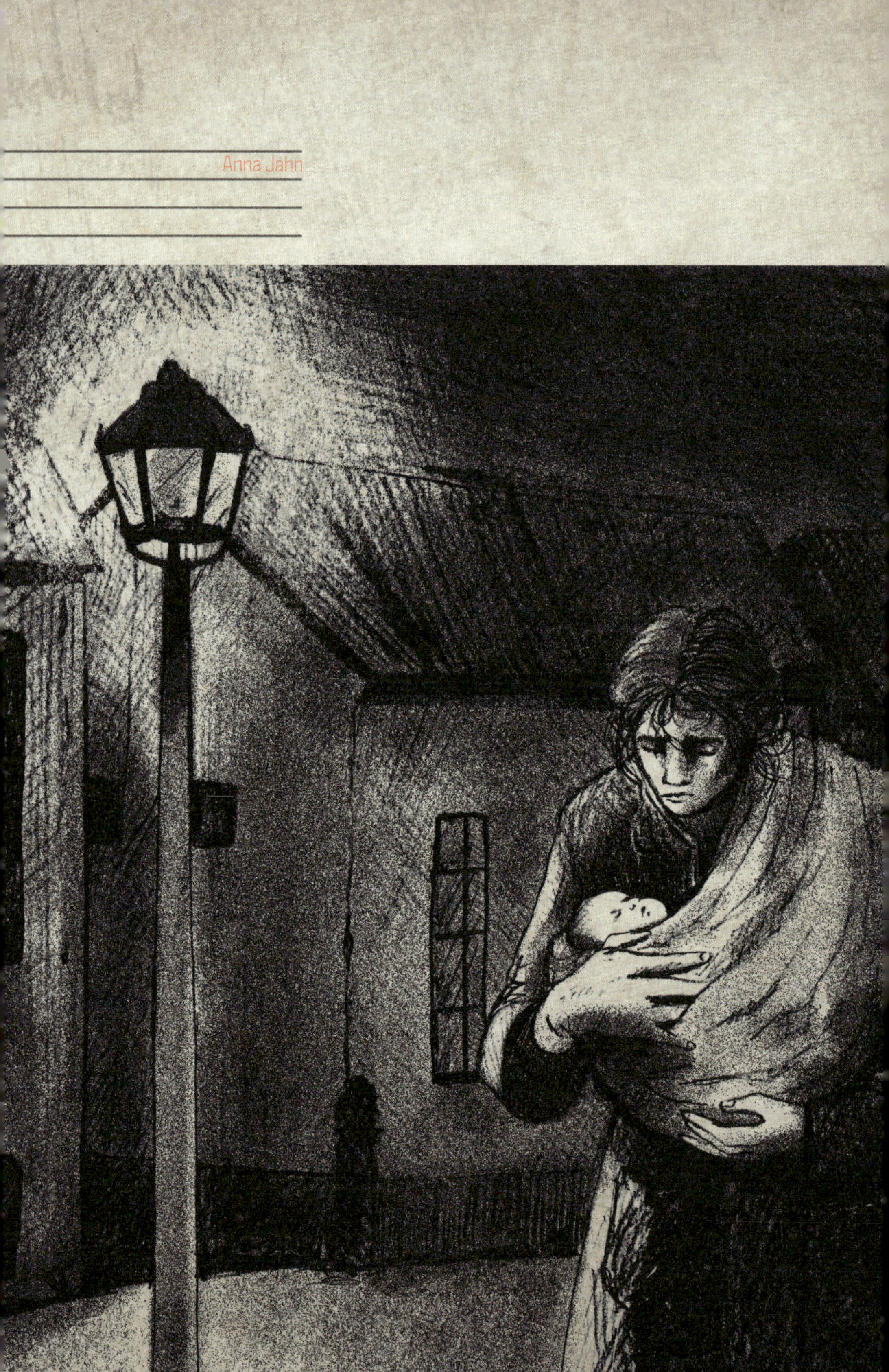

8.

Verzweiflung als Politikum

Heimatlos

Im Mai 1826 wurde in der Stadt Oldenburg in Holstein der nackte Leichnam eines wenige Wochen alten Kindes gefunden. Die Nachforschungen der Oldenburger Behörden ergaben, dass es sich um den Sohn des 25-jährigen Dienstmädchens Anna Jahn aus Kleinwessek handelte. Am 13. April 1826 hatte diese den Jungen in der Kieler Gebäranstalt zur Welt gebracht.[511] Nach Verhaftung und Vernehmung Anna Jahns wandte sich der Oldenburger Magistrat an das Königliche Holstein-Lauenburgische Obergericht in Glückstadt, um eine gesetzliche Neuregelung der Aufnahme- und Entlassungspraxis der Gebäranstalt anzustoßen. Die politische Diskussion über Heimatrechte und Armenunterstützung, die auf diese Weise in Gang gesetzt wurde, erhellt einmal mehr in aller Klarheit die hochgradig prekären Lebensumstände armer lediger Frauen im 19. Jahrhundert. Sie verweist aber auch darauf, dass deren bedrohten Existenzen durchaus dauerhafte Spuren in der Geschichte hinterlassen haben. Ihre Schicksale sind wichtige Wegpunkte auf dem langen Pfad zur Herausbildung des modernen Sozialstaates.

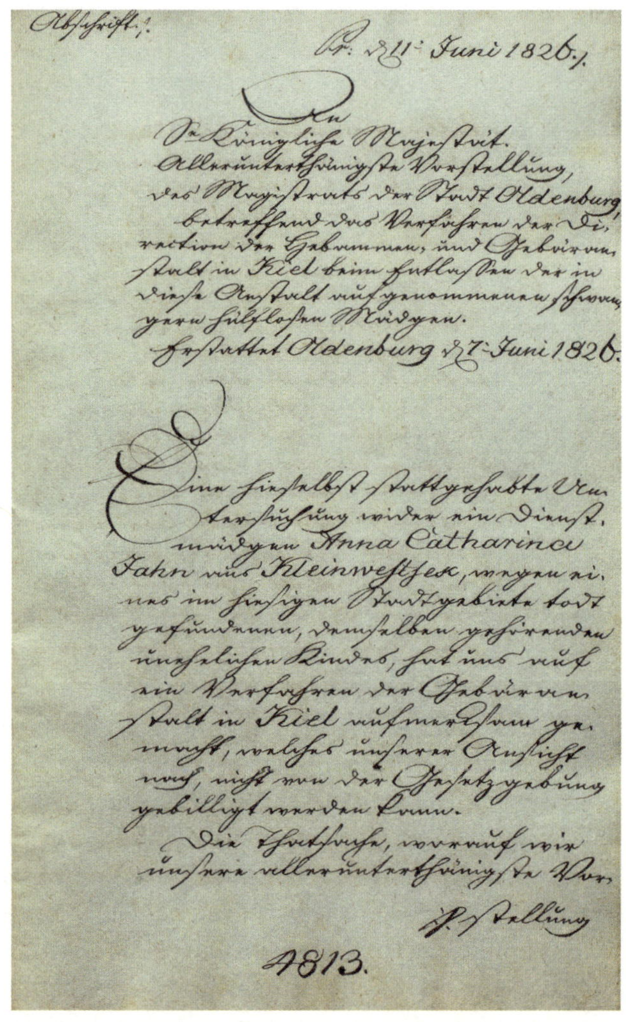

Abschrift.

Pr. d. 11. Juni 1826.

An
Se. Königliche Majestät.
Allerunterthänigste Vorstellung,
des Magistrats der Stadt Oldenburg,
betreffend das Verfahren der Direction der Hebammen- und Gebäranstalt in Kiel beim Entlassen der in
diese Anstalt aufgenommenen schwangern hülflosen Mädgen.
Erstattet Oldenburg d. 7. Juni 1826.

Eine hieselbst stattgehabte Untersuchung wider ein Dienst-
mädgen Anna Catharina
Jahn aus Kleinwestsee, wegen eines im hiesigen Stadtgebiete todt
gefundenen, denselben gehörenden
unehelichen Kindes, hat uns auf
ein Verfahren der Gebäranstalt in Kiel aufmerksam gemacht, welches unserer Ansicht
nach, nicht von der Gesetzgebung
gebilligt werden kann.
Die Thatsache, worauf wir
unsere allerunterthänigste Vor-

stellung

4813.

Abb. 22 Die Korrespondenzen zum Fall Anna Jahn bilden ein umfangreiches Aktenkonvolut. Im Bild: Der Anfang eines Schreibens des Oldenburger Magistrats an das oberste Landesgericht vom 11. Juni 1826. Stadtarchiv Kiel, 3083.

Zeilenumbrüche des Originals durch / dargestellt.

Abschrift: Pr: d11. Juni 1826

An
Sn Königliche Majestät.
Allerunterthänigste Vorstellung, / des Magistrats der Stadt Oldenburg, / betreffend das Verfahren der Di-/ rection der Hebammen- und Gebäran-/ stalt in Kiel beim Entlassen der in/ diese Anstalt aufgenommenen schwan-/ geren hülflosen Mädchen.
Erstattet Oldenburg d. 7. Juni 1826.

Eine hieselbst stattgehabte Un-/ tersuchung wider ein Dienst-/ mädchen Anna Catharina/ Jahn aus Kleinwestseck, wegen ei-/ nes im hiesigen Stadtgebiete todt/ gefundenen, demselben gehörenden/ unehelichen Kindes, hat uns auf/ ein Verfahren der Gebäran-/ stalt in Kiel aufmerksam ge-/ macht, welches unserer Ansicht/ nach, nicht von der Gesetzgebung/ gebilligt werden kann. / Die Thatsache, worauf wir/ unsere allerunterthänigste Vor-/ stellung

1813

Anna Jahns Geschichte liest sich zunächst wie die sehr vieler ihrer Leidensgenossinnen. Am 17. Oktober 1800 war sie als Tochter des Tagelöhners Hinrich Jahn und seiner Frau Elsabe im Dorf Kleinwessek nordwestlich von Oldenburg geboren worden. Über ihre Kindheit und Jugend liegen keine näheren Informationen vor. Man wird sie sich wohl ganz entsprechend den oben dargestellten typischen Bedingungen des Unterschichtendaseins vorstellen dürfen. Im Rahmen einer Volkszählung im Jahr 1819 wurde festgehalten, dass Annas 64-jähriger Vater Unterstützung vom Armenwesen erhielt. Während ein 16-jähriger Bruder Annas zu diesem Zeitpunkt noch im Haushalt der Eltern gelebt zu haben scheint, wussten diese über ihren älteren Sohn Christoph anscheinend nur zu sagen, dass er „als Dienstknecht in der Fremde" weilte. Auch die 19-jährige

Anna war selbstverständlich bereits in den Dienst getreten: Sie hatte eine Stelle als Magd im nahegelegenen Giddendorf inne.[512]

Sechs Jahre später hangelte sich Anna Jahn noch immer von Dienstvertrag zu Dienstvertrag. Immerhin hatte sie aber, wie sie später bei der Aufnahme ins Gebärhaus angab, mindestens einmal drei Jahre ohne Unterbrechung am selben Ort verbracht. Während dieser Zeit in Dazendorf, einem Örtchen nahe der Kleinstadt Heiligenhafen und zwischen dieser und ihrem Heimatort Kleinwessek gelegen, wurde sie 1825 von Peter Hinrich Prinz aus Heiligenhafen schwanger. Nachdem ihr Dienstvertrag in Dazendorf ausgelaufen war, trat Anna eine neue Stelle beim Bäcker Pogge in Heiligenhafen an. Als bald darauf aber ihre Schwangerschaft sichtbar wurde, sprach dieser Anna die Kündigung aus. Zwar lag die Gesindeordnung von 1840, in der den Herrschaften das Recht verbrieft wurde, Dienstmädchen aufgrund einer Schwangerschaft zu entlassen, noch in der Zukunft; doch scheint es längst gängige Praxis gewesen zu sein. Auf ihrer anschließenden verzweifelten Suche nach einem Unterschlupf gelang es Anna, bei dem Hufner Johann Land in Jahnshof noch einmal eine neue Stelle zu ergattern. Doch schon nach 14 Tagen wurde sie aufgrund ihres Zustandes auch von diesem Dienstherrn wieder fortgeschickt. Aus ihrem Umfeld bekam die Schwangere nun den Rat, sich nach Kiel in die Gebäranstalt zu begeben. Zu Fuß überwand Anna den rund 65 Kilometer langen Weg und wurde am 23. Februar 1826 in die Anstalt aufgenommen und dort fast zwei Monate später von einem schwachen Jungen entbunden.

Vierzehn Tage nach ihrer Niederkunft entließ die Gebäranstalt Anna Jahn mit ihrem neugeborenen Kind wieder ins Ungewisse. Von diesem Zeitpunkt an begann sich nun das gesamte Unheil zu entfalten, durch das sich der Fall Anna Jahns von den Schicksalen unzähliger anderer armer lediger Frauen im Schleswig-Holstein des 19. Jahrhunderts unterscheidet und das ihn kurz darauf zum Streitpunkt hoher politischer Autoritäten auf Stadt- und Landesebene werden ließ.

Mit ihrem von Krämpfen geplagten Säugling machte sich Anna aus Kiel wieder auf den Weg in Richtung ihres Herkunftsortes im

Fürstentum Lübeck. Nach kurzer Zeit gelangte sie nach Oldenburg, konnte aber weder in der Stadt noch anderswo Aufnahme finden. Von Ort zu Ort umherirrend, wurde sie mit ihrem kränklichen Kind überall als Fremde abgewiesen. Ob ihr Sohn schließlich an seiner angeborenen Schwäche starb oder ob die Mutter in der Aussichtslosigkeit ihrer Situation den drastischen Schritt ging, ihr Kind zu töten, konnte im Zuge der späteren polizeilichen Ermittlungen nicht mehr eindeutig geklärt werden.[513]

Zwar scheint sie selbst angegeben zu haben, dass das Kind „an Krämpfen" gestorben sei, doch hielten es die Autoritäten durchaus für denkbar, dass „sie sich des Kindes wirklich auf die schreckliche Art entledigt hätte".

Nachdem der Junge tot war, scheint sich Anna jedenfalls des Leichnams entledigt und sich wieder auf die Suche nach einer Anstellung begeben zu haben. Jetzt wieder ohne Kind, führte dies auch unmittelbar zum Erfolg: Sie trat als Meiereimädchen auf dem Meierhof Ernsthausen nördlich von Oldenburg in den Dienst.

Den Oldenburger Behörden dürfte es nicht schwergefallen sein, die etwa acht Tage später aufgefundene Kinderleiche als Sohn Anna Jahns zu identifizieren. Dass diese mit einem Neugeborenen in der Stadt und der Umgebung umhergezogen war und nach einer Bleibe gesucht hatte, dürfte sich schnell herumgesprochen haben. Es galt also lediglich, eins und eins zusammenzuzählen. Bei ihrem Verhör gestand die in Haft Genommene, dass es sich um ihr Kind handelte, und erzählte ihre bis hierhin wiedergegebene tragische Geschichte.

Der Oldenburger Magistrat nahm Annas Erzählung zum Anlass, in einer Eingabe an das höchste Landesgericht in Glückstadt die Pflichten der Kieler Gebäranstalt hinsichtlich der Verantwortung für dort entlassene Frauen zu hinterfragen. Schon aus diesem ersten Schriftstück eines in der Folge große Breite annehmenden Diskurses geht hervor, dass sich die politischen Autoritäten des grundsätzlichen Dilemmas der Dienstmädchenexistenz vollauf bewusst waren.

„*Unserer Ansicht nach*", so leiteten die Oldenburger Amtsleute ihre gegen das Verhalten der Gebäranstalt gerichtete Argumentation ein, „*hätte die Direction das Mädchen nicht eher entlassen müssen, als bis der ausgemittelte Heimathort desselben die Aufnahme bewilligt, oder es hätte dieselbe der Ortspolizei eine Anzeige von dem Aufenthalte des Mädchens, und von der Nothwendigkeit der Ausmittlung des Heimathortes machen müssen. Ein hülfloses Dienstmädchen mit einem unehelichen unlängst gebornen Kinde fortschicken um seine Heimath aufzusuchen, heißt nichts anders, als solches dem Elende Preis geben.*" Der Oldenburger Magistrat lastete also die verhängnisvolle Entwicklung in der Geschichte Anna Jahns der Kieler Gebäranstalt an. Allgemein bekannt sei es, so erklärte der Magistrat weiter, dass keine Kommune eine ledige Frau mit einem neugeborenen Kind zu Lasten der eigenen Armenkasse aufnehme, solange sie nicht rechtlich dazu verpflichtet werde. Daher hätte die Anstaltsdirektion Anna nicht entlassen dürfen, ohne vorher geklärt zu haben, wohin sie gehen und an wen sie sich um Unterstützung hätte wenden können.

Im Mittelpunkt stand also die Frage nach den Heimatrechten der Frau, durch die ihr eine bestimmte Gemeinde im Land Hilfe schuldig gewesen wäre. Zu eruieren, um welche Gemeinde es sich in Anna Jahns Fall gehandelt hätte, wäre Aufgabe der Gebäranstalt gewesen, so der Oldenburger Magistrat. Doch nicht nur das: Laut den Oldenburger Räten sollte das Kieler Institut generell gesetzlich dazu verpflichtet werden, die Heimatrechte einer jeden ledigen Frau zu ermitteln, bevor sie aus dem Haus entlassen werden durfte.

Für ein besseres Verständnis der Debatte um Anna Jahn im Jahr 1826 ist es notwendig, sich die grundsätzliche Bedeutung von ‚Heimat' und ‚Heimatrecht' im frühmodernen Staat zu vergegenwärtigen. Die sentimentale Aufladung des Begriffs der ‚Heimat' als eines Ortes der Zugehörigkeit und Geborgenheit, der es ermöglicht, die eigene Identität von anderen abzugrenzen, entwickelte sich erst im Laufe des 19. Jahrhunderts. Davor war ‚Heimat' schlicht ein Begriff des Rechts: Einen Ort als ‚Heimat' bezeichnen zu können, bedeutete für einen Menschen, dass er an diesem Ort gewisse gesetzlich geregelte Privilegien und Pflichten innehatte.[514] Zu den Privilegien, die mit dem Heimatrecht einer Person einhergingen, gehörte ganz zentral der Anspruch auf Unterstützung im Fall der Bedürftigkeit. Für die Angehörigen der stets von Verarmung und Verelendung bedrohten Unterschichten war das Heimatrecht daher von existentieller Bedeutung.

Von größter Bedeutung war die konkrete Gesetzeslage in Sachen Heimatrecht zweifellos für die Gruppen der Landarbeiter und des Gesindes. Durch die regelmäßigen Ortswechsel, zu denen sie gezwungen waren, konnten sehr einfach Situationen entstehen, in denen unklar war, wo ein Dienstknecht oder eine Dienstmagd Heimatrechte beanspruchen konnte. Geriet eine solche Person – etwa durch Krankheit, Arbeitslosigkeit oder Schwangerschaft – in die Lage, auf Unterstützung des Armenwesens angewiesen zu sein, bestand unter Umständen große Unsicherheit darüber, an welche Kommune, das heißt an welche Gemeinde bzw. an welchen Ort sie sich wenden sollte. Anna Jahns Geschichte veranschaulicht äußerst drastisch die Konsequenzen, die eine solche Situation nach sich ziehen konnte.

In den Herzogtümern Schleswig und Holstein wurde das Heimatrecht zwischen dem 16. und dem 19. Jahrhundert vielfach modifiziert und neu formuliert. Die wechselnden Landesherren reagierten damit mittels ihrer jeweiligen Gesetzgebung auf sich immer wieder herauskristallisierende soziale Missstände. Nimmt man die darin aufscheinenden Zusammenhänge von *„Armut“* und *„Heimat“* genauer unter die Lupe, so offenbart sich in aller Klarheit, dass nicht allein die bisweilen unscharfen und lückenhaften juristischen Formulierungen für die häufigen Notlagen der Unterstützungsbedürftigen verantwortlich waren. Auch – und gerade – die typischen Handlungsweisen der städtischen und dörflichen Obrigkeiten waren entscheidend. Für die Unterschichten bei Weitem am schlimmsten und folgenreichsten erwies sich das weitverbreitete unmenschliche Vorgehen der Gemeinden, bedürftige Personen aus ihren Verwaltungsbezirken zu vertreiben.[515] Wer – ganz gleich aus welchen Gründen, ob aus eigener oder fremder Schuld – in

Armut geriet, wurde noch im 18. und 19. Jahrhundert in Schleswig-Holstein allzu häufig aus seinem Wohnort ausgewiesen, um der dortigen Armenkasse nicht zur Last zu fallen. Auf diese Weise wurden ganze Familien der Obdachlosigkeit und dem Elend des Lebens auf der Straße preisgegeben.[516]

Um diesem Elend entgegenzuwirken, bemühten sich die Landeshoheiten ein ums andere Mal um flächendeckende rechtliche Regelungen zugunsten der Unterschichten. Zu der Zeit, in der sich Anna Jahns oben geschilderte Geschichte zutrug, war in den Herzogtümern eine entsprechende Verordnung in Kraft, die der dänische König Friedrich VI. am 23. Dezember 1808 erlassen hatte.[517] Durch dieses ‚Patent' war den Gemeinden die Vertreibung bedürftiger Personen zur Entlastung der eigenen Kassen grundsätzlich untersagt worden. Jeder Ort sollte stets solange für die Versorgung einer bedürftig gewordenen Person aufkommen, bis deren zuständiger Heimatort ermittelt worden war.[518] Was die Heimatrechte selbst betraf, so hatte der König bestimmt, dass eine Person durch dreijährigen ununterbrochenen Aufenthalt an einem Ort vollen Unterstützungsanspruch von demselben erwarb.[519] Hatte sich die betreffende Person aber nie mindestens drei Jahre lang am selben Ort aufgehalten, so sollte ihr Geburtsort zur Unterstützung verpflichtet sein.[520] Der ‚Transport' einer armen Person von einem Ort an einen anderen, das heißt ihre Verbringung aus einer Gemeinde, die ihr keine Heimatrechte und damit keine dauerhafte Unterstützung schuldig war, in ihre ermittelte Heimatgemeinde sollte von der Kommune organisiert werden, in der sich die Person aufhielt, und nur dann stattfinden, wenn ihr Gesundheitszustand es zuließ.[521] Für die Kosten des Transportes hingegen sollte die Heimatgemeinde aufkommen.

Friedrich VI. von Dänemark (und Norwegen bis 1814) (1768–1839). Reg ab 1808.

Aus den übrigen Details des königlichen Patents über die Heimatrechte von 1808 sind für den Fall Anna Jahns sowie für arme ledige Schwangere im Allgemeinen und die Patientinnen der Kieler Gebäranstalt im Besonderen noch zwei weitere Punkte von großer Bedeutung. Erstens wurde festgelegt, dass uneheliche Kinder „*an demjenigen Orte*", an dem die Mutter Unterstützungsanspruch genoss, „*auch nach deren Tode, im Fall des Unvermögens, versorgt werden, bis sie sich ernähren können.*"[522] Zweitens wurden die Gemeinden explizit davon entbunden, bedürftige „*Fremde*" aufzunehmen und zu versorgen, die „*nicht mit gehörigen obrigkeitlichen Pässen oder andern vorschriftsmäßigen Bescheinigungen versehen*" waren.[523] War eine Person also bereits auf der Straße und konnte nicht durch entsprechende Papiere nachweisen, an diesem oder jenem Ort Heimatrechte innezuhaben, so hatte sie weiterhin keinerlei Unterstützung zu erwarten – ganz gleich, in welcher Not sie sich womöglich befand.

Das aus diesen Verordnungen sprechende Verständnis von Heimatrechten sowie die angeführten landesherrlichen Bestimmungen selbst bilden den Hintergrund des weiteren Diskurses, der sich um die Oldenburger Begebenheiten im Jahr 1826 entspinnen sollte. Sehr deutlich zeigt sich dies auch in einer Stellungnahme des Schleswig-Holsteinischen Sanitätskollegiums vom 27. Juni des Jahres, gerichtet an das Obergericht in Glückstadt.

Das Sanitätskollegium wurde im Jahr 1804 errichtet und in den Jahren 1857 bis 1865 auf Holstein beschränkt. Es hatte die Aufgabe, Regierung und Gerichte in allen Fragen der polizeilichen Medizin und der Gerichtsmedizin zu beraten.

Es handelte sich bei diesem Schreiben im Wesentlichen um eine Verteidigung der Gebäranstalt gegen die Vorwürfe des Oldenburger Magistrats. Neben anderen Unterschriften trägt es diejenige des Direktors der Gebäranstalt Rudolf Wiedemann. Aus seiner Feder dürfte es denn wohl auch zum Großteil geflossen sein.

Wiedemann erläuterte, dass Anna Jahn „*im vorletzten Monate ihrer Schwangerschaft, erschöpft hier in der Gebäranstalt anlangte*" und keine Papiere außer ihrem Taufschein mit sich geführt habe. Laut der Gründungsverordnung der Kieler Hebammenlehr- und Gebäranstalt vom 26. April 1805 mussten zwar nur Frauen ins Haus aufgenommen werden, die „*über ihre Armuth ein Zeugniß der Obrigkeit oder des Predigers ihres Wohnortes beybringen*"[524].

Doch hätte Anna Jahn „*ohne Unmenschlichkeit nicht wieder fortgesandt werden*" können, so Wiedemann. Daher wurde sie trotz der widrigen bürokratischen Umstände am 23. Februar 1826 in die Gebäranstalt aufgenommen.

Da die Schwangere laut Taufschein in Kleinwessek geboren worden war und laut ihrer eigenen Aussage zuletzt in Dazendorf gedient hatte, habe sich Wiedemann nach ihrer Aufnahme sogleich mit einem Schreiben persönlich „*an das Lübeckische Amt zu Schwartau*" gewandt. Sowohl Kleinwessek als auch Dazendorf lagen im 1803 entstandenen Fürstentum Lübeck. Innerhalb desselben hatte Kleinwessek zunächst dem Amt ‚Großvogtei' mit Sitz in Schwartau angehört. Aufgrund der großen Distanz zum Amtssitz war das Dorf aber 1825 dem Amt ‚Kollegiatstift' mit Sitz in Lensahn angeschlossen worden.[525] Wiedemanns Schreiben des Jahres 1826 nach Schwartau bezüglich Versorgung der in Kleinwessek geborenen Anna Jahn war daher falsch adressiert. Aufgrund dessen kam es zu einer vierwöchigen Verzögerung, bis schließlich Mitte März in der Gebäranstalt ein Antwortschreiben aus Lensahn einging. In diesem wies das Amt mit zweifelhaften Argumenten alle Verantwortung für die ökonomische Unterstützung Anna Jahns von sich. Zum einen, so erklärte der Amtmann Hölling, läge ihm „*keine Kunde von den Heimathrechten und den Vermögensumständen der angeblich aus Klein-Wesseck gebürtigen Anna Jahn*" vor, zum anderen sei „*die Anmeldung derselben bei der Königl. Entbindungsanstalt jedenfalls ohne Mitwissen des Amts geschehen*". Die Direktion des Gebärhauses solle sich daher zur Deckung der entstandenen Kosten an die Schwangere selbst wenden.

Sowohl diese politische Reaktion auf Wiedemanns Anfrage als auch die Konsequenzen, die er selbst wiederum aus derselben zog, sind äußerst aufschlussreich in Hinblick auf die schwierige und unklare rechtliche Lage armer lediger Schwangerer im Schleswig-Holsteinischen 19. Jahrhundert. Zunächst ist sie beredtes Beispiel dafür, dass sich die Kommunen mit fadenscheinigen Begründungen über die Bestimmungen des königlichen Dekrets von 1808 zu den Heimatrechten hinwegsetzten.[526] Beide Begründungen, die der Lübeckische Beamte für seine Absage an Wiedemann anführte, liegen quer zu den landesherrlichen Bestimmungen. Das angebliche Unwissen darüber, ob Anna Jahn tatsächlich in Kleinwessek geboren worden war und nun der Unterstützung des Armenwesens bedurfte, hätte sich ohne größeren Aufwand ausräumen lassen. Eine einfache Anfrage beim Oldenburger Pastor hätte genügt, um Klarheit über den Geburtsort der Schwangeren zu erlangen. So hatte sich auch Anna Jahn selbst vor ihrem Gang nach Kiel an diesen gewandt und von ihm anscheinend ohne Probleme auf Grundlage der Kirchenbücher einen Taufschein erhalten, den sie anschließend in der Gebäranstalt vorlegte.

Eine Abschrift des Scheins, ausgestellt vom Oldenburger Probst und Hauptpastor Schroedter am 11. Februar 1826, hat sich in den Akten des Kieler Stadtarchivs erhalten. Er war als eine unter mehreren Anlagen der Stellungnahme des Sanitätskollegiums gegenüber dem Obergericht in Glückstadt angefügt.

Wahrscheinlich hätte der Oldenburger Geistliche dem Lübeckischen Amt zugleich auch die Armut des Dienstmädchens bestätigen können, dem er nur wenige Wochen zuvor begegnet war.

Das Hauptargument des Beamten aber, dass die Aufnahme Anna Jahns ohne Mitwissen des Amtes geschehen sei, steht sogar in offenem Widerspruch zu der königlichen Verordnung. Wie bereits erörtert, sah diese nämlich vor, dass eine Kommune, die für eine bedürftig gewordene Person heimatpflichtig war, nachträglich für angefallene Kosten haftbar gemacht werden konnte. Diese Regel bezog sich selbstverständlich explizit auf Fälle, in denen erst ermittelt werden musste, welcher Gemeinde die in Rede stehende Person heimatlich angehörte. Ein Mitwissen jener zum Zeitpunkt des Eintretens der Bedürftigkeit in Kiel gar nicht bekannten Gemeinde über die von dieser jeweils zu ergreifende Unterstützungsmaßnahmen konnte gesetzlich nicht vorgesehen sein. Mit Sicherheit war diese einfache Gleichung auch dem Lübeckischen Beamten in Lensahn bewusst. Seine Antwort an Wiedemann war daher wohl nichts anderes als eine faule Ausrede mit dem Ziel, sich der gesetzlichen Versorgungspflicht für die arme ledige Schwangere zu entziehen. Die Geschicke der Frau selbst wurden dabei völlig der Willkür der Amtsstube unterworfen. Jegliche Menschlichkeit blieb angesichts dieser kalt berechnenden Administration auf der Strecke.

In seiner Doppelfunktion als Direktor der Gebäranstalt und Mitglied des Schleswig-Holsteinischen Sanitätskollegiums fügte Wiedemann dem Schreiben an das Obergericht in Glückstadt noch einige grundsätzliche Ausführungen hinzu, die unterstreichen, zu welchem Grad die unverheirateten Dienstmädchen auch über den Einzelfall hinaus durchweg Spielball der politischen und ökonomischen Kräfte im Lande waren.

Das Obergericht war 1648 als oberste Justiz- und Verwaltungsbehörde für den königlichen Anteil von Schleswig und Holstein in Flensburg errichtet und 1649 nach Glückstadt verlegt worden. Ihre Zuständigkeit war seit 1713 auf Holstein beschränkt und wurde 1734 auf die Grafschaft Rantzau, 1762 auf die plönischen und 1774 auf die gottorfischen Lande ausgedehnt. Die vorher formell unterschiedlichen besonderen Gerichte - Justizkanzlei, Oberamtsgericht, Pinnebergisches-, Altonaisches-, Rantzauisches Oberappellationsgericht - wurden 1806 als „Holsteinisches Obergericht" zusammengefasst. Seit 1816 hieß es „Holstein-Lauenburgisches Obergericht". Als 1834 in der mittleren Instanz Justiz und Verwaltung getrennt wurden, ging die Verwaltung an die Schleswig-Holsteinische Regierung auf Gottorf über; das Obergericht bestand als reine Justizbehörde fort.

In fünf Punkten legte er dar, mit welchen Schwierigkeiten die Aufnahme „*hülfloser Schwangern* [sic!], *von denen bei weitem die meisten zum Stande der Dienstboten gehören*", verbunden war, „*wenn diese, wie es am häufigsten geschieht, vom Lande kommen*".

Das erste Problem lag laut Wiedemann darin, dass „*der Prediger oder der Justitiar oft meilenweit von dem Aufenthaltsorte der Person entfernt wohnt, und von ihrer Existenz wenig oder gar nichts weiß*". Prediger und Justitiare waren für arme schwangere Frauen die üblichen Anlaufstellen für die Ausstellung der Armenscheine, deren Vorlage bei der Gründung der Gebäranstalt zur Voraussetzung für die Aufnahme und Versorgung im Haus gemacht worden waren. Sich eine solche Bescheinigung zu verschaffen, konnte aber ein Ding der Unmöglichkeit sein, wenn zwischen dem Wohn- bzw. Aufenthaltsort der Schwangeren und dem zuständigen Pastorat oder Justitiariat eine zu Fuß kaum zu überwindende Distanz lag. Mit der Großherzigkeit der Bauern und sonstigen Dienstherren, die eine Kutsche zur Fahrt an den Kirchort oder Amtssitz hätten zur Verfügung stellen können, konnten die ledigen Schwangeren nicht rechnen. Wie die ‚Herrschaften' mit schwanger gewordenen Dienstmädchen umzugehen pflegten, wie schonungslos man sie vor dem Hintergrund rein ökonomischen Denkens schnellstmöglich ins Ungewisse zu entlassen bereit war, haben wir weiter vorne gesehen.

Hinzu kam, dass die Pastoren und Justitiare oftmals schlichtweg die Ausstellung eines Scheins verweigert zu haben scheinen, wenn ihnen die Antragstellerin nicht persönlich bekannt war. Die Motive für eine solche Weigerung liegen auf der Hand: Mit der Ausstellung des Scheins verpflichtete sich die Kommune zur finanziellen Unterstützung der Frau und ihres zukünftigen Kindes. Eine solche Belastung der lokalen Armenkasse galt es für sie aber möglichst zu vermeiden. Ähnlich wie der Lensahner Beamte im Fall Anna Jahns konnten sich die Pastoren und Justitiare bei einer ihnen nicht näher bekannten Person immer darauf berufen, nicht im Klaren darüber zu sein, ob tatsächlich Bedürftigkeit vorlag.

Auch die Problematik, die Wiedemann in den beiden folgenden Punkten zur Sprache brachte, betraf den Armenschein und die Aufnahmemodalitäten der Gebäranstalt. Die allermeisten schwangeren „*Mädchen*", stellte er fest, kannten die Bedingungen für die Anmeldung bei der Anstalt überhaupt nicht. Und auch „*die Herrschaften, ja sogar die Behörden*" in Schleswig-Holstein wären oftmals in Unkenntnis über die Bestimmungen bzw. würden sie *„nicht kennen wollen, oder abhanden kommen lassen“*. Dass von ihnen erwartet wurde, bei ihrer Ankunft im Gebärhaus eine offizielle Bescheinigung mitzubringen, mit der sich eine Kommune zur Übernahme der Kosten für ihre Entbindung und Verpflegung verpflichtete, war einem Großteil der bedürftigen Schwangeren zumindest in den 1820er Jahren also gar nicht bewusst. Wahrscheinlich war auch Anna Jahn der Überzeugung gewesen, mit dem Taufschein, den sie sich in Oldenburg besorgt hatte, allen Formalitäten Genüge getan zu haben.

Bereits 1811 hatte sich Wiedemann mittels einer Anzeige im Kieler Wochenblatt sowie der gleichzeitigen Mitteilung an eine Reihe von Behörden in den Herzogtümern darum bemüht, diesem Informationsmangel entgegenzuwirken. In der damaligen Bekanntmachung hatte er noch einmal mit besonderem Nachdruck hervorgehoben, dass mittellose Schwangere *„ein glaubwürdiges Zeugniß ihrer Dürftigkeit und ihres Geburtsortes, oder des Ortes, wo sie sich zuletzt in hiesigen Landen drei volle Jahre aufgehalten haben“*[527], zur Aufnahme in die Gebäranstalt mit sich führen müssten. Doch auch jetzt, 15 Jahre später, schien sich an der weitverbreiteten Unkenntnis über diese Verordnung offenbar nicht viel geändert zu haben.

Mit seinem vierten Punkt bekräftigte Wiedemann den Vorwurf an die *„Herrschaften“* und Behörden, der schon zuvor unterschwellig angeklungen war: Diese waren in seinen Augen für den beschriebenen Übelstand maßgeblich mitverantwortlich. So enthielten sie den Dienstmädchen seines Erachtens nicht nur bewusst Informationen vor, sondern arbeiteten im Fall einer unehelichen Schwangerschaft oder anderweitiger Bedrängnisse auch sonst gezielt gegen deren Interessen – *„weil Gutsbesitzer, Inspectoren, Dienstherren, Bauervögte u.a.m., sich um jede Bescheinigung wegzuschleichen suchen, wodurch der Commune, zu der sie gehören, irgend eine pecuniäre Last, oder anderweitige Bemühung entstehen könnte“*. Wiedemann bestätigte also aus eigener Erfahrung durch seinen täglichen Umgang mit hilfsbedürftigen Frauen aus den unteren Gesellschaftsschichten, wie politische Akteure die Bestimmungen des Heimatrechts mit allen Mitteln zu umgehen wussten.

Von diesem rücksichtlosen Vorgehen in ganz besonderem Maße betroffen waren, wie Wiedemann im fünften Punkt erläuterte, *„viele so genannte Meierei- oder Holländerei-Mädchen von den dänischen Inseln*“.[528]

Holländerei war in Schleswig-Holstein ein Synonym für Meierei.

Wie auch den Schleswig-Holsteinischen Dienstmädchen wurde diesen, *„so bald sie durch Schwangerschaft zu schwerer Arbeit untüchtig*“ wurden, zumeist *„sogleich der Dienst gekündigt*“. Anders als einheimische Frauen konnten die fremden Däninnen in dieser Situation aber auch nicht auf die dörfliche Schutz- und Hilfsgemeinschaft und die weibliche Solidarität ihres Umfeldes hoffen. Sie waren Außenseiterinnen, *„an denen niemand irgendeinigen Antheil*“ nahm, wie Wiedemann feststellte. Anna Jahns Fall belegt, dass dies keineswegs ausschließlich *„Ausländerinnen*“ betreffen konnte.

Aus Sicht des Leiters der Gebäranstalt ergab sich aus den geschilderten sozialen Missständen die große Schwierigkeit, dass den arbeitslos gewordenen, hilflosen Schwangeren häufig keine andere Wahl blieb, als sich direkt nach Kiel zu begeben und um Aufnahme in sein Institut zu ersuchen. Wie bei Anna Jahn, die über zwei Monate vor ihrer Entbindung in der Anstalt ankam, war es in diesen Fällen aber oft noch viel zu früh, und die Frauen mussten *„fürerst noch fortgewiesen werden*“. So inhuman auch diese Praxis womöglich heute erscheinen mag, war sie doch schlicht den äußeren Gegebenheiten geschuldet: Weder die räumlichen noch die finanziellen Kapazitäten der Kieler Gebäranstalt hätten es zugelassen, immerzu eine größere Anzahl mittelloser Schwangerer länger als nötig im Haus unterzubringen und zu verpflegen. Die so zunächst wieder sich selbst überlassenen Frauen, erklärte Wiedemann weiter, versuchten nun in der Regel, irgendwo, oft auch an mehreren wechselnden Orten, die Tage und Wochen zu überbrücken, bis sie schließlich in die Gebäranstalt aufgenommen werden konnten. Weder von ihren letzten kurzfristigen Aufenthaltsorten, an denen sie oft sogar heimlich unterschlüpften, noch von ihren letzten Arbeitsstellen konnten die Schwangeren unter diesen Bedingungen aber den obligatorischen Armenschein und somit eine Unterstützungszusage erlangen.

Unter dem Eindruck des Schicksals Anna Jahns wandte sich das Schleswig-Holsteinische Sanitätskollegium, sicherlich abermals unter maßgeblicher Mitwirkung Rudolf Wiedemanns, im Juni 1826 an die höchste Verwaltungsbehörde des Landes, die Königliche Kanzlei in Kopenhagen.[529] Ob es Wiedemann und dem Sanitätskollegium dabei tatsächlich in erster Linie darum ging, dem drängenden gesellschaftlichen Problem Abhilfe zu schaffen, oder ob sie vielmehr angesichts der im Raum stehenden Vorwürfe gegen die Praxis der Gebäranstalt darum bemüht waren, sich einen möglichst menschenfreundlichen Anstrich zu geben, ist schwer zu beurteilen. Auffällig ist jedenfalls, dass erst der konkrete Vorwurf des Oldenburger Magistrats Wiedemann und seine Kollegen 20 Jahre nach Gründung der Gebäranstalt dazu motivierte, die schwierige Sachlage gegenüber der Regierung zur Sprache zu bringen. So angemessen es also auch war, die schwer erträglichen Lebensumstände der heimatlosen Schwangeren auf die höchste Ebene zu heben und auf diese Weise nach einer Lösung zu streben, wird man darin durchaus auch einen politischen Schachzug zur Rettung der eigenen Haut sehen dürfen.

In der Eingabe an die Regierungskanzlei beschrieb Wiedemann noch einmal das grundsätzliche Problem, vor dem die „*sogenannten Meierei- oder anderen auf dem Lande dienenden Mädchen*" standen, wenn sie schwanger wurden und auf Unterstützung angewiesen waren. Dabei verwies er auch auf das gängige Vorgehen der „*Brodherrschaft*", die Dienstmädchen stets spätestens nach zwei Jahren und neun Monaten aus dem Dienst zu entlassen, „*damit sie ja nicht etwa durch einen voll dreijährigen Aufenthalt das Heimathsrecht gewinnen*". Es handelte sich hierbei tatsächlich um eine weitverbreitete Praxis, um zu verhindern, dass sich das Gesinde ‚festdiente'.[530] Da die lokalen Armenkassen aus Steuern der besitzenden Klassen finanziert wurden, lag es im persönlichen Interesse der Bauern und Gutsbesitzer, die Belastung der Kassen möglichst gering zu halten. Wurde nun aber eine Frau ohne gültigen Heimat- bzw. Armenschein in der Gebäranstalt von einem Kind entbunden und anschließend mit diesem aus der Anstalt entlassen, „*so will niemand sie anerkennen, und man jagt sie oft unbarmherzig von einem Ort zum anderen.*" Wiedemann beschrieb also exakt das Szenario, das sich im Fall Anna Jahns zugetragen hatte, und ließ zugleich erkennen, dass es sich um eine immer wiederkehrende Situation handelte. Als Wurzel des Problems identifizierte er bemerkenswerterweise einen Paragraphen der Bekanntmachung, die bereits bei der Gründung der Gebäranstalt im Jahr 1805 erlassen worden war. In dieser hieß es: „*Jede Schwangere ist verpflichtet, ihr Kind, wenn sie das Gebärhaus verläßt, mit sich zu nehmen. Für die Kinder derjenigen, welche in Kindesnöthen oder im Wochenbette sterben, oder welche sich nach der Geburt mit Zurücklassung eines oder mehrerer Kinder heimlich davon schleichen sollten, sorget die Commune der Kirchspiele oder Orte, wo sich die Mutter vor ihrer Aufnahme in das Gebärhaus zuletzt aufgehalten*"[531].

Im Zusammenspiel mit den heimtückischen Praktiken der Oberschichten und der Behörden ergab sich aus diesen Formulierungen die Schwierigkeit, zu entscheiden, welche Kommune als letzter Aufenthaltsort der Schwangeren zu gelten hatte. Wiedemann selbst argumentierte, dass darunter eigentlich der letzte Dienstort zu verstehen sein müsste, „*wo gewöhnlich auch überdem die Schwängerung geschehen ist*". Zugleich erläuterte er aber, dass es schon des Öfteren Streitigkeiten über diese Frage gegeben habe. Denn die Obrigkeiten der Dienstorte, von denen die Schwangeren vielfach zu früh für die Aufnahme ins Gebärhaus weggeschickt wurden, wiesen die Verantwortung für die ledigen Mütter und ihre Kinder häufig von sich, da sich die Frauen ja gezwungenermaßen zwischenzeitlich noch anderswo aufgehalten hatten. Diese Orte des kurzfristigen Unterschlupfes sollten nach ihrem Dafürhalten als letzter Aufenthaltsort im Sinne der Formulierung der Bekanntmachung von 1805 gelten. In Anbetracht dieser Unstimmigkeiten – die natürlich einmal mehr nichts anderes als Paragraphenreiterei um des eigenen Vorteils willen waren – baten Wiedemann und das Sanitätskollegium die

Regierung um eine offizielle Interpretation der in ihren Augen so unheilvollen Textstelle.

Mehr als ironisch ist dabei freilich, dass sich Wiedemann selbst auf genau diesen Paragraphen berief, um sein eigenes Vorgehen im Fall Anna Jahns gegenüber dem Obergericht in Glückstadt zu rechtfertigen! Da die frisch Entbundene keine Bescheinigung mitgebracht hatte, die eine Erstattung der anfallenden Kosten garantiert hätte, hatte Wiedemann sie mit ihrem kränklichen Säugling zwei Wochen nach der Entbindung in vollem Bewusstsein zurück in die bedrohliche Heimatlosigkeit entlassen. Dazu hatte er sich, wie er selbst betonte, berechtigt gesehen, „*da über die Entlassung der Wöchnerinnen aus der Gebäranstalt keine weitere gesetzliche Vorschrift sich findet, als ‚Jede Schwangere ist verpflichtet, ihr Kind, wenn sie das Gebärhaus verlässt, mit sich zu nehmen*‘“.

Unterstützung bekam Wiedemann in dieser Frage vom Kieler Armendirektorium, der Behörde, die für die Verwaltung der städtischen Armenkasse und des Kieler Armenwesens insgesamt zuständig war.[532] Die Gebäranstalt hätte sich in Bezug auf Anna Jahn völlig korrekt verhalten, die Schuld am tragischen Ausgang ihrer Geschichte träfe den Oldenburger Magistrat selbst, beteuerten die Kieler Beamten. Als Anna Jahn mit ihrem Neugeborenen hilflos in Oldenburg angekommen war, hätte sie von dort keinesfalls wieder fortgeschickt werden dürfen, bevor nicht die ihr unterhaltspflichtige Heimatgemeinde ermittelt worden wäre. Mitnichten könne diese Aufgabe aber, wie es die Oldenburger forderten, den Kieler Ämtern selbst aufgebürdet werden. Allein die Tatsache, dass sich die Gebäranstalt im Kieler Stadtgebiet befand, könnte nicht zur pauschalen Verpflichtung der Kieler Verwaltung führen, für alle Patientinnen der Anstalt die Heimatrechte zu eruieren. Nicht nur würde dies einen gewaltigen, kaum zu bewältigenden Aufwand für die Beamten bedeuten, es hätte auch zur Folge, dass „*die Armencommune hierselbst bei jeder Schwangern die vorläufige Verpflegung bis zur Ausmittlung des Orts, wohin sie gehört, übernehmen*“ müsse. In den häufig auftretenden Fällen, in denen aber kein Ort die Heimatrechte einer ledigen Frau anerkannte, würde sogar die dauerhafte Versorgung derselben schlussendlich an der Kieler Kommune hängen bleiben.

Zur Lösung des Problems schlug das Armendirektorium vor, grundsätzlich den Geburtsort der armen Schwangeren gesetzlich zur provisorischen Unterstützung und Unterbringung von Mutter und Kind zu verpflichten. Gelänge es der Geburtsgemeinde anschließend, eine andere Gemeinde ausfindig zu machen, die der Frau Heimatrechte schuldig war, könne sie gegen diese Regressansprüche erheben und die bedürftigen Personen an sie abgeben. Eine solche Regelung sei zum Vorteil aller Beteiligten: Der Kieler Armenkommune würden keine Belastungen durch die Versorgung fremder Personen entstehen. Für die Geburtsgemeinden, die laut Gesetzeslage ohnehin für Bedürftige aufkommen mussten, solange diese sich nicht anderswo Heimatrechte erworben hatten, bestünde die Möglichkeit, sich durch eigene Nachforschungen von der Verpflichtung zu befreien. Und für die Schwangeren selbst sei keine Bescheinigung einfacher zu beschaffen als ein Geburtsschein. Im Übrigen könnte es den Frauen freigestellt werden, statt der Geburtsbescheinigung einen offiziellen Heimatschein einer anderen Kommune vorzulegen, sofern sie es schafften, sich einen solchen ausstellen zu lassen.

Die Direktion der Gebäranstalt sollte laut dem Armendirektorium dazu verpflichtet werden, unter allen Umständen gegenüber den aufzunehmenden Schwangeren auf die Einreichung einer solchen Bescheinigung zu bestehen und die Scheine sicher zu verwahren. Entstünden durch die Praxis der Gebäranstalt Belastungen für die Kieler Kommune – etwa durch die Aufnahme von Frauen ohne gültigen Schein, die oder deren Kinder anschließend nicht an einen unterstützungspflichtigen Ort abgegeben werden konnten –, so sollte die Anstalt selbst für alle anfallenden Kosten aufkommen müssen. Auch dem Armendirektorium ging es demnach vor allem darum, die eigene finanzielle Belastung möglichst gering zu halten. Tatsächlich hätte das Budget der Kieler Armenkassen wohl auch kaum hingereicht, um alle Kosten für bedürftige Schwangere und Mütter auszugleichen, die durch zahlungsunwillige Stellen auf dem Land verursacht wurden. Die unterprivilegierten Dienstmädchen und ihre tragischen Schicksale selbst spielten in diesem absurden Bürokratietheater indes kaum eine Rolle. Sie waren lediglich Versatzstücke, die entsprechend der Willkür der Autoritäten nach Gutdünken hin- und hergeschoben wurden.

Wir haben die vielfach haarspalterischen bürokratischen Debatten und Stellungnahmen zur Geschichte Anna Jahns bis zu diesem Punkt so detailliert verfolgt, um aufzuzeigen, dass die Drangsale des Lebens der Unterschichten und armer lediger Schwangerer im Zeitalter des Pauperismus den politischen Klassen durchaus genau bewusst gewesen sein müssen. Zur ernsthaften Suche nach Lösungen führte dieses Bewusstsein aber über einen sehr langen Zeitraum hinweg nicht. Auch dies veranschaulichen die Argumentationsweisen der Führungsschichten am Beispiel der Geschichte Anna Jahns. Plastisch stellen sie den Zwiespalt zwischen der Fürsorgepflicht auf der einen und einer oftmals übermächtigen Sorge um die lokalen Kassen und damit um die eigene wirtschaftliche Lage auf der anderen Seite vor Augen. Wie Rudolf Wiedemann, so mögen vielleicht auch die Beamten in den Landgemeinden, die Großbauern und Gutsbesitzer durchaus Mitleid mit den hilflosen dienenden Frauen empfunden haben. Am Ende scheint aber der Drang nach Verteidigung der eigenen Position doch stärker gewesen zu sein als die Zwischenmenschlichkeit. Den Dienstherrschaften war der eigene Wohlstand wichtiger als das Dach über dem Kopf einer ledigen Schwangeren; den städtischen und ländlichen Behörden war die Bilanz ihrer Kassen wichtiger als der Hunger und das Elend einer heimatlosen Frau und ihres Kindes; dem Direktor der Gebäranstalt waren seine Position und die Wirtschaftlichkeit des Instituts wichtiger als die Lebensperspektiven einer jungen Mutter und ihres kranken Säuglings.

Wie Anna Jahns weiteres Leben verlief, ist aufgrund des bekannten Problems – der miserablen Quellenlage zu Unterschichtenexistenzen – nicht mehr mit Gewissheit festzustellen. In den Volkszählungslisten der Jahre 1835 und 1840 findet sich eine Person gleichen Namens und passenden Alters als Ehefrau des Tagelöhners Christian Friederich Dohrn in Dazendorf. Neben dem Ehepaar lebten 1835 drei und 1840 noch zwei Kinder im selben Haushalt.

Der ältere der beiden Jungen, August, war 1835 bereits 13 Jahre alt. Bis zum Jahr 1840 dürfte er also in den Dienst getreten sein, was seine Abwesenheit vom elterlichen Haushalt im späteren Register erklärt. Da er um 1822 geboren sein muss, kann er schwerlich ein leibliches Kind Anna Jahns gewesen sein. Ihr Ehemann Christian Friederich Dohrn war allerdings auch zwanzig Jahre älter als sie und dürfte dementsprechend schon zuvor mindestens einmal verheiratet gewesen sein. Es wäre daher ohne Weiteres denkbar, dass Anna Jahns Mann einen Sohn von einer früheren Ehefrau mit in die Ehe brachte.

Wenn es sich dabei um dieselbe Anna Jahn handelt, was durchaus sehr wahrscheinlich ist, scheint ihr also immerhin noch eine Rückkehr ins durchschnittliche Tagelöhnerdasein gelungen zu sein.

Zu den sichtbaren Spuren, die Anna Jahns gebrochener Lebensweg hinterließ, gehört aber vor allem auch eine gesetzliche Neuregelung der Heimatrechte von Patientinnen der Kieler Gebäranstalt und ihrer Kinder. Am 13. Januar 1829 erließ Friedrich VI. eine Verfügung, die zwar den Fall Jahn nicht wörtlich erwähnte, aber zweifellos von diesem und den sich um ihn rankenden Diskussionen angeregt worden war.[533] Inhaltlich orientierte sich die Verfügung stark am oben angeführten Vorschlag des Kieler Armendirektoriums. Fortan sollten die Schwangeren zur Aufnahme in die Gebäranstalt neben einem Armenschein „*ihren Taufschein, oder aber einen Schein der Obrigkeit desjenigen Orts, wo sie Heimathsrechte besitzen*“[534], mitführen. In Fällen, in denen letzterer nicht vorhanden war, sollte stets die durch den Taufschein nachgewiesene Geburtsgemeinde zur Unterstützung der Mutter und des Kindes verpflichtet sein, „*jedoch unter Vorbehalt ihres Regresses an eine näher verpflichtete Commune.*“[535] Auch für ein Kind, dessen Mutter im Gebärhaus gestorben war, sollte diese Regel gültig sein. Würde aber eine Schwangere ohne irgendeine Bescheinigung bei der Gebäranstalt ankommen und könnte in den Augen des Direktors aufgrund ihres Zustandes nicht wieder fortgeschickt werden, so sollte jener sofort das Armendirektorium darüber informieren, „damit die Schwangere, wo möglich noch vor ihrer Entbindung, über ihren Heimaths- und Geburtsort vernommen werden kann." Auch dieser Punkt ging auf eine Anregung des Kieler Armendirektoriums zurück.[536]

In der Stellungnahme zur Sache Anna Jahn hatte das Armendirektorium neben den oben wiedergegebenen Vorschlägen auch gefordert, dass die Anstaltsdirektion *„von einem solchen eingetretenen Fall ohne Säumniß die nöthige Anzeige bei der Polizei zu machen"* verpflichtet werde.

Diese Neuregelung brachte in der Praxis aber freilich allenfalls materiell Erleichterung für die betroffenen Frauen. Nach wie vor waren sie dazu gezwungen, in einer ohnehin schon äußerst misslichen Lage bei männlichen Amtsträgern vorstellig zu werden und sich vor ihnen bloßzustellen. Nach wie vor waren sie der Willkür der Obrigkeiten unterworfen. Nach wie vor hatten sie nach ihrer Niederkunft keinerlei Entscheidungsfreiheit hinsichtlich ihres Aufenthaltsorts und ihrer allgemeinen Lebensumstände.

Der Fall Anna Jahns und ihres Sohnes lenkte zwar große Aufmerksamkeit auf die Problemlage armer, lediger Patientinnen der Kieler Gebäranstalt. Zur Folge hatte er aber nicht etwa die Lösung des Gesamtproblems, sondern allenfalls eine Teillösung. Das Interesse der neuen königlichen Verfügung des Jahres 1829 galt in erster Linie den Sorgen der Kieler Beamten. Mit einer Verbesserung der Lebenswirklichkeiten der Unterschichten im 19. Jahrhundert in Schleswig-Holstein hingegen hatte sie nur wenig zu tun. Das zeigte sich nicht zuletzt darin, dass auch in den folgenden Jahrzehnten wiederholt Fälle von Gebärhausschwangeren aktenkundig wurden, für die und deren Kinder niemand zuständig sein wollte.

Überall fremd

Wie fragil und löchrig die Gesetzeslage nach wie vor war, zeigte sich rund anderthalb Jahrzehnte später sehr nachdrücklich im Fall der Charlotte Louise Henriette Grage und ihres Sohnes Harald Otto Jensen. Charlotte Grage begab sich im September 1843 in die Kieler Gebäranstalt, um ihr drittes Kind zur Welt zu bringen.[537] Wie es von ihr erwartet wurde, führte die arme ledige Schwangere einen Taufschein des Pastors des Kirchspiels Elmschenhagen mit sich, der bekundete, dass sie am 6. Januar 1816 als eheliche Tochter des Insten Bernd Wilhelm Grage in Wellingdorf geboren worden war. Darüber hinaus legte Charlotte in der Gebäranstalt ein Schreiben des Armenvorstehers der Gemeinde Wellingdorf vor, mit dem ihr bescheinigt wurde, über keinerlei Vermögen zu verfügen.

Nach den Bestimmungen des Jahres 1829 hätte es angesichts dessen eigentlich nicht zu Schwierigkeiten kommen dürfen. Denn nicht nur war der Geburtsort Charlotte Grages bekannt, sie hatte sich darüber hinaus einen Schein derselben Gemeinde erworben, der ihre Bedürftigkeit beurkundete. Dementsprechend hätten eigentlich keine Zweifel daran bestehen dürfen, dass der Ort Wellingdorf auf dem Ostufer der Kieler Förde für die Unterstützung von Mutter und Kind verantwortlich war. Wellingdorf gehörte zum Amt Kiel, das einen eigenen Armendistrikt neben demjenigen der Stadt Kiel bildete.[538]

Anlass für die Unstimmigkeiten zwischen den beiden Armendistrikten, die Charlotte Grages Niederkunft in der Gebäranstalt

Christian VIII. von Dänemark (1786–1848). Reg. ab 1839.

dennoch nach sich zog, war einmal mehr die Auslegung einer strittigen Textstelle. Im Dezember 1841 hatte König Christian VIII. eine neue Armenordnung für die Herzogtümer Schleswig und Holstein erlassen.[539] In dieser war unter anderem bestimmt worden, dass „[a]*ls Geburtsheimath unehelicher Kinder* [...] *derjenige Ort zu betrachten* [ist], *wo die Mutter zehn Monate vor der Geburt des Kindes ihren ordentlichen Aufenthalt gehabt hat, und wenn sie derzeit nirgends einen ordentlichen Aufenthalt gehabt hat, wo sie zur Zeit der Geburt des Kindes heimathsberechtigt war.*“[540] Die penible Dokumentation der letzten Dienstorte der Wöchnerinnen in den Aufnahmebüchern des Kieler Gebärhauses seit der Zeit des Direktors Gustav Adolf Michaelis, oft mit konkretem Hinweis auf ihren Aufenthaltsort genau zehn Monate vor ihrer Entbindung, ist dieser Bestimmung der Armenordnung von 1841 geschuldet.

Wo allerdings Charlotte Grage ihren „*ordentlichen Aufenthalt*“ zehn Monate vor der Geburt ihres Sohnes Harald Otto Jensen am 9. Oktober 1843 gehabt hatte, war – wie wir sehen werden – nicht ohne Weiteres zu bestimmen. Wie es der Direktion der Gebäranstalt 1829 auferlegt worden war, schickte Michaelis die Hochschwangere daher nach ihrer Aufnahme und noch vor ihrer Entbindung zur Vernehmung zum Kieler Armendirektorium. Um Klarheit darüber zu erlangen, welcher Ort für die Unterstützung Charlottes und ihres Sohnes zuständig sein sollte, beriefen die Beamten später weitere Personen aus dem Umfeld der Frau zum Verhör ein. Die Protokolle der Vernehmungen Charlotte Grages und ihrer Bekannten sind bis heute erhalten geblieben. Sie gewähren einen weiteren authentischen Einblick in die Abgründe des Alltags einer armen ledigen Frau im 19. Jahrhundert. Vor allem machen sie aber auch in außergewöhnlicher Weise sichtbar, wie die Bewegungsspielräume der gesellschaftlichen Gruppe, aus der die Klientel der Kieler Gebäranstalt im Wesentlichen stammte, durch die restriktive Gesetzgebung massiv eingeengt wurden.

Charlotte Grage gab auf Nachfrage des Beamten zu Protokoll, dass sie vor etwa zwei Jahren aus der Stadt Kiel ausgewiesen worden und „*nach Wellingdorf als ihre Heimath transportirt*“ worden sei. Einige Zeit davor habe sie in der Gebäranstalt ein Kind geboren und sei anschließend 26 Wochen lang krank gewesen. Professor Michaelis habe dafür gesorgt, dass sie – unterstützt von der Kieler Armenkasse – für diesen Zeitraum beim „*Arbeitsmann Kühl*“ unterkommen konnte. Nachdem sie endlich genesen sei, habe sie sich noch einige Zeit in der Stadt aufgehalten und sich ihren Unterhalt verdient, indem sie die kranke Ehefrau des Maurergesellen Pries gepflegt habe. Schließlich sei sie aber vom Kieler Armenwesen aufgegriffen und samt ihrer beiden Kinder nach Wellingdorf transportiert worden. Die Kinder habe man ihr abgenommen und in Neumühlen untergebracht. Ihr selbst sei vom Wellingdorfer Armenwesen eine Unterkunft bei einem Kätner im Ort verschafft worden. In Neumühlen habe sie währenddessen Tagelöhnerarbeit geleistet.

Äußerst vielsagend ist nun die weitere Entwicklung der Geschichte. Offensichtlich wollte sich Charlotte Grage nicht mit der ihr zugewiesenen Rolle eines passiv erduldenden Objekts des öffentlichen Armenwesens abfinden. Es kann wohl als energisches Ringen um persönliche Autonomie gedeutet werden, dass sie sich nach einigen Monaten auf eigene Faust wieder zurück nach Kiel begab. Dort sei sie, wie sie dem Beamten des Armendirektoriums bei ihrer Vernehmung am 19. September 1843 berichtete, zunächst wieder beim Arbeitsmann Kühl untergekommen, um dessen kranke Frau sie sich dann gekümmert habe. Nachdem diese gestorben war, habe Charlotte beim Arbeitsmann Scherzer gewohnt und sich mit Gelegenheitsarbeiten in der Stadt durchgeschlagen. Die Ehefrau Scherzer, die einige Tage später nach Aufforderung der Behörde ebenfalls vor dem Armendirektorium erschien, bestätigte diese Geschichte. Charlotte Grage habe „*im vorigen Sommer kurze Zeit* […] *auf ihrem Boden geschlafen, während sie des Tags über auf Waschen und andere Arbeit ausgegangen.*“ Sehr bald seien sie und Charlotte aber „*vor die Polizei citirt*“ worden, „*und sei der Grage dann der Befehl gegeben, sich sofort aus Kiel zu entfernen.*“ Dabei scheinen die Polizisten äußerst rigoros vorgegangen zu sein. Laut Scherzer sei Charlotte „*damals in der Wäsche gestanden im Hause des Kaufmanns Schmidt, sie habe aber ihre Wäsche nicht fertig machen, sondern sogleich aus der Stadt wegmüßen.*“

Offenkundig ging man also in Kiel nicht anders mit unliebsamen Armen um als in anderen Kommunen des Landes. Wer als Risiko für die lokale Armenkasse galt, wurde erbarmungslos davongejagt. Dabei rechneten die Kieler Autoritäten aber anscheinend nicht mit der Widerspenstigkeit und Willensstärke Charlotte Grages. Diese scheint nämlich nicht das geringste Interesse daran gehabt zu haben, Kiel den Rücken zu kehren. Jetzt ohne Wohnstätte, brachte sie in den folgenden Monaten laut ihrer eigenen Aussage die Nächte im Freien zu, schlief auf Feldern und in Gärten, während sie tagsüber weiterhin die Wäsche und andere Arbeiten für die Stadtbewohner übernahm. Unter anderem war sie zunächst häufig bei einer Frau Stegelmann, später bei einer Frau Dibbern im Bierträgergang.

> Die heute nicht mehr existierende Gasse „Bierträgergang" verlief zwischen dem Großen und dem Kleinen Kuhberg in der Vorstadt.

Vor das Armendirektorium geladen, versicherte die „*Ehefrau Carolin Stegelmann*“, dass Charlotte Grage sich zwar bisweilen bei ihr aufgehalten, allerdings nicht bei ihr gewohnt habe. Sie erklärte außerdem, dass „*die Dibbern keine andere, als ihre eigene gemiethete Wohngelegenheit habe*.“ Auch bei ihr dürfte Charlotte also lediglich tagsüber ab und zu verweilt, nicht aber die Nächte verbracht haben. Charlottes Vater, der mittlerweile als Arbeitsmann in der Langen Reihe in Kiel lebte, gab bei seiner Vernehmung nur an, „*daß er von seiner* [...] *Tochter nichts wisse, da sie wegen ihres Lebenswandels nicht in seine Wohnung kommen dürfe*.“

Diese unsichere und trostlose Situation war es also, in der sich Charlotte Grage zehn Monate vor ihrer Niederkunft in der Gebäranstalt befunden hatte. Und ebendies eröffnete später dem Direktorium des Armendistrikts des Amtes Kiel die Möglichkeit, die Heimatrechte von Charlottes Sohn in Frage zu stellen. Denn wieso sollte der Ort Wellingdorf für Harald Otto Jensen aufkommen müssen, wenn sich die Mutter doch zehn Monate vor seiner Geburt nicht dort, sondern in der Stadt Kiel aufgehalten hatte? Zugleich blieb dem Wellingdorfer Armenvorsteher Schnack allerdings nichts anderes übrig als einzugestehen, „*daß die Heimathrechte der Mutter von der Wellingdorfer Commune anerkannt worden*“ waren.

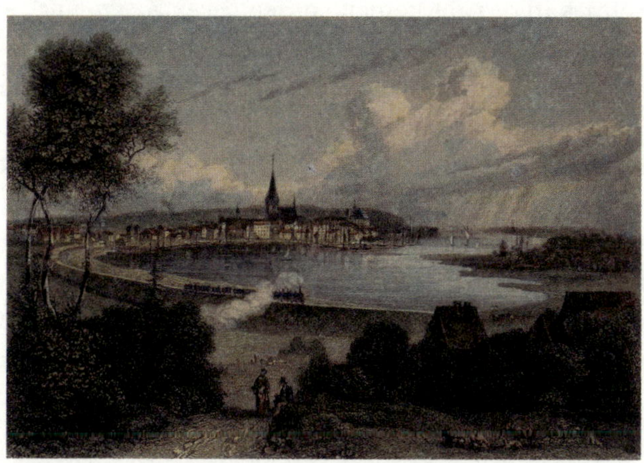

Abb. 23 In der Mitte des 19. Jahrhunderts hatte die Industrialisierung Kiel noch nicht erreicht. Die Stadt trug noch weitgehend provinzielle Züge. Georg Michael Kurz, Kiel, kolorierter Stahlstich, 1848. Kieler Stadt- und Schifffahrtsmuseum, Inventarnummer 17/1993.

Die Beamten des Armendistrikts der Stadt Kiel hingegen argumentierten, dass von einem „*ordentlichen Aufenthalt*“ Charlotte Grages in Kiel im Sinne der Armenordnung von 1841 nicht die Rede sein konnte. Am gesetzlich bestimmten Stichtag, also zehn Monate vor ihrer Niederkunft, sei sie de facto obdachlos gewesen. Der Tatsache, dass sie sich laut ihrer eigenen Aussage sowie den Beteuerungen ihrer Bekannten im Stadtgebiet aufgehalten habe, wollten die Kieler keine rechtliche Bedeutung beimessen – dies wahrscheinlich umso weniger, als Charlotte ja gegen den expliziten polizeilichen Befehl in der Stadt geblieben war. Daher müsse, wie in der Armenordnung für einen solchen Fall vorgesehen, der Geburtsort der Mutter als heimatpflichtig für den Sohn angesehen werden.

Zu einer gütlichen Einigung fanden die beiden Armendistrikte nicht, weshalb sie sich schließlich zur Klärung an die königliche Regierung wandten. Deren Schiedsspruch ging im Mai 1844 in Kiel ein. Nach den vorliegenden Informationen, so das landesherrliche Urteil, habe Charlotte Grage zehn Monate vor der Geburt ihres Sohnes in der Tat keinen „*ordentlichen Aufenthalt*" gehabt. Daher habe die Heimat der Mutter die Heimatrechte des Kindes anzuerkennen. Wellingdorf und der Armendistrikt des Amtes Kiel wurden also am Ende doch zur Versorgung Harald Otto Jensens verpflichtet. Wie es Mutter und Kind auf ihren weiteren Lebenswegen erging, liegt allerdings im Dunkeln.

Die Fälle Anna Jahns und Charlotte Grages sind nur zwei Beispiele für ein allgemeines gesellschaftliches und rechtliches Übel, das das Dasein vieler Menschen in den unteren Gesellschaftsschichten Schleswig-Holsteins im 19. Jahrhundert bedrückte.[541]

Es könnten ihnen weitere zur Seite gestellt werden. In den Beständen des Kieler Stadtarchivs sind weitere Fälle unklarer Heimatrechte dokumentiert.

Fassen wir noch einmal kurz zusammen, was uns die Geschichten der beiden Frauen veranschaulichen.

Verarmte Personen genossen im 19. Jahrhundert in Schleswig-Holstein keinerlei Selbstbestimmung. Wurde eine Frau aufgrund einer unehelichen Schwangerschaft unterstützungsbedürftig, war sie ganz dem Belieben der Autoritäten ausgeliefert. Die Existenz einer jungen, ledigen Mutter und ihres Kindes hing buchstäblich am seidenen Faden in den Händen der Obrigkeiten. Ob sie Unterkunft, Nahrung und Arbeit fanden, war abhängig von einer widersprüchlichen Gesetzgebung und den eigensinnigen Entscheidungen, die die Beamten und Behörden an diese knüpften. Wenn es den Entscheidungsträgern gelegen kam, wurden arme unverheiratete Frauen willkürlich aus ihren Lebenszusammenhängen und ihrem sozialen Umfeld herausgerissen und auf die Straße gesetzt oder anderswohin verpflanzt. Ein Mitsprache- oder Einspruchsrecht wurde ihnen dabei nicht zugestanden.

Vonseiten der Gesetzgeber wurden zwar immer wieder Anläufe unternommen, die Lage der Armen im Allgemeinen und der unverheirateten Schwangeren und ledigen Mütter im Besonderen zu bessern. Die vielen Verordnungen und Gesetzesänderungen in der ersten Hälfte des 19. Jahrhunderts sind dafür der beste Beleg. Solange aber die diversen Autoritäten und Obrigkeiten in der Fürsorgepflicht eine untragbare und ungerechtfertigte Bürde sahen und solange der Arm des Landesherrn zu schwach war, um die einzelnen Kommunen und Behörden tatsächlich zur Einhaltung vorgesehener Maßnahmen zu zwingen, änderte sich dadurch in der Praxis nichts. Hinsichtlich der Heimatrechte trat eine Verbesserung daher auch erst nach der Angliederung Schleswig-Holsteins an Preußen 1867 und nach der Gründung des deutschen Kaiserreiches 1871 ein.

Nach den Gesetzen Preußens und des Reichs, die jetzt auch in der Provinz Schleswig-Holstein durchgesetzt wurden, stand es allen Menschen frei, sich aufzuhalten, wo sie wollten.[542] Eine Ausweisung wegen drohender Armut oder Bedürftigkeit durfte es demnach nicht mehr geben. Hielt sich eine Person für zwei Jahre an einem Ort auf, wurde dieser unterstützungspflichtig. Der sogenannte „*Unterstützungswohnsitz*" übertrug sich von unverheirateten Müttern automatisch auf ihre Kinder.[543] Hatte eine hilfsbedürftig gewordene Person keinen Versorgungsanspruch durch zweijährigen Aufenthalt erworben, sprangen die nach 1870 neugegründeten Landarmenverbände ein.

Landarmenverbände: Nach 1870 gegründete Ämter für öffentliche Armenfürsorge.

Diese unterstützten die Bedürftigen immer genau an dem Ort, an dem sie sich befanden. Zerrüttete Lebenswege wie die Anna Jahns und Charlotte Grages hatten den Anlass für diese Regelungen gegeben.

Zumindest in der Frage der Fürsorge bei einer unehelichen Schwangerschaft oder in einer anderen biographischen Zwangslage waren die preußischen Gesetze eine bedeutende Erleichterung für Dienstmädchen und sonstige mittellose Frauen in Schleswig-Holstein. Andere Bedrohungen ihres Daseins hingegen blieben zunächst noch bestehen. Die preußische Gesindeordnung stellte die Bediensteten nicht besser als die Schleswig-Holsteinische. Außerehelicher Geschlechtsverkehr stand in Schleswig-Holstein zwar ab 1857 nicht mehr unter Strafe,[544] an der sozialen Ächtung, die eine uneheliche Schwangerschaft häufig nach sich zog, änderte das aber freilich nichts.

Die Unzuchtstrafen wurden in den Herzogtümern mit einer Verordnung vom 4. März 1857 aufgehoben.

Und bis durch medizinischen Fortschritt das Risiko für Mütter und Kinder während der Geburt sowie im Kindbett signifikant gesenkt werden konnte, sollte noch einige Zeit verstreichen. Wie all diese negativen Kräfte im 19. Jahrhundert zusammenwirkten, um das Leben armer lediger Schwangerer zu verfinstern, werden wir im Folgenden anhand von vierzehn Lebensläufen von Frauen, deren Becken Eingang in die Kieler Beckensammlung fanden, noch einmal in Augenschein nehmen können.

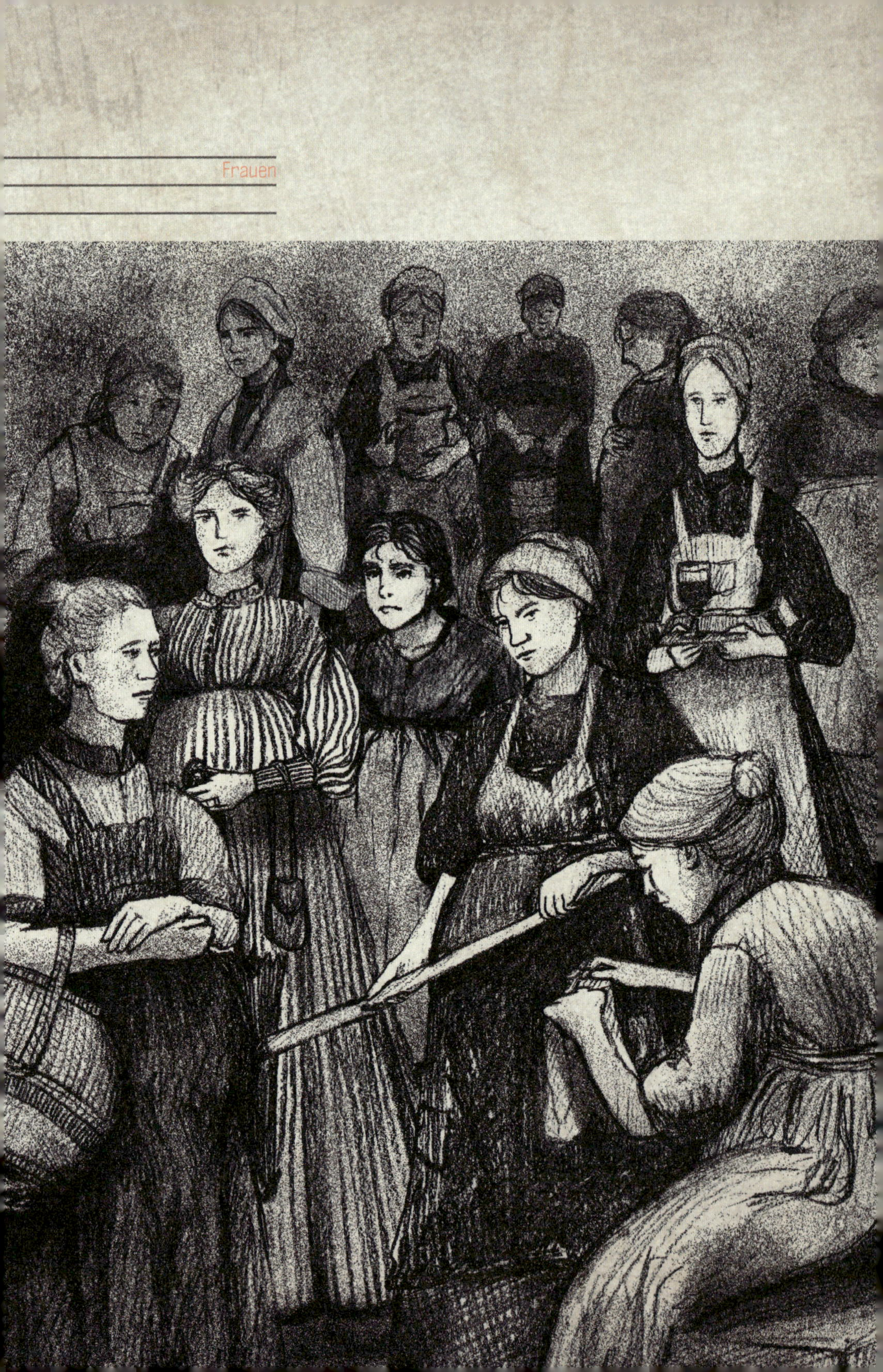

9.
Lebenswege

Die vierzehn Biographien, aus denen dieses Kapitel besteht, sind von sehr unterschiedlichem Umfang. Grund dafür ist ganz hauptsächlich der unterschiedliche Forschungsertrag bei der Recherche der Biographien. Der Startpunkt für personengeschichtliche Recherchen ist bei allen Frauen der Beckensammlung der Kieler Gebäranstalt der gleiche: Lässt sich auf ihren Knochen heute noch eine Nummer entziffern, so führt der erste Schritt zu den Aufnahmebüchern und Patientinnenakten im Landesarchiv Schleswig-Holstein. Mit deren Hilfe kann den Nummern ein Name zugeordnet werden, und oftmals findet sich in den Büchern sogleich auch ein Hinweis auf den Geburtsort der Patientin.

Bei den darauffolgenden Schritten jedoch sieht man sich mit großen Unterschieden konfrontiert. Die Sterbeeinträge in den Kirchenbüchern der Kirchengemeinde St. Nikolai Kiel und – ab den 1870er Jahren – in den Registern des Kieler Standesamtes liefern mal recht umfassende, mal kaum weiterführende Informationen. Warum das so ist, ist einfach zu erklären: Bei einer Frau, die unter einer Geburt oder im Wochenbett in der Gebäranstalt gestorben war, hing alles davon ab, welche und wie viele Informationen sie über sich vor ihrem Tod noch preisgegeben hatte. Kam eine Schwangere bereits in größter Not und womöglich ohne Papiere in der Anstalt an und musste sofort aufs Geburtsbett gebracht werden, war es mitunter sehr schwer oder gar unmöglich, ihre Personalien in Erfahrung zu bringen. Auch die den Dienstbüchern entnommenen Dokumentationen der letzten Dienstorte in den Registern der Gebäranstalt fehlen in diesen Fällen.

Situationen, wie die eben beschriebenen, waren aber freilich die Ausnahme. Und so enthalten die Sterbeeinträge in den kirchlichen und amtlichen Büchern Kiels normalerweise zumindest einen Hinweis auf die geographische Herkunft der Verstorbenen. Sofern sie bekannt waren, wurden in den Einträgen auch die Namen der Eltern und gelegentlich der berufliche bzw. soziale Stand des Vaters erfasst. Von diesen Grundlagen ausgehend, lässt sich mit etwas Glück nach und nach ein Gerüst aus Daten, Orten und Namen errichten, das dem individuellen Lebensweg einer Frau bis zu ihrem Gang in die Gebäranstalt Stück für Stück Kontur verleiht. Die wichtigsten Quellen hierfür sind, wie schon in der Einleitung erwähnt, die Schleswig-Holsteinischen Kirchenbücher, Standesamtsregister und Volkszählungslisten.

Wie besonders Familienforscherinnen und -forscher allzu gut wissen, birgt diese Quellenlage allerdings auch große Herausforderungen. Nicht nur sind die Kirchenbücher in Archiven übers ganze Land verstreut und bisweilen nur schwer zugänglich; sie weisen auch immer wieder Lücken auf – sei es, weil einzelne Bände im Laufe der Jahrzehnte verlorengegangen sind, sei es, weil ein Geistlicher seine Bücher von vornherein nicht sauber führte. Exakt das Gleiche gilt für die Volkszählungslisten und die für diese zuständigen Beamten.

Hinzu kommen weitere Erschwernisse, mit denen die historische Forschung in vielen Bereichen immer wieder konfrontiert ist: schlechte Scans oder Kopien alter Unterlagen, fehlende, schlecht gepflegte, unübersichtliche und fehlerhafte Datenbanken, unleserliche Handschriften sowie schlicht die Unmöglichkeit, bei begrenzten Ressourcen jeder sich bietenden Spur nachzugehen.

Aus alledem ergibt sich, dass die im Folgenden zusammengestellten Ergebnisse keineswegs endgültig sein müssen. Weitere Nachforschungen zu den einzelnen Personen können in Zukunft zusätzliche Informationen zutage fördern. Auch ist es nicht der

Anspruch der Biogramme, jedes bekannte Datum, jede bekannte Örtlichkeit und jede bekannte Kontaktperson im Lebenslauf der einzelnen Frau festzuhalten. Ziel ist es also nicht, durch die Anhäufung wenig aussagekräftiger Zahlen und Namen einen spärlichen Kenntnisstand zu überdecken. Vielmehr sollen die Biogramme gerade aufzeigen, wie schwer es in der Tat ist, nach anderthalb oder zwei Jahrhunderten überhaupt noch gehaltvolle Aussagen über eine Frau aus den benachteiligten Gesellschaftsschichten zu treffen.

Vor allem aber sollen die Lebensläufe erkennbar machen, wie die sozialen, politischen, medizinischen und weltanschaulichen Aspekte, die wir in den vorangegangenen Kapiteln dargelegt haben, die Entfaltungsmöglichkeiten aller uns interessierenden Frauen maßgeblich bestimmten.

Dorothea Krohn

Dorothea Sophia Margaretha Krohn wurde am 30. November 1817 als Tochter der aus Molfsee stammenden Margaretha Christina, geb. Mordhorst, und des in Gettorf gebürtigen Arbeiters Johann Hinrich (auch: Henrich) Krohn in Kiel geboren.[545] Sie war das dritte von sieben Kindern, die das 1813 getraute Ehepaar zwischen 1814 und 1828 bekam.[546] Dorotheas Kindheit wird man sich in Anbetracht der großen Kinderzahl und des niedrigen sozialen Standes ihrer Eltern als ausgesprochen ärmlich vorstellen müssen. In jungen Jahren litt das Mädchen an Rachitis und lernte erst im Alter von drei Jahren zu gehen. Noch als Erwachsene trug Dorotheas Körper die sichtbaren Spuren der Erkrankung. Professor Michaelis beschrieb sie als „*am ganzen Körper, besonders aber an den Beinen mager, schmal, von feinem Knochenbau, etwas unter Mittelgrösse*" und hob „*ein stark nach Innen gekrümmtes Schienbein*" hervor, „*das sich auch durch den charakteristisch wackelnden Gang verrieth*".[547]

Als sich Dorotheas Vater im Mai 1831 mit 43 Jahren das Leben nahm, hinterließ er seine Frau mit sieben Kindern im Alter zwischen drei und 17 Jahren. Über die Gründe für den Selbstmord Johann Hinrich Krohns kann nur spekuliert werden. Die drückende ökonomische Situation eines siebenfachen Vaters im Arbeitermilieu des früheren 19. Jahrhunderts wird aber gewiss seinem Lebenswillen nicht zuträglich gewesen sein. Der Leichnam des Selbstmörders jedenfalls, so verrät der Kirchenbucheintrag zu seinem Tod, ging an die Anatomie der Universität und wurde anschließend durch diese bestattet.[548]

Dorothea nahm um dieselbe Zeit im Alter von erst 13 Jahren eine Dienststelle am Friedrich-Hospital in der Flämischen Straße an. Seit 1830 war das Friedrich-Hospital als rein chirurgisches Krankenhaus Teil der Universität.[549] Ob der Körper Johann Hinrich Krohns den Studien der dortigen Mediziner zugutekam und ob dieser Umstand für die Anstellung der Tochter des Toten am Hospital eine Rolle gespielt haben mag, wird kaum noch festzustellen sein. Gerade im kleinen Kiel der 1830er Jahre, in dem sich die Menschen zwangsläufig räumlich sehr nahe waren, ist es aber denkbar, dass das nicht-alltägliche Ereignis eines Selbstmords und eine anschließende Sektion des Leichnams auch Kontakte zwischen den Wissenschaftlern und den Angehörigen des Selbstmörders nach sich zogen. Nicht nur engagierten sich etliche Kieler Professoren auf dem Gebiet der privaten Sozialfürsorge, etwa als Mitglieder der *Gesellschaft freiwilliger Armenfreunde*[550], sondern das 18. und das 19. Jahrhundert waren auch die Hochphase des wissenschaftlichen Interesses am Phänomen des Suizids.[551] Beides könnte eine Kontaktaufnahme vonseiten der Wissenschaftler mit der hinterbliebenen Familie Krohn angeregt haben.

Wie dem auch sei: Dorothea blieb bis kurz vor ihrem Tod im Dienst des Friedrich-Hospitals. Die außergewöhnlich lange Anstellung bei derselben Dienststelle dürfte aus der Sicht der Obrigkeiten insofern unproblematisch gewesen sein, da Dorothea als geborene Kielerin ohnehin Anspruch auf Unterstützung durch das städtische Armenwesen genoss. Eine Entlassung vor dem Verstreichen der Dreijahresfrist hätte also im Verarmungsfall für die Kommune keine Entlastung gebracht. Die neunjährige Dienstzeit, die anscheinend nur durch den Tod Dorotheas ein abruptes Ende fand, spricht im Übrigen auch dafür, dass sie in ihrem Umfeld wohlgelitten gewesen sein dürfte und ihre Arbeit pflichtbewusst verrichtete.

In der ersten Hälfte des Jahres 1839 wurde das inzwischen 22-jährige Dienstmädchen Dorothea Krohn von Johann Kobarg aus Dänisch-Nienhof schwanger. An einem Samstag kurz nach Neujahr 1840, am Abend des 4. Januar, wurde sie schließlich auf Grundlage eines Armenscheins des Kieler Armendistrikts bereits mit Wehen in die Gebäranstalt aufgenommen.[552] Aufgrund der rachitischen Verformungen ihres Knochenbaus verlief die Geburt nur zögerlich. Erst am Nachmittag des übernächsten Tages, etwa um halb drei am 6. Januar brachte Dorothea auf natürlichem Wege einen Jungen zur Welt, an dessen Kopf *„man auf dem rechten Scheitelbeine und hinter dem rechten Ohre grosse, stark geröthete Stellen vom Drucke des Beckens*“[553] bemerkte. Zwei Tage darauf wurde Dorotheas Sohn in der Gebäranstalt auf den Namen Johann Carl Kobarg getauft.[554]

Der jungen Mutter ging es bis zum neunten Tag nach ihrer Entbindung gut. Dann aber wurde sie, wie so viele andere Frauen ihres Standes, von der Tragik des Gebärhauses eingeholt. Eine andere Wöchnerin, die zur gleichen Zeit in der Anstalt untergekommen war, war an Typhus erkrankt und hatte den hochansteckenden Erreger in das Haus eingeschleppt. Dorothea infizierte sich und starb am 21. Januar 1840, fünfzehn Tage nach ihrer Entbindung. Zwei Tage darauf wurde sie bestattet[555] – dies aber freilich nicht, bevor ihr Körper obduziert und ihr Becken für die Sammlung des Hauses, das ihr den Tod gebracht hatte, entnommen worden war.

Typhus ist eine Infektionskrankheit, die durch Bakterien der Salmonellengruppe hervorgerufen und über mit Urin oder Stuhl verunreinigte Lebensmittel übertragen wird. Hohes Fieber und Bauchschmerzen sind führende Symptome; Erschöpfung, Durchfall und deren Folgen können lebensbedrohlich sein. Seit der Entdeckung der Antibiotika sowie eines Impfstoffes kann der Erkrankung vorgebeugt oder sie adäquat behandelt werden.

Magdalena Bullerkist

Magdalena Christina Dorothea Bullerkist zählt zu den Frauen der Kieler Beckensammlung, über die sich mittels der am Anfang dieses Kapitels beschriebenen Recherchewege nur sehr wenig in Erfahrung bringen ließ. Laut den Aufzeichnungen im Aufnahmebuch der Gebäranstalt, auf denen auch der Eintrag im Sterberegister der Kirchengemeinde St. Nikolai in Kiel basierte, war sie in Bordesholm geboren worden. Auch einen Armenschein, den sie 1840 in der Anstalt vorlegte, hatte sie sich in Bordesholm ausstellen lassen. Als ihr Geburtsjahr lässt sich aufgrund der Altersangaben in den Akten der Gebäranstalt 1816 oder 1817 errechnen. In den Bordesholmer Kirchenbüchern dieser Zeit konnte allerdings kein Vermerk zu ihrer Geburt bzw. ihrer Taufe ausgemacht werden. Die möglichen Ursachen dafür sind vielfältig – von einem Versäumnis des Pastors im 19. Jahrhundert bis hin zu einer Konzentrationsschwäche des Forschers bei der beschwerlichen Durchsicht der Bücher 200 Jahre später.

Die einzigen vorliegenden Spuren Magdalena Bullerkists außerhalb der Gebärhausakten und des Sterbeeintrags im Kieler Kirchenbuch jedenfalls führen nach Preetz, etwa 20 Kilometer nordwestlich von Bordesholm. Dort wurde die junge Frau bei einer Volkszählung am 1. Februar 1840 als Dienstmädchen beim Lederhändler Christian Hinrich Bendix Truberg erfasst. Am 26. November desselben Jahres wurde Magdalena schließlich in die Kieler Gebäranstalt aufgenommen.

Bei der Anamnese gab Magdalena an, in *„früher Jugend stark an Rachitis gelitten“* zu haben und *„deshalb lange bettlägerig gewesen“* zu sein.[556] Sie habe erst sehr spät gehen gelernt und ihre Beine seien außerordentlich krumm gewesen, was sich später aber *„völlig verwachsen“* habe. Michaelis bemerkte, dass Magdalena – anders als viele andere rachitische Personen – *„gross und stark von Gliedern“* gewesen sei, breite Hüften und *„anscheinend gerade Beine“* gehabt habe. Bei der genaueren Untersuchung stellte er allerdings fest, *„dass beide Schienbeine nach Innen verbogen waren und dass diese Schiefheit nur durch das bedeutende Oedem derselben verdeckt wurde.“*

Ödem: Flüssigkeitsansammlung in Gewebe.

Magdalenas Unterleib war schon bei der Erstuntersuchung übermäßig stark ausgedehnt, worunter sie offenbar enorm zu leiden hatte. Wahrscheinlich fand sie sich deshalb schon so früh in der Anstalt ein. Bis zu ihrer Entbindung sollten noch zwei ganze Monate vergehen.

Die Wehen traten in der Nacht vom 24. auf den 25. Januar 1841 ein. Jetzt bestätigte sich, was Michaelis schon bei der Aufnahme vermutet hatte: Magdalena war mit Zwillingen schwanger. Zu großen Schwierigkeiten führte die Lage der Kinder. Das erste lag mit dem Kopf nach rechts, den Füßen links, der rechten Brustseite unten und dem Rücken zum Rücken der Mutter gedreht. Michaelis wendete den Fötus, indem er ihn am rechten Schenkel nach unten zog und so in Fußlage brachte. Anschließend konnte das Kind schnell und *„ohne Kunsthülfe“* entbunden werden. Das Kind *„versuchte zwar zu athmen, doch blieben die Versuche ohne Erfolg, was theils der allgemeinen Schwäche, theils einer vorhandenen Verbiegung des Thorax durch die längere gepresste Lage zuzuschreiben war“*. Die Geburt des zweiten Kindes schien zunächst zwar einfacher, bis zum Kopf und den nach oben gerichteten Armen verlief sie, ebenfalls in Fußlage, rasch und vielversprechend. Dann aber *„hörte die Nabelschnur auf zu schlagen und das Kind machte drei*

Mal eine Athembewegung." Der Geburtshelfer nahm die Zange zu Hilfe, konnte den Jungen aber nur noch tot entbinden.

Schon am Tag nach der schrecklichen Tortur begann Magdalena Bullerkist zu fiebern, sie litt unter starken Blähungen und Durchfall, immer schlimmer werdenden Unterleibsschmerzen, später auch unter Brechanfällen und Atembeschwerden. Ihr Todeskampf zog sich fünf Tage lang hin, bis sie in der Nacht vom 30. auf den 31. Januar 1841 erlöst wurde. In der Fallgeschichte, die Michaelis in sein Buch *Das enge Becken* aufnahm, stellte er klar heraus, dass Magdalenas „*Krankheit schwerlich alleinige Folge der schweren Entbindung*" gewesen sein konnte. Als Todesursache protokollierte er anderswo ein „*febr*[is] *puep*[eralis]",[557] das gefürchtete Kindbettfieber. Auch Magdalena Bullerkist fiel also den Zuständen im Gebärhaus vor der Entdeckung der Antisepsis zum Opfer.

Magdalena Johannsen

Geboren am 12. November 1813 in Friedrichsholm im Kirchspiel Hohn, ist Magdalena Johannsen die älteste unter den vierzehn Frauen, denen unsere Aufmerksamkeit gilt. Der Ort Friedrichsholm war im 18. Jahrhundert im Zuge der gezielten Heide- und Moorkolonisation im Herzogtum Schleswig gegründet worden.[558] Magdalenas Eltern stammten beide von süddeutschen Kolonisten ab, die zu jener Zeit auf Betreiben des dänischen Königs ins Land geholt worden waren, um neuen Boden zu kultivieren. Mit dem Scheitern des ehrgeizigen Kolonisationsprojekts verschlimmerte sich die ohnehin von Beginn an dürftige Situation der Kolonistenfamilien radikal. Vielfach wurden sie über Generationen hinweg an den untersten Rand der Gesellschaft gedrängt. Auch die Familie Magdalena Johannsens war noch im 19. Jahrhundert von dieser verhängnisvollen Geschichte gezeichnet. Als Heuerling zählte ihr Vater Jürgen zu den Ärmsten unter den Landbewohnern.[559]

Jürgen Johannsen und Maria, geborene Sauther (auch: Sothern), heirateten am 14. Februar 1813.[560] Nach ihrer Tochter Magdalena bekam das Paar noch mindestens vier Söhne. Als Maria Johannsen am 7. Mai 1833 im Alter von 45 Jahren starb, verzeichnete der Pastor im Hohner Kirchenbuch die fünf noch lebenden Kinder Lena – dies also der Rufname Magdalenas –, Jacob, Jürgen, Detlev und Peter.[561] Der Tod seiner Frau scheint den Witwer Jürgen Johannsen jeglichen Lebenswillens beraubt zu haben. Nur acht Tage darauf, am 15. Mai 1833, beging er Selbstmord. „*Er hatte sich selbst vermittelst des Stranges des Lebens beraubt*", notierte der Pastor im Sterberegister.[562] Die fünf Geschwister waren nun Vollwaisen.

Magdalena, die zu diesem Zeitpunkt 19 Jahre alt war, dürfte freilich schon einige Zeit lang als Dienstmädchen gearbeitet und nicht mehr im elterlichen Haushalt gelebt haben. Ob und in welcher Weise sich der Tod ihrer Eltern auf ihre konkreten Lebensumstände niederschlug, wissen wir daher nicht – ebenso wenig, wie wir einschätzen können, wie stark sie emotional davon getroffen war. Noch 1835, also zwei Jahre nach dem Ableben Jürgen und Maria Johannsens, finden wir das Dienstmädchen Magdalena aber jedenfalls in unmittelbarer geographischer Nähe ihres Geburtsortes wieder: Sie diente bei dem Viertelhufner Johann Johannsen in Hamdorf.[563] Ob man davon auf eine engere Bindung zu ihrer Familie schließen darf, ist ungewiss. Zumindest bestand aber die Möglichkeit zu regelmäßigen Kontakten.

Einige Jahre später hingegen hatte sich Magdalena ein gutes Stück von ihrem heimatlichen Umfeld entfernt. Von Oktober 1842 bis April 1843 arbeitete sie beim Zimmermann Claus Schumacher in Kappeln, anschließend vier Wochen lang in Hüllerup beim Hufner Wilhelm Gregersen.[564] Nicht nur zeitlich, sondern auch geographisch erscheint es naheliegend, dass sie während ihres Dienstes in Kappeln schwanger wurde. Der Vater ihres Kindes nämlich war ein Hans Lausen aus Stoltebüll, einem Örtchen nur wenige Kilometer nördlich von Kappeln.

Im Kirchenbucheintrag steht „Stadebüll". Im Kirchspiel Töstrup gab es keinen Ort namens „Stadebüll", wohl aber „Stoltebüll". Da die Aufzeichnungen in den Kirchenbüchern vielfach auf mündlichen Aussagen beruhten, finden sich viele Varianten bei Personen- und Ortsnamen.

Nach Magdalenas Tod erkannte Hans Lausen den neugeborenen August Friedrich Lausen offiziell als seinen Sohn an. Dies wurde im April 1844 ebenfalls in Kappeln dokumentiert.[565]

Bald nachdem sie schwanger geworden war, ging Magdalena zurück ins Hohner Land und kam wieder in Hamdorf unter. Von dort aus machte sie sich schließlich im Februar 1844 auf den Weg in die Gebäranstalt nach Kiel, in die sie am 12. Februar als zahlende Patientin ohne Armenschein aufgenommen wurde.

Zu den möglichen Gründen hierfür s. oben, Kap. 4, S. 110.

Vier Tage später brachte sie rasch und komplikationslos einen gesunden Jungen zur Welt, der wiederum drei Tage darauf, am 19. Februar getauft wurde.

Am Morgen des 21. Februars schließlich verzeichnet das Geburtsjournal „*Symptome des beginnenden Puerperal-Fiebers*".[566] Im ausführlichen Protokoll in der Handschrift Michaelis' kann der darauffolgende dreitägige Leidensweg Magdalena Johannsens exakt nachvollzogen werden. Aus den erschütternden Details wollen wir nur einige wenige herausgreifen, die eine Vorstellung von den Qualen geben, die das Kindbettfieber zur Folge hatte.

An den beiden ersten Tagen wurde Magdalena immer wieder stundenlang von heftigen Brechanfällen geschüttelt. Ihr Unterleib und die Magengegend waren so gespannt und empfindlich, dass ihr die kleinste Berührung heftigste Schmerzen bereitete. Die therapeutischen Mittel, die Michaelis einsetzte – Blutegel auf dem Unterleib, Wärmeverbände, Eiswasser, Campher – brachten nur anfangs kurzfristige Besserung. Magdalena hatte immerzu einen bitteren Geschmack im Mund und litt übermäßigen Durst. Bald kamen Husten und Atemnot dazu. Ab dem Abend des 23. Februars hatte sie „*fortwährend das Gefühl der Erstickung*", was Michaelis mit dem „*Stillstehen des Zwerchfells*" erklärte. Den Gemütszustand der Kranken beschrieb er mal als mutlos, mal als außerordentlich ängstlich. Zeitweise glitt sie in „*bloede Delirien*" ab, „*worin sie sich mit ihrer nächsten Umgebung beschäftigte*". Am Morgen des 24. Februars 1844 nahmen Magdalena Johannsens Atembeschwerden weiter zu, ihre Haut kühlte immer weiter ab, bis sie um 4.30 Uhr eiskalt war. Eine Viertelstunde später stellte Michaelis den Tod fest.

Noch am selben Tag scheint der Mediziner die Sektion und die Entnahme der Beckenknochen seiner Patientin vorgenommen zu haben. Das Sterberegister der Kirchengemeinde St. Nikolai Kiel datiert jedenfalls sowohl den Tod als auch die Bestattung Magdalenas auf den 24. Februar.[567] Von den Kosten für ihren Aufenthalt in der Gebäranstalt, ihre Beerdigung und die Taufe ihres Sohnes sowie von ihren Habseligkeiten war schon in Kapitel 4 die Rede. Darüber, wer die Rechnung beglich, und wie das Dienstmädchen Magdalena an gute Kleider, einen neuen Regenschirm, einen goldenen Ring und eine nicht unerhebliche Summe Geldes gekommen war, lässt sich nur spekulieren. Dass der Vater ihres Kindes, Hans Lausen, von höherem sozialem Stand gewesen sein und sie entsprechend ausgestattet haben könnte, ist durchaus gut denkbar. In der *Bekanntmachung, betreffend die neu angeordnete Hebammenschule* aus dem Jahr 1805 war explizit auch für „*Schwängerer einer Geschwächten*“ die Möglichkeit eingeräumt worden, sie auf eigene Kosten in der Gebäranstalt unterzubringen.[568]

Magdalenas Sohn August Friedrich allerdings wuchs nicht bei seinem Vater, sondern in wechselnden Pflegefamilien auf. Nachdem er zunächst auf Kosten der Armenkasse im Hohner Hebammenhaus bei Margaretha Thomsen untergekommen war, begegnen wir ihm 1855 als Pflegekind bei der Familie Gross, ebenfalls in Hohn.[569] Später lebte August Lausen ein Leben als Arbeitsmann und Familienvater in Schülp in Dithmarschen, bis er 1926 im Alter von 82 Jahren starb.[570] Noch im Jahr 2023 leben direkte Nachkommen Magdalena Johannsens und August Lausens in Schleswig-Holstein.

Margretha Heimann

Als Tochter eines Insten in Eiderstede bei Bordesholm wurde Maria Elisabeth Margretha Heimann am 9. Mai 1819 in außerordentlich prekäre Lebensumstände hineingeboren. In Kapitel 7 haben wir den Ökonomen Georg Hanssen über die Verhältnisse der Insten im Amt Bordesholm zu Wort kommen lassen.

S. oben, S. 184–187.

Der von Hanssen geschilderten wirtschaftlichen und sozialen Situation der Insten und ihrer Kinder dürfte die Lebenswirklichkeit Margretha Heimanns vor ihrer Dienstzeit sehr genau entsprochen haben.

Margrethas Familie bestand aus ihr, ihren seit 1817 verheirateten Eltern Johann Detlev und Cathrina Margretha, geborene Mordhorst, und ihren vier Geschwistern – einer älteren und zwei jüngeren Schwestern sowie einem jüngeren Bruder. Einige Jahre lang mag sich die Familie wohl gerade so am unteren Ende der Gesellschaft durchgeschlagen haben. Hanssen beobachtete in der ersten Hälfte des 19. Jahrhunderts, dass die Insten im Bordesholmer Land trotz kümmerlicher Einkommensverhältnisse in der Regel ihre Existenz aus eigener Kraft sichern konnten: „*Die Erfahrung zeigt* [...], *daß ein tüchtiger Arbeiter, wenn er eine eben so tüchtige Frau hat, seine Familie, wenn sie auch aus 4 bis 6 Kindern besteht, so lange nicht außerordentliche Unglücksfälle eintreten, zu ernähren im Stande ist* [...].“[571]

Doch der „*außerordentliche Unglücksfall*“ ereilte Margretha Heimann und ihre Angehörigen am 23. Dezember 1828 mit dem unzeitigen Tod ihrer Mutter.[572] Cathrina Margretha Heimann wurde am 26. Dezember in Bordesholm „*still beigesetzt*“. Eine Zeremonie konnte sich die Familie wohl schlichtweg nicht leisten. Der Eintrag im Beerdigungsregister bestätigt, dass die Verstorbene ihren Ehemann und die fünf noch lebenden Kinder Maria, Margretha, Anna, Christian und Magdalena hinterließ.[573] Dieser Aufzählung lässt sich auch der Rufname der zweitältesten Tochter entnehmen: Maria Elisabeth Margretha wurde offensichtlich mit ihrem dritten Vornamen angesprochen, während ihre zwei Jahre ältere Schwester Maria Dorothea Christina als Maria bekannt war. Doppelungen von ersten Vornamen innerhalb einer Familie und das Ausweichen auf einen anderen Taufnamen als Rufname waren im 19. Jahrhundert durchaus üblich. Personengeschichtliche Forschungen können dadurch, wie gleich zu sehen sein wird, enorm erschwert werden.

Ob sich der verwitwete Vater Johann Detlev noch einmal verheiraten konnte, um auf diese Weise für sich und die Kinder die Not zu mildern, die das Wegbrechen der Arbeitskraft seiner verstorbenen Frau nach sich zog, wissen wir nicht. In jedem Fall aber dürfte es eine bedeutende Erleichterung für ihn gewesen sein, als seine Kinder nach und nach den häuslichen Herd verließen und ins Gesindedasein eintraten.

Margretha wurde 1834 in Blumenthal konfirmiert.[574] Ein Jahr später dürfte sie bereits im Dienst gestanden haben. In den Volkszahlregistern finden wir 1835 eine 16-jährige Margaretha Heimann als Dienstmädchen im Haushalt eines Kätners und Kleinhändlers namens Johann Friedrich Nehls in Blumenthal. Die Wahrscheinlichkeit ist groß, dass es sich hierbei um ‚unsere‘ Marg(a)retha handelt. Zur selben Zeit lässt sich allerdings auch eine angeblich 15-jährige Maria Heimann als „*Magd*“ bei einem Kätner namens Marx Lucht im Dorf Mühbrook, ebenfalls sehr nah bei Bordesholm gelegen, ausmachen. Unter der Annahme, dass in der amtlichen Volkszählungsliste der erste Vorname erfasst wurde, etwa durch Abschrift von einem Ausweisdokument, könnte sich auch dahinter die Gesuchte verbergen. Hier treten nun also die Schwierigkeiten der geringen Namensvielfalt und der variablen Namensverwendung bei den Unterschichten des 19. Jahrhunderts für die heutige Forschung deutlich zutage.

Sicher ist aber, dass Margretha den typischen Weg des Dienstmädchens in der Landwirtschaft ging. Daher ist zu vermuten, dass sie, bevor sie im Mai 1844 ihre letzte Stelle auf dem Meierhof Neu-Bokhorst nahe Neumünster antrat, bestimmt noch an einigen anderen Orten gewohnt und gearbeitet hatte.[575] Das harte Leben eines Meiereimädchens führte sie dann ab 1844 aber offenbar ununterbrochen bis zum 8. Februar 1847. Der untypische Zeitpunkt, an dem das Dienstverhältnis endete - üblich wäre laut Gesindeordnung Mai oder November gewesen -, legt die Vermutung nahe, dass der Neu-Bokhorster Meiereipächter Fritz Martens sie aufgrund ihrer sichtbar gewordenen Schwangerschaft entließ. Wie und wo Margretha die nächsten Monate verbrachte, lässt sich nicht mehr feststellen. Womöglich gehörte sie zu denjenigen Schwangeren, die hier und da bei Bekannten unterschlüpften, bis sie endlich ins Gebärhaus Einlass bekommen konnten. Margrethas offizielle Aufnahme in die Kieler Anstalt erfolgte am 31. Mai 1847.

Bei der Erstuntersuchung beschrieb Michaelis Margretha als „*klein*" und „*breit*", sie habe „*kurze, sehr starke Beine*" gehabt und sei rachitisch gewesen.[576] Die Schwangere gab an, erst mit vier Jahren gehen gelernt zu haben.

Wie in vielen anderen Fällen auch, vergingen zwischen Margrethas Aufnahme in die Gebäranstalt und ihrer Entbindung noch einige Wochen. Die Wehen stellten sich in der Nacht vom 17. auf den 18. Juni ein und hielten die Kreißende durchgehend wach. Am Abend des 18. Juni wurde sie „*aufs Geburtslager*" gebracht, wo sie zwei weitere schlaflose Nächte lang in den Wehen lag. Im Protokoll attestierte Michaelis Margretha auch am Morgen des 20. Juni noch gute Kräfte und einen ruhigen Puls. Da sie aber „*sehr ungeduldig zu werden*" begann und über starke Schmerzen im Rücken klagte, ließ er ihr „*hin u*[nd] *wieder 3 - 5 Tropfen Opium*" geben.

In der vierten Nacht entschloss sich Michaelis dazu, die Geburt durch Kaiserschnitt zu beenden. Eine natürliche Geburt schien ihm durch die Enge des Beckens und die Lage des Kindes unmöglich. Auch hatten die Wehen offensichtlich ganz aufgehört. Da das Kind nach wie vor einen kräftigen Puls hatte, sah Michaelis eine Perforation als „*unthunlich*“ an. Wie die große Mehrheit der Geburtshelfer seiner Zeit zog Michaelis also die Rettung des Kindes dem Leben der Mutter entschieden vor. Als er am 21. Juni 1847 um 5 Uhr morgens die Operation vornehmen wollte, war jedoch kein Herzschlag des Kindes mehr zu vernehmen. Daher führte Michaelis nun doch eine Perforation durch. Die Prozedur, bei der der Kopf des Fötus im Mutterleib aufgebohrt und geleert wurde, um ihn schließlich zerbrechen und so durch den engen Geburtskanal ziehen zu können, dauerte etwa eine Stunde lang. Die Patientin erlitt dabei großen Blutverlust, unter dem sie ohnmächtig wurde.

Zu klarem Bewusstsein kam Margretha Heimann nach der Operation offenbar nicht mehr. Michaelis notierte, dass sie in ihren Wachphasen „*nichts von der Entbindung*“ gewusst habe, was er zum Teil auf die Erschöpfung durch den Blutverlust, zum Teil auf die vorangegangene lange Schlaflosigkeit und zum Teil auf das Opium zurückführte. Auch körperlich konnte sich Margretha nicht mehr erholen. Sie starb am 23. Juni, morgens um 6 Uhr. Bei der anschließenden Sektion trat eine massive Entzündung des gesamten Unterleibs zutage. Das Sektionsprotokoll Margretha Heimanns endet mit den Worten: „*Becken conserviert*“.

Friederica Hein

Friederica Dorothea Hein wurde am 12. Juli 1821 in Giekau am Selenter See geboren. Das Kirchdorf Giekau lag auf den weiten Ländereien des holsteinischen Gutes Neuhaus. Friedericas familiäre Herkunft weist gleich mehrere der typischen Charakteristika des Unterschichtendaseins im Schleswig-Holsteinischen 19. Jahrhundert auf. Zum einen waren ihre Eltern, Gret Dorthe Wulf und der Knecht auf Gut Neuhaus Friederich Hein, unverheiratet.[577] Unehelich geborene Kinder brachten später besonders häufig selbst wieder uneheliche Kinder hervor. Zum anderen wuchs Friederica, wie sehr viele uneheliche Kinder, anscheinend nicht bei ihren Eltern auf, sondern wurde anderswo in Pflege gegeben. In der Volkszählung des Jahres 1835 erscheint sie als Pflegetochter im Haushalt des 74-jährigen Hofrademachers Asmus Erich Hansen und seiner 27-jährigen Tochter Stiene Dorothea Henriette in Giekau.

Bald nach ihrer Konfirmation am 27. Mai 1836[578] dürfte Friederica in den Gesindedienst getreten sein. Dabei scheint sie sich stets innerhalb eines engen Radius um ihren Herkunftsort bewegt zu haben. Als Dienstherr Friedericas lässt sich in den Volkszahlregistern 1845 der Hufner Detlev Wiese in Dransau, nur knapp zwei Kilometer westlich von Giekau, ausmachen. Anschließend arbeitete sie bei einem Bauern Do(o)se in Gadendorf auf dem Gut Panker, rund vier Kilometer nordöstlich von Giekau.

Während ihrer Dienstzeit in Gadendorf wurde Friederica schwanger und verließ schließlich – gewiss nicht freiwillig – an Neujahr 1847 nach fast zwei Jahren ihre letzte Dienststelle.[579]

Wahrscheinlich kam sie anschließend kurzfristig wieder in Giekau unter. Als sie am 19. Juni 1847 bei der Kieler Gebäranstalt um Aufnahme ersuchte, trug sie einen Heimatschein des Gutes Neuhaus bei sich. Ein Dienstbuch hingegen hatte sie nicht, weshalb ihre Personalien auf Grundlage ihrer mündlichen Aussage im Aufnahmebuch der Anstalt erfasst wurden. Ihr Körperbau wird in den Akten des Gebärhauses als *„untermittelgroß"*, *„sehr fein doch nicht schief"* beschrieben. Ihr *„Kreuz"* sei *„sehr eingesunken"* gewesen. Im Aufnahmevermerk wurde sie dennoch als *„nicht rhachitisch"* eingeschätzt.[580]

Nur knapp drei Tage nach ihrer Ankunft in der Gebäranstalt begannen Friedericas Wehen. Am frühen Morgen des 22. Junis wurde sie aufs Geburtsbett gebracht. Zunächst schien alles regelmäßig zu verlaufen, bis die Hebamme um 5 Uhr morgens „eine große kaum noch schwach pulsierende Schlinge der Nabelschnur in der Scheide" bemerkte. Aufgrund des engen Beckens und der Position des Kindskopfes gelang es Michaelis nicht, die vorgefallene und dadurch abgeklemmte Nabelschnur am kindlichen Köpfchen vorbei zu reponieren, das heißt in eine günstigere Lage zurückzubringen. Da das Kind zu diesem Zeitpunkt schon keinen erkennbaren Puls mehr hatte, *„die Anlegung der Zange also jedenfalls das Leben des Kindes nicht gerettet, das der Mutter aber entschieden in Gefahr gebracht"* hätte, entschied Michaelis, dass die Geburt auf natürliche Weise beendet werden sollte. Nach anderthalb Stunden war das tote Kind *„unter kräftigen Wehen"* schließlich geboren. An seinem Kopf stellte die Hebamme starke Furchen und Eindrücke vom engen Becken der Entbundenen fest.

An den ersten beiden Tagen nach der Entbindung fieberte Friederica etwas, ansonsten ging es ihr aber gut. Am 24. Juni stellten sich vorübergehend leichte Frostschauer ein, am 25. klagte sie über Leibschmerzen, zu denen abends heftige Kopfschmerzen hinzukamen, die in der Nacht zunehmend schlimmer wurden. Friederica fiel nun nach und nach ins Delirium; die Hebamme notierte, dass sie *„verwirrt auf die gestellten Fragen"* antwortete.

Zum Fieber und den rasenden Kopfschmerzen kamen in den kommenden Tagen typische Symptome des Kindbettfiebers hinzu.

Die Kranke schwitzte sehr, litt unter Durchfall und Erbrechen und großem Durst. Ihre Zunge war belegt, ihr Leib trieb stark auf. Anders als viele andere ihrer Leidensgenossinnen hatte Friederica allerdings laut Protokoll keine Atemprobleme. Kurzfristige Erleichterung verschafften ihr anfangs noch kalte Kopfumschläge. Darüber hinaus blieben alle Behandlungsversuche aber erfolglos. Am 27. Juni lag Friederica schließlich „*in vollkommen soporöse*[m] *Zustand*", war also nicht mehr bei Bewusstsein.

Soporöser Zustand: schlafähnlich, ohne Bewusstsein.

Der Tod kam am Abend des 28. Junis 1847. Zwölf Stunden später nahm Michaelis eine Sektion vor, die er in einem ausführlichen Sektionsprotokoll dokumentierte und bei der er auch das Becken der Verstorbenen für die Sammlung der Gebäranstalt entfernte. Am 30. Juni wurden Mutter und Kind bestattet. Der Eintrag im Beerdigungsregister der Kirchengemeinde St. Nikolai Kiel lautet:

„*Hein, Friedrike, in Kiel, im Gebärh. 24 J. alt, aus d. Gute Neuhaus. eine todtgeb. Tochter, unehel. der Obigen.*"[581]

Engel Spethmann

Als uneheliche Tochter des Dienstmädchens Anna Catharina Li(e)lienthal und des Dienstknechts Nicolaus Spethmann wuchs Engel Margaretha Spethmann nicht bei ihren Eltern, sondern bei ihrem Großvater auf. Engel wurde am 7. Januar 1833 auf dem Vorwerk Neuhof bei Ahrensbök geboren.[582] Ihr Großvater Friedrich Karl Li(e)lienthal war ein ehemaliger Hofinhaber und nun Altenteiler, das heißt Ruheständler, auf einem der Höfe, aus denen sich die Streusiedlung Vorwerk Neuhof zusammensetzte.[583]

Sofern noch lebende Großeltern vorhanden waren, die sich die Aufnahme eines Enkelkindes erlauben konnten, war ein solches Arrangement für uneheliche Kinder im 19. Jahrhundert durchaus üblich.[584] Ob es den Kindern dadurch grundsätzlich besser erging als in fremden Pflegefamilien, lässt sich nicht pauschal beurteilen. Zumindest war aber die ökonomische Ausgangslage für Engel Spethmann besser als sie im Tagelöhnermilieu gewesen wäre. Immerhin lebte im Haushalt ihres 79-jährigen Großvaters laut Volkszählungsliste des Jahres 1845 neben ihm und Engel auch noch eine 53-jährige Haushälterin.

Ebenfalls gängigen Mustern entsprach es, dass sowohl die Mutter als auch der Vater Engel Spethmanns später Ehen mit einem anderen Partner und einer anderen Partnerin eingingen und mit diesen jeweils weitere Kinder bekamen. Ihre Mutter, Anna Catharina Lilienthal, heiratete 1840 den Insten Johann Steenhagen. Mit ihm und drei gemeinsamen Kindern lebte sie 1845 auf dem Vorwerk Neuhof. Engels Vater, Nicolaus Spethmann, schloss

1837 den Ehebund mit Christina Latendorf, mit der er mindestens vier Kinder hatte. Bei der Volkszählung des Jahres 1845 wurde er als „*Arbeitsmann in Ahrensbök*" erfasst. Welches Verhältnis Engel Spethmann zu ihren Eltern und ihren Halbgeschwistern hatte, wissen wir aber freilich nicht.

Auch viele andere Details bleiben unklar. Es ist anzunehmen, dass Engel, wie es in ihrer sozialen Klasse üblich war, nach ihrer Konfirmation in den Dienst ging. Bisher konnte sie aber weder in den Volkszahlregistern als Dienstmädchen ausgemacht werden, noch scheint sie 1858 ein Dienstbuch in die Gebäranstalt mitgebracht zu haben. Im Gepäck hatte die 25-jährige unverheiratete Frau laut Aufnahmebuch hingegen eine „*Aufnahmerequis*[ition] *vom Armenwesen zu Ahrensboeck*"[585]. Aus den vergleichsweise soliden wirtschaftlichen Verhältnissen ihrer Kindheit hatte sich ganz offensichtlich also keine finanzielle Sicherheit im Erwachsenenalter ergeben.

Bei ihrer Erstuntersuchung in der Gebäranstalt berichtete Engel, dass sie an Krücken gehen gelernt hatte, ansonsten als Kind aber gesund gewesen sei. Litzmann beschrieb sie als „*mittelgroße, gut genährte Erstgebärende*" mit derbem Knochenbau, kurzen Beinen und nach vorne gekrümmten Unterschenkeln.[586] Aufgrund des verengten Beckens wäre nach Urteil des Geburtshelfers eine künstliche Frühgeburt geraten gewesen.[587] Das dahintersteckende Prinzip war es, die Geburt zu einem Zeitpunkt einzuleiten, an dem der kindliche Kopf noch klein genug war, um den Geburtskanal zu passieren, das Kind sich aber schon in einem lebensfähigen Entwicklungsstand befand. Für eine solche Maßnahme war Engel Spethmann aber viel zu spät in der Anstalt angekommen. Schon einige Tage vor ihrer Ankunft hatte sie gelegentlich schwache Wehen gehabt. Sie wurde am 23. September 1858 aufgenommen und schon am Morgen des 27. Septembers kreißend auf das Geburtsbett gebracht.

Bei zumeist nur schwachen Wehen und auch sonst durch das enge Becken und die Lage des Fötus ungünstigen Bedingungen zog sich die Geburt bis zum nächsten Morgen hin. Jetzt stand zwar der Kopf des Kindes im Becken der Mutter. Aufgrund des Missverhältnisses von Becken und Schädel konnte das Kind den Geburtskanal aber dennoch nicht selbständig passieren. Daher setzte der Geburtshelfer die Geburtszange ein, mit deren Hilfe es ihm schließlich nach zahlreichen Ziehbewegungen gelang, das Kind zu entbinden. Wie sich später bei der Autopsie herausstellte, war der Schädel des Mädchens beim Durchgang durch das Becken jedoch gebrochen. Das Kind hatte zwar einen Puls, *„starb aber, ohne einen Athemzug gethan zu haben.“*[588]

Engel selbst schlief nach der Prozedur zunächst recht viel. Schon in der ersten Nacht stellten sich aber die Symptome einer Sepsis ein, wie sie mit kleinen Abweichungen in den Akten der im Wochenbett gestorbenen Patientinnen der Gebäranstalt immer wieder beschrieben sind.

> Sepsis: Lebensbedrohlicher Zustand einer fortgeschrittenen Infektion, die sich bei fehlender Abwehr (körpereigen oder antibiotisch) über den Blutweg auf andere Organe ausweiten kann.

Sie erbrach sich, litt Schmerzen im Unterleib, fror und schwitzte bei starken Schweißausbrüchen, wurde kurzatmig und verlor über die folgenden Tage hinweg nach und nach das Bewusstsein. Die Therapieversuche mithilfe von Blutegeln, Morphium und Breiumschlägen brachten nur kurzfristige Milderung. Am siebten Tag nach der Geburt, dem 4. Oktober 1858, starb Engel Margaretha Spethmann in Kiel. Als Todesursache gab Litzmann eine *„septische Peritonitis“* an, also eine Bauchfellentzündung. Siebzehn Stunden nach ihrem Tod wurde Engels Leichnam in der Gebäranstalt seziert, ihr Becken entnommen.

> Septische Peritonitis: Lebensbedrohliche Entzündung des Bauchfells (Peritoneum). Eine durch Erreger bedingte Entzündung, die das innere der Bauchhöhle erreicht hat.

Der Kirchenbucheintrag der Kirchengemeinde St. Nikolai Kiel datiert ihre Bestattung auf den darauffolgenden 5. Oktober.[589]

Louise Staack

Neben Dorothea Krohn war Louise Christina Dorothea Staack die einzige gebürtige Kielerin unter den vierzehn ausgewählten Frauen, deren Biographien wir in diesem Kapitel wiedergeben. Wie Dorothea Krohn stammte auch Louise Staack aus dem noch jungen Arbeitermilieu der Fördestadt. Ihr Vater, Marx Staack, war 1772 in Brinkenhagen im Kirchspiel Grömitz in Ostholstein als Sohn eines Hufners geboren worden. Ihre Mutter, Elisabeth Christina Dorothea, stammte aus Schlüsbek südlich von Kiel und war 30 Jahre jünger als ihr Ehemann. Im Trauregister der Kirchengemeinde St. Nikolai Kiel von 1831 wird der 58-jährige Marx Staack als „*Junggesell*" bezeichnet.[590] Dies könnte bedeuten, dass es sich für ihn, trotz seines fortgeschrittenen Alters, um die erste Ehe handelte. Andernfalls wäre die Bezeichnung „Witwer" im Kirchenbuch zu erwarten gewesen. Ehescheidungen waren im früheren 19. Jahrhundert noch unüblich und ausgesprochen selten.

Knapp zweieinhalb Jahre vor Louises Geburt, am 29. Januar 1834, bekamen ihre Eltern ein erstes Kind, das auf den Namen Heinrich Christian getauft wurde.[591] Im entsprechenden Taufeintrag im Register der Kirchengemeinde St. Nikolai wird Marx Staack als „*Arbeitsm*[ann]" bezeichnet – ein Indiz dafür, dass er in einer Manufaktur oder vielleicht am Hafen tätig war. Louises Bruder Heinrich Christian starb schon am 2. Dezember 1834 im Alter von nur zehn Monaten.[592] Der Kirchenbucheintrag zu seinem Tod hält fest, dass die Familie „*aus der Braunschweig*" war, das heißt also im Flecken Brunswik wohnte. Das einstmalige Bauerndorf Brunswik nördlich der Kieler Altstadt wurde zwar erst 1869 nach Kiel eingemeindet, hatte sich aber bereits in der ersten Jahrhunderthälfte de facto zu einem Vorort der Stadt entwickelt.[593]

Obwohl Louises Vater zum Zeitpunkt ihrer Geburt am 8. Juni 1836 schon 63 Jahre alt war, war es der Tod ihrer Mutter, durch den Louise 1842 im Alter von sechs Jahren zur Halbwaise wurde.[594] Marx Staack überlebte seine Frau um vier Jahre, bis auch er im Dezember 1846, nunmehr 74-jährig, das Zeitliche segnete.[595] Damit war Louise verwaist, und da ihre Eltern beide nicht aus Kiel stammten, hatte das zehnjährige Mädchen in der Stadt keine weiteren Angehörigen, die sich seiner hätten annehmen können. Louise wurde zum Fall für die Armenkasse und konnte sich für den Rest ihres kurzen Lebens anscheinend auch keine bessere Existenz mehr aufbauen. Nachdem sie am 8. September 1860 gestorben war, wurde im Kirchenbuch festgehalten, dass sie *„von der Armenanstalt"*[596] gewesen sei, anscheinend also aus der Armenkasse unterhalten wurde.

Aus dem Eintrag im Aufnahmebuch der Gebäranstalt vom 30. Juli 1860 lässt sich allerdings schließen, dass Louise wohl nicht durchweg ohne eigenes Einkommen war. Zumindest zeitweise dürfte sie durchaus auch Dienstmädchenstellen innegehabt haben. Zwar sind im Eintrag des Aufnahmebuchs keine konkreten Dienststellen angeführt. Er enthält aber die Anmerkung *„Dienstbuch fehlt"*[597], die freilich nur dann Sinn ergibt, wenn ein Dienstbuch zu erwarten gewesen wäre.

Im Anamneseprotokoll beschreibt Litzmann Louise als *„blond, klein, buckelig"*[598] und attestiert ihr eine gesunde Hautfarbe. Louise gab an, als Kind nicht an der englischen Krankheit gelitten zu haben. Ihren Buckel führte sie vielmehr auf einen Sturz in ihrem ersten Lebensjahr zurück.

Zwischen Louises Aufnahme in die Anstalt und ihrer Entbindung verging etwas über einen Monat. Am 4. September 1860 wurde sie morgens um 8 Uhr aufs Geburtsbett gebracht. Obgleich die Wehen sich gut entwickelten, zog sich die natürliche Entbindung aufgrund des engen Beckens bis in den späteren Nachmittag hin. Louises Tochter, die mit um den Hals geschlungener Nabelschnur zur Welt kam, „*war etwas scheintodt, wachte indeß bald auf*". Das Mädchen wies keine äußerlichen Anzeichen eines Geburtstraumas auf. Dennoch zeigte sich schnell, dass etwas mit dem Kind nicht stimmte. Es war „*sehr unruhig, hat die Brust nicht fassen wollen und ist ihm nur mit Mühe etwas eingeflößt worden.*" Schon am Abend des nächsten Tages, um 7 Uhr, starb das Neugeborene.

Zum selben Zeitpunkt begann Louise „*über Leibschmerzen in der rechten Seite*" zu klagen. Ihre Bauchdecke war empfindlich gegen Druck, sie hatte keinen Durst und keinen Appetit und eine belegte Zunge. Die folgenden zweieinhalb Tage waren ein Auf und Ab für die Wöchnerin. Zunächst schienen die Behandlungsversuche mit Umschlägen und Opium tatsächlich zu helfen. Louise schlief in der ersten Nacht anfangs ziemlich gut, hatte wieder Durst und nur mäßige Schmerzen. Im Verlauf der Nacht änderte sich ihr Zustand aber rapide. Die Schmerzen im Unterleib und im Rücken wurden sehr stark, sie bekam Atembeschwerden und entwickelte im Gesicht eine ausgeprägte „*Cyanose*", das heißt eine auf Sauerstoffmangel zurückzuführende Blaufärbung der Haut. Auf Fragen konnte sie auch am folgenden Tag nur „*langsam u. schwerfällig*" antworten.

In der nächsten Nacht war Louise wieder sehr unruhig, fühlte sich morgens aber besser. Ihre Schmerzen waren jetzt erträglicher. Endgültig abwärts ging es mit ihr aber schließlich ab dem Nachmittag des 7. Septembers. Ihre Atmung wurde immer stockender, die Zyanose stärker, ihr Fieber höher, die Unruhe größer. Nach einer weiteren schweren Nacht starb Louise Staack am Samstag, dem 8. September 1860, um 10 Uhr morgens.

Erst 34 Stunden später nahm Litzmann eine Autopsie vor, bei der er auch das Becken der Verstorbenen für die Sammlung der Gebäranstalt entnahm. Als Todesursache ist im Aufnahmebuch verzeichnet: „*metrophlebit. / metroperiton.*" Entzündungen der Gebärmuttervenen (Metrophlebitis), der Gebärmutter und des Bauchfells (Metroperitonitis) hatten der 24-jährigen Frau also den Tod gebracht.

Wiebke Butenschön

Im Lebenslauf Wiebke Catharina Margaretha Butenschöns, soviel wir von ihm wissen, laufen nahezu alle typischen Charakteristika zusammen, die die Kollektivbiographie der Frauen hinter der Kieler Beckensammlung im Durchschnitt ausmachen. Das beginnt bereits bei ihrer familiären Herkunft. Wiebke kam am 23. Oktober 1828 in Holtorf (heute ein Ortsteil von Bargstedt) im Kirchspiel Nortorf als Tochter eines Insten aus Thienbüttel, Marx Butenschön und seiner Frau Eva, geborene Gosch, zur Welt.[599] Wiebke war das einzige von fünf Kindern ihrer Eltern, das das Erwachsenenalter erreichte. Alle anderen starben vor ihrem fünften Lebensjahr.[600]

Wie die meisten Frauen, deren Beckenknochen in die Sammlung der Kieler Gebäranstalt aufgenommen wurden, war Wiebke Butenschön in jungen Jahren zur Halbwaise geworden. Als sie zehn Jahre alt war, 1838, starb ihr Vater im Nortorfer Armenhaus.[601] Das Ehepaar Butenschön scheint also schon früher vollständig verarmt gewesen zu sein. Dafür könnte ein außerordentlich schlechter Gesundheitszustand des Ehepaares mitverantwortlich gewesen sein: Bei ihrer Befragung bei der Aufnahme ins Gebärhaus gab Wiebke später zu Protokoll, dass ihre Eltern beide „*tuberculös*" gewesen seien.[602] Wie verlässlich diese Angabe ist, lässt sich jedoch nur schwer beurteilen. Eine im Anamnesebogen unmittelbar darauffolgende falsche Information schürt jedenfalls Zweifel an der Glaubwürdigkeit der Aussagen Wiebkes bzw. an deren Niederschrift. So heißt es darin nämlich, dass ihre „*Mutter mit 26 J*[ahren] *an Haemoptoe*" gestorben sei.

Haemoptoe: Bluthusten. Ein typisches Symptom einer Lungentuberkulose.

Auf Grundlage der Kirchenbücher des Kirchspiels Nortorf lässt sich jedoch klar feststellen, dass die verwitwete Eva Butenschön elf Jahre nach dem Tod ihres ersten Mannes noch einmal heiratete, nämlich den ebenfalls verwitweten Hinrich Huss aus Brammer. Sie starb erst im Alter von 60 Jahren, am 26. Juni 1857.[603] Wie die Falschinformation ins Anamneseprotokoll der Gebäranstalt kam, kann heute nicht mehr festgestellt werden. Sollte Wiebke einen Grund gehabt haben, zu lügen? Gab es schlicht Verständnisprobleme zwischen der Platt sprechenden Schwangeren und dem Professor? Wurden die Informationen zweier Patientinnen vertauscht?

Interessanterweise wiederholte Litzmann bei der Beschreibung des Falls in seiner Monographie über die Geburt bei engem Becken die Informationen über die vier früh gestorbenen Geschwister, nicht aber diejenige über den angeblichen Tod der Mutter mit 26 Jahren.[604]

Zumindest teilweise verifizierbar sind hingegen die Angaben zu Wiebkes letzten Dienstorten im Aufnahmejournal der Gebäranstalt.

Ein Dienstbuch scheint Wiebke, als sie am 20. August 1860 in die Anstalt kam, nicht vorgelegt zu haben. Stattdessen führte sie aber neben einer Aufnahmerequisition vom Nortorfer Armenwesen einen Schein vom dortigen Pastorat mit sich, der bestätigte, dass sie „*vom 1 Mai - 1 Novbr 1859 beim Tischler Friedr. Michaelsen in Nortorf, vom 1 Novbr 1859 - 1 Mai 1860 beim Käthner Schurbohm in Borgdorf, Gutes Emkendorf*“[605] gewesen sei. Wenigstens für die zuletzt genannte Dienststelle lässt sich auch außerhalb der Überlieferung aus der Gebäranstalt eine Bestätigung finden. Im Archiv des Kirchenkreises Rendsburg-Eckernförde wird noch heute eine Urkunde verwahrt, mit der das Gut Emkendorf nach dem Tod Wiebke Butenschöns die Geburtsheimatrechte ihrer neugeborenen Tochter anerkannte.

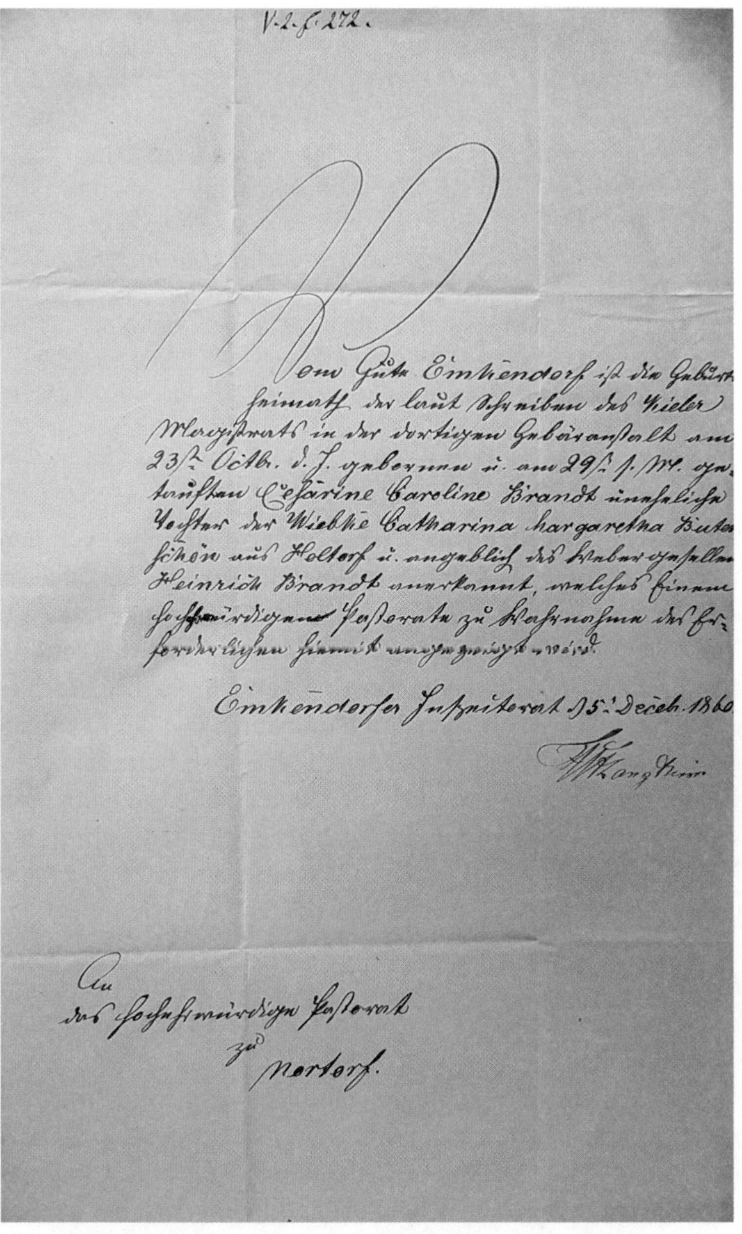

V-2-f-272.

Dem Gute Emkendorf ist die Geburtsheimath der laut Schreiben des Kieler
Magistrats in der dortigen Gebäranstalt am
23ten Octbr. d. J. geborenen u. am 29ten d. M. ge-
tauften Cesarine Caroline Brandt unehelichen
Tochter der Wiebke Catharina Margaretha Bute-
schön aus Holtorf u. angeblich des Webergesellen
Heinrich Brandt anerkannt, welches Einem
hochehrwürdigen Pastorate zu Kenntnahme des Er-
forderlichen hiemit angezeigt wird.

Emkendorfer Inspectorat 15. Decbr. 1860

[illegible]

An
das hochehrwürdige Pastorat
zu
Nortorf.

Abb. 24. Mit diesem Schreiben „**An das hochehrwürdige Pastorat zu Nortorf**" bestätigte das Inspektorat des Gutes Emkendorf die Anerkennung der Geburtsheimatrechte der Cesarine Caroline Brandt. Der Text lautet:

Zeilenumbrüche mit "/" markiert.

Vom Gute Emkendorf ist die Geburts-/ heimath der laut Schreiben des Kieler/ Magistrats in der dortigen Gebäranstalt am/ 23sten Octbr. d. J. gebornen u. am 29sten s. M. ge-/ tauften Cesarine Caroline Brandt uneheliche/ Tochter der Wiebke Catharina Margaretha Buten-/ schön aus Holtorf u. angeblich des Webergesellen/ Heinrich Brandt anerkannt, welches Einem/ hochwürdigen Pastorate zu Wahrnahme des Er-/ forderlichen hiemit angezeigt wird.

Emkendorfer Inspectorat 15: Deceb. 1860.[606]

Schwanger geworden war Wiebke im Frühjahr 1860 von dem Webergesellen Heinrich Brandt in Nortorf.[607] Dass ihre Entbindung schwierig zu werden drohte, dürfte allen kundigen Personen in ihrem Umfeld wie auch ihr selbst von vornherein klar gewesen sein. Denn Wiebke hatte in ihrer Kindheit sehr stark an Rachitis gelitten und war körperlich durch und durch von der Krankheit gezeichnet.[608] Laut Anamnese der Gebäranstalt hatte sie bis ins vierzehnte Lebensjahr nur kriechen können und erst dann mühsam an Krücken gehen gelernt. Auch als nunmehr 31-Jährige war ihr Gang „*langsam und wackelnd*". Sie war nur etwa 1,20 Meter groß, ihre Schienbeine waren „*abgeplattet und in ihrer Mitte fast winkelig nach innen gebogen, die Kniegelenke breit, mit schmaler, feiner Patella, die Oberschenkel in ihrer oberen Hälfte nach vorn und aussen gekrümmt*".[609] Litzmann beschrieb sie im Übrigen als blond und blass.

Wiebke wurde am 20. August 1860 als 73. Patientin des Jahres in die Gebäranstalt aufgenommen. Obwohl bis zum Geburtstermin noch zwei Monate Zeit waren, hielt Litzmann die Einleitung einer künstlichen Frühgeburt aufgrund des sehr engen Geburtskanals für aussichtslos.[610] Von Beginn an bestand also nur die Option, entweder den Fötus zu perforieren und damit zu töten oder einen für Wiebke mit hoher Wahrscheinlichkeit tödlichen Kaiserschnitt durchzuführen. Zur Erinnerung: Litzmann hatte die Korrektheit der Theorien seines Kollegen Semmelweis und die Bedeutung der Antisepsis zu dieser Zeit noch nicht erkannt bzw. akzeptiert.

Die Wehen begannen bei Wiebke allmählich in der zweiten Oktoberwoche und wurden um den 22. des Monats schließlich stärker. In der Nacht auf den 23. Oktober wurde sie vom Harndrang geweckt, woraufhin plötzlich „*eine grosse Menge Fruchtwassers*" abging. Litzmann wurde eilig herbeigerufen und stellte fest, dass der Kopf des Kindes auf dem Beckeneingang stand. Hinter dem Kopf konnte er eine Schlinge der Nabelschnur spüren, „*deren Pulsation während der Wehe erheblich schwächer und langsamer wurde.*" Um das Kind noch retten zu können, schien Litzmann ein möglichst zügiger Kaiserschnitt unumgänglich. Wiebke, der er die Situation erklärte, überließ „*sehr gefasst die Entscheidung über das einzuleitende Verfahren ganz dem Prof. Litzm*[ann]"[611].

Litzmanns eigene Ausführungen erlauben einen seltenen Einblick in die Umstände, unter denen in der Mitte des 19. Jahrhunderts in der Kieler Gebäranstalt wie auch anderswo operiert wurde. Wiebke lag bei Kerzenschein „*auf einem schmalen, mit einer Matratze bedeckten Tische, mit nur wenig erhöhtem Oberkörper, fast horizontal.*"[612] Der Eingriff erfolgte, wie Litzmann 24 Jahre später erklärte, seinerzeit noch „*selbstverständlich ohne besondere antiseptische Cautelen*"[613]. Es wurden also keinerlei Desinfektionsmaßnahmen ergriffen. Immerhin setzte man Wiebke aber unter eine Chloroformnarkose, wobei sie anfangs in „*grosse Aufregung*"[614] geriet und sich mehrfach übergeben musste. Unter der Operation blutete die Gebärmutter zunächst sehr stark, was aber durch einen kalten Wasserstrahl gut gestillt werden konnte. Die Wunde wurde vernäht, Wiebkes Unterleib mit Kompressen und Binden versehen.[615]

Anhand der weiteren Aufzeichnungen in der Patientinnenakte und des Fallberichts Litzmanns in seinem späteren Buch ist es möglich, die beiden letzten Tage im Leben Wiebke Butenschöns detailliert nachzuvollziehen. Sie waren von den üblichen Symptomen und dem typischen Verlauf des Kindbettfiebers geprägt. Wiebkes Leib schmerzte mal mehr, mal weniger, sie erbrach sich häufig, hatte zeitweise sehr großen, zeitweise überhaupt keinen

Durst, sie fror und schwitzte, schlief mal einige Stunden lang sehr gut, dann wieder war sie schlaflos und unruhig. Zwischenzeitlich, am Mittag des 24. Oktobers, fühlte sie sich plötzlich „*sehr wohl*". Vor allem die Behandlung mit Eispillen und Eisbeuteln empfand sie als ausgesprochen angenehm und wirksam.

Im Verlauf des 25. Oktobers wurde Wiebke aber schließlich sehr schwach. Ihre Atmung und ihr Puls ließen stark nach, ihre vernähte Wunde sonderte große Mengen brauner Flüssigkeit ab. Anders als viele andere erkrankte Wöchnerinnen war Wiebke bis zuletzt bei klarem Bewusstsein und sprach ganz normal mit den Menschen in ihrer Umgebung. Am Morgen des 26. Oktobers um 4.45 Uhr starb sie einen anscheinend sanften Tod.

Litzmanns Schilderung ein Vierteljahrhundert später ist gerade aufgrund der großen Nüchternheit, mit der er Wiebkes Todesursache offenlegte, bewegend. Seine Worte verweisen eindrücklich auf einen zweifellos schwierigen Erkenntnisprozess, den er zwischenzeitlich durchlaufen haben musste: „*Dass dem sonst glatt verlaufenen Kaiserschnitt eine septische Peritonitis folgte, kann bei dem Mangel antiseptischer Cautelen vor, während und nach der Operation nicht befremden.*"[616]

> Antiseptische Cautelen: Vorkehrungen, um die Entwicklung einer Sepsis zu verhindern.

Der einstmalige Gegner der Semmelweis'schen Theorie erkannte nun also rundheraus an, dass einfache desinfizierende Maßnahmen Wiebkes Leben gerettet haben könnten.

Um die tragische Geschichte Wiebke Butenschöns wenigstens auf einer verhalten positiven Note enden zu lassen, muss der Blick auf ihre in der Gebäranstalt zur Welt gebrachte Tochter gerichtet werden. Das Kind wurde gesund entbunden und begann gleich nach der Geburt regelmäßig und kräftig zu atmen. In den kommenden Tagen wurde es anderen Wöchnerinnen in der Gebäranstalt zum Stillen anvertraut. Drei Tage nach dem Tod der Mutter, am 29. Oktober 1860, wurde das Mädchen auf den Namen Cesarine

Caroline Brandt getauft.[617] Noch im Dezember desselben Jahres erfolgte die offizielle Anerkennung der Geburtsheimatrechte durch das Inspektorat des Gutes Emkendorf, von der oben bereits die Rede war. Weitere Nachforschungen könnten gewiss interessante Details zum Lebensweg und der Entwicklung der Tochter Wiebke Butenschöns hervorbringen.

Greten Bartels

Die am 8. Januar 1837 in Griebel geborene Sophie Margaretha Magdalena Bartels ist ein besonders gutes Beispiel für die soziale Undurchlässigkeit der ländlichen Gesellschaft im 19. Jahrhundert. Greten, wie sie laut Eintrag im Volkszahlregister des Jahres 1840 anscheinend genannt wurde, war die uneheliche Tochter einer unehelichen Tochter und wurde schließlich selbst zweimal unehelich schwanger.[618]

Gretens Mutter, Catharina Margaretha, war 1812 als viertes Kind der ledigen Anna Magdalena Bartels in Griebel geboren worden.[619] Schon Anna Magdalenas Vater, also Gretens Urgroßvater, war Tagelöhner und damit Angehöriger der niedrigsten gesellschaftlichen Klasse gewesen.[620] Da sich ihre Mutter als Dienstmädchen verdingen musste, konnte sie ihre Tochter nicht bei sich behalten. Dementsprechend finden wir Greten 1840 und 1845 als Pflegekind beim Tagelöhner Johann Kloth und seiner Frau, wiederum im Dörfchen Griebel. Erst 1848 scheint ihrer Mutter doch noch der Weg ins Eheleben geglückt zu sein: In den Eutiner Kirchenbüchern ist am 10. November dieses Jahres die Heirat der 1812 in Griebel geborenen Margarethe Cathrine Bartels mit dem Arbeitsmann Hinrich Christian Dose dokumentiert.[621]

Greten selbst wurde 1852 konfirmiert[622] und trat anschließend wohl ohne größere Verzögerung ebenfalls in den Gesindedienst ein. Um 1859 wurde die junge Frau schließlich ein erstes Mal schwanger. Die Geburt verlief laut ihrer eigenen Aussage bei ihrer Aufnahme in die Gebäranstalt fünf Jahre später komplikationslos. Das Mädchen lebte allerdings nur drei Wochen lang.[623]

Nun erneut in anderen Umständen, begab sich Greten am 6. Februar 1864 auf Grundlage eines „*Heimathsch*[eins] *vom Oberinspector zu Lensahn*"[624] in die Kieler Gebäranstalt. Womöglich gab der frühe Tod ihres ersten Kindes hierfür den Anstoß. Körperlich schien sich die Schwangere jedenfalls bislang nicht unwohl gefühlt zu haben.

Auch zu Gretens Fall findet sich neben den archivalischen Aufzeichnungen in den Anstaltsakten ein gedruckter Bericht in Litzmanns Buch über die Geburt bei engem Becken.[625] Dort beschreibt der Mediziner Greten als eine kleine Frau von „*untersetzter Statur, derbem Knochenbau, mit kurzen geraden Beinen*". Auch hob er ihre ausgeprägte „*Fettleibigkeit*" hervor.[626] Bei der Einschätzung der Beckenmaße unterlief Litzmann, wie er später eingestand, ein bedeutender Fehler. So hielt er eine natürliche Geburt zunächst durchaus für möglich, worin er sich auch durch Gretens Bericht über ihre erste, unkomplizierte Niederkunft bestätigt finden konnte.[627]

Am 18. März 1864 um 7 Uhr morgens ging Gretens Fruchtwasser ab, zwei Stunden später stellten sich die Wehen ein. Durch eine Lagerung auf der Seite „*mit untergeschobenem Polster*"[628] versuchten Litzmann und die Hebammen der ungünstigen Schädellage des Kindes abzuhelfen, durch die sich die Geburt trotz kräftiger und regelmäßiger Wehen verzögerte. Doch die Bemühungen blieben erfolglos. Bei mehrmaligen Untersuchungen im Laufe des Tages und bis in den kommenden Morgen stellte Litzmann fest, dass sich durch den Druck der Beckenknochen eine Geschwulst am Kopf des Kindes gebildet hatte und seine Herztöne nach und nach seltener und unregelmäßiger wurden. Greten selbst litt zwar keine übermäßigen Schmerzen, aber auch ihr Puls wurde allmählich schwächer.[629]

Nach längerem Zögern entschied Litzmann am 18. März um 9 Uhr morgens schlussendlich, dass das Kind nicht mehr zu retten wäre und der Mutter allein durch die Perforation noch Überlebenschancen verschafft werden könnten. Mit einem speziellen Werkzeug, dem sogenannten Trepan, bohrte Litzmann den Kopf des Fötus auf und legte anschließend die Geburtszange an, „*theils zum Schutz des Muttermundes, theils um durch Compression des Schädels den Ausfluss des Gehirns zu befördern*."[630] Anschließend wurde Greten wieder in ihr Bett gebracht und bekam zur Stärkung Wein zu trinken. Die Hoffnung war, dass sie ihr totes Kind, dessen Schädel jetzt durch den Geburtskanal passen sollte, mithilfe der Wehen doch noch ohne weiteren operativen Eingriff gebären könnte. Diese Hoffnung zerschlug sich aber bald. Die Wehen ließen nach, und Greten entwickelte „*ein Gefühl von Taubheit und Lähmung*"[631] in beiden Beinen. Um 12 Uhr mittags legte Litzmann daher erneut die Zange an. Nach vier oder fünf Zugbewegungen, die nicht zum Erfolg führten, musste er das eingesetzte Instrument wechseln, um den Fötus endlich entbinden zu können. Die ganze Prozedur, samt Entfernung der Nachgeburt, dauerte etwa eine Stunde.

Greten war anschließend sehr erschöpft, „*fühlte sich aber sonst wohl und war glücklich, erlöst zu sein.*"[632] Während sie sich subjektiv den restlichen Tag und auch noch am kommenden Morgen gut fühlte, ging es ihr objektiv aber immer schlechter. Ihr Leib trieb auf und war stark gespannt, ihr Urin war sehr blutig. Die üblichen Behandlungsmethoden mit Eispillen, Morphium und Opium zeitigten keine positive Wirkung. Allenfalls könnten wohl die Drogen für ihr subjektives Wohlbefinden trotz des rapiden körperlichen Zerfalls verantwortlich gewesen sein. Am 21. März vormittags verlor Greten nach einigen Stunden der Agonie schließlich das Bewusstsein. Um 11.30 Uhr wurde der Tod festgestellt.[633]

Bei der Autopsie dreieinhalb Stunden später, die in diesem Fall nicht Litzmann selbst, sondern eine in den Quellen nicht genannte andere Person durchführte,[634] offenbarten sich schwere Entzündungen des Unterleibs sowie ein durchquetschter Gebärmutterhals als Todesursache. Litzmann gestand später ein, dass seine falsche Einschätzung der Gegebenheiten und sein daraus folgendes zögerliches und falsches Handeln für den Tod der Wöchnerin verantwortlich waren. Am 22. März 1864 wurden Greten Bartels und ihr totgeborener Sohn in Kiel beerdigt.[635]

Catharina Bielfeldt

Ganz im Gegensatz zu Greten Bartels war Catharina Maria Elisabeth Bielfeldt ihrer sozialen Herkunft nach keine typische Gebärhauspatientin. Erst tragische Entwicklungen in ihrer Kindheit und Jugend führten sie unweigerlich auf den Pfad, der schließlich auch für sie mit dem Tod im Kindbett endete.

Catharina, oder Trina, wie sie in offiziellen Dokumenten auch genannt wurde, war als Tochter Johann Bielfeldts und seiner Frau Anna Margaretha Elisabeth, geborene Voss, am 15. August 1835 in der Kleinstadt Oldesloe zur Welt gekommen.[636] Catharinas Vater war Schneidermeister und Bürger, die Familie gehörte also der besitzenden Klasse an. Bei einer Volkszählung in Catharinas Geburtsjahr wurde das Ehepaar Bielfeldt als eine von zwei Familien erfasst, die ein einstöckiges Haus in der Mühlenstraße 2 in Oldesloe bewohnten.[637] Fünf Jahre später lebten Johann und Anna Bielfeldt noch an derselben Adresse, jetzt allerdings gemeinsam mit ihren drei Kindern Catharina (5 Jahre alt), Rudolf (3 Jahre alt) und Sophie (2 Jahre alt) sowie einem „*Lehrburschen*".[638]

Catharina war laut ihrer eigenen Aussage zunächst ein gesundes Kind. Im zweiten Lebensjahr zog sie sich bei einem Sturz aber einen komplizierten Bruch des linken Scheinbeins zu, der so schlecht verheilte, dass der Knochen später noch einmal künstlich gebrochen werden musste.[639] Sieben Jahre lang konnte Catharina das Bett nur verlassen, indem sie von anderen getragen und hingesetzt wurde. Erst im achten Lebensjahr erlernte sie wieder das Gehen. Von ihrem Vater wurde Catharina offenbar schon in jungen Jahren in seinem Handwerk unterwiesen. Im Aufnahmebuch der Gebäranstalt jedenfalls wird sie später als „*Nähterin*" bezeichnet.[640]

Nähterin: Näherin, Stickerin, Schneiderin.

Der schlimmste Schicksalsschlag ereilte Catharina Bielfeldt an ihrem 15. Geburtstag, dem 15. August 1850. An diesem Tag starben zunächst ihre Mutter und kurz darauf auch ihr Vater an einer Cholerainfektion.[641] Die Krankheit war am 6. August in Oldesloe ausgebrochen und forderte in der Stadt, die zu jener Zeit rund 3.000 Köpfe zählte, bis Ende September 84 Todesopfer.[642] Neben Catharina hinterließen Johann und Anna Bielfeldt ihre Schwester Sophie bzw. Sophia und ihren Bruder Jürgen.[643] Der obengenannte Bruder Rudolf scheint zu diesem Zeitpunkt schon nicht mehr gelebt zu haben.

Im Archiv der Stadt Bad Oldesloe findet sich noch heute eine Akte, aus der sich Rückschlüsse auf das weitere Leben Catharinas und ihrer Geschwister ziehen lassen.[644] Als Vormünder der verwaisten Kinder wurden der Kaufmann Wilhelm Semken und der Küpermeister A. Thegen bestellt.

Küper: Lagerhalter, zuständig für Qualitäts- und Quantitätskontrolle von Kaufmannswaren.

Der Nachlass der Eltern wurde im Juli 1851 amtlich geregelt. Dabei wurde auch exakt bestimmt, wie viel Geld und welche sonstigen

Besitztümer jeweils an die drei verwaisten Kinder fallen sollten. Nach einer detaillierten Soll-und-Haben-Rechnung wurde für Catharina und ihre beiden Geschwister jeweils der Betrag von 101 Mark und 11 Schillingen vorgesehen.[645]

Die Währungssymbole, die der Oldesloer Schreiber verwendete, sind insbesondere aufgrund der komplexen Geldgeschichte Schleswig-Holsteins nicht leicht identifizierbar. Eine Auflösung in Mark und Schilling liegt aber nicht nur aufgrund der angeführten Sachwerte nahe, sondern auch, weil es sich augenscheinlich um eine Recheneinheit zu 16 Untereinheiten handelte.

Die Kaufkraft dieser Summe lässt sich anhand der Geldwerte einschätzen, die der Liste an Hausrat und Kleidung beigegeben sind, die darüber hinaus an Catharina gehen sollten. Es handelte sich um die folgenden Gegenstände: 1 Koffer (10 Mark), 5 Bettlaken (12 Mark 8 Schilling), 3 Handtücher (1 Mark 2 Schilling), 3 Tischtücher (4 Mark 8 Schilling), 3 Kissenbühren (1 Mark 8 Schilling), 1 Frauenhemd (1 Mark), 2 Unterröcke (3 Mark), 1 Cattunkleid (1 Mark 4 Schilling), 1 seidenes Kleid (6 Mark), 1 Oberbett (12 Mark), 1 Unterbett (9 Mark), 1 Pfühl (3 Mark), 2 Kissen (2 Mark 8 Schilling).

Aus der ebenfalls erhaltenen Vormundschaftsrechnung geht des Weiteren hervor, dass die Kinder bei Pflegefamilien in die Kost gegeben worden waren. Das Kostgeld wurde aus ihrem Erbe aufgebracht, das die Vormünder für sie verwalteten. Auch weitere kleine Details aus dem Alltag der Kinder nach dem plötzlichen Tod der Eltern lassen sich in den Rechnungen nachvollziehen – so etwa das Besohlen von Trinas Schuhen im Dezember 1850 oder ihr Konfirmationsgeschenk im April 1851 in Höhe von einer Mark und zwölf Schillingen.

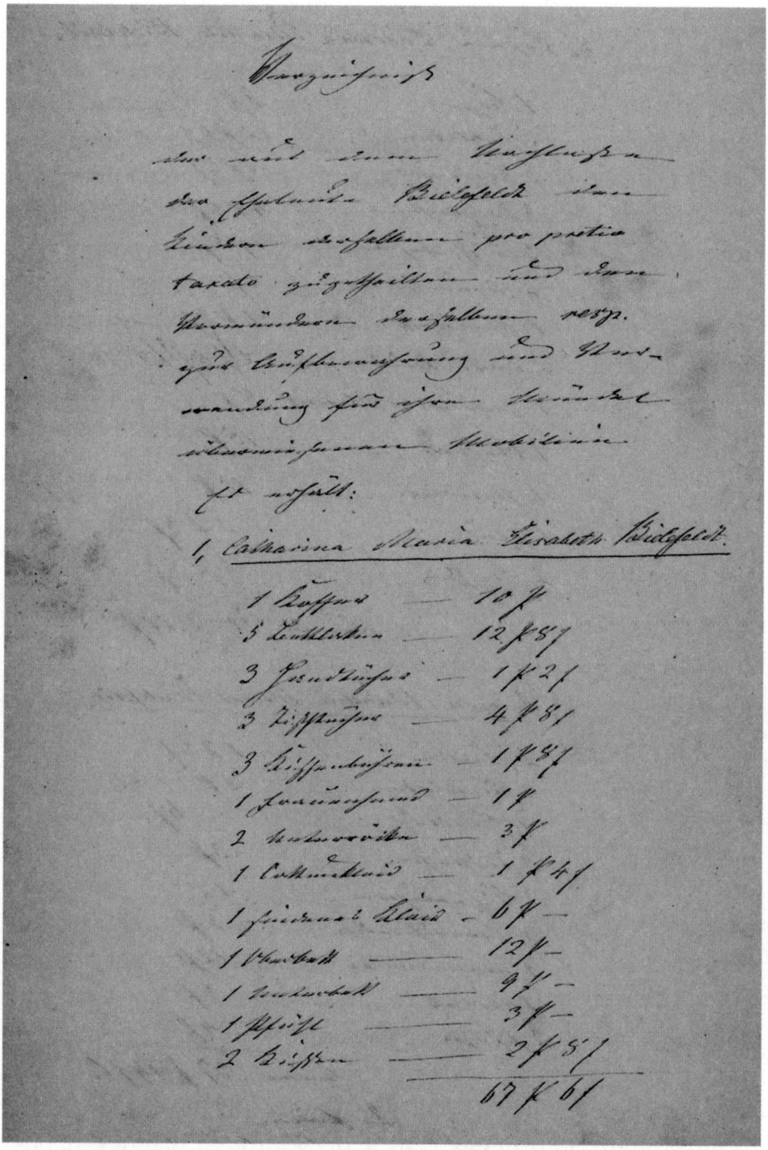

Verzeichniß

der nach dem Nachlasse der [illegible] Bielefeldt den Kindern derselben pro portio taxato zugetheilten und den Vormündern derselben resp. zur Aufbewahrung und Verwendung für ihren Mündel übernommenen Mobilien

Es erhält:

1, Catharina Maria Elisabeth Bielefeldt

1 Koffer — 10 [illegible]
3 Bettlaken — 12 [illegible]
3 [illegible] — 1 [illegible]
3 [illegible] — 4 [illegible]
3 [illegible] — 1 [illegible]
1 [illegible] — 1 [illegible]
2 [illegible] — 3 [illegible]
1 [illegible] — 1 [illegible]
1 [illegible] Kleid — 6 [illegible]
1 Oberbett — 12 [illegible]
1 Unterbett — 9 [illegible]
1 [illegible] — 3 [illegible]
2 Kissen — 2 [illegible]
67 [illegible]

Abb. 25 Das Erbe Catharina Maria Elisabeth Biel(e)feldts wurde von den Bad Oldesloer Behörden genau erfasst. In der hier zu sehenden Liste ist allen Gegenständen ein Geldwert beigemessen. Stadtarchiv Bad Oldesloe, VII, 144. Abdruck mit freundlicher Genehmigung.

Nach der Konfirmation verlieren sich Catharinas Spuren aber gänzlich, und wir werden ihrer erst 22 Jahre später wieder habhaft. Am 24. März 1873 wurde sie, inzwischen 37-jährig, in die Gebäranstalt in Kiel aufgenommen. Dort verzeichnete man, dass sie aus Oldesloe stammte, sich zuletzt ebenda aufgehalten habe und einen Heimatschein von dort mitgebracht hatte. Als einziges fixierbares Ereignis in der Zwischenzeit lässt sich aus ihren Aussagen bei der Anamnese der Tod ihrer Schwester Sophie im Alter von 26 Jahren, also um 1859, ausmachen.[646] Wir können nur vermuten, dass Catharina auch die Jahre, in denen keine Quellen über ihr Leben vorliegen, in ihrer Heimatstadt an der Trave verbrachte und als Näherin tätig war.

Äußerlich beschrieb Litzmann Catharina als klein, nur 1,39 Meter groß, und „*mässig gut genährt*". Ihr Knochenbau sei „*mittelstark*", ihre Beine „*kurz und plump*" gewesen.[647] Eine Geburt auf natürlichem Wege schloss Litzmann von vornherein aus, da sich Catharinas Becken bei der Untersuchung als stark rachitisch verengt erwies. Auch der Zeitpunkt, an dem eine künstliche Frühgeburt noch erfolgreich hätte sein können, war laut Litzmann bei Catharinas Ankunft in der Gebäranstalt bereits überschritten. Der Geburtshelfer entschied daher, abzuwarten, bis die Geburt von sich aus begann, und dann einen Kaiserschnitt auszuführen.[648]

Am Vormittag des 17. April 1873 war es so weit: Das Fruchtwasser ging ab, und Catharina wurde aufs Geburtsbett gebracht. Nach einer äußerlichen und innerlichen Untersuchung hegte Litzmann jetzt aber den Verdacht einer Zwillingsschwangerschaft und entschied sich daher kurzfristig doch noch gegen den Kaiserschnitt. Bei zwei Kindern, erklärte er, wäre nicht nur die Gefahr für die Mutter, die der Eingriff bedeutete, sehr viel größer gewesen, auch hätte nur eine geringe Chance bestanden, beide Kinder lebend zu entbinden. Sein neuer Plan war es nun, zu warten, bis der Kopf des ersten Kindes weit genug herabgetreten war, um ihn zu perforieren. Wie es anschließend weitergehen sollte, verraten Litzmanns Aufzeichnungen nicht. Wahrscheinlich waren weitere Schritte zu diesem Zeitpunkt aufgrund der unklaren Situation noch nicht absehbar.

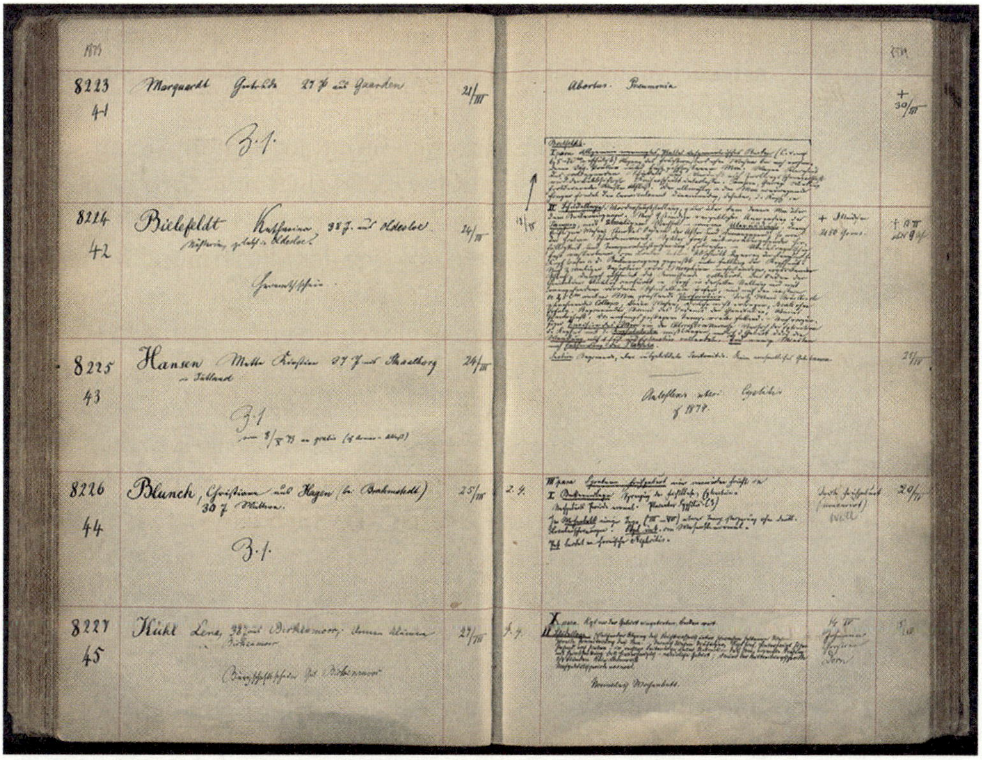

Abb. 26 Eine beispielhafte Doppelseite aus den Aufnahmebüchern der Kieler Gebäranstalt aus dem Jahr 1873. In der zweiten Zeile ist unter der laufenden Nummer 8224 und als 42. Schwangere des Jahres Katharina Bielefeldt erfasst. Landesarchiv Schleswig-Holstein, Abt. 47.20, Nr. 21.

Da die Geburt bis in den Abend hinein nur geringe Fortschritte machte, wies Litzmann um 19.45 Uhr die Oberhebamme an, Catharina eine 20-minütige warme Scheidendusche zu geben. Es handelte sich dabei um ein vielfach angewandtes Verfahren, bei dem mittels eines hydraulischen Apparats ein warmer Wasserstrahl mit starkem Druck durch die Scheide in die Gebärmutter gerichtet wurde. Dadurch sollten die Wehen angeregt und der Muttermund geweitet werden. In der Tat hatte die Behandlung auch bei Catharina einen gewissen Erfolg. Ihre Wehen wurden bald kräftiger. Während der Behandlung überfiel sie aber ein vorübergehender starker Kopfschmerz, und sie fühlte sich sehr schwach. Anschließend erlitt sie einen Frostanfall und musste sich übergeben.

Bei der nächsten Untersuchung am späten Abend schien Litzmann eine Zwillingsschwangerschaft nun doch nicht mehr wahrscheinlich. Mit der unumgänglichen Perforation wollte er aber dennoch noch warten, bis sich der Muttermund womöglich noch mehr weitete. Catharina bekam abends und nachts mehrere Morphiuminjektionen, wodurch sie einige Stunden lang gut schlafen konnte und sich am nächsten Morgen etwas besser fühlte. Litzmann hingegen beobachtete, dass sie nun *„bleicher und angegriffener“*[649] ausgesehen habe als am vorherigen Abend. Gegen 9.15 Uhr am 18. April schritt er zur Operation: Er perforierte den Schädel des Kindes und spülte das Gehirn aus. Catharina wurde danach wieder ins Bett gebracht, bekam Wein und Bouillon.

In den folgenden Stunden verschlechterte sich die Lage kontinuierlich. Trotz weiterer Scheidenduschen und Medikamentengabe wurden Catharinas Wehen nicht stark genug, um das tote Kind durch den Geburtskanal zu befördern. Der Kreißenden ging es immer schlechter, ihre Temperatur stieg an, sie entwickelte ein immer stärker werdendes, sich blau verfärbendes Ödem im unteren Scheidenbereich und bekam starke Unterleibsschmerzen. Litzmanns Assistent versuchte am Abend, das Kind mit einer Zange zu entbinden, bekam den Kopf aber nicht zu greifen. Daraufhin gelang es Litzmann, das Kind mit der Hand auf die Füße zu wenden und schließlich unter großer Anstrengung in dieser Lage aus dem Leib der narkotisierten Mutter zu entfernen. Catharina starb noch während der Prozedur, *„ohne aus der Narcose vollständig erwacht zu sein.“*[650]

Bei seiner Analyse des Falls anderthalb Jahrzehnte später erklärte Litzmann sein Bedauern über seine anfängliche Fehleinschätzung, die ihn davon abhielt, einen Kaiserschnitt durchzuführen. Zum endgültigen Verhängnis war Catharina seines Erachtens aber die erste Scheidendusche geworden. Auf Grundlage des Sektionsbefunds nahm er an, dass der Wasserstrahl zu stark und zu warm gewesen war und das Bauchfell verletzt habe. Dadurch seien das

Ödem und eine starke Schwellung der Weichteile hervorgerufen worden, was wiederum die Extraktion des Fötus radikal erschwert habe.[651] Weder in der Patientinnenakte noch in der Darstellung des Falles in Litzmanns Buch über die Geburt bei engem Becken ist eine genaue Todesursache benannt. Litzmann hielt aber fest, dass Catharina wohl nicht an Entzündungen gestorben sei.[652] Verantwortlich waren wohl vielmehr ganz direkt ihre inneren Verletzungen und der damit einhergehende Blutverlust.

Catharina Bielfeldts Überreste wurden, abgesehen von ihrem knöchernen Becken, am 22. April 1873 in Kiel beigesetzt.[653]

Anna Jansen

Der Eintrag im Kirchenbuch der Gemeinde St. Nikolai Kiel zum Tod Anna Jansens vom 23. Januar 1874 lautet: „*Jansen, Anna, Dienstmädchen aus Bissee, 32 Jahr. gestorben im Wochenbett auf der Gebäranstalt. Alles andre unbekannt.*“[654] An der misslichen Lage, die der letzte Satz zum Ausdruck bringt, konnten auch die Nachforschungen anderthalb Jahrhunderte später nichts ändern. Über Anna Jansens familiäre Herkunft und ihr Leben bis zur Aufnahme in die Gebäranstalt ließ sich mithilfe der üblichen Quellen kaum etwas in Erfahrung bringen.

Als Geburtsjahr Anna Jansens lässt sich 1841 oder 1842 errechnen. In den Volkszahlregistern des Jahres 1845 taucht eine 3-jährige Anna Jansen als Pflegekind im Haushalt des Arbeitsmanns und Insten Marx Heesch und seiner Frau mit ihren drei leiblichen Kindern im Ort Negenharrie auf. Negenharrie lag wie Bissee im Amt Bordesholm. Die beiden Orte sind nur rund sechs Kilometer voneinander entfernt. Auch wenn keine Gewissheit darüber besteht, so ist die Wahrscheinlichkeit doch groß, dass es sich bei dieser Anna Jansen um dieselbe Person handelte, die 1874 in der Kieler Gebäranstalt den Tod finden sollte. Dafür spricht nicht zuletzt der Status als Kostkind in einer armen Pflegefamilie, der sich sehr gut in die kollektivbiographischen Merkmale der Frauen hinter der Beckensammlung einreiht.

Ebenfalls typisch für die Personengruppe, für die wir uns in diesem Buch interessieren, ist die Tatsache, dass Anna Jansens Leben sich offenbar in einem recht engen geographischen Radius abgespielt hatte. Im Aufnahmejournal der Gebäranstalt findet sich unter ihren Personalien jedenfalls der Vermerk: „*Armen Verband Bordesholm*“[655].

> Armen Verband Bordesholm: öffentlich-rechtliche Körperschaft zum Zwecke der Armenfürsorge.

Anna hatte sich also entweder nie aus ihrer Herkunftsregion wegbewegt oder aber war dorthin zurückgekehrt, nachdem sie 1873 zum zweiten Mal schwanger geworden war.

Ihr erstes Kind hatte Anna Jansen sieben Jahre früher ohne Schwierigkeiten auf natürliche Weise zur Welt gebracht.[656] Bei der Anamnese im Gebärhaus berichtete sie, dass sie nur vier Tage nach der Entbindung wieder aufgestanden sei und sich wohlgefühlt habe. Erst einige Jahre später bekam sie erstmals in ihrem Leben größere gesundheitliche Probleme. Sie litt unter chronischem, sich allmählich steigerndem „*Herzklopfen*“ und hustete unter schwerer Arbeitsbelastung wiederholt Blut aus. Im Laufe ihrer zweiten Schwangerschaft kamen schließlich immer schwerere Atemprobleme, Heiserkeit bis hin zum Stimmverlust und „*Husten mit mäßigem Auswurf*“ hinzu.

Äußerlich beschreiben die Anstaltsakten Anna Jansen als „*schwächlich*“ und „*mäßig genährt*“, ihren Knochenbau als „*ziem-*

lich gracil". Einen beiläufigen Einblick in das Wesen der Frau gewährt eine Anmerkung im Anamneseprotokoll. Auf die Frage, wann sie ihre letzte Menstruation gehabt habe, konnte sie offenbar keine genaue Antwort geben, was Litzmann folgendermaßen kommentierte: „*Pat*[ientin] *erfreut sich keiner tiefern kalendrischen Kenntnisse*". Anna scheint also noch ganz in der alten ländlichen Welt verwurzelt gewesen zu sein, in der der Ablauf der Zeit nicht so sehr entlang von Wochentagen, Monaten und Jahreszahlen bemessen wurde als vielmehr anhand der wiederkehrenden Zyklen der Natur, an Festen und Feiertagen. Das Aufeinandertreffen des Professors und des Dienstmädchens konnte also auch in der zweiten Hälfte des 19. Jahrhunderts in der Tat noch eine Begegnung zweier gänzlich voneinander geschiedener Welten sein.

Offensichtlich begab sich Anna Jansen zur Geburt ihres zweiten Kindes weniger aus Hilflosigkeit und auf gesellschaftlichen Zwang hin in die Gebäranstalt als vielmehr aufgrund ihrer gesundheitlichen Probleme während der Schwangerschaft. Nachdem sie am 10. Dezember 1873 in die Anstalt aufgenommen worden war, konnten die Atmungs- und Herzbeschwerden, von denen sie geplagt wurde, in den kommenden Wochen mittels Ruhe und Medikamenten zunächst auch tatsächlich um einiges gebessert werden. Als sich am Morgen des 19. Januars aber die Wehen einstellten, brachen die Symptome mit großer Gewalt wieder hervor. Binnen weniger Stunden steigerten sich Annas Atmungsprobleme zu schwerster Atemnot, ihr Puls wurde sehr schwach und sie entwickelte eine extreme Zyanose, also eine Blaufärbung der Haut aufgrund von Sauerstoffmangel.

Angesichts dieser Situation entschied sich Litzmann gegen halb zehn dazu, die Geburt durch Wendung des Kindes auf die Füße und manuelle Extraktion schnellstmöglich zu beenden. Das Kind hatte „*einen sehr großen, ungewöhnlich breiten Schädel*" und war „*leicht scheintodt*", konnte aber schnell zur selbständigen Atmung angeregt werden.

Für Anna selbst allerdings brachte die Entbindung keine Erleichterung. Sie kollabierte zusehends, wogegen auch „*stärkste Reizmittel*"[657] nichts auszurichten vermochten. Anna Jansen starb wenige Stunden nach ihrer Entbindung, um 14.30 Uhr am 19. Januar des Jahres 1874. Die Leichensektion führte 19 Stunden später der Pathologieprofessor Arnold Heller durch. Dabei stellte er unter anderem einen erheblichen Flüssigkeitseinschluss in der Lunge und Verwachsungen des Herzens fest. Vier Tage später wurde Anna Jansen bestattet. Was aus ihrem lebend geborenen Kind geworden ist, konnte bislang nicht ermittelt werden.

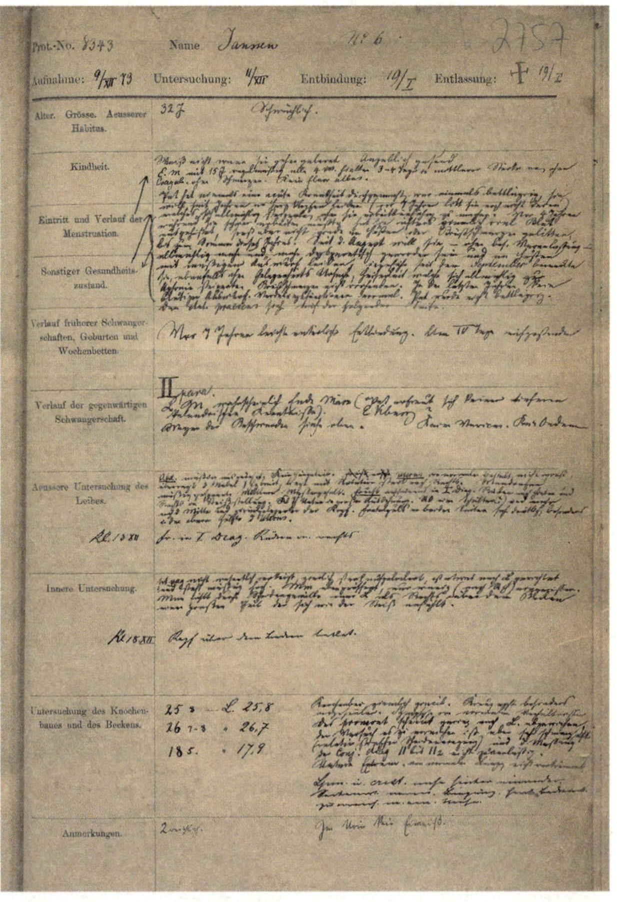
Prot.-No. 8343 Name Jansen No 6 2757
Aufnahme: 9/XII 73 Untersuchung: 11/XII Entbindung: 19/I Entlassung: † 19/I

Alter. Grösse. Aeusserer Habitus.	32 J.
Kindheit.	[illegible]
Eintritt und Verlauf der Menstruation.	[illegible]
Sonstiger Gesundheitszustand.	[illegible]
Verlauf früherer Schwangerschaften, Geburten und Wochenbetten.	[illegible]
Verlauf der gegenwärtigen Schwangerschaft.	II para. [illegible]
Aeussere Untersuchung des Leibes.	[illegible]
Innere Untersuchung.	[illegible]
Untersuchung des Knochenbaues und des Beckens.	25 – L. 25,8; 26 7-8 – 26,7; 18 5 – 17,9; [illegible]
Anmerkungen.	[illegible]

Abb. 27 Die erste Seite der Patientinnenakte Anna Jan(s)sens aus dem Jahr 1873 veranschaulicht, wie detailliert jeder einzelne Fall in der Kieler Gebäranstalt in der zweiten Hälfte des 19. Jahrhunderts dokumentiert wurde. Landesarchiv Schleswig-Holstein, Abt. 47.20, Nr. 2757.

Adele Jürgensen

Wir haben Adele Jürgensen aus zwei Gründen an den Anfang unseres Buches gestellt: Einerseits kamen in ihrem Lebensweg sehr viele Elemente zusammen, die für die Biographien hinter der Kieler Beckensammlung charakteristisch sind. Andererseits wies ihr Leben aber zugleich eine Reihe von Eigentümlichkeiten auf, die besonders gut erkennbar machen, welche Entfaltungsmöglichkeiten die weitgehend fremdbestimmten Existenzen der Frauen bisweilen doch zuließen.[658]

Adele Friederike Marie Jürgensen kam am 22. Juni 1844 als Tochter des Meierei-Aufsehers Hans Klaus Jürgensen und der Meierin Christina Dorothea, geborene Iwersen, auf dem Gut Schönhagen bei Kappeln zur Welt.[659] Adeles Eltern, der Sohn eines Böttchers und die Tochter eines Tagelöhners, hatten 1833 in Kosel geheiratet.[660] Die Übernahme der Meierei auf Gut Schönhagen stellte angesichts der Herkunft des Ehepaares einen bemerkenswerten sozialen Aufstieg dar. Aus den Volkszählungslisten des Jahres 1845 geht hervor, dass Meier und Meierin Jürgensen einen Meiereiknecht und neun Meiereimädchen unter sich hatten. Diesen gesellschaftlichen Stand mussten sie sich allerdings durch starke Abstriche von ihrem Familienleben erkaufen. Offenbar war es den Eheleuten angesichts ihrer beruflichen Belastung nicht möglich, Adele und ihren Zwillingsbruder Johann Hinrich bei sich zu behalten. Beide wurden bald nach ihrer Geburt bei unterschiedlichen Pflegefamilien untergebracht. Im Alter von vier Jahren lässt sich

Adele in den Volkszahlregistern als Kostkind im Haushalt des Tagelöhners Asmus Flügge auf dem Gut Maasleben wiederfinden.

Das Wenige, was über Adeles Kindheit und Jugend gesagt werden kann, ihr Personenumfeld und die Bleichsuchtdiagnose, haben wir in der Einleitung bereits angeführt. Ebenso erwähnt haben wir den Tod ihrer leiblichen Mutter 1872 infolge eines *„gastrischen Fieber*[s]“[661] sowie den darauffolgenden Suizid ihres Vaters.

Etwas besser nachvollziehbar sind ihre Lebensumstände während ihrer Zeit als Dienstmädchen in Kiel. Als Adele 1871 zum ersten Mal in die Gebäranstalt ging, legte sie eine *„Aufnahme-Requisition vom Armenwesen zu Kiel“*[662] vor. Zu ökonomischer Besserstellung hatte ihr der etwas höhere städtische Gesindelohn also nicht verholfen. Im Aufnahmejournal ist des Weiteren vermerkt, dass sie *„vom Nov*[ember] *1868 bis Febr*[uar] *1871 bei Ww. Höltzer in Kiel“*[663] gedient hatte. Als „*W*[it]*w*[e] *Höltzer*“ lässt sich mithilfe von Kieler Adressbüchern derselben Zeit die „*Schlachtermeisterwittwe*“ Christine Höltzer identifizieren, die ein Haus im Schülperbaum 10 in der Kieler Vorstadt bewohnte.[664] In den Volkszählungslisten des Jahres 1864 erscheint diese als 70-jährige „*Schlachterwittwe, Hauseigenthümerin/Hausmutter*“. Neben ihrem Sohn, dem Schlachtermeister Johann Höltzer, einem Gesellen und einem Lehrling lebte bei ihr auch zu diesem Zeitpunkt bereits ein „*Mädchen*“.

Es handelte sich hierbei allerdings noch nicht um Adele Jürgensen. Christine Höltzers Dienstmädchen im Jahr 1864 hieß Catharina Lafrentz.

Darüber hinaus scheint Christine Höltzer über viele Jahre hinweg regelmäßig ein Zimmer in ihrem Haus an je einen Studenten der Kieler Universität vermietet zu haben.[665]

Diese Personenkonstellation dürfte es also gewesen sein, in der Adele Jürgensen von 1868 bis mindestens 1871 ihren Dienst tat.

Adeles erste Schwangerschaft, die Niederkunft und ihr Wochenbett verliefen augenscheinlich ohne irgendwelche Komplikationen. Am 23. Februar 1871 wurde sie in die Gebäranstalt aufgenommen, am 7. März brachte sie eine gesunde Tochter zur Welt, die tags darauf auf den Namen Amalie Caroline getauft wurde. Zwei Wochen später, am 21. März, wurde Adele aus der Anstalt entlassen. Im Aufnahmebuch ist notiert, dass es sich um eine „*Regelmäßige natürliche Geburt*" gehandelt habe. Die „*Austreibungsperiode*" sei „*rasch*" verlaufen, die „*Nachgeburtsperiode*" und das „*Wochenbett*" seien „*normal*" gewesen.[666] In der ausführlichen Patientinnenakte findet sich nichts, was diesem Urteil widersprechen würde. Wohl gegen 3 Uhr nachts wurde die Kreißende mit „*ziemlich Regelmäßig*[en]" Wehen aufs Geburtsbett gebracht, „*um 8 Uhr sprang die Fruchtblase*", und kurz nach 9 Uhr wurde „*ein kleines Mädchen*" geboren, das „*wohlgenährte Glieder*" hatte, „*wohlgebildet*" war und sogleich kräftig schrie. Invasive, operative Geburtshilfe musste in keiner Form geleistet werden. Adele ging es laut den Aufzeichnungen unmittelbar nach der Geburt und auch im weiteren Wochenbett gut.[667]

Ob Adele auch nach ihrer ersten Schwangerschaft wieder eine Anstellung im bürgerlichen Haushalt fand, wissen wir nicht. Zwei Tage nachdem sie am 2. Dezember 1875 in der Gebäranstalt gestorben war, erstattete der Verwaltungsinspektor der akademischen Heilanstalten Richard Traue Anzeige über das Ableben der Patientin beim Kieler Standesamt. Als letzten Wohnort der Verstorbenen nennt der Eintrag im Sterberegister den Königsweg 15 in Kiel.[668] Im Kieler Adressbuch desselben Jahres sind unter dieser Adresse eine Wollspinnerei unter H. E. Meyer, ein Commis namens Heuer, ein Schriftsetzer Sörensen, ein Schiffskapitän Will, mehrere Arbeiterinnen und Arbeiter, eine verwitwete Näherin D. Renard sowie eine Witwe Dorothea Andresen angeführt.[669] Auch der Unternehmer Meyer hatte überdies zeitweise ein Zimmer seines Hauses an einen Studenten vermietet.[670] Adele könnte also sowohl in der Spinnerei als auch im Haushalt beschäftigt gewesen sein. In jedem Fall aber war die junge Frau vom Land in ihrem letzten Lebensjahrzehnt ganz in der von Bürgertum und Frühindustrialisierung geprägten Stadtkultur aufgegangen. Ihr persönliches Umfeld bestand aus Menschen aus beinahe allen städtischen Berufs- und Gesellschaftsschichten.

Am 23. November 1875 wurde Adele Jürgensen schließlich, bereits kreißend, ein zweites Mal ins Gebärhaus aufgenommen.[671] Schon zwei Tage später, am 24. November, erfolgte die wiederum natürliche und regelmäßig verlaufende Geburt, die im Ganzen etwa sieben Stunden dauerte.[672] Während auch ihre zweite Tochter kräftig und völlig gesund war, litt Adele selbst schon am ersten Tag nach der Geburt „*starke wehenartige Schmerzen in kürzeren Intervallen*". Einige Tage lang wurde sie von Fieberschüben geschüttelt, die Krämpfe wurden bald besser, bald schlimmer. Ab dem 28. November gab man ihr Morphium und Eispillen, um die Schmerzen zu lindern. Am 29. November traten Schwellungen des Abdomens auf.

Abdomen: Bauch, Unterleib. Bereich zwischen Brustkorb und Becken.

Von diesem Zeitpunkt an verschlechterte sich der Zustand der Wöchnerin rapide. Die Schmerzen konnte sie selbst unter ständiger Morphiumgabe kaum noch ertragen. Sie erbrach sich häufig, während ihre Kräfte zusehends schwanden. Dies alles erlebte sie mindestens bis zum 2. Dezember „*bei freiem Sensorium*", das heißt in vollem Bewusstsein. Erst am späteren Nachmittag dieses Tages scheint sie schließlich in ein Delirium gefallen zu sein, das sich auch auf ihre Geisteskräfte niederschlug. Das Visitenprotokoll spricht von einer „*große*[n] *Unruhe, zeitweise mit heftigen Bewegungen*" und dem Versuch, aus dem Bett zu steigen. Um 19.15 Uhr erlag Adele Jürgensen schließlich ihrer Erkrankung.

Die anschließend durchgeführte Obduktion brachte zutage, dass Entzündungen der Gebärmutter, des Beckengewebes, des Bauch- und des Brustfells für ihren qualvollen Tod verantwortlich waren. Wie so viele Gebärhauspatientinnen vor ihr war Adele dem Kindbettfieber zum Opfer gefallen.

Nach der Sektion und der Entnahme ihres Beckens dürfte Adele Jürgensen ein kümmerliches Armenbegräbnis auf dem Kieler St.-Jürgen-Friedhof zuteilgeworden sein.[673] Allein in genealogischer

Hinsicht fand ihre tragische Geschichte noch eine glückliche Fortsetzung: Ihre zweitgeborene Tochter Adolphine wuchs auf, heiratete und lebte ein langes Leben, bis sie am 14. Dezember 1961 in Neustadt i. H. im Alter von 86 Jahren als Adolphine Schinck das Zeitliche segnete.[674]

Katharina Plambeck

Am 17. Februar 1879 wurde die 26-jährige Dienstmagd Katharina (auch: Catharine) Plambeck aus Nettelsee unter der laufenden Nummer 9327 ins Kieler Gebärhaus aufgenommen. Was wir von ihrem Leben vor ihrer Ankunft in der Anstalt wissen, ist schnell erzählt. Katharina wurde um 1853 als Tochter der am 5. März 1846 verheirateten Eheleute Ida Elisabeth, geborene Schacht, und Hans Christian Plambeck geboren. Ihr Heimatort Nettelsee, idyllisch an der Landstraße von Preetz nach Neumünster an mehreren kleinen Seen gelegen, gehörte dem Kloster Preetz und hatte um die Jahrhundertmitte rund 200 Einwohnerinnen und Einwohner.[675] Katharinas Vater war einer von acht Kätnern des Dorfes und verschaffte sich und seiner Familie durch Weberarbeiten ein zusätzliches Einkommen.

Kätner: Abhängiger Kleinbauer oder Tagelöhner, der in einer Kate lebt.

Laut Anamneseprotokoll hatte Katharina fünf Geschwister. Von diesen konnte in den schwer erschließbaren Preetzer Kirchenbüchern lediglich eine ältere Schwester klar identifiziert werden, die am 11. November 1849 auf den Namen Magdalena Dorothea Maria getauft worden war.[676] Schon drei Jahre zuvor scheint Katharinas Mutter überdies einen toten Sohn zu Welt gebracht zu haben.[677]

Der Eintrag im Kirchenbuch ist verwirrend, da unmittelbar auf ihn folgend ein weiterer totgeborener Junge eines anscheinend ebenfalls Hans Christian Plambeck heißenden Mannes aus Nettelsee mit einer anderen Ehefrau verzeichnet ist. Tatsächlich tauchen beide Hans Christian Plambeck auch in den folgenden Jahren noch mehrfach in den Büchern als Väter neugeborener Kinder auf, wobei der eine als Kätner und Weber, der andere als Kätner und Pantoffelmacher in Nettelsee bezeichnet wird. Wie das Verwandtschaftsverhältnis der beiden war, konnte bislang nicht ermittelt werden. Es handelte sich nicht um Vater und Sohn. Der Vater des Vaters der Katharina Plambeck hieß Jochim Christian und war 1846, bei der Trauung seines Sohnes, bereits verstorben.

Bei der Aufnahme in die Gebäranstalt gab Katharina an, als einzige unter den sechs Kindern ihrer Eltern an Rachitis gelitten zu haben. Das Gehen hatte sie laut eigener Aussage mit dreieinhalb Jahren gelernt. Anschließend sei sie in ihrer Kindheit weitgehend gesund gewesen und habe nur im neunten Lebensjahr einmal wegen beidseitiger Wadenschmerzen für zwei Wochen im Bett gelegen.

Die Geschichte von Katharinas erster Schwangerschaft und deren tragischem Ende im Preetzer Krankenhaus samt den gesundheitlichen Folgen haben wir bereits in Kapitel fünf ausführlich wiedergegeben.

S. oben, S. 136–145.

Sie soll an dieser Stelle nicht noch einmal wiederholt werden. Auch von der zweiten Schwangerschaft, die Katharina im Jahr 1879 schließlich nach Kiel führte, von der geplanten künstlichen Frühgeburt, die wegen Katharinas verspäteter Ankunft nicht realisiert werden konnte, vom Kaiserschnitt unter Chloroformnarkose, dem leidvollen Sterben Katharinas und dem Schicksal ihres Sohnes war bereits die Rede. Aus den ausführlichen Visitenprotokollen soll dies nachfolgend nur noch um einige Details ergänzt werden, die weniger den Krankheitsverlauf als vielmehr das Empfinden der Wöchnerin betreffen, soweit es in den Texten Spuren hinterlassen hat.

An den ersten Tagen nach ihrer Aufnahme in die Gebäranstalt klagte Katharina bisweilen über „*lebhafte Schmerzen*“, die sich spontan einstellten und mal leichter, mal schwerer wurden. Noch am 22. Februar, also am fünften Tag ihres Aufenthalts und sechs Tage vor ihrer Entbindung, war ihr „*Allgemeinbefinden*“ laut Protokoll aber „*gut*“.[678] Auch nachdem am Morgen des 27. Februars Versuche zur Einleitung der Geburt unternommen worden waren, scheinen sich die Schmerzen zunächst auf einem erträglichen Niveau gehalten zu haben. Zwar litt Katharina ab der folgenden Nacht unter anhaltender Übelkeit und musste sich oft übergeben, ihr Zustand schien aber zunächst stabil zu sein. „*D*[as] *Aussehen ist nicht merklich verändert, d*[ie] *Gesichtsfarbe dieselbe wie sonst*“, heißt es in den nächtlichen Aufzeichnungen. Wie sehr die unsichere Situation der Schwangeren hingegen mental zusetzte, verrät die Niederschrift vom folgenden Morgen, in der es heißt: „*Im Aussehen d*[er] *Kr*[eißenden] *prägt sich eine gewisse angstvolle Unruhe aus.*“

Nach der schweren Operation, die wir vorne beschrieben haben, wurde Katharina weiterhin regelmäßig von Brechanfällen heimgesucht und hatte nun sehr starke, brennende Schmerzen, die nur mithilfe von Morphiuminjektionen gemildert werden konnten. Am Morgen des 29. Februars ist in den Visitenprotokollen von einem „*etw*[as] *collabierte*[n] *Aussehen*“ die Rede. Nach weiteren wechselhaften Stunden, in denen die Patientin zeitweise schlief, dann wieder erwachte und sich erbrach, ist ein „[m]*äßiger Livor d*[es] *Gesichts*“ protokolliert.

Livor, aus dem Lateinischen: „bleiblaue Farbe". Mit Livor mortis werden medizinische Toten- oder Leichenflecken bezeichnet.

Auf Katharinas Haut bildeten sich also bläuliche Flecken aus, die auf eine Störung des Blutkreislaufes schließen ließen.

Während sich ihr objektiver Zustand weiter verschlechterte, scheint sich der Gesichtsausdruck der Wöchnerin am Tag darauf wieder etwas gebessert zu haben. Auch ist am Morgen des 30. Februars vermerkt, dass ihr „*Sensorium völlig frei*" gewesen sei, sie sich also bei vollkommen klarem Bewusstsein befunden habe. Am Abend desselben Tages wurde bei ihr nach den Aufzeichnungen schließlich aber ein „[v]*erfallene*[r] *Gesichtsausdruck*" diagnostiziert. Weiterhin wurde Katharina regelmäßig Morphium verabreicht, sie bekam Kampfer und Eisumschläge, es wurde ihr ein Katheter angelegt und mittels kleinen Einstichen Gase aus ihrem Bauchraum abgeleitet. Nach der zuletzt genannten Prozedur fühlte sich die Patientin „*sehr erleichtert*".

Am Morgen des folgenden Tages schien es Katharina insgesamt wohler zu sein. Sie „*erklärt*[e] *spont*[an], *dass sie sich sehr viel besser fühle als gestern Abend*". Lange währte dieser Zustand jedoch nicht. Schon eine Stunde später kamen die Schmerzen aufs Heftigste zurück, der flatternde Puls war nicht mehr zu zählen. Um 12.30 Uhr mittags verfiel Katharina plötzlich in „[g]*roße Aufregung*". Das Protokoll verzeichnet ein „*Irrewerden*" und „*Versuche d*[as] *Bett zu verlassen*." Nach einer erneuten Morphiumgabe beruhigte sich die Leidende aber bald wieder. Am Nachmittag hatte sie ihr Bewusstsein gänzlich zurückerlangt, sprach mit kräftiger Stimme und konnte „*alle gewünschten Bewegungen selbst mit einer gewissen Energie*" ausführen.

Katharinas körperlicher Zustand verschlechterte sich ab jetzt aber anscheinend rapide. Am Abend war ihr Puls gerade noch fühlbar, sie atmete röchelnd und verfiel in einen leichten Sopor, verlor also das Bewusstsein. Weckte man sie, konnte sie allerdings nach wie vor klar antworten und interagieren. Dennoch kollabierte sie nun zusehends. Kurz vor 2 Uhr nachts ereilte sie schließlich ein „*sanfter exitus lethalis*".

Maria Kahrs

Maria Kahrs aus Estorf bei Stade in Niedersachsen kam am 22. Januar 1888 gegen Ende ihrer sechsten Schwangerschaft in die Gebäranstalt nach Kiel. Ihr Becken ist das jüngste der heute noch erhaltenen Präparate. Gleich in mehrerlei Hinsicht kann Maria Kahrs stellvertretend für fundamentale Veränderungen stehen, die die Welt der Gebärhäuser samt ihrer Beckensammlungen insgesamt betrafen.

Maria war am 31. Mai 1850 als Tochter des Hinrich Johann Spreckels (auch: Spreckelsen) und seiner Frau Margaretha, geborene Kahrs, in Düdenbüttel im Stader Geestkreis geboren worden.[679] Sie war das fünfte von acht Kindern, die ihre am 9. November 1843 verheiratete Mutter zwischen 1846 und 1873 zur Welt brachte. Marias Vater war Hufner und Bewirtschafter des Vollhofes Spreckels in Düdenbüttel. Eine Urkunde, die sich im Staatsarchiv Stade erhalten hat, bezeugt, dass es ihm 1844 gelungen war, den Hof von der Grundherrschaft freizukaufen und somit zu seinem Eigentum zu machen.[680] Als Hufner mit eigenem Hof nahm Hinrich Johann Spreckels innerhalb der bäuerlichen Gemeinde eine gehobene Stellung ein. Seine Tochter Maria wuchs also in gesicherten ökonomischen Verhältnissen auf. Ihre soziale Herkunft war eine gänzlich andere als die aller anderen Frauen, deren kollektive Biographie unser Buch entfaltet.

Ihrem gesellschaftlichen Stand entsprechend heiratete Maria am 15. Mai 1879 in Oldendorf den Estorfer Hufner Harm Kahrs – wahrscheinlich ihr Cousin ersten Grades. Damit wurde die 28-Jährige zur Bäuerin mit eigenem Hof. Zwischen 1880 und 1888 war Maria sechsmal schwanger. Sie befand sich also weit über die Hälfte ihrer Ehejahre hinweg in ‚anderen Umständen'. Die Geschichte ihrer Schwangerschaften und Entbindungen lässt sich mithilfe des Anamneseprotokolls aus der Gebäranstalt und der Kirchenbücher aus ihrer Heimatgemeinde wie folgt rekonstruieren.

Ihre erste Tochter Adelheid brachte Maria am 3. Juni 1880 auf natürlichem Weg und ohne besondere Komplikationen zur Welt. Adelheid überlebte das Kindesalter und wurde am 18. März 1894 in Oldendorf konfirmiert. Am 19. Juli 1881 folgte ebenfalls komplikationslos die Geburt der zweiten Tochter Margarete. Bei der Anamnese in der Gebäranstalt gab Maria an, während ihrer dritten Schwangerschaft in den Jahren 1882/83 starke Knochenschmerzen, insbesondere in den Oberschenkeln bekommen zu haben. Sie habe aber gleichwohl „nicht das Bett gehütet“[681]. Bei der anschließenden Zangengeburt, so berichtet das Anamneseprotokoll weiter, sei Maria von einem lebenden Kind entbunden worden, das aber nur 14 Tage lang gelebt habe. Dies steht im Widerspruch zu den Estorfer Kirchenbüchern. In diesen nämlich findet sich ein Eintrag über die Geburt des Sohnes Detlef Kahrs am 30. Mai 1883, der mit folgendem Zusatz versehen ist: „*Die Taufe ist von der Hebamme Gesche Peters Estorf vollzogen und am selben Tag vom Pastor bestätigt worden*“. Die Nottaufe durch die Hebamme gibt zu erkennen, dass man dem Kind anscheinend kurz nach der Entbindung keine großen Überlebenschancen eingeräumt hatte. Allerdings ist die Bestattung ebenjenes Detlef Kahrs in den Kirchenbüchern erst knapp fünf Jahre später, am 17. März 1888 verzeichnet. An diesem Tag, zwei Monate nach dem Tod Marias, wurde Detlef laut Kirchenbuch gemeinsam mit seiner älteren Schwester Margarete beigesetzt. Eine Erklärung für diesen Widerspruch gibt es bislang nicht. Sollte der Befund in den Kirchenbüchern aber der Wahrheit entsprechen, so dürften hinter der gemeinsamen Bestattung der beiden sechs- und vierjährigen Geschwister kurz nach dem Tod der Mutter wohl dramatische Umstände vermutet werden.

Etwas über ein Jahr nach der dritten Geburt jedenfalls, um die Mitte des Jahres 1884 wurde Maria ein viertes Mal schwanger. Sie gab an, im letzten Drittel dieser Schwangerschaft wiederum starke

Schmerzen in den Oberschenkeln und im Bereich der Wirbelsäule gehabt zu haben. Am 25. April 1885 musste bei der Geburt von Zwillingen abermals die Zange eingesetzt werden, wobei beide Kinder starben. Während der fünften Schwangerschaft 1885/86 schließlich seien die zuvor völlig abgeklungenen Beschwerden mit großer Wucht wiedergekehrt. Am 6. Juli 1886 musste die schwere Geburt bei Fußlage des Kindes vom Arzt durch Extraktion beendet werden. Das Neugeborene - ein Junge - starb schon nach zwölf Stunden.

Im Laufe ihrer Schwangerschaften, erklärte Maria 1888, sei sie etwa einen halben Fuß (rund 15 Zentimeter) kleiner geworden. Schon seit Langem habe sie an „*Husten mit zieml. starkem Auswurf*" gelitten, der sich im Herbst stets verschlimmert habe. Das Formular beschreibt sie als „*relativ kleine Frau mit verhältnismäßig langen Beinen u*[nd] *kurzem Öberkörper.*" Sie sei 1,40 Meter groß gewesen, wobei ihre geraden Beine „*eigentlich keine Veränderungen in den Knochen*" aufgewiesen hätten. Ihr Oberkörper hingegen sei durch eine „*hochgradige Kyphose*", also eine krankhafte Verformung der Wirbelsäule gekennzeichnet gewesen. Ebenfalls stark von Osteomalazie - der im Gegensatz zur Rachitis bei Erwachsenen auftretenden Verformung der Knochen - betroffen war Marias Becken, an dem eine extreme Verengung diagnostiziert wurde.

Osteomalazie: Knochenerweichung durch unzureichende Mineralisierung.

Als Maria in der Gebäranstalt eintraf, konnte sie aufgrund extremer Schmerzen keinen einzigen Schritt mehr tun.

Aufgrund dieser Sachlage schlugen die Verantwortlichen in der Gebäranstalt den einzigen Weg ein, der zumindest die Chance bot, die Schwangerschaft noch zu einem glücklichen Ausgang zu führen: Am 27. Januar 1888 wurde Maria Kahrs per Kaiserschnitt von einem schwachen Mädchen entbunden. Nach der einstündigen Operation lebte die Wöchnerin noch fünf Tage lang. Wie die knappen Notizen in den Anstaltsunterlagen bekunden, wurde die

Patientin in dieser Zeit weiterhin von starken Schmerzen, Husten und Atemproblemen gepeinigt. Zur Behandlung gab man ihr Morphium und Kampfer, wodurch sie wenigstens phasenweise einige Ruhe im Schlaf finden konnte. Maria Kahrs starb um halb sechs am Morgen des 3. Februars 1888. Als zentraler Befund der Obduktion ist im Sektionsprotokoll eine „*krupöse Pleuropneumonie*" verzeichnet. Primär verantwortlich für Marias Tod im Alter von 37 Jahren war also offensichtlich eine schwere Lungenentzündung. Da diese anscheinend über Jahre hinweg unbehandelt geblieben war und Marias Körper durch die ständigen Schwangerschaften, die Osteomalazie und gewiss auch durch die harte Hofarbeit überdies ununterbrochen vehementen Belastungen ausgesetzt war, konnte er sich von der Kaiserschnittoperation nicht mehr erholen. Am Ende der Patientinnenakte der Maria Kahrs findet sich der Satz: „*Becken für die Sammlung aufgehoben*".

Die in der Gebäranstalt entbundene Tochter Marias war zunächst zwar sehr schwach, erholte sich aber und wurde am 9. Februar 1888 in Estorf auf den Namen ihrer Mutter, Maria, getauft. Vier Jahre später, am 18. Juni 1892, starb auch ihr Vater, Harm Kahrs, erst 36-jährig. Im Staatsarchiv Stade findet sich noch heute nicht nur dessen Testament, sondern auch eine knapp 300 Seiten umfassende Sorgerechtsakte, in der die Entwicklung der Töchter Maria (auch: Marie) und Adelheid in vielen Details dokumentiert ist.[682] Das Erbe, das der Vater ihnen hinterlassen hatte, bildete für die Mädchen immerhin eine günstige ökonomische Grundlage für ihren weiteren Lebensweg.

Die Mutter, Maria Kahrs, stand, wie eingangs angedeutet, an einer Scharnierstelle in der Geschichte der Gebäranstalten, ihrer anatomischen Sammlungen und in der Geschichte von Schwangerschaft im Allgemeinen. Als verheiratete Frau gehörte sie in den 1880er Jahren noch einer Minderheit innerhalb der Klientel der Anstalten an. In den modernen Frauenkliniken, die sich nicht nur in Kiel in den kommenden zwei Jahrzehnten vielerorts aus den Gebärhäusern alten Stils entwickelten bzw. diese ablösten, wurden aber bald auch Entbindungen verheirateter Schwangerer zur Normalität.

Auch die Tatsache, dass Maria Kahrs den langen Weg aus dem südelbischen Estorf nach Kiel antrat, um die Hilfe der dortigen Ärzte in Anspruch zu nehmen, verweist auf einen grundlegenden Wandel in der Geschichte der Gebäranstalten. Anscheinend wurden dieselben im späten 19. Jahrhundert nun nicht mehr nur als Zufluchtsort für arme ledige Schwangere angesehen, sondern erlangten allmählich den Ruf eines Ortes wissenschaftlicher Spezialisierung und medizinischer Expertise. Diese veränderte Wahrnehmung fußte ganz wesentlich auf den wissenschaftlichen Erfolgen, die unter anderem aus den Beckensammlungen hervorgingen, auf den positiven Effekten der bakteriellen Revolution, auf der Durchsetzung von Asepsis und Antisepsis und auf weiteren wissenschaftlichen Neuerungen, durch die die Schrecken der Gebäranstalten gegen Ende des Jahrhunderts weitgehend gebannt werden konnten.

Nicht nur in sozialer, auch in medizinischer Hinsicht fällt der Fall der Maria Kahrs also in die Zeit eines Umbruchs, der schlussendlich auch das Problem des engen Beckens und mit ihm die Beckensammlungen ins Reich der Geschichte verweisen sollte. Wie der Weg bis zu diesem Punkt aus natur- und medizinwissenschaftlicher Perspektive verlief, wie das Problem des engen Beckens evolutionär erklärt werden kann, vor welche Probleme es die Geburtshilfe stellte und wie diese allmählich überwunden wurden, vor allem aber auch, welche Bedeutung Knochenpräparate wie diejenigen der Kieler Beckensammlung dabei spielten, wollen wir in den beiden nächsten Kapiteln konkreter in Augenschein nehmen.

DIE BEZWINGUNG DER NATUR

Wä[illegible] wegen, dem ge[illegible] ichtlichen Status quo des 19. Jahrhunderts widmeten, haben wir andere, auch durchaus positive [illegible] berücksichtigt: die der medizinischen Wissen[illegible] wissenschaftlichen [illegible] hilfe. Will man vollends begreifen, [illegible] Beckensammlung überhaupt existiert und so zusammengesetzt [illegible] wie sie ist, muss [illegible] diesen Richtungen noch tiefer in das Themenfeld von Schwangerschaft, Geburt und Geburtshilfe vordringen. Zu berücksichtigen sind dabei sowohl überzeitliche Gegebenheiten wie die menschliche Anatomie als auch die spezifische Situation des 19. Jahrhunderts. Wenn in diesem und im folgenden Kapitel über diese beiden Aspekte hinaus immer wieder auch Ausblicke auf die weiteren Entwicklungen bis in unsere Gegenwart angestellt werden, so dienen diese zum einen ebenfalls dem besseren Verständnis für den Zustand zur Zeit der Entstehung der Beckensammlung: Nimmt man die erheblichen medizinischen Fortschritte des späteren 19. und insbesondere des 20. und 21. Jahrhunderts in den Blick, so treten die davor herrschenden Zustände umso deutlicher hervor. Zum anderen sollen die Ausblicke aber auch illustrieren, dass medizinischer und wissenschaftlicher Fortschritt nie einfach nur als ein Aufstieg der Menschheit zum Besseren verstanden werden kann. Jede historische Epoche weist eigene medizinische Problemlagen auf, die zum Teil gar erst durch den wissenschaftlichen Fortschritt hervorgebracht werden, wie man unter anderem am Kindbettfieber erkennen kann. Vor diesem Hintergrund erweist sich auch die Geburtsmedizin als ein kontinuierlicher Austauschprozess zwischen sich wandelnden Wirklichkeiten in der Gesellschaft und der darauf reagierenden Forschung. Schließlich verdeutlicht die Beleuchtung der unterschiedlichen Entwicklungsfelder, wie komplex wissenschaftlicher Fortschritt ist. Fortschritt lässt sich immer nur im Gesamtkontext begreifen und nicht durch das Herausheben einzelner Aspekte.

Blendet man die gesellschaftlichen und politischen Hintergründe, die in den bisherigen Kapiteln im Fokus standen, für einen Moment aus, so kann die Kieler Beckensammlung als herausragende und über Jahrzehnte entstandene wissenschaftliche Arbeit geradezu mustergültig in die eben angerissenen Zusammenhänge eingeordnet werden. Da das weibliche Becken und seine Form die entscheidende Rolle dabei spielen, ob eine natürliche Geburt möglich ist, waren Präparate wie die Kieler Becken von großer Bedeutung für den Erkenntnisgewinn in der geburtshilflichen Wissenschaft und in der Ausbildung von Ärzten und Hebammen. Diese Sammlung ist zu einer Zeit angelegt worden, als es noch keine guten alternativen Materialien gab, die zu Ausbildungs- und Forschungszwecken hätten eingesetzt werden können. Antrieb der Beckenforschung waren hohe Sterbeziffern von Müttern und Kindern bei der Geburt, mit denen sich die vom Fortschrittsgeist der Frühmoderne bewegten Mediziner nicht zufriedengeben wollten. Auch das menschliche Bedürfnis der Ärzte, das Leid der jungen Frauen zu lindern, dürfte dabei eine Rolle gespielt haben.[779] Die Gründe für die hohen Sterbezahlen waren vielfältig. Wir haben sie in den vorangegangenen Kapiteln immer wieder angesprochen. Sie reichen von sozioökonomischen Faktoren bis hin zu fehlenden naturwissenschaftlichen und medizinischen Einsichten in die Ursachen von Infektionen und Epidemien. Ohne standardisierte Vorsorge oder bildgebende Techniken wie den Ultraschall waren die Möglichkeiten der Geburtshilfe bei der Betreuung von Schwangeren und der Leitung von Geburten klein. Laborwerte und Mutterpass, heute wichtige Hilfsmittel, um die individuellen Risikofaktoren der Schwangeren zu erfassen, existierten im 19. Jahrhundert noch nicht. Wissenschaftlich fundierte Daten hinsichtlich eines die gesunde Entwicklung des Fötus förderlichen Verhaltens der Mutter während der Schwangerschaft standen noch nicht zur Verfügung. Stattdessen nahm der Volksglaube – wir erinnern uns an das ‚Versehen' – Einfluss auf die medizinische Praxis.

Während Herausforderungen wie eine gelingende Asepsis und Antisepsis, aber auch das Erstellen von Routinen und Standards auch andere medizinische Fachrichtungen betrafen, war das enge Becken fast ausschließlich ein Problem der Geburtshilfe. Ein gesundes knöchernes Becken ist Voraussetzung für eine natürliche Geburt. Kindliche und mütterliche Anatomie müssen zum Zeitpunkt der Geburt kompatibel sein. Vereinfacht gesagt, muss also das Kind, und vor allem sein Köpfchen, durch das knöcherne Becken der Gebärenden passen. Grundsätzliche Bedingung für das Gelingen einer vaginalen Geburt ist also ein stimmiges Verhältnis zwischen mütterlichem Becken und kindlichem Köpfchen. Nur wenn der kindliche Kopf das mütterliche Becken passieren kann, kann auch der restliche Körper folgen. Ist dies nicht der Fall, spricht man von einem feto-maternalen Missverhältnis, also einem Missverhältnis zwischen Kopf- und Beckengröße. Dieses Verhältnis kann entweder relativ oder absolut sein. Ein relatives Missverhältnis liegt vor, wenn entweder das Kind für das spezielle Becken zu groß ist oder so ungünstig im Geburtskanal liegt (Einstellungsanomalie), dass

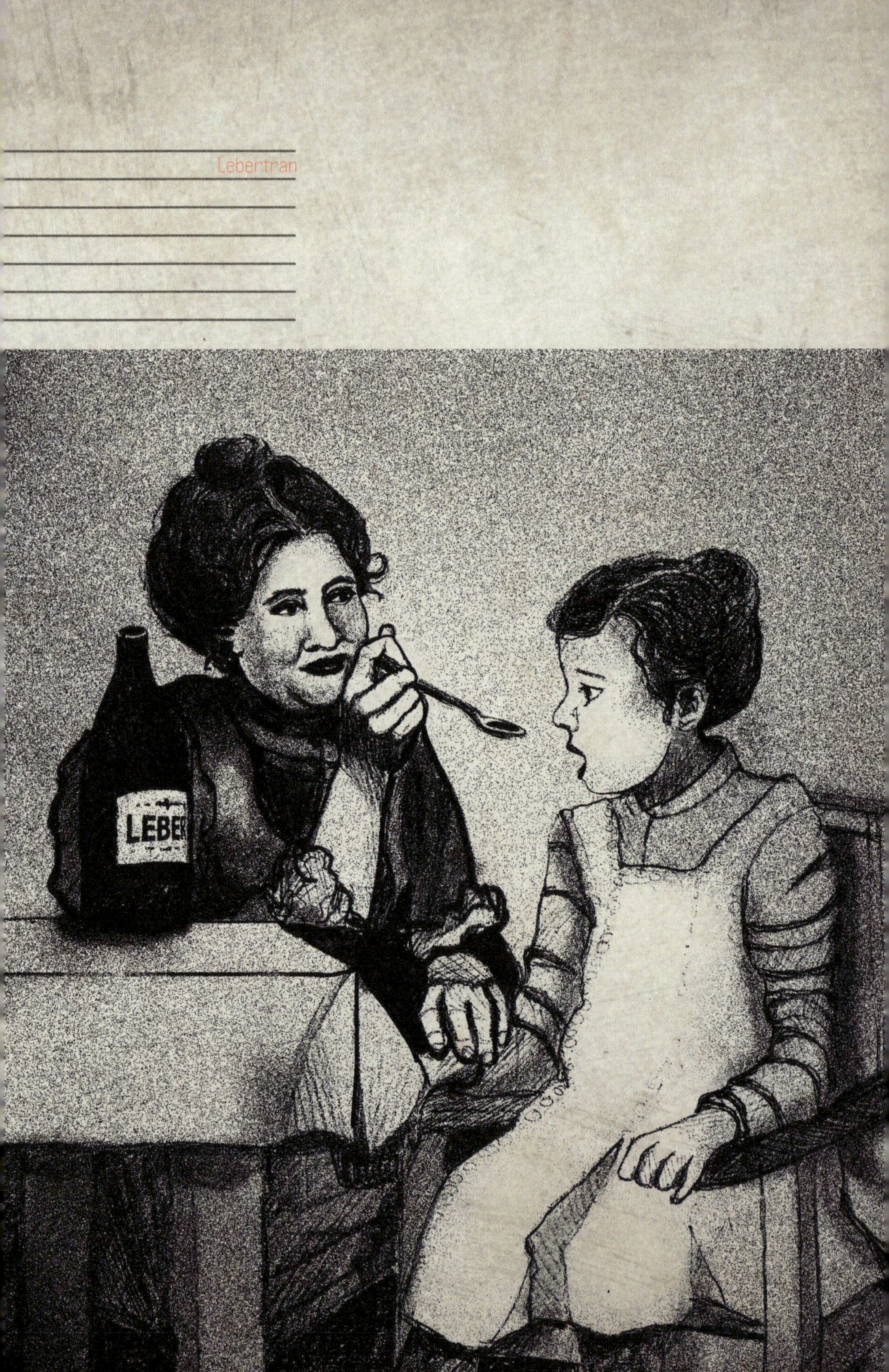
Lebertran
LEBER

10.

Geburt als Gefahr

Das geburtshilfliche Dilemma

Während sich die vorangegangenen Kapitel individuellen Lebenswegen, dem gesellschaftlichen und rechtlichen Kontext sowie dem medizingeschichtlichen Status quo des 19. Jahrhunderts widmeten, haben wir andere, auch durchaus positive Perspektiven bisher nur am Rande berücksichtigt: die der medizinischen Wissenschaft und der wissenschaftlichen Geburtshilfe. Will man vollends begreifen, warum die Kieler Beckensammlung überhaupt existiert und so zusammengesetzt ist, wie sie es ist, muss man auch aus diesen Richtungen noch tiefer in das Themenfeld von Schwangerschaft, Geburt und Geburtshilfe vordringen. Zu berücksichtigen sind dabei sowohl überzeitliche Gegebenheiten wie die menschliche Anatomie als auch die spezifische Situation des 19. Jahrhunderts. Wenn in diesem und im folgenden Kapitel über diese beiden Aspekte hinaus immer wieder auch Ausblicke auf die weiteren Entwicklungen bis in unsere Gegenwart angestellt werden, so dienen diese zum einen ebenfalls dem besseren Verständnis für den Zustand zur Zeit der Entstehung der Beckensammlung: Nimmt man die erheblichen medizinischen Fortschritte des späteren 19. und insbesondere des 20. und 21. Jahrhunderts in den Blick, so treten die davor herrschenden Zustände umso deutlicher hervor. Zum anderen sollen die Ausblicke aber auch illustrieren, dass medizinischer und wissenschaftlicher Fortschritt nie einfach nur als ein Aufstieg der Menschheit zum Besseren verstanden werden kann. Jede historische Epoche weist eigene medizinische Problemlagen auf, die zum Teil gar erst durch den wissenschaftlichen Fortschritt hervorgebracht werden, wie man unter anderem am Kindbettfieber erkennen kann. Vor diesem Hintergrund erweist sich auch die Geburtsmedizin als ein kontinuierlicher Austauschprozess zwischen sich wandelnden Wirklichkeiten in der Gesellschaft und der darauf reagierenden Forschung. Schließlich verdeutlicht die Beleuchtung der unterschiedlichen Entwicklungsfelder, wie komplex wissenschaftlicher Fortschritt ist. Fortschritt lässt sich immer nur im Gesamtkontext begreifen und nicht durch das Herausheben einzelner Aspekte.

Blendet man die gesellschaftlichen und politischen Hintergründe, die in den bisherigen Kapiteln im Fokus standen, für einen Moment aus, so kann die Kieler Beckensammlung als herausragende und über Jahrzehnte entstandene wissenschaftliche Arbeit geradezu mustergültig in die eben angerissenen Zusammenhänge eingeordnet werden. Da das weibliche Becken und seine Form die entscheidende Rolle dabei spielen, ob eine natürliche Geburt möglich ist, waren Präparate wie die Kieler Becken von großer Bedeutung für den Erkenntnisgewinn in der geburtshilflichen Wissenschaft und in der Ausbildung von Ärzten und Hebammen. Diese Sammlung ist zu einer Zeit angelegt worden, als es noch keine guten alternativen Materialien gab, die zu Ausbildungs- und Forschungszwecken hätten eingesetzt werden können. Antrieb der Beckenforschung waren hohe Sterbeziffern von Müttern und Kindern bei der Geburt, mit denen sich die vom Fortschrittsgeist der Frühmoderne bewegten Mediziner nicht zufriedengeben wollten. Auch das menschliche Bedürfnis der Ärzte, das Leid der jungen Frauen zu lindern, dürfte dabei eine Rolle gespielt haben.[683] Die Gründe für die hohen Sterbezahlen waren vielfältig. Wir haben sie in den vorangegangenen Kapiteln immer wieder angesprochen. Sie reichen von sozioökonomischen Faktoren bis hin zu fehlenden naturwissenschaftlichen und medizinischen Einsichten in die Ursachen von

Infektionen und Epidemien. Ohne standardisierte Vorsorge oder bildgebende Techniken wie den Ultraschall waren die Möglichkeiten der Geburtshilfe bei der Betreuung von Schwangeren und der Leitung von Geburten klein. Laborwerte und Mutterpass, heute wichtige Hilfsmittel, um die individuellen Risikofaktoren der Schwangeren zu erfassen, existierten im 19. Jahrhundert noch nicht. Wissenschaftlich fundierte Daten hinsichtlich eines die gesunde Entwicklung des Fötus förderlichen Verhaltens der Mutter während der Schwangerschaft standen noch nicht zur Verfügung. Stattdessen nahm der Volksglaube – wir erinnern uns an das ‚Versehen' – Einfluss auf die medizinische Praxis.

Während Herausforderungen wie eine gelingende Asepsis und Antisepsis, aber auch das Erstellen von Routinen und Standards auch andere medizinische Fachrichtungen betrafen, war das enge Becken fast ausschließlich ein Problem der Geburtshilfe. Ein gesundes knöchernes Becken ist Voraussetzung für eine natürliche Geburt. Kindliche und mütterliche Anatomie müssen zum Zeitpunkt der Geburt kompatibel sein. Vereinfacht gesagt, muss also das Kind, und vor allem sein Köpfchen, durch das knöcherne Becken der Gebärenden passen. Grundsätzliche Bedingung für das Gelingen einer vaginalen Geburt ist also ein stimmiges Verhältnis zwischen mütterlichem Becken und kindlichem Köpfchen. Nur wenn der kindliche Kopf das mütterliche Becken passieren kann, kann auch der restliche Körper folgen. Ist dies nicht der Fall, spricht man von einem feto-maternalen Missverhältnis, also einem Missverhältnis zwischen Kopf- und Beckengröße. Dieses Verhältnis kann entweder *relativ* oder *absolut* sein. Ein relatives Missverhältnis liegt vor, wenn entweder das Kind für das spezielle Becken zu groß ist oder so ungünstig im Geburtskanal liegt (*Einstellungsanomalie*), dass es deshalb nicht durch das Becken passt. Bei einem absoluten Missverhältnis ist eine vaginale Geburt aufgrund mütterlicher Beckenveränderungen trotz Ausschöpfung aller geburtshilflichen Möglichkeiten unmöglich. Es kann auch eine Kombination aus beidem vorliegen.[684] Bis zur flächendeckenden Etablierung eines weitgehend sicheren Kaiserschnitts als operatives Ausweichverfahren war eine solche Situation für Mutter und Kind lebensbedrohlich.

Auch wenn die Zahl rachitisch verformter Becken seit dem 20. Jahrhundert massiv abgenommen hat und heute verschwindend gering ist, ist das Gelingen einer natürlichen Geburt trotzdem nicht immer garantiert. Von allen Primaten hat der Mensch die schwersten Voraussetzungen für eine natürliche Geburt. Ein Missverhältnis zwischen Becken und Kopf ist in bis zu 5 Prozent aller Schwangerschaften nachzuweisen.[685] Verantwortlich dafür ist der aufrechte Gang. Die für die menschlichen Vorfahren neue Art der Fortbewegung brachte zahlreiche Vorteile mit sich. Zwar bewegen sich Zweibeiner langsamer als Vierfüßler, doch ist es auf zwei Beinen möglich, mit demselben Energieaufwand eine doppelt so weite Strecke zurückzulegen. Der aufrechte Gang erlaubte darüber hinaus einen Überblick auch über weite Strecken, was sowohl bei der Nahrungssuche als auch bei der Wahrnehmung von potentiellen Feinden und Fluchtwegen vorteilhaft war. Durch die kleinere Fläche mit direkter Sonneneinstrahlung reduzierte sich außerdem der Wasserverlust des Körpers durch Verdunstung, eine größere Mobilität wurde dadurch möglich. Nicht zuletzt erlaubt die Fortbewegung auf zwei Beinen die gleichzeitige Verwendung der Hände. Da der aufrechte Gang komplexer ist als die Fortbewegung auf vier Beinen, benötigen Menschen ein größeres Gehirn als Primaten.

Was evolutionär eindeutig vorteilhaft war, zog für das Individuum aber auch Schwierigkeiten nach sich. Die nun auf die Wirbelsäule und den Beckenboden einwirkende Schwerkraft führte häufiger zu Verkrümmungen der Wirbelsäule und Rückenschmerzen. Der erhöhte Venendruck begünstigte das Entstehen von Krampfadern, und zudem führte der schrumpfende Kiefer, der Platz für das wachsende Gehirn machen musste, zu Problemen mit den Weisheitszähnen, für welche nun kein Raum mehr vorhanden war. Die Beckenform veränderte sich ebenfalls. Das knöcherne Becken wurde enger und kompakter, um die Organe optimal zu halten und den Gang zu stabilisieren. Insbesondere in Kombination mit dem nach und nach wachsenden Schädel hatte dies Konsequenzen für die Geburt: Es entstand eine Engstelle im Geburtskanal zwischen Kreuzbein und Schambein (*Os sacrum* und *Symphyse*), die sich beim Menschen gegenüberliegen und bei den Primaten nicht in derselben Form vorkommen.

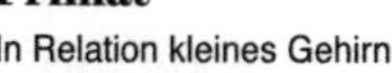
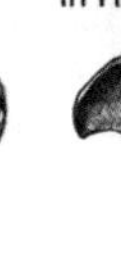
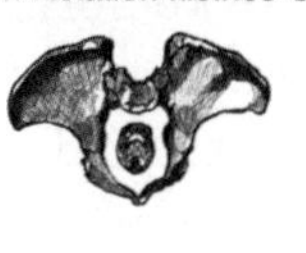
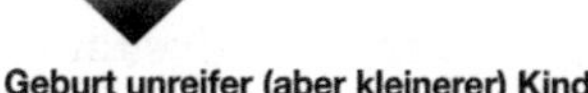
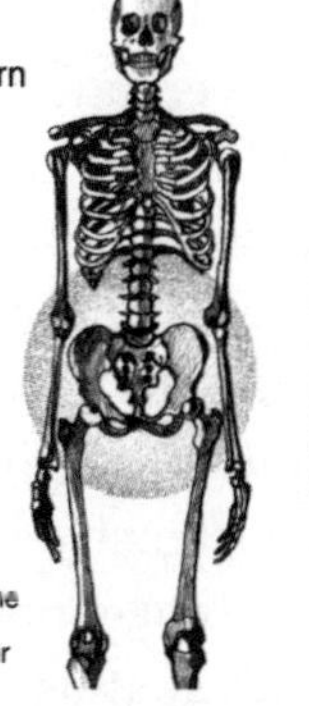
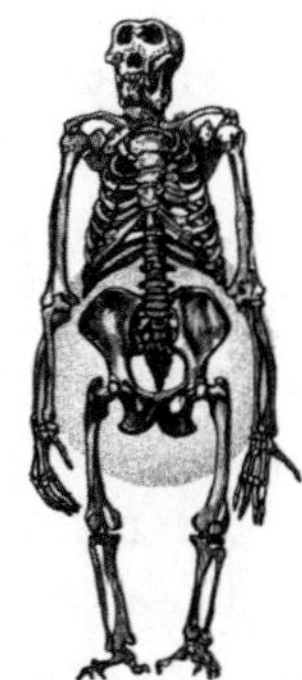
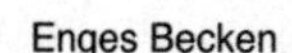
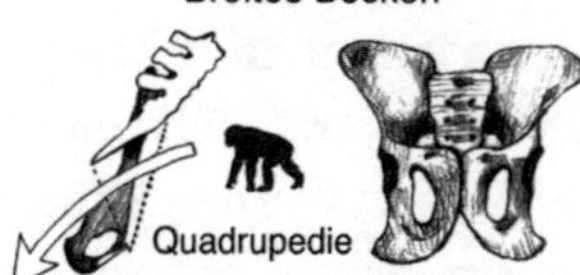
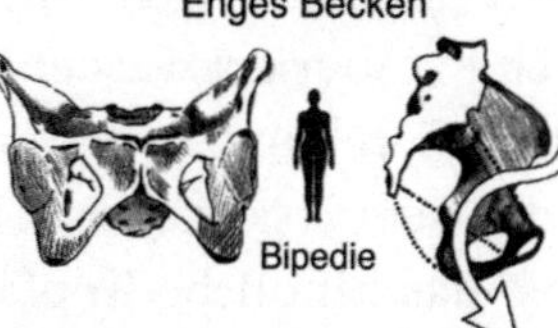

Abb. 28 Funktionelle Unterschiede zwischen dem Geburtsmechanismus des Schimpansen (Zeichnung unten links, gerader Durchtritt durch das ausreichend weite knöcherne Becken) und des Menschen (Zeichnung unten rechts), bei dem das Kind für die Passage durch das knöcherne Becken eine Drehung, Beugung, Streckung unter genau festgelegten Rotationsalgorithmen durchlaufen muss.

Die stärkere kognitive Beanspruchung durch komplexere Aufgaben führte im Vergleich zum Menschenaffen zugleich zu einem enormen Volumenzuwachs des menschlichen Gehirns – von etwa 1,0 auf 1,6 Liter – und damit zu einem größeren Schädel. Hinzu kommt das verhältnismäßig große Geburtsgewicht bei Menschen. Im Vergleich mit Schimpansen beispielsweise ist der Mensch bei der Geburt im Verhältnis zu einem Erwachsenen etwa 15 Prozent schwerer und hat eine um 42,2 Prozent größere Gehirnmasse. Der Zwiespalt zwischen der aufgrund des evolutionär vorteilhaften aufrechten Ganges veränderten Beckenform und dem ebenfalls evolutionär vorteilhaften größeren Kopf schon bei der Geburt wird als Geburtsdilemma bezeichnet. Und dieses wiederum hat ein geburtshilfliches Dilemma zur Folge.

Der menschliche Geburtsvorgang ist durch das Zusammenspiel von Beckenform und Kopfgröße deutlich komplexer als beispielsweise beim nicht aufrecht gehenden Schimpansen: Der Geburtskanal ist anatomisch enger und die knöchernen Verbindungen des Schambeins und des Steißbeins sind sehr unflexibel. Der Beckeneingang ist queroval, der Beckenausgang hingegen längsoval. Diese anatomischen Gegebenheiten führen dazu, dass der Fötus nicht in gerader Linie hindurchgleiten kann, sondern durch das Becken hindurch manövriert werden und nach einem ganz bestimmten Muster eine Drehung, Beugung sowie Streckung vollziehen muss. Damit der Geburtskanal erfolgreich passiert werden kann, muss zunächst das kindliche Köpfchen passgenau in den querovalen Beckeneingang gedreht und anschließend gebeugt werden. Als nächstes wird zeitlich abgestimmt eine Streckung des Köpfchens und anschließend eine Drehbewegung der kindlichen Schulter sowie des restlichen Körpers vorgenommen. Nur durch diesen komplexen Ablauf kann der knöchern limitierte Geburtskanal überwunden werden.

Das kindliche Köpfchen selbst ist durch die Fontanelle, die Lücke zwischen den Knochen des Schädeldachs bei Neugeborenen, bis nach der Geburt verformbar. Durch ein vorübergehendes Ineinanderschieben der einzelnen Schädelknochen verringert sich der Durchmesser des kindlichen Durchtrittsplanums, sprich der

Kopfumfang, während des Durchtritts. Beim Schimpansen hingegen hat der Fötus ausreichend Platz, um das Becken gerade und ungestört zu passieren. Neugeborene von Schimpansen weisen zwar auch Fontanellen auf; diese verschließen sich allerdings kurz nach der Geburt, während dieser Prozess beim Menschen deutlich länger dauert.

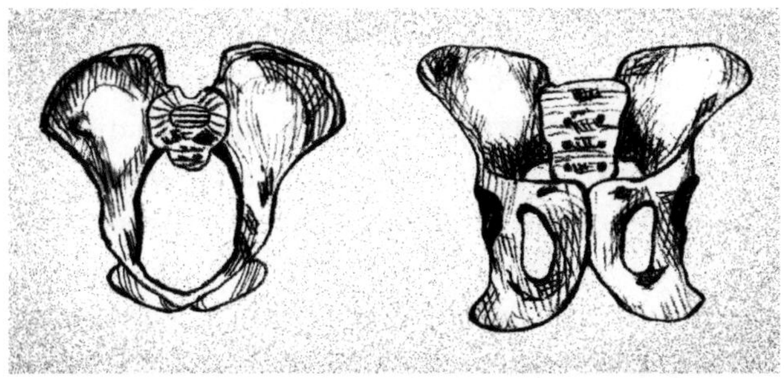

Abb. 29 Knöcherner Aufbau des Beckens eines Schimpansen, der sich auf allen Vieren fortbewegt. A (links) im Querschnitt mit Blick von oben und B (rechts) mit Blick von vorne. Die Konfiguration der Beckenknochen und die Verbindung miteinander sind das evolutionäre Ergebnis des Ganges auf vier Beinen. Verglichen mit dem Menschen (**Abb. 30**) ist das Becken der Quadrupeden langgestreckt.

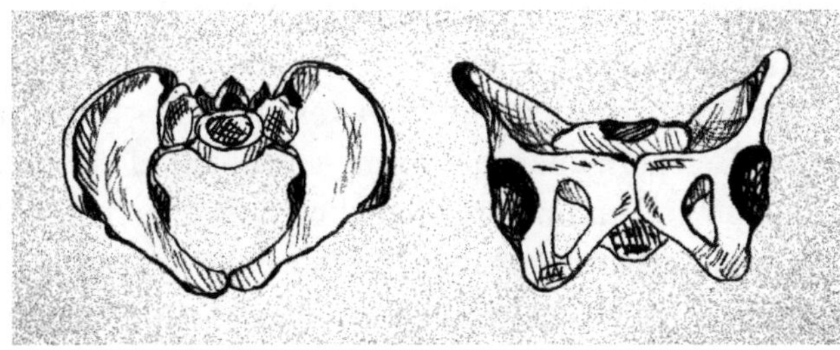

Abb. 30 Knöcherner Aufbau des Beckens eines Menschen, der sich auf zwei Beinen fortbewegt. Das Beckenskelett dient dem aufrechten Gang. Verglichen mit dem Becken von Menschenaffen ist dieses für den Gang verkürzt und besitzt einen massiven knöchernen schüsselförmigen Ring. In dieser Konfiguration ist das Becken gemeinsam mit der Beckenbodenmuskulatur in der Lage, den gesamten Oberkörper des Menschen abzustützen.

Pathologische Geburtsverläufe sind – auch heute noch – in der Mehrzahl der Fälle auf ein Missverhältnis zwischen mütterlichem Becken und kindlichem Köpfchen zurückzuführen. Neben der Größe des Beckens rücken zunehmend die kindlichen Größenverhältnisse in den Vordergrund des wissenschaftlichen Interesses. Die Größe der Ungeborenen ist heute mehr als noch vor 150 Jahren ein wesentlicher Faktor für ein feto-maternales Missverhältnis. Säuglinge werden als makrosom, also extrem groß gewachsen bezeichnet, wenn ihr Geburtsgewicht bei über 4.000 Gramm (mancherorts über 4.500 Gramm) bei einer regulären Schwangerschaftsdauer liegt. Bei diesen Kindern, ebenso wie bei denen mit einem besonders großen Kopf, steigt das Risiko für ein feto-maternales Missverhältnis. Durch den verhältnismäßig großen Wohlstand in der zweiten Hälfte des 20. Jahrhunderts und die dadurch gewandelten Ernährungsgewohnheiten schreitet das Wachstum des Fötus oft so weit voran, dass eine natürliche Geburt von kindlicher Seite nicht mehr möglich ist.[686] Eine der häufigsten Ursachen für fetale Makrosomie, also extrem groß gewachsene Föten, ist ein erhöhter mütterlicher Blutzuckerspiegel, der sich über die Plazenta in den kindlichen Kreislauf trägt. Glukose ist ein Schlüsselstimulus für den Wachstumsprozess des Fötus. Bei einer gestörten Stoffwechsellage, die nicht rechtzeitig erkannt und engmaschig überwacht und behandelt wird, wächst das Ungeborene enorm.[687]

Es gibt zahlreiche Ursachen für makrosome Föten, die allesamt eng mit den Eigenschaften und dem Verhalten der Schwangeren zusammenhängen. In über 70 Prozent der Fälle sind Mütter Mehrgebärende und zudem im Vergleich älter. Bei vielen lag schon bei den vorausgegangenen Schwangerschaften eine Makrosomie vor.[688] Auch eine massive Gewichtszunahme der Mütter während der Schwangerschaft erhöht das Risiko für abnorm kindliches Wachstum um 2 bis 15 Prozent.[689] Ein weiterer wesentlicher Faktor für die Entwicklung einer kindlichen Makrosomie ist die verlängerte Schwangerschaftsdauer. Anders als vor dem Einsatz moderner Untersuchungstechniken lässt sich das Schwangerschaftsalter heute mit einer frühen Ultraschalluntersuchung fast auf den Tag genau bestimmen. Die Terminüberschreitung, also der Zeitraum nach dem errechneten Geburtstermin bis zur 42. Schwangerschaftswoche, oder Übertragung (ab der 42. Schwangerschaftswoche) führt in etwa 10 bis 20 Prozent aller Fälle zu makrosomen Neugeborenen. Auch ein hohes Geburtsgewicht der Mutter scheint eine entscheidende Rolle für das Geburtsgewicht des Kindes zu spielen.

Während also im 19. Jahrhundert die Ursache für die große Gefahr des Größenmissverhältnisses zwischen kindlichem Kopf und Geburtskanal in dem engen Becken der Gebärenden bestand, verursacht sie heute das Ungeborene, das aufgrund seiner schieren Größe die Geburtshilfe bei einer natürlichen Geburt vor Herausforderungen stellt. Die neue Hochphase, die der Kaiserschnitt seit längerem erlebt, kann mit diesem Phänomen in unmittelbaren Zusammenhang gebracht werden.

In den allermeisten Fällen ist ein feto-maternales Missverhältnis auch unter modernen bildgebenden Techniken nicht vorhersehbar und bleibt als dominierendes Problem in der Geburtshilfe weltweit bestehen. Ein Missverhältnis zwischen mutterlichem Becken und kindlichem Köpfchen brachte schon im 19. Jahrhundert den Geburtshelfer in eine Bredouille - und tut dies auch noch heute –, da er idealerweise eine vaginale Geburt ermöglichen sollte, sich aber vor einer etwaigen kindlichen oder mütterlichen Schädigung unter der Geburt rechtzeitig für einen Kaiserschnitt entscheiden muss. Damals wie heute birgt die natürliche Geburt extrem großer Kinder diverse Gefahren für die Mutter wie für das Kind. Während die kreißende Frau Geburtsverletzungen und Komplikationen durch eine Notfallentbindung zu befürchten hat, besteht für das Kind dabei das Risiko einer Sauerstoffunterversorgung bei verzögerter Geburt, des Steckenbleibens der Schulter (Schulterdystokie), von Verletzungen sowie, schlimmstenfalls, des Todes. Aber auch nach der Geburt ist das Risiko für die Mutter durch eine verstärkte Blutungsneigung (postpartale Hämorrhagie) erhöht, womit das Kind zwar geboren, die Risiken für die Mutter jedoch noch nicht gänzlich behoben sind.

Der Schrecken verliert den Schrecken

All diese Risiken rücken jedoch dadurch weit in den Hintergrund, dass heute ein Kaiserschnitt komplikationsarm durchgeführt werden kann. Im vorangegangenen Kapitel zu den individuellen Lebens- und Leidenswegen konnten wir anhand der akribischen Aufzeichnungen von Michaelis und Litzmann das Dilemma nachvollziehen, in dem der Geburtshelfer des 19. Jahrhunderts sich häufig befand. War das Kind noch zu retten und durfte er zu diesem Zweck einen für die Mutter mit an Sicherheit grenzender Wahrscheinlichkeit tödlich endenden Kaiserschnitt durchführen? Oder war das Kind schon verloren und durfte deshalb zur Rettung der Mutter noch im Bauch zerstückelt und dann geborgen werden? Wie aber kann es sein, dass eine Operation wie der Kaiserschnitt in nur wenigen Jahrzehnten von einem beinahe sicheren Todesurteil für die Gebärende zum Routineeingriff geworden ist? Dies ermöglichten verschiedene, voneinander unabhängige medizinische Fortschritte und Entwicklungen, die punktuell in den vorangegangenen Kapiteln immer wieder benannt wurden: die Etablierung von Asepsis und Antisepsis sowie der antibiotischen Prophylaxe und Antibiotikatherapie, die Entwicklung der Inhalationsnarkose, der Blutstillung, der sinnvolle prophylaktische Einsatz von Uterotonika (Medikamente, die die Gebärmutter sich zusammenziehen lassen und somit die Wundfläche verschließen und die postpartale Blutung reduzieren),[690] die Verbesserung des Nahtmaterials sowie der Gebrauch von sterilen Operationshandschuhen und eine evidenzbasierte, sich immer weiter verbessernden Operationstechnik des Kaiserschnittes.[691]

Mit den wachsenden Kenntnissen über Asepsis und Antisepsis überwand man bedrohliche Infektionen wie das Kindbettfieber.

Asepsis: Zustand der Keimfreiheit.

Bereits ab 1865 wurde vereinzelt mit Karbolspray beim Kaiserschnitt die Gebärmutterhöhle gereinigt. Auch das Tragen von spezieller Operationskleidung, die Desinfektion der Hände und das Sterilisieren von Operationsinstrumenten begannen in dieser Zeit.[692] Über das Vorgehen vor diesem Wandel und die revolutionären Erkenntnisse des Geburtshelfers Ignaz Semmelweis haben wir in Kapitel 5 ausführlich berichtet. Semmelweis lieferte mit seinen Beobachtungen den entscheidenden Hinweis für die Vermeidung von Infektionen. Weitere bedeutsame Beiträge leisteten Joseph Lister (1827 - 1912) und Curt Schimmelbusch mit der Einführung von Desinfektions- und Sterilisationsverfahren.[693] Auch die Mikrobiologie, die später zum eigenen Fachbereich wurde, verdankt ihre Etablierung Anti- und Asepsis.

Curt Theodor Schimmelbusch (1860 - 1895). Dt. Chirurg.

Was aber, wenn sich trotz aller Vorsicht eine Infektion nicht vermeiden ließ, sondern bekämpft werden musste?

Bei dieser Frage spielte der Medizin wie so oft der Zufall in die Hände. Der schottische Bakteriologe Alexander Fleming bemerkte 1928 nach der Rückkehr aus dem Urlaub in einer ungereinigten, durch Bakterien besiedelten Petrischale eine Schimmelpilzkultur, die ein Bakterienwachstum verhindert und Bakterien zerstört hatte. Weitere Versuche mit natürlich wachsenden Schimmelpilzkulturen führten schließlich zur Entwicklung des Penicillins, eines Medikaments, um bakteriellen Infektionen endlich wirkungsvoll zu begegnen. Das antibiotische Zeitalter brach an.

Sir Alexander Fleming (1881 - 1955). Engl. Mediziner u. Bakteriologe, Nobelpreis 1945.

Das von Fleming entdeckte Penicillin konnte aus der Pinselschimmelart Penicillium notatum isoliert werden und kommt natürlich vor.

Doch auch die Entwicklung der Labordiagnostik hatte ihren Anteil daran, die Situation für Schwangere und Ungeborene bei einem Kaiserschnitt zu verbessern. Bis ins 19. Jahrhundert hinein waren die diagnostischen Möglichkeiten noch weitestgehend auf Farb-, Konsistenz-, Geruchs- und Geschmacksanalysen der Körperflüssigkeiten beschränkt. Die Urinschau war bis ins 18. Jahrhundert in weiten Kreisen der Heilkundigen ein als seriös geltender Teil der Diagnostik. Untersuchungen des Blutes waren quasi nicht bekannt.[694] In den 1840er Jahren entstanden schließlich aber erste, wegweisende wissenschaftliche Arbeiten, die naturwissenschaftlich fundierte Analysen des Urins im gesunden und im kranken Zustand und die pathologische Physiologie des Blutes beschrieben.[695] Und auch das 1842 herausgegebene *Handbuch der angewandten medizinischen Chemie*[696] trug dazu bei, den Weg zur Etablierung einer systematischen klinischen Chemie und Laboratoriumsmedizin zu ebnen, die dann im 20. Jahrhundert zur eigenen Disziplin innerhalb der Krankenhäuser werden sollte. Vor allem die Fortschritte in der Blut- und Urinanalyse erweiterten die diagnostischen Möglichkeiten der Medizin erheblich. Die Einsatzgebiete wurden immer zahlreicher und die Nachweisgrenzen für Pathologien immer niedriger.[697] In anderen Worten: Erkrankungen konnten immer früher und mit wachsender Sicherheit erkannt werden. Auch Veränderungen des mütterlichen Zuckerstoffwechsels während der Schwangerschaft sind durch einen entsprechenden Zuckertest tabellarisch genau kalkulierbar, dadurch ergeben sich frühzeitig situationsverbessernde Therapiemöglichkeiten und die ärztliche Behandlung muss sich nicht als Reaktion auf einen verspätet wahrgenommenen Zustand beschränken. Auch ist heute eine Schwangerschaft durch ein bestimmtes Schwangeschaftshormon, das Humanchoriongonadotropin, schon nach wenigen Tagen im Blut nachweisbar.

Die operativen Möglichkeiten der chirurgischen Fachbereiche waren trotz wachsenden anatomischen Wissens, des Zugewinns pathologischer Erkenntnisse und aseptischer und antiseptischer Fähigkeiten vor allem durch die Faktoren Schmerz und Blutverlust begrenzt. Zur Betäubung wurde zunächst meist Alkohol eingesetzt.

Seit 1850 begann man über Inhalation mit Äther und Chloroform zu narkotisieren. Die kontrollierte Betäubung erleichterte es zunehmend, auch größere und schmerzhaftere Operationen durchzuführen.[698] Bis zur Etablierung der Anästhesie als eigener Fachdisziplin sowie eines eigenen Lehrstuhls sollte es in Deutschland jedoch noch bis 1953 bzw. 1960 dauern.[699]

Doch auch das fachgerechte Verschließen von Wunden war eine wichtige Fertigkeit für den Behandlungserfolg. Die ersten Überlieferungen über Wundnähte stammen schon aus vorchristlicher Zeit. Die Technik orientierte sich seit Beginn an der Stoffnaht. Als Nahtmaterial kamen unter anderem Haare von Menschen und Tieren sowie Darmsaiten zum Einsatz. Durch diese Materialien kam es jedoch regelmäßig zu Abstoßungsreaktionen und Infektionen; auch konnten die Wunden vielfach nur unzureichend verschlossen werden.[700] Erst ab etwa 1840 entstanden Verfahren, um Operationsschnitte wesentlich schonender und zuverlässiger zu nähen: mittels Catgut (biologisches Nahtmaterial), Silberdraht und Seide.[701] Die Chirurgie erhielt durch diese neuen Möglichkeiten des Wundverschlusses Zugang zu weiteren, vor allem im Inneren liegenden Körperregionen und Organstrukturen, und viele im 19. Jahrhundert beschriebenen Operationstechniken haben bis heute Gültigkeit.[702] Vor diesem Hintergrund wirkt es nahezu unglaublich, dass die bereits erwähnte Margaretha Adametz aus Wilster in Holstein zwischen 1826 und 1835 vier Mal per Kaiserschnitt entbunden wurde.

In Zusammenhang mit der Wundnaht spielen auch die Methoden der Blutstillung eine bedeutende Rolle. Die Kompression, also das Abdrücken einer Wunde, und der Kompressionsverband sind ebenfalls bereits aus Überlieferungen der Früh- und Vorgeschichte als Blutstillungsmaßnahmen bei Verletzungen bekannt. Celsus, ein römischer Enzyklopädist, und Antyllos, ein griechischer Arzt aus dem 3. und 4. Jahrhundert, beschrieben das Ausfüllen der Wunde mit Verbandstoff und die Unterbindung blutender Gefäße.[703] Die Verwendung von pflanzlichen Stoffen zur Blutstillung war eine weitere Methode, die auch heute noch in abgewandelter Form angewandt wird.[704] Seit dem 19. Jahrhundert wird für die

Albrecht Theodor Middeldorpf (1824–1868). Dt. Mediziner u. Chirurg.

Blutstillung aber vor allem elektrischer Strom verwendet. Albrecht Theodor Middeldorpf, ein Chirurg aus Breslau, veröffentlichte die erste Monographie über die sogenannte Galvanokaustik.[705] Bei diesem Verfahren wurde durch eine Zink-Platin-Batterie galvanisch erzeugter Strom in Glühhitze verwandelt, die in Form dünner Platindrähte auf chirurgischen Instrumenten platziert war. Dieser Entwicklungsschritt bildete die Grundlage der modernen chirurgischen Blutstillung. Das über elektrisch erzeugte Hitze auf Verbrennung und Zerstörung basierende Prinzip der Elektrokauterisation wurde durch die Elektrokoagulation abgelöst, bei der Wechselstrom mit hoher Frequenz durch den Körper geleitet wird und hierdurch der chirurgische Effekt entsteht.[706]

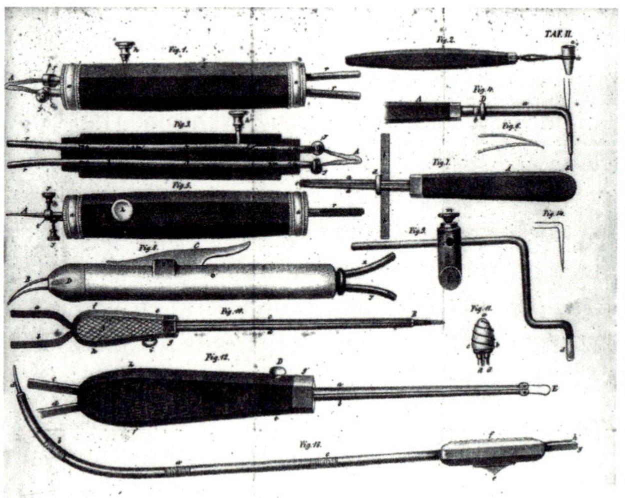

Abb. 31 Verschiedene Ausführungen von Middeldorpfs Galvanokauter (1854), der unter anderem zur Verödung von Blutgefäßen verwendet wurde.

Durch diese medizinischen Erkenntnisse und neugewonnenen Fertigkeiten bietet ein geplanter Kaiserschnitt inzwischen eine im Normalfall sichere Lösung für Mutter und Kind bei fetomaternalem Missverhältnis. In den letzten Jahrzehnten ist der Kaiserschnitt aber auch außerhalb einer vorliegenden medizinischen Notwendigkeit beliebt geworden. Untersuchungen zeigen, dass zahlreiche Kaiserschnitte elektiv durchgeführt werden, also nicht, um einem tatsächlichen ernsten medizinischen Problem zu begegnen.[707] Wie jeder Eingriff ist aber auch ein Kaiserschnitt nicht völlig ohne Risiko für Mutter und Kind: Organverletzungen, Blutungen, Aufenthalte auf Intensivstationen, Gebärmutterentfernungen, aber auch der Tod sind nur einige der möglichen Folgen auf Seiten der Mutter. Diesen gegenüber stehen Risiken für das Kind wie die Möglichkeit einer Unreife, Anpassungsstörungen, fehlender Eustress (positiver Stress) einer vaginalen Geburt oder der fehlende Kontakt des Kindes mit dem Geburtskanal und damit die ausbleibende Übertragung des schützenden mikrobiologischen Milieus der Mutter. Insbesondere Anpassungsstörungen können einen Aufenthalt auf der Intensivstation nach sich ziehen und im schlimmsten Fall tödlich enden.[708] Dank dieser medizinischen Fortschritte konnten die Eintrittswahrscheinlichkeit dieser Risiken gesenkt und die Morbidität und Mortalität bei ihrem Eintritt vermindert werden.

Trotz der genannten Risiken ist der Kaiserschnitt mittlerweile eine komplikationsarme Methode, die viele geburtshilfliche Probleme löst, bei denen beispielsweise ein Becken-Kopf-Missverhältnis vorliegt oder angenommen wird. Ob es jedoch als evolutionärer Vorteil oder Nachteil zu bewerten ist, evolutionäre Schritte medizinisch überspringen zu können (Kaiserschnitt egal bei welchem Geburtsgewicht), ist nicht leicht zu beantworten. Eine natürliche Selektion, die die Weitergabe der Gene für im Verhältnis zu große Köpfe oder im Verhältnis zu enge Becken verhindert, findet nicht mehr statt. Diese hätte den Tod von Mutter und Kind während des Geburtsvorganges bedeutet.

Hat der Mensch durch seinen Erfindergeist und medizinischen Einfallsreichtum möglicherweise den evolutionären Selektionsdruck überlistet? Mathematische Berechnungen zeigen zumindest, dass durch die regelmäßige Anwendung des Kaiserschnittes in den letzten 100 Jahren ein Anstieg des Missverhältnisses von Fötus zu Becken auf 10 bis 20 Prozent der Geburten verursacht wurde.[709] Doch das ist nur eine rein statistisch-akademische Betrachtung. In Zusammenschau aller Entwicklungen muss der Anstieg der Kaiserschnittrate als alternativlos betrachtet werden. Der medizinische Fortschritt machte den Kaiserschnitt sicherer. Ein Zurück zur natürlichen Selektion wäre mit der parallel stattfindenden generellen Verbesserung der Medizin kaum denkbar. In der täglichen Praxis jedoch wird jede Geburtshelferin und jeder Geburtshelfer jeder Mutter bei jeder Geburt die bestmögliche medizinische Versorgung zu Teil werden lassen.

Rachitische Becken

In der Zeit, in der in der Kieler Gebäranstalt die Beckensammlung angelegt wurde, war allerdings die Rachitis Hauptursache für eine Diskrepanz zwischen Geburtskanal und kindlichem Kopfumfang. Die Rachitis begleitet uns daher durch die gesamte Erzählung. Was ist aber die Rachitis in medizinischer Hinsicht eigentlich genau und wie entsteht sie?

Die Rachitis ist eine Mangelerkrankung, bei welcher die Knochen nicht ausreichend mineralisiert werden. In der Folge bleiben sie weich und bruchgefährdet. In den meisten Fällen ist ein Mangel an Vitamin D die Ursache für eine Rachitis, es kann aber auch ein Mangel an anderen für die Knochensubstanz notwendigen Mineralien wie Kalzium und Phosphat verantwortlich sein. Kalzium und Phosphat müssen im Blut des Menschen in einem ganz bestimmten Stoffwechselgleichgewicht vorliegen. Dieses sehr empfindliche Gleichgewicht wird vor allem durch die Hormone Parathormon und Calcitonin sowie Vitamin D hergestellt.

Parathormon : Ein Hormon der Nebenschilddrüse, das für die Regulation des Kalziumstoffwechsels im Körper mitverantwortlich ist.

Calcitonin : Ein Hormon der Schilddrüse, das für die Regulation des Kalziumspiegels im Blut mitverantwortlich ist.

Der größte Anteil von Kalzium und Phosphat wird im menschlichen Körper im Knochen gespeichert und kann dann nach Bedarf ins Blut freigesetzt werden. Kalzium und Phosphat werden über die Nahrung als Salze aufgenommen. Vitamin D wird für den Einbau dieser beiden Salze in den Knochen ebenso benötigt wie für ihre Aufnahme aus dem Darm und die Steuerung (Bremsung) ihrer Ausscheidung über die Niere. Ein Mangel an Vitamin D führt zu einer verminderten Aufnahme und damit zu einem verminderten Einbau der für die Stabilität notwendigen Salze in den Knochen. Dadurch wird der Knochen weicher und so können sich beispielsweise die Beckenknochen in der Folge durch das Gewicht des Oberkörpers regelrecht verformen. Der menschliche Körper stellt das notwendige Vitamin D (Calcitriol) zum Teil über einen komplexen biochemischen Mechanismus selbst her. Für einen dieser Herstellungsschritte wird die Einwirkung von ultravioletter Strahlung aus dem Sonnenlicht in der Haut benötigt. Nur ein kleiner Anteil des menschlichen Bedarfes an Vitamin D wird direkt aus der Nahrung aufgenommen, wo es vor allem in sogenannten Fettfischen vorkommt.[710]

Als Fettfisch gelten Fische, deren Muskelgewebe zwischen 10 und 30 Prozent Fettanteil hat. Sie haben einen hohen Anteil an Omega-3-Fettsäuren und Vitamin D. Bsp. Hering, Lachs, Thunfisch.

Die durch Vitamin-D-Mangel bedingte Mineralisationsstörung im Kindesalter wird nomenklatorisch Rachitis genannt. Da sich das Skelett noch im Wachstum befindet, kommt es zu einer anderen Ausprägung der Knochenveränderungen als beim ausgewachsenen Menschen, bei dem die Erkrankung als Osteomalazie bekannt ist. Bei der Rachitis dominieren belastungsabhängige Verformungen der Wirbelsäule, der langen Röhrenknochen und des Beckens.[711]

Von all diesen biochemischen Vorgängen war im 19. Jahrhundert jedoch noch nichts bekannt. Die in den 1860er Jahren allmählich Fahrt aufnehmende Ursachenforschung entwickelte sich daher zu einem äußerst langwierigen Unterfangen. Rachitis trat im 19. Jahrhundert in allen Gesellschaftsschichten und wohlgemerkt nicht etwa aus heiterem Himmel auf. Zum ersten Mal beschrieben wurde sie bereits um 1620.[712]

John Floyer (1649–1734, engl. Arzt) suchte den Grund für das Auftreten der Krankheit darin, dass die traditionelle Praxis des dreimaligen Eintauchens der Kinder bei der Taufe in der anglikanischen Kirche allmählich abgestellt wurde.

Im 19. Jahrhundert wurde sie aber zu einem solch häufig vorkommenden Phänomen, dass sich eine nähere Befassung mit ihr regelrecht aufdrängte. Im Fokus standen dabei nicht zuletzt politische Interessen: Gesunde (männliche) Arbeiter und Soldaten garantierten die Stärke des Staates.[713] So groß das Interesse an der Beseitigung der Rachitis daher prinzipiell war, so klein war es aber zunächst in Bezug auf die Wahrnehmung von Veränderungen des Bewegungsapparates in der Beckenregion von Frauen, also hinsichtlich der Konsequenzen in der Geburtshilfe. Während die Rachitis als solche in der Medizin zur Mitte des 19. Jahrhunderts insgesamt als drängendes Problem erkannt worden war, befassten sich mit dem rachitischen Becken fast ausschließlich Geburtshelfer und Anatomen. Als einer der Wenigen widmete sich der zweite Urheber der Kieler Beckensammlung und Leiter der dortigen

Geburtshilfe — Säuglingssterblichkeitsrate um 1600 bei 25%

1 Nachhaltiger Blick in den Körper

Mit der Erfindung des Buchdruckes und der Etablierung von Obduktionen konnte anatomisches Wissen generiert und weitergegeben werden.

Es differenzierten sich die Fachbereiche Anatomie, Pathologie, Innere Medizin.

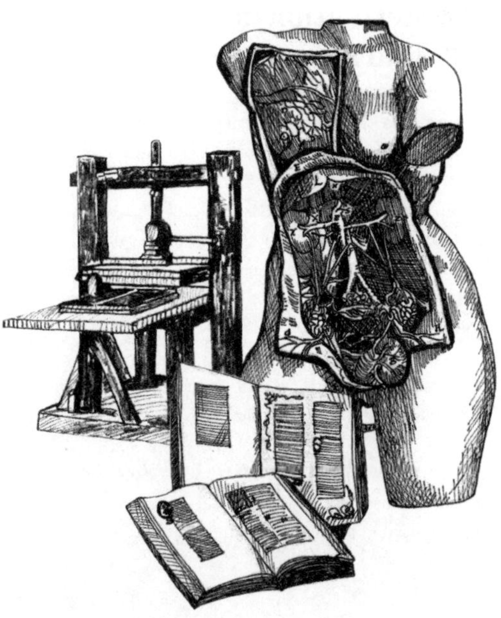

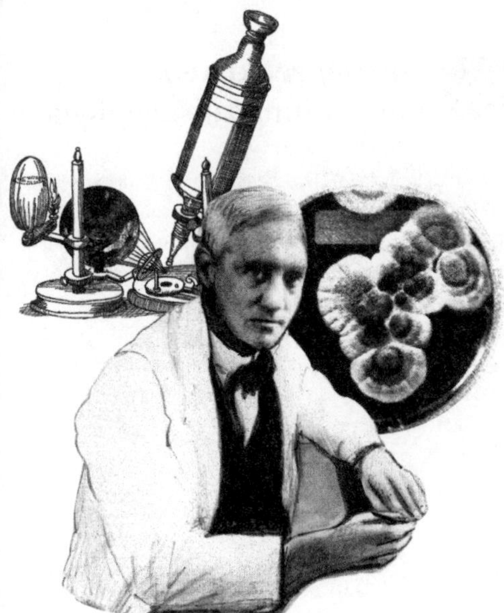

2 Detaildarstellung, Vergrößerung und Verallgemeinerung

Die Erfindung des Mikroskopes (ca. 1600) und die Etablierung der Epidemiologie als Wissenschaft (19. Jahrhundert) waren wichtige Meilensteine in der Entwicklung der Medizin. Beide bewirkten eine deutliche Verbesserung der medizinischen Versorgung der Bevölkerung.

Es differenzierten sich die Fachbereiche Mikrobiologie, Virologie, Infektionsepidemiologie sowie Pharmakologie und Toxikologie heraus.

Einflüsse der zeitlich überlappenden Weiterentwicklung anderer Fachbereiche mit Schnittmenge zur Geburtshilfe.

3 Revolution der Chirurgie und ihres Umfeldes

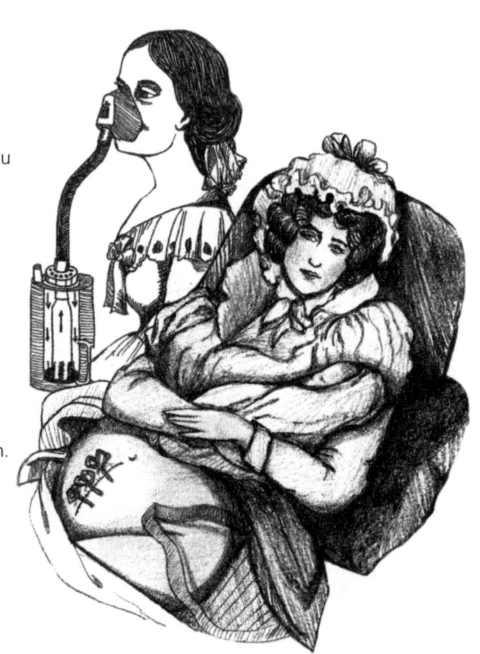

Chirurgische Maßnahmen wurden immer sicherer. Hierzu trugen unter anderem die konsequente Anwendung der A- und Antisepsis sowie der Sterilisation bei. Aber auch die Entdeckung des Antibiotikums, das Tragen von Operationshandschuhen, die Verwendung von Nahtmaterial und die medizinische Anwendung von elektrischem Strom waren für die Weiterentwicklung unabdingbar.

Patienten konnten jetzt tief und schmerzfrei narkotisiert und postoperativ intensivmedizinisch überwacht werden.

Es differenzierten sich die Fachbereiche der Chirurgie mit schrittweiser Subspezialisierung sowie das Fach Anästhesie und Intensivmedizin.

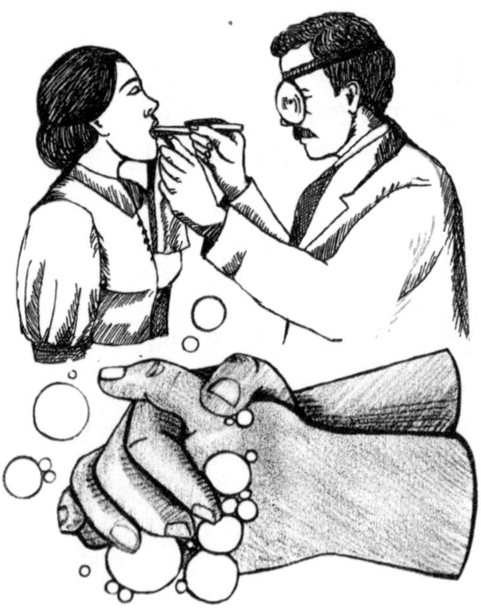

4 Von der reaktiven Behandlung zur Prophylaxe

Die (heute digitale) Datenerfassung der Wirksamkeit von Prophylaxemaßnahmen, wie Händewaschen oder Desinfektion, und ihr präventiver Einfluss auf Krankheiten bildete die Grundlage von bisher unmöglichen allgemeingültigen Schlussfolgerungen.

Es differenzierten sich die Fachbereiche Öffentliches Gesundheitswesen sowie Hygiene- und Umweltmedizin heraus.

5 Analyseverfahren auf Molekülebene

Immer detailliertere Erkenntnisse auf Organebene, auf Zellebene und auf Teilchenebene eröffneten der Medizin bisher unbekannte Diagnose- und Behandlungsmöglichkeiten. Therapien wurden spezieller, sicherer und indivualisierbar.

Es differenzierten sich die Fachbereiche Physiologie, Biochemie und Laboratoriumsmedizin heraus.

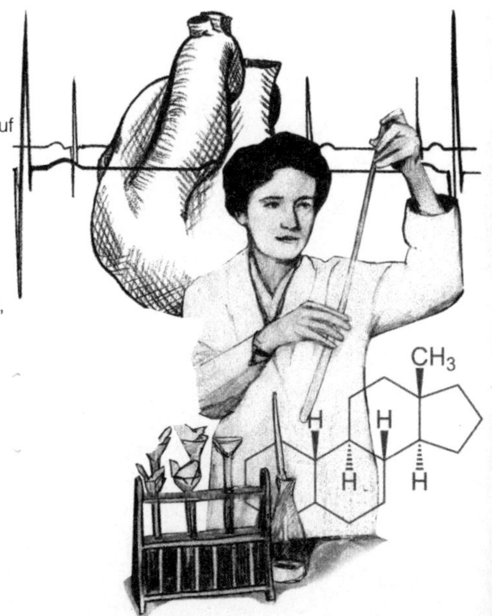

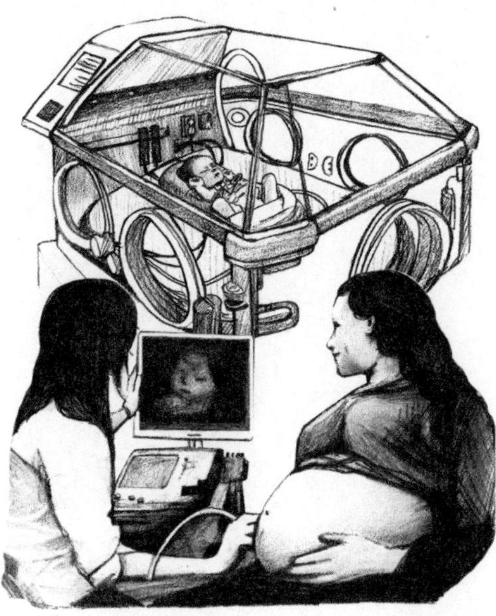

6 Technisierung der Medizin

Radiologische bildgebende Untersuchungen und humangenetische Analysen wurden alltagstauglich, Vorsorgemaßnahmen und vorgeburtliche Planungen hielten Einzug in den Insitutionsalltag.

Nachgeburtlich ermöglichte die Etablierung der intensivmedizinischen Neugeborenenbehandlung auc das Überleben unreifer, kranker und geschädigter Kinder.

Es differenzierten sich die Fachbereiche Radiologie, Humangenetik, Kinder- und Jugendmedizin heraus.

Gebäranstalt Litzmann der Angelegenheit in großer Ausführlichkeit.[714] In dieser Zeit begann die geburtshilfliche Forschung zwischen vererbten Prädispositionen, Entwicklungsstörungen, übermäßiger Anstrengung im Entwicklungsalter und der Folge von Störungen des Knochenaufbaus, der Rachitis, zu unterscheiden. Rachitisch bedingte enge Becken standen bei diesen Forschungen ihres häufigen Vorkommens wegen im Vordergrund. Schritt für Schritt wurden von den forschenden Ärzten Ernährungsmangel und vor allem mangelndes Sonnenlicht sowie hygienische Mängel und schwere körperliche Arbeit als zentrale negative Einflüsse identifiziert. Das gleichzeitige Auftreten dieser Phänomene wurde vor allem bei Personen mit niedrigem sozialen Status festgestellt.

Berichte über eine stark vermehrte Ausbreitung der Rachitis stammten vor allem aus Großstädten wie London, Paris, Berlin oder Dresden. In solchen großen Städten waren bis zu 45 Prozent der Kinder in den ersten Lebensjahren an Rachitis erkrankt.[715] Bekannt war, dass die Erkrankten, die als Patientinnen und Patienten in die Kliniken kamen, fast alle der armen gesellschaftlichen Klasse angehörten.[716] Der Kinderarzt Robert Küttner (1809 - 1886) aus Dresden führte 1856 aus, dass jedes vierte Kind in Dresden ein rachitisches sei.[717] Die Ursache für die Rachitis blieb zunächst im Dunkeln und führte zu zum Teil heute grotesk anmutenden Theorien. Einer von Küttners Erklärungsansätzen hierfür war die körperliche Beschaffenheit der Dresdner, die durch eine Vermischung slavischer und germanischer Stämme entstanden sei. Mit seiner These, Rachitis beruhe *„auf dem Mangel an Raçe“*[718], lag Küttner jedoch nicht richtig.

Zahlreiche Theorien der direkten oder indirekten Vererbbarkeit kamen auf. Der Prager Professor für Kinderheilkunde Gottfried Ritter von Rittershain etwa postulierte, dass *„die directe Uebertragbarkeit des Rachitismus als solchen von Eltern auf Kind in vielen Fällen gar nicht geläugnet werden könne.“*[719] Damit hatte er wohl Recht, aber dies lag daran, dass in Unterschichtsfamilien geborene Kinder im 19. und frühen 20. Jahrhundert kaum eine Möglichkeit hatten, ihre soziale Lage zu verbessern und so ihrerseits ihren

Gottfried (Bohumir[us] Ladislaus) Ritter von Rittershain (1820 - 1883).

Kindern eine gesündere Umgebung zu bieten. Nicht die Rachitis war erblich, sondern die Lebensumstände und die Armut waren es.

In Verbindung mit dem Auftreten in frühester Kindheit wurde von der Wissenschaft vielfach rückgeschlossen, dass entweder die Krankheit selbst oder aber eine entwickelte Anlage zu dieser mit auf die Welt gebracht würde.[720] Aber auch Umweltfaktoren waren Gegenstand der wissenschaftlichen Diskussion. Die prekären Lebensverhältnisse der unteren Gesellschaftsschichten waren für die Wissenschaft als Ursache vieler Erkrankungszustände ausgemacht. Der Schweizer Arzt Johann Jakob Guggenbühl beschrieb in Bezug auf den Kretinismus mit lebhaften Worten die Eindrücke, die zu einer solchen Einschätzung führten: „*Kein frisches Lüftchen durchstreicht die Gemächer, der gräßlichste Gestank ist den Leuten ein wahrer Lebensbalsam; kein Sonnenstrahl kann sie erleuchten, da die ohnedies kleinen Fenster vor Schmutz ganz undurchsichtig und obendrein meist mit Papier verklebt sind. Die Stuben sind so feucht, daß Cryptogamen an den Wänden gedeihn, dazu mit unsaubern Kleidern und was sonst noch stinkt behangen, so daß ein Gifthauch den Raum erfüllt, der mich* [...] *mehrfach zum Erbrechen reizte.*“[721]

Johann Jakob Guggenbühl (1816–1863). Schweizer Arzt, Pionier der Behindertenhilfe.

Cryptogamen meint hier Niedere Pflanzen wie Algen, Moose, Flechten.

Erinnerungen an Franz Rehbeins Schilderungen der Wohnungen in Schleswig-Holstein werden wach.

In Bezug auf die Rachitis wurden neben Störungen der allgemeinen Ernährung vor allem klimatische Verhältnisse und sonstige regionale Eigenheiten wie smogverpestete Luft in Ballungszentren diskutiert. Die jahreszeitlichen Schwankungen mit höheren Erkrankungsraten im Frühling als im Herbst wurden zwar erkannt, konnten aber zunächst nicht in einen größeren Deutungszusammenhang gestellt werden. Ebenso beschrieb man zwar die Smogbelastung als Problem, konnte aber die Abschirmung der UV-Strahlung in Städten vor allem mit Tal- und Kessellagen nicht als Ursache herausfiltern. Ein Mangel an atembarer Luft in den Städten, in denen aufgrund fehlender Abwassersysteme oft ein unerträglicher Gestank herrschte, war ebenfalls als Ursache des Problems im Gespräch. In anderen Theorien wurden das Hinzufüttern zur Muttermilch und die gemischte Ernährungsweise der Kinder in einem zu frühen Lebensabschnitt, zum Teil mit vollständiger Entbehrung der Muttermilch, für die Rachitis verantwortlich gemacht. All diese Beobachtungen erklärten der Wissenschaft aber nicht das Vorkommen von Rachitis auch in der Oberschicht.

Ritter von Rittershain vermutete in seiner wichtigen Studie zum Thema, dass die Rachitis nicht allein durch schädliche Einwirkungen auf die Knochen erklärbar sei, sondern dass pathologische Einflüsse auf den Organismus im Ganzen im Hintergrund stehen und auch die Ernährung von Bedeutung sein müsse.[722] Auch dies blieb aber zu jenem Zeitpunkt noch bloße Spekulation. Das Tappen im Dunkeln war für die Wissenschaftler des 19. Jahrhunderts offenbar frustrierend. So schrieb der Geburtshelfer Ferdinand Adolf Kehrer, der später für wesentliche Weiterentwicklungen der Kaiserschnitttechnik berühmt werden sollte, in Bezug auf das rachitische Becken 1873: „*Erkennen wir es offen an, dass wir mit unsren seitherigen Mitteln zwar manchen wahrscheinlich richtigen Gesichtspunkt gewonnen haben, dass aber nur Weniges in naturwissenschaftlichem Sinne als bewiesen zu erachten ist.*“[723] Mittels einer Analogie zu den Geisteswissenschaften führte er dem Lesepublikum vor Augen, wie sich diese Situation anfühlte: „*Das ist etwa so, als wenn ein Historiker eine geschichtliche Thatsache ohne genaue Kenntnis ihres Entwickelungsganges auf eine oder die andere Ursache nach Wahrscheinlichkeitsgründen zurückführen wollte.*“[724]

Ferdinand Adolf Kehrer (1837–1914). Dt. Gynäkologe.

Wenn auch ohne genaue Kenntnis der Ursache eine Prophylaxe und Behandlung schwierig erschien, machten die Wissenschaftler dennoch Vorschläge. Im 326 Seiten umfassenden Werk zur Pathologie und Therapie der Rachitis von Gottfried Ritter von Rittershain befassen sich insgesamt 15 Seiten mit der Therapie. Das allein lässt tief in den Wissensstand des Jahres 1863 blicken. An Prophylaxe empfahl der Autor den Schwangeren Körperbewegung, eine roborierende, das heißt kräftigende Diät mit Bier und Wein, frische Luft, die Vermeidung deprimierender Gemütsaffekte sowie bequemes Reisen und Ortsveränderungen. Für Neugeborene sei das beste Verhütungsmittel das Stillen in den ersten sechs Lebensmonaten und der Verzicht auf alle ergänzenden Nahrungsmittel.

Inwieweit diese Ideen, die ja tatsächlich bei Einhaltung auch den Vitamin D-Stoffwechsel positiv beeinflussen, zur Eindämmung der Rachitis beitrugen, ist statistisch nicht nachvollziehbar. Wie bereits weiter vorne erwähnt, gab es jedoch ein Mittel, das im späten 19. Jahrhundert Abhilfe versprach: Lebertran. Ursprünglich als allgemeines Stärkungsmittel eingesetzt, war den Wissenschaftlern die konkrete biochemische Wirkung des Lebertrans zwar unbekannt, der heilende Effekt, der in Bezug auf die Rachitis wahrgenommen wurde, aber war beachtlich. Die wesentlichen bereits bekannten Inhaltsstoffe waren Fett, Jod und Brom. Ein kausaler Zusammenhang damit, was nach dem Stand der Forschung die Ursachen für Rachitis waren, ergab sich aus diesen Stoffen nicht, doch rechtfertigte sich der Einsatz durch den Therapieerfolg.[725]

Ein verbreitetes, volkstümliches Mittel war der Lebertran, der Kindern ab den 1920er Jahren regelmäßig zur Rachitisprophylaxe gegeben wurde.

Neben dem Lebertran waren frische Kost, Licht-, Luft- und Bäderbehandlungen als Therapievorschläge gegen die Rachitis im späteren 19. Jahrhundert weithin anerkannt. Die Schwierigkeit bestand aber in einer flächendeckenden Anwendung. Lebertran war teuer und schwer zu beschaffen, frisches Gemüse und Fleisch waren rar und der Zugang zu Licht und Luft in einer Großstadt war nur während der Sommerzeit ausreichend gewährleistet, wie Kurt Huldschinsky noch 1919 monierte. Besonders besorgt war der Berliner Kinderarzt um die unterprivilegierten Gesellschaftsschichten, für die ein Aufenthalt am Meer oder in den Bergen nicht denkbar war. Um Abhilfe zu schaffen, entwickelte Huldschinsky eine künstliche Höhensonne mit einer Quarzquecksilberlampe und bestrahlte damit schwer rachitische Kinder. Bereits nach

Kurt Huldschinsky (1883–1940). Dt. Kinderarzt.

14-tägiger Anwendung bemerkte er einen Rückgang der Muskelschlaffheit sowie eine zunehmende Vitalität und Anteilnahme der Kinder. Zur Messbarkeit des Behandlungserfolges fertigte er regelmäßig Röntgenaufnahmen an (siehe Abbildung unten). Das Ergebnis zeigte einen Rückgang der kalkarmen, durchlässigen Knochen sowie einen eindrücklichen Neuaufbau des geschädigten Knochens. Besonders beeindruckte den Kinderarzt, dass sich auch das Röntgenbild der gegenüberliegenden Seite normalisierte, obwohl er nur eine Hand bestrahlte.[726]

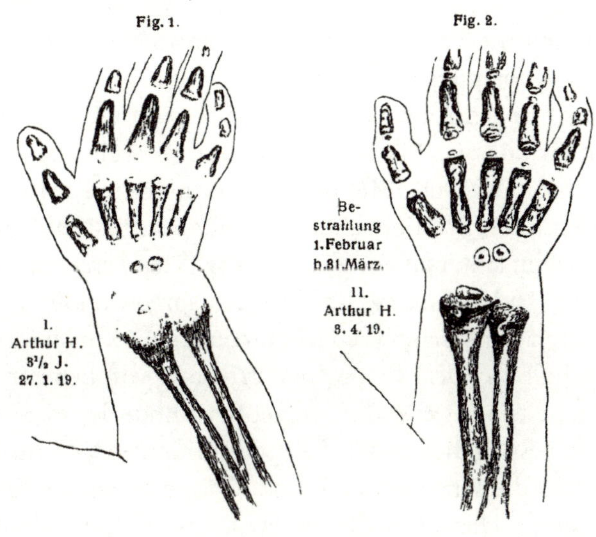

Abb. 32 Röntgenaufnahme zweier Hände, links kalkarmer Knochen und rechts mit Kalkablagerung nach künstlich applizierter Höhensonne über zwei Monate.

Zu der Zeit als Hudschinsky forschte, war das Wissen über Vitamine noch recht spärlich. Im Jahr 1913 wurden sie zwar mit großen Buchstaben des Alphabets benannt (erst die Vitamine A, B, C, D, später folgten die Vitamine E und K), aber über ihre Existenz war nicht viel mehr bekannt, als dass es sie geben müsse. Der Professor für Kinderheilkunde Erwin Schiff stellte 1922 fest: „*Die Isolierung der Vitamine ist bisher nicht gelungen. Wir schließen auf ihre Gegenwart aus ihren Wirkungen.*"[727] Hilfreich waren außerdem

Erwin Schiff (1891–1971). Dt.-ungar. Arzt und Pädiater.

die Fortschritte der Biochemie und der Labormedizin. Mit ihrer Hilfe konnte man zeigen, dass bei Rachitis im Blutserum der Gehalt bestimmter Phosphate zu niedrig war. Nach der Heilung normalisierte sich der Wert wieder. In den 1920er Jahren entdeckte schließlich Adolf Windaus, dass ein Provitamin (eine Vorstufe von einem Vitamin, das im Körper in ein Vitamin umgewandelt wird), nämlich Ergosterin, durch die Bestrahlung mit ultravioletten Strahlen in Vitamin D umgewandelt werden kann. Damit war ein wahrer Meilenstein in der Bekämpfung von Vitaminmangelerkrankungen wie der Rachitis erreicht.[728] Windaus erhielt unter anderem für seine Forschungen mit dem antirachitischen Vitamin D 1928 den Nobelpreis für Chemie.[729]

Adolf Otto Reinhold Windaus (1876–1959). Dt. Chemiker.

Bis zum Beginn der 1930er Jahre stand das Wissen über die Rachitis auf vier Säulen: der Vitaminforschung, dem beobachtbaren positiven Effekt der ultravioletten Strahlen, tierexperimentellen Studien über die Rachitisentstehung sowie biochemischen Untersuchungen an erkrankten Personen. Infolge der Arbeiten Huldschinskys hatte dementsprechend schon in den 1920er Jahren künstliches UV-Licht Einzug in die kinderärztlichen Praxen gehalten. Auch die positive Wirkung von Lebertran war zu diesem Zeitpunkt allgemein akzeptiert. Ende der 1930er Jahre gelang schließlich die künstliche Produktion von Vitamin D. Als erste stellten die Firmen Merck und IG Farben das Medikament Vigantol her.[730] Dies alles führte dazu, dass sich die Häufigkeit und die Schwere des Krankheitsbildes endgültig veränderten.[731] Wirtschaftlich schwierige Zeiten wie die fünf bis zehn Jahre nach dem Zweiten Weltkrieg führten zwar aufgrund von Nahrungsmittelknappheit auch zu einem Vitaminmangel mit kurzfristigem Neuanstieg der Rachitiserkrankungen.[732] Aber im Grunde war die „große" Zeit der Rachitis vorbei. Und damit änderte sich auch das Wesen der Geburtshilfe.

Das Auftreten der inzwischen meldepflichtigen Erkrankung im 21. Jahrhundert ist verschwindend gering. Auszugehen ist von weniger als 400 Fällen pro Jahr in Deutschland. Diese betreffen in der Regel Kinder, die nicht die kinderärztliche Vorsorge in Deutschland durchlaufen und daher keine Vitamin D-Prophylaxe erhalten haben.[733] Das Auftreten schwerer organischer und knöcherner Folgeschäden ist inzwischen in Deutschland eine absolute Seltenheit.

Sterblichkeiten

Einer der Impulse für den Übergang von der vorwissenschaftlichen Geburtshilfe zur Geburtsmedizin lag, wie erwähnt, in der hohen Rate an Mütter- und Säuglingssterblichkeit sowie dem hohen Anteil an Totgeborenen im 19. Jahrhundert. Dies war in Europa und darüber hinaus ein flächendeckendes Problem. Schwangerschaften und Geburten waren riskante Ereignisse im Leben einer Frau, und Störungen der Schwangerschaft oder Störungen der Geburt waren, wie wir auch in diesem Buch schon vielfach sehen konnten, für Mutter und Ungeborenes lebensbedrohlich. Die Möglichkeiten von Ärzten und Hebammen, vorbeugend oder therapeutisch einzugreifen, waren sehr beschränkt. Geburtshilfe wurde noch über das gesamte 19. Jahrhundert hinweg vor allem reaktiv ausgeübt, man reagierte also auf unmittelbare Ereignisse. Die gegen Ende des Jahrhunderts beginnende systematische Erhebung von Sterblichkeitsraten war wertvoll, denn sie offenbarte die Schwäche der geburtshilflichen Praxis in ihrem vollen Ausmaß.

Als ***Müttersterblichkeitsrate*** wird das Risiko einer Mutter bezeichnet, aufgrund einer Komplikation während der Schwangerschaft oder der Geburt zu versterben. In Deutschland lag die mütterliche Sterblichkeit ähnlich wie in den anderen Industrieländern am Ende des 19. Jahrhunderts zwischen 300 und 500 gestorbenen Müttern je 100.000 Lebendgeborenen. Die Zahl der Mütter, die bei Geburten nicht-lebender Kinder verstarben, lässt sich nicht mehr sicher nachvollziehen. Mit Ausnahme der Zeit der Weltwirtschaftskrise und der beiden Weltkriege ging die Müttersterblichkeit durch flächendeckende Vorsorgeprogramme, die Einführung von Mutterschutzrichtlinien und eine bessere medizinische Betreuung in der Schwangerschaft und unter der Geburt seither stetig zurück. In der Gegenwart sprechen wir über Zahlen auf einem sehr niedrigen Niveau von weniger als vier gestorbenen Müttern je 100.000 Lebendgeborenen[734] (Verlauf siehe Abb. unten).

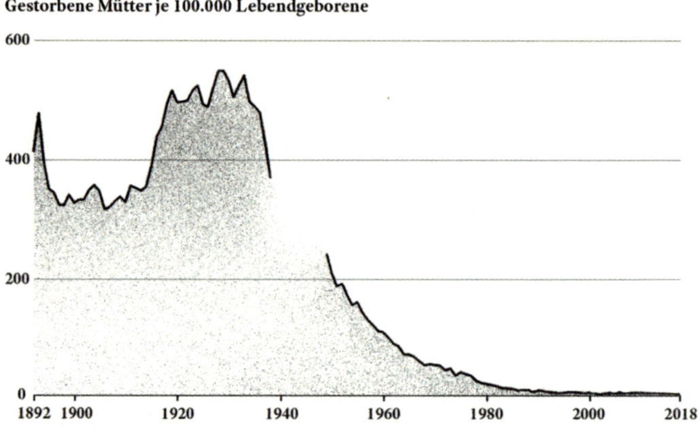

Abb. 33 Verlauf der mütterlichen Sterblichkeitsziffer je 100.000 Lebendgeborene, erfasst zwischen 1892 und 2018 (Datenquelle: Statistisches Bundesamt).

Parallel zu der sich verbessernden Sicherheit für die Mütter in der Schwangerschaft und unter der Geburt hat auch die stetige Weiterentwicklung der Versorgung von Neugeborenen deren Prognose positiv verändert. Ein Kind gilt als *Lebendgeburt*, wenn nach der Geburt und nach Trennung vom Mutterleib entweder ein Herzschlag, ein Puls in der Nabelschnur oder eine natürliche Lungenatmung nachweisbar ist. Wiegt ein Kind über 500 Gramm und weist keines der genannten Merkmale auf, wird von einer *Totgeburt*, bei unter 500 Gramm von einer *Fehlgeburt* gesprochen.[735] Bis zum Ende des 19. Jahrhunderts endeten etwa 40 von 1.000 Geburten in einer Totgeburt. Während um 1870 rund ein Viertel aller Neugeborenen innerhalb des ersten Lebensjahres starb, waren es 1938 noch 60 von 1.000 Lebendgeborenen. In den Kriegs- und Nachkriegsjahren stieg die Säuglingssterblichkeitsrate (sie umfasst alle lebendgeborenen Kinder, die innerhalb des ersten Lebensjahres versterben) zwischenzeitlich kurzfristig an. Heute sterben in Deutschland nur noch etwa drei von 1.000 Lebendgeborenen im ersten Lebensjahr. Damit ist der Anteil der Säuglingssterblichkeit am gesamten Sterblichkeitsniveau nur noch marginal. Abgesehen von den Kriegsjahren verminderte sich auch die Rate der Totgeborenen kontinuierlich bis auf ein heutiges Level von circa vier pro 1.000 Geburten in Deutschland.[736]

Die Säuglingssterblichkeitsrate gilt als empfindlicher Indikator für den Gesundheitszustand einer ganzen Bevölkerung. Sozioökonomische Veränderungen wie gesellschaftliche Krisen, aber auch medizinische Maßnahmen, wie die Etablierung einer neuen Methode oder eines Medikaments, beeinflussen diese Rate.[737] Die Gründe für den kontinuierlichen Rückgang der Säuglingssterblichkeit seit dem späten 19. Jahrhundert liegen sowohl in verbesserten Lebens- und Arbeitsbedingungen als auch in verbesserter Ernährung und Hygiene der Mütter, sodass die Kinder während der Schwangerschaft in ihrer Entwicklung weitestgehend unbeeinträchtigt blieben und die sogenannten erworbenen Risiken abnahmen.

> Die Anzahl der Totgeborenen ist seit den 1990er Jahren verschwindend gering, machte jedoch bis Anfang des 20. Jahrhunderts noch einen wesentlichen Faktor aus.

Darüber hinaus verbesserten sich Säuglingspflege und medizinische Möglichkeiten in der Neonatologie, dem Fachbereich, der sich speziell mit der Behandlung von Frühgeborenen oder kranken Neugeborenen befasst, stetig.

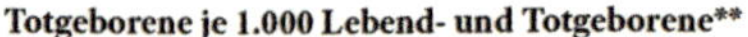

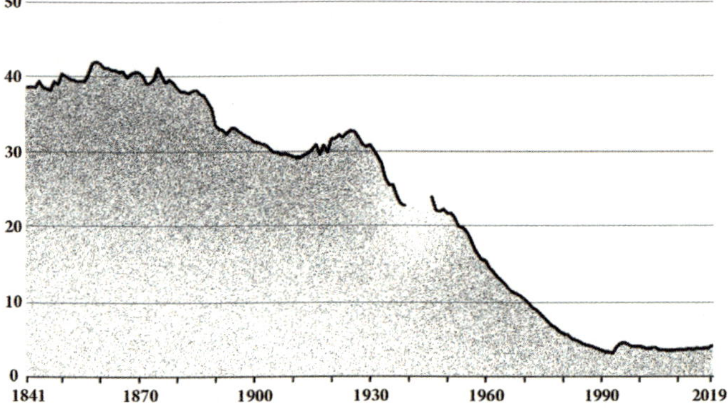

Abb. 34 Totgeborene je 1.000 Lebend- und Totgeborene, differenziert aufgetragen von 1841 bis 2019 (Datenquelle: Statistisches Bundesamt).

Heute haben zu früh geborene, kranke oder nach der Geburt behandlungsbedürftige Neugeborene zumindest in Industrieländern fast uneingeschränkten Zugang zu modernster medizinischer Versorgung. Auch dadurch konnte die Säuglingssterblichkeit in Deutschland seit Ende des 19. Jahrhunderts erheblich gesenkt werden.[738]

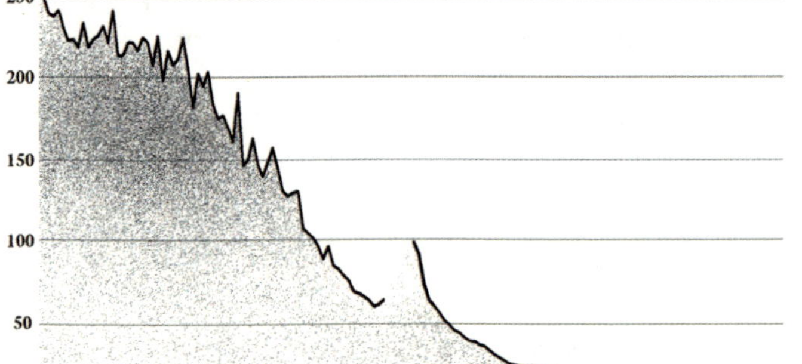

Abb. 35 Säuglingssterblichkeit differenziert aufgetragen von 1872 bis 2019, immer bezogen auf je 1.000 Lebendgeborene (Datenquelle: Statistisches Bundesamt).

Kindliche und mütterliche Risikofaktoren heute

Zu den mütterlichen Risikofaktoren zählten früher wie heute angeborene Fehlbildungen des knöchernen Skelettes, Stoffwechselstörungen, psychische Faktoren oder ernährungs- und medikamentös bedingte Einflüsse. Kindliche Faktoren sind genetisch determinierte und im Mutterleib entwickelte Fehlbildungen, stoffwechselbedingte Schwierigkeiten, die der Fötus bereits intrauterin, also im Mutterleib trägt, Versorgungsprobleme über die Plazenta und das mütterliche Gefäßsystem, schädliche Substanzen und Infektionen.

Durch die Möglichkeit, inzwischen viele bekannte Risikofaktoren gezielt zu behandeln und damit einige davon vollkommen auszuschalten, hat sich das Risiko bei Geburten in den letzten Jahrzehnten deutlich verschoben. Ein Beispiel hierfür sind Paare, die im 21. Jahrhundert Kinder bekommen können, die früher kinderlos geblieben wären. Dies geht auf die Bezwingung vieler medizinischer Hürden, beispielsweise mütterlicher Stoffwechselstörungen (wie Diabetes mellitus oder Autoimmunkrankheiten) oder mütterlichen Über- oder Untergewichts zurück. Inzwischen können auch Frauen im fortgeschrittenen Alter schwanger werden, ebenso Menschen mit Schwierigkeiten bei der Empfängnis durch die zunehmenden Möglichkeiten reproduktionsmedizinischer Maßnahmen.

Mit einer Ausweitung des Kreises der Frauen, die überhaupt schwanger werden können, verschiebt sich aber auch das Risikoprofil von Schwangeren. Insbesondere durch das höhere Alter bei der ersten, aber auch den folgenden Schwangerschaften nehmen bestimmte Probleme zu, wie beispielsweise Herz-Kreislauferkrankungen, Übergewicht, Autoimmunerkrankungen oder Tumorerkrankungen.[739] Medizinische Errungenschaften und die dadurch verbesserten Möglichkeiten, schwanger werden zu können, werfen aus evolutionärer Perspektive Fragen auf. Mütter mit engem Becken oder feto-maternalem Missverhältnis konnten sich bis zur Etablierung einer sicheren Kaiserschnittentbindung kaum fortpflanzen, also ihre Gene nicht weitergeben. Diese Mütter, und oft auch die Kinder, starben bei der Geburt. Vererbbare Prädispositionen, also Veranlagungen gegenüber einer Krankheit, die zu problematischeren Geburten führen, wurden somit kaum vererbt. Durch die Erweiterung der medizinischen Möglichkeiten entstehen folglich neue Herausforderungen. Wie wird die Evolution mit diesen umgehen?

Beobachten lässt sich jedenfalls schon heute eine erneut gestiegene Bedeutung des feto-maternalen Missverhältnisses. In der Summe ist es für 65 Prozent der sogenannten verzögerten Geburtsverläufe verantwortlich.[740] Da ein verzögerter Geburtsverlauf wiederum Ursache von 8 bis 30 Prozent des weltweiten mütterlichen Versterbens ist, muss er als eines der führenden Probleme der gegenwärtigen Geburtshilfe gelten. Eine verzögerte Geburt bedeutet, dass sich der Zeitraum vom Beginn des Geburtsvorgangs bis zur Eröffnung des Muttermundes und der Austreibung der Frucht, also des Kindes, verlängert und so eine Verzögerung entsteht. Eine solche Verzögerung der Geburtsphasen erhöht das geburtshilfliche Risiko für Mutter und Kind.

Risiken sind beispielsweise
für die Mutter vor allem:

- ausgedehntere geburtshilfliche Verletzungen
- verstärkte postpartale Blutungen
- spätere Inkontinenzen und Beckenbodensenkungen

Für das Kind beispielsweise:

- Risiko der verminderten Sauerstoffversorgung und Schädigung
- Risiko für Infektion unter der Geburt
- Erhöhtes Risiko für die Notwendigkeit einer Zange/Saugglocke
- Erhöhtes Risiko bei spätem Kaiserschnitt

Die verzögerte Geburt ist der Hauptgrund für einen Kaiserschnitt oder eine vaginal operative Entbindung, also eine Entbindung mit Saugglocke oder Zange.

Vaginal-operative Entbindung: Saugglockengeburt oder Zangengeburt. Diese ist notwendig, wenn die Geburt aufgrund mütterlicher oder kindlicher Risiken dringlich ist, der Zeitpunkt für einen Kaiserschnitt jedoch bei schon zu tief im Becken befindlichem Kind überschritten ist.

Weitere Folgeerscheinungen sind die Uterusruptur, das Zerreißen der Gebärmutter während der Geburt aufgrund eines Missverhältnisses zwischen Wehenkraft und Stabilität der Gebärmuttermuskulatur, Geburtsverletzungen, aufsteigende Infektionen sowie als Spätfolgen Senkungsprobleme und Fistelentwicklungen, also Verbindungen zwischen mehreren Organen oder Organen und der Körperoberfläche. All diese möglichen Effekte eines verzögerten Geburtsverlaufs können schlimmstenfalls zum Tod führen und tragen damit zur Sterblichkeitsrate von Mutter und Kind bei.

Die verzögerte Geburt ist komplex (s.o.). Bei zu langer Verzögerung steigen die Risiken für Mutter und Kind. Früher war die Überwachbarkeit schwierig unter der Geburt, es gab keinen prophylaktischen Antibiotikaschutz etc. Aber eine der Hauptursachen für die Verzögerung ist eben das Missverhältnis.

Wagt man einen Blick über den Tellerrand der Industriestaaten des globalen Nordens hinaus, so muss man konstatieren, dass weder das 20. noch das 21. Jahrhundert die Schrecken der Geburt tatsächlich global bannen konnten. In einigen Ländern mit weniger effektiver medizinischer Versorgung liegt die mütterliche Sterblichkeitsrate noch immer bei über 1.000 pro 100.000 Geburten und ist damit nicht nur aus unserer westlichen Sicht dramatisch hoch. Geschichten wie diejenigen der Frauen hinter der Kieler Beckensammlung mögen in Deutschland und den Regionen der sogenannten ersten Welt der fernen Vergangenheit angehören. In vielen benachteiligten Ländern der Erde sind sie indes nach wie vor Realität.

Michaelisraute

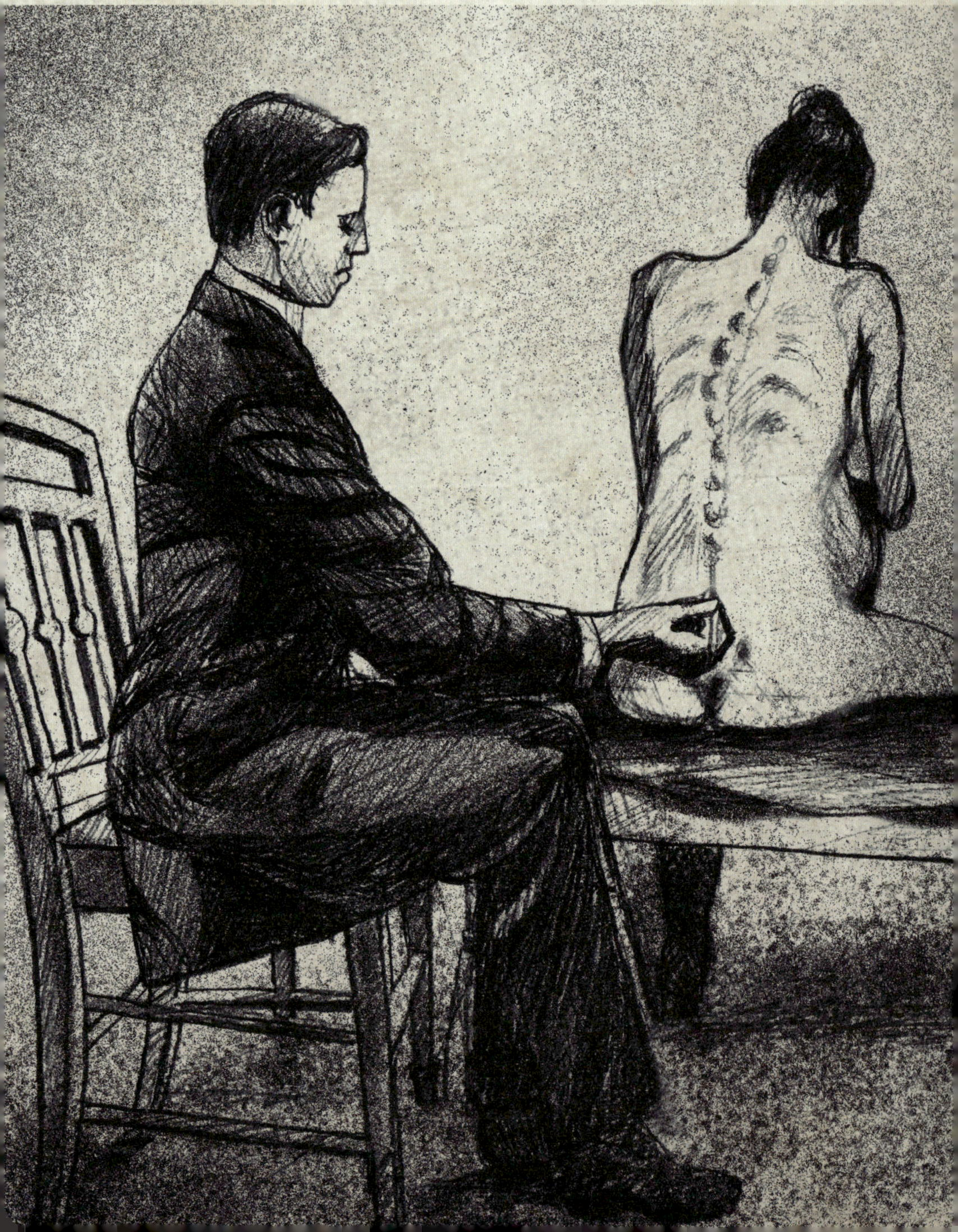

11.

Schwanger gestern und heute

Historische Diagnostik

Das geburtshilfliche Problem des engen Beckens hat seinen Ursprung nicht im 19. Jahrhundert. Beschreibungen ähnlicher, für eine natürliche Geburt ungünstiger Beckenanomalien sind schon aus dem Alten Ägypten überliefert und finden sich im Laufe der Jahrhunderte immer wieder. Doch geriet das enge Becken, wie wir im vorangegangenen Kapital erläutert haben, im 19. Jahrhundert mit der fortschreitenden Etablierung der akademischen Geburtshilfe und der Medikalisierung von Schwangerschaft und Geburt verstärkt in den Fokus der medizinischen Forschung.

Wie Schwangerschaften und Geburten vor ihrer Medikalisierung durch männliche Geburtshelfer und der Etablierung von Gebäranstalten gemeinhin verstanden und betreut wurden, haben wir in Kapitel 4 beschrieben. Bei diesen Vorgängen übernahmen erfahrene ältere Frauen und Hebammen die führende Rolle bei der Geburtsbegleitung. Ein alternativer Entbindungsweg bei einem vorliegenden Missverhältnis zwischen kindlicher Köpfchengröße und mütterlichem Becken war nicht Teil des geburtshilflichen Repertoires der Wehmütter. Langwierige vergebliche Geburtsprozesse wurden schließlich oftmals traumatisch und traurig gelöst, indem das häufig schon tote Kind noch im Uterus zerstückelt und dann extrahiert wurde. Wurden Chirurgen in aussichtlosen Situationen hinzugerufen, blieb als einzige Option, um zumindest die Chance zu haben, Mutter und Kind zu retten, die Durchführung eines Kaiserschnittes. Beide Eingriffe, die Zerstückelung wie der Kaiserschnitt, endeten jedoch nicht selten auch für die Mütter tödlich, die, wenn nicht an der Prozedur selbst, dann an Infektionen oder Blutungen verstarben. Den Kaiserschnitt überlebten bis in die zweite Hälfte des 19. Jahrhunderts nur wenige Schwangere. Eine eindeutige Statistik lässt sich aus den vorliegenden Zahlen nicht errechnen, doch gingen manche Geburtshelfer des 18. und 19. Jahrhunderts auf Grundlage eigener Erfahrungen davon aus, dass nur eine von zehn Frauen die Operation überstand[741] – eine Situation, die die ersten geburtshilflichen Lehrstühle vor große Aufgaben stellte und darüber hinaus erklärt, warum zum Beispiel Michaelis und Litzmann die Kaiserschnittentbindung so zurückhaltend einsetzten. Akribisch dokumentierte Geburtsverläufe, Studien an den knöchernen Überresten und Obduktionen sowie die Einbeziehung medizinischer Ergebnisse in die Geburtshilfe trugen zu den ersten systematischen Lehrbüchern der praktischen Geburtshilfe und geburtshilflichen Operationen bei.[742]

Zur besonderen Problemstellung des geburtshilflichen Fachs in jener frühen Phase der Medikalisierung trugen aber noch andere Umstände bei. So lagen etwa Vorsorgeprogramme für die Schwangeren selbst noch in weiter Ferne. Wie wir in Kapital 3 sehen konnten, hatten die Frauen in der Regel ein gänzlich anderes Verständnis von Schwangerschaft als die akademische Medizin und befassten sich meist erst zum Ende der Schwangerschaft mit der Geburt. Darüber hinaus waren bildgebende Verfahren, die Probleme wie ein enges Becken vor der Geburt erkennbar gemacht hätten, noch lange nicht verfügbar.

All diese Faktoren schürten unter den Ärzten den drängenden Wunsch nach einem zuverlässigen Weg, die Wahrscheinlichkeit einer gelingenden vaginalen Geburt anhand der untersuchbaren Beckenanatomie einer Frau vorherzusagen. Denn je früher ein krankhaft verformtes Becken als solches erkannt wurde, desto besser beurteilte man die Chancen, Mutter und Kind zu retten.[743] In den Kieler Fallgeschichten – etwa bei Greten Bartels oder Catharina Bielfeldt – haben wir mehrfach davon gehört, dass ein zu langes Zögern vor dem operativen Eingriff für den tödlichen Ausgang einer Geburt mitverantwortlich gemacht wurde. Und nicht nur für Katharina Plambeck hätte eine künstliche Frühgeburt womöglich in der Tat lebensrettend sein können.[744]

Das sich seit dem ausgehenden 18. Jahrhundert verbreitende Verfahren der künstlichen Frühgeburt zielte darauf, ein Kind zu entbinden, solange es noch durch das verengte Becken der Mutter passte. Da es, nicht anders als die anderen Lösungsansätze, mit erheblichen Gefahren für Mutter und Kind einherging, war es unter den Geburtshelfern Europas sehr umstritten.

Dieser Situation entsprechend schrieb man der systematischen inneren und äußeren Untersuchung samt Erhebung der Beckenmaße der Frau in der Ausbildung von Geburtshelfern und Hebammen im Laufe des 19. Jahrhunderts immer größere Wichtigkeit zu. In seiner Neubearbeitung des 1814 erstmals gedruckten „Lehrbuchs der Geburtshülfe" seines verstorbenen Kollegen Johann Philipp Horn beschrieb der Wiener Professor für Geburtshilfe Franz Bartsch detailliert das Vorgehen bei der äußerlichen und innerlichen Untersuchung einer Schwangeren. Seine Methode gliederte sich in vier Schritte: „*1. Die geburtshilfliche Erkundigung oder das Ausfragen; 2. das Gesicht oder die Besichtigung; 3. das Gehör und 4. das Gefühl der Hände und Finger.*"[745] Bartsch beschrieb, wie „*das bloße Ohr an verschiedenen Stellen des, nur mit einem einfachen Tuche bedeckten Unterleibes an*[ge]*legt und die Herztöne auf*[ge]*sucht*"[746] werden. Auch bei der inneren Untersuchung musste auf den Körper der Untersuchenden als Maßstab zurückgegriffen werden, zum Beispiel durch die Einordnung von Distanzen zwischen Fingern: „*Um den geraden Durchmesser des Beckeneinganges zu erforschen,*

Johann Philipp Horn (1774–1845). Österr. Arzt, Geburtshelfer und Redakteur.

Franz Bartsch (1801–1861), österreichischer Arzt, Professor der Geburtshilfe.

setzt man die Spitze des in die Mutterscheide eingeführten Zeigefingers an den Vorberg [Promontorium] *und drückt den vorderen Rand der Hand an den Schambogen.*

Promontorium: Anatomische, knöcherne Struktur am Kreuzbein, die die hintere Abgrenzung des sogenannten Beckeneingangs definiert.

Die Entfernung von dieser angedrückten Stelle der Hand bis zur Spitze des Zeigefingers zeigt nun die Länge des geneigten Durchmessers an, welcher nach Abzug eines halben Zolles genau die Länge des geraden Durchmessers im Beckeneingange bezeichnet."[747]

Eine Regel, die Bartsch als besonders wichtig erachtete, war es nebenbei bemerkt, beim Untersuchen über die Scheide oder den Mastdarm die untersuchende Hand vorher zu erwärmen und „*die Finger zur innerlichen Untersuchung jedes Mal mit ungesalzener Butter, Schmalz oder reinem Oel*" zu bestreichen, „*theils um leichter eindringen zu können, theils um bei etwa vorhandenen ansteckenden Krankheiten an den Geschlechtstheilen sich selbst vor einer möglichen Ansteckung zu schützen.*"[748] Auch sollte die Reinigung der Hände mit Seife nach vollendeter Untersuchung nicht vergessen werden.[749] Diese Regeln formulierte wohlgemerkt erst Bartsch in seiner Überarbeitung des von Horn begründeten Hebammenlehrbuchs ein Jahrzehnt nach den Entdeckungen Ignaz Semmelweis'.

Doch zurück zu den Techniken der äußerlichen und innerlichen Untersuchung: So ausgefeilt diese fraglos auch waren, so akribisch sie in der Praxis auch angewandt worden sein mögen, mussten die Ergebnisse, die sie hervorbrachten, doch immer ungenau bleiben. Ohne Möglichkeiten, das Körperinnere der Schwangeren sichtbar zu machen, waren exakte Aussagen über die Beschaffenheit des Geburtskanals, die Lage des Kindes und das kindliche Wachstum nicht möglich.

Um diesem Umstand Abhilfe zu schaffen, entwickelte Gustav Adolf Michaelis auf Grundlage von Untersuchungen der Patientinnen der Kieler Gebäranstalt sowie Messungen an den Präparaten seiner Beckensammlung eine bemerkenswerte Methode, die es erlauben sollte, die Form des Beckens allein durch die äußere Betrachtung der Steißregion der Schwangeren möglichst exakt zu bestimmen. Die sogenannte Michaelis-Raute zeichnet sich bei einer Frau am unteren Rücken als ein auf der Spitze stehendes, im Idealfall annähernd gleichschenkliges Viereck ab, das aus dem Dornfortsatz des dritten oder vierten Lendenwirbels, den letzten Steißbeinwirbeln sowie den Darmbeinstacheln bzw. den darüber liegenden Grübchen gebildet ist.[750] In seiner Abhandlung über das enge Becken beschrieb Michaelis, wie aus der Form dieser Raute Rückschlüsse auf den Bau des Beckens und damit des Geburtskanals zu gewinnen waren.[751]

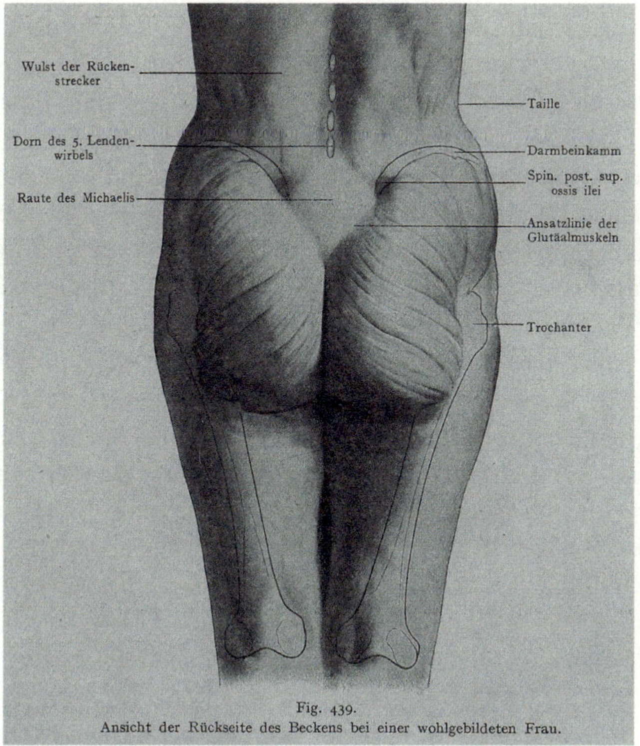

Abb. 36 Michaelisraute. Ansicht des unteren Rückens eeiner gesunden (Leerzeichen fehlt) Frau. E. Bumm, Grundriss zum Studium der Geburtshilfe, 1922. Abbildung 439, S. 552.

Es ist dieses Untersuchungsverfahren, in dem der bleibende wissenschaftliche Wert der Kieler Beckensammlung am deutlichsten dokumentiert ist. Noch im 21. Jahrhundert zählt die Michaelis-Raute zum unverzichtbaren Kanon in der Ausbildung von Hebammen und Geburtshelfern und darf in keinem Fachbuch fehlen.

Wenn aber auch die Kieler Beckenforschungen von Michaelis und Litzmann bedeutende Fortschritte in der Diagnostik der krankhaften Beckenformen hervorbrachten, so war eine wirkliche Lösung des zugrundeliegenden Problems nach wie vor nicht absehbar. Noch 1928 wurden in einem führenden Hebammenlehrbuch Beckenanomalien als eine gravierende geburtshilfliche Problematik umfassend beschrieben.[752] Das entsprechende Kapitel erörtert die Diagnose eines pathologischen Beckens möglichst während der Schwangerschaft sowie die Geburtsplanung, die Leitung der Geburt und die Auswirkungen des engen Beckens für die Geburt sowie die Gesundheit von Mutter und Kind in der Folgezeit. Anders als noch einige Jahrzehnte zuvor wurde die Betreuung der Schwangeren nun also bereits ganzheitlich verstanden und sollte über die eigentliche Geburt hinaus weitergeführt werden. Das Problem des engen Beckens jedoch erschien noch immer und wie eh und je als ein unlösbares: „*In hochgradigsten Fällen kann die Gebärende noch vor Vollendung der Geburt* [...] *zugrunde gehen*. [...] *Das Kind ist durch die Geburt beim engen Becken ebenfalls schweren Schädigungen ausgesetzt*."[753] Bemerkenswerterweise unterschied man dabei bereits zwischen einem absoluten und einem funktionellen Missverhältnis und nahm damit ein Stück weit die Entwicklungen vorweg, die wir im vorangegangenen Kapitel als neue Herausforderungen der gegenwärtigen Geburtshilfe beschrieben haben: „*Dieselben Gefahren und Erschwerungen des Geburtsverlaufes können auch bei normalem Becken auftreten, wenn der Kopf der Kinder zu groß ist und dadurch ein ähnliches Mißverhältnis wie beim engen Becken geschaffen ist*."[754] Daraus, so lautete das Fazit der Autoren auch noch in den 1940er Jahren, ergibt sich, „[...] *daß Verengerungen des knöchernen Geburtskanals je nach ihrem Grad zu mehr oder weniger starken Erschwerungen des Geburtsablaufes, ja zur Unmöglichkeit der Geburt auf natürlichem Wege führen müssen*."[755]

Mit der Einführung der flächendeckenden Vitamin D-Prophylaxe bei Kindern gingen mit entsprechender zeitlicher Verzögerung auch die Fälle von rachitisch verformten Becken bei Schwangeren zurück und damit einhergehend verschwand auch nach und nach das medizinische Interesse an der Form des engen Beckens und den manuellen Diagnosetechniken – und dies, ohne dass je eine wirkliche Lösung für das geburtshilfliche Dilemma gefunden worden wäre. Dazu trugen auch die Einführung des Kaiserschnittes und Fortschritte in der Kaiserschnitttechnik bei. Das Problem des engen Beckens konnte zwar nicht gelöst, aber umgangen werden. In den Nachschlagewerken des späteren 20. Jahrhunderts wurden Beckenanomalien nur noch der Vollständigkeit halber in einem kurzen Absatz oder rein tabellarisch aufgeführt. So konnte in einem Hebammenlehrbuch des Jahres 1979 beispielsweise festgestellt werden: „*Die Frequenz des engen Beckens, das zum geburtsmechanischen Hindernis wird, beträgt heute nicht mehr als 0,5%* . [...] *Zum einen stellen schwere Formanomalien des Beckens wie das rachitische Becken eine ausgesprochene Rarität dar. Zum anderen ist uns heute klar, daß Beckenanomalien als Ursache von Geburtsstörungen klinisch keine relevante Rolle spielen. Aus diesen Gründen wird auch in vielen Kliniken auf eine anatomische Beckendiagnostik weitgehend verzichtet.*“[756]

Der Blick ins Innere

Für die weitreichende Entschärfung der geburtshilflichen Problematik des engen Beckens mitverantwortlich waren neben Asepsis und Antisepsis, neuen Narkose-, Kaiserschnitt- und Nahttechniken vor allem fortschrittliche Bildgebungsverfahren wie Röntgen, Ultraschall, Computertomographie (CT) und Magnetresonanztherapie (MRT). Deren wissenschaftlicher Zweck ist letztlich kein anderer als der der Beckensammlungen. Als Methoden, um das Körperinnere sichtbar und studierbar zu machen, können sie als konsequente Weiterentwicklung der Knochenpräparate angesehen werden. Doch wenn auch die diagnostischen Methoden, die Michaelis und andere Forscher im 19. Jahrhundert anhand ihrer Beckensammlungen austüftelten, in Hinblick auf die Früherkennung von Geburtskomplikationen bereits gute Ergebnisse lieferten, so bedeuteten die neuen Techniken einen wahren Quantensprung in Sachen Genauigkeit der Resultate und Einfachheit der Anwendung.

Eines der ersten dieser Verfahren waren die in den 1890er Jahren entwickelten Röntgenstrahlen. Zwar setzte sich die Technik in der Geburtshilfe nie vollends durch – technische Schwierigkeiten bei der Röntgenuntersuchung von Schwangeren, die relative Strahlenundurchlässigkeit der dicken Weichteile (Mutter und Kind), das Vortreten der mütterlichen Wirbelsäule und der Beckenknochen, die Zartheit der kindlichen Knochen und die abstandsbedingte schlechtere Bildqualität des Kindes durch dessen Abwendung von der Röntgenplatte standen einer Anwendung auf breiter Basis entgegen. Hinzu kamen schon in den 1930er und 1940er Jahren erste

Verdachtsmomente, dass die Röntgenstrahlen potentielle Schäden der Frucht, also des Ungeborenen, verursachen könnten.[757] Fehlbildungen, Fehlgeburten und Entwicklungsstörungen wurden in Zusammenhang mit Röntgenstrahlung gebracht. Doch trotz dieser Bedenken fanden Röntgenuntersuchungen zur Vermessung des mütterlichen Beckens und des kindlichen Köpfchens zur Geburtsprognostik und geburtsmechanischen Komplikationsprävention durchaus auch später noch statt.[758] Erst als in den 1980er Jahren die Belastungen durch die Röntgenstrahlen für Mutter und Kind und die damit einhergehenden Störungen sicher bewiesen werden konnten, nahm man von der Technik gänzlich Abstand. Heute ist Röntgen kein Bestandteil geburtshilflicher Praxis mehr. Andere Verfahren hingegen schon. Insbesondere der Ultraschall und die Magnetresonanztomographie (MRT) sind wertvolle Werkzeuge für die Geburtshilfe.

Noch etwas früher als die MRT wurde das Verfahren der Computertomographie entwickelt. Im Jahr 1971 wurde erstmals eine computertomographische Aufnahme am Menschen durchgeführt. In den späten 1970er Jahren hielt die Technik Einzug in deutsche Krankenhäuser. Eine computertomographische Aufnahme ist ein Verfahren mittels Röntgenstrahlen. Ein Computersystem berechnet aus den Röntgensignalen, die aus verschiedenen Richtungen in den Körper eindringen, digitale Schnittbilder in drei Ebenen. Verglichen mit der konventionellen Röntgendiagnostik werden die Körperstrukturen kaum überlagert und sind dadurch schärfer und präziser abgebildet.

Die Untersuchungsdauer und der finanzielle Aufwand einer CT-Untersuchung sind deutlich geringer als bei der MRT. Sie geht allerdings mit einer hohen Strahlenbelastung einher und kann vor allem Weichteilstrukturen weniger präzise darstellen. Bei der Einführung der CT war bereits bekannt, dass die Aufnahmen unter Verwendung von ionisierender Strahlung ein gesundheitliches Risiko für den Fötus bedeuten. Entsprechend kam und kommt die Computertomographie in der geburtshilflichen Bildgebung nicht zum Einsatz. Da jedoch die Visualisierung knöcherner Strukturen und die dreidimensionale Aufarbeitung der erhobenen Daten, die

die CT ermöglicht, qualitativ sehr hochwertig sind, bietet sich das Verfahren für andere Zwecke hervorragend an.

Beim Ultraschall (Sonografie) werden Schallwellen mittels einer Sonde ins Gewebe abgegeben, die dann je nach Gewebeart unterschiedlich reflektiert werden. Diese Reflexion wird technisch als zwei- oder dreidimensionales Bild aufgearbeitet und untersucht. Der Ultraschall hat im Gegensatz zur Röntgenstrahlung nach derzeitigem Kenntnisstand keine für den Menschen nachweisbare nennenswerte Strahlenbelastung. Er erlaubt es, die zarten kindlichen knöchernen und weichteiligen Strukturen konkret zu vermessen und daraus Skalen zu entwickeln, die für die Geburtsprognose verwendet werden können. Er liefert präzise und vergleichbare Bilder, ist flächendeckend verfügbar und in der Anwendung sowohl von Radiologen als auch von Gynäkologen und Geburtshelfern gut erlernbar. Schon in den frühen 1970er Jahren wurde er vereinzelt bei Schwangeren eingesetzt,[759] 1979 schließlich wurde in Deutschland der geburtshilfliche Ultraschall als allgemeine Screening-Methode eingeführt, das heißt, dass flächendeckend diese Untersuchungsmethode allen Schwangeren zu Verfügung gestellt wurde, um bestimmte Veränderungen (z. B. Krankheiten oder Anomalien) möglichst früh zu erkennen. In der Folge vergrößerte sich das Angebot von Ultraschallgeräten zum Einsatz an Schwangeren am medizintechnischen Markt, woraus sich eine Herausforderung für die Qualitätssicherung ergab. Denn wenn auch die Bilder an sich immer besser wurden, stieg damit nicht unbedingt ihre medizinische Aussagekraft. Zudem blieb der Mehrwert freilich stets abhängig von ihrer Interpretation. Und diese wiederum hing nicht zuletzt von den Kompetenzen der Medizinerinnen und Mediziner ab.[760]

Doch trotz dieser Hürden avancierte der Ultraschall innerhalb weniger Jahre zu einem technologischen Untersuchungsverfahren, das bis in unsere Gegenwart ganz selbstverständlich jede Schwangerschaft in entwickelten Industrieländern begleitet.[761] Bei jeder Schwangerschaft in Deutschland werden heute mehrere Ultraschalluntersuchungen in vorgegebenen Zeitintervallen durchgeführt, die im Mutterpass in entsprechende Wachstumskurven eingefügt werden.[762] Mithilfe dieser Kurven lassen sich pathologische Entwicklungen erkennen.

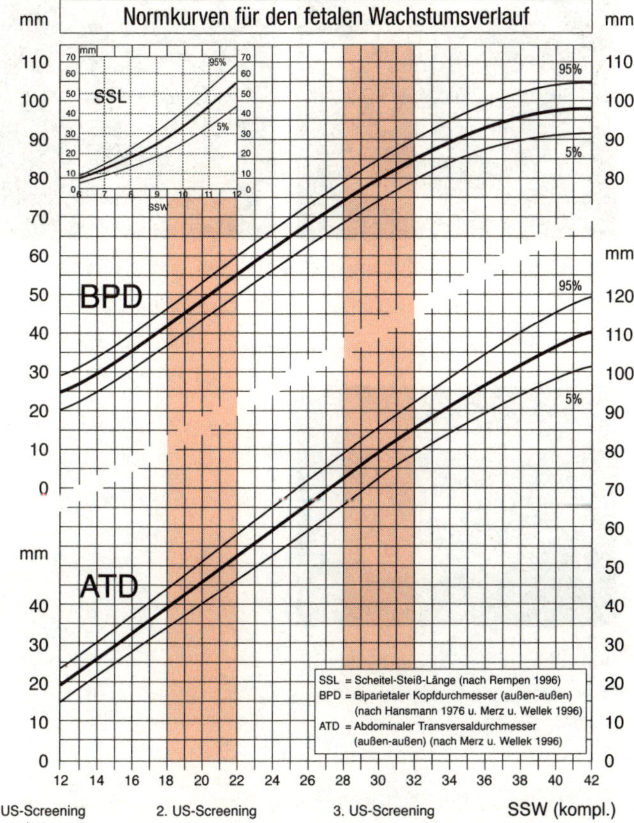

Abb. 37 Auszug aus einem aktuellen Mutterpass, der über den Gemeinsamen Bundesausschuss herausgegeben wird. Abgebildet sind die antizipierten Normalkurven für den kindlichen Wachstumsverlauf anhand eines Kopf- und eines Bauchparameters.

Für die regelgerechte kindliche Entwicklung gibt es standardisierte Normkurven, die auf Berechnungen des kindlichen Oberschenkelknochens (Femur), des Bauchumfanges und des Querdurchmessers des Kopfes beruhen.[763] Abweichungen im Wachstumsverlauf oder Abweichungen zwischen den Organsystemen sollen so frühzeitig erkannt werden, um dann ein individuelles Diagnose- und Behandlungskonzept einleiten zu können.

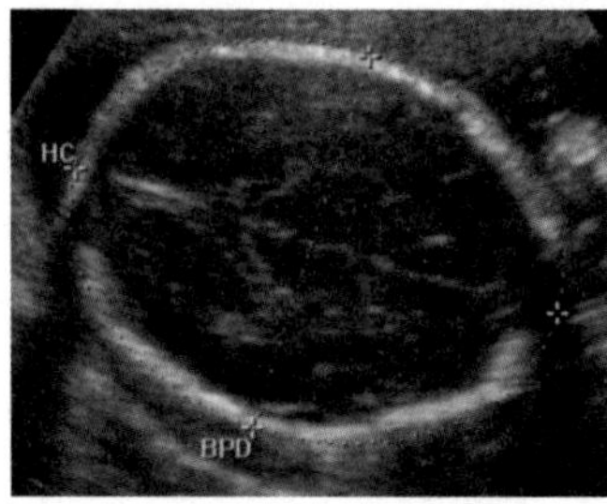

Abb. 38a. Kindlicher Kopf mit darin eingezeichneten relevanten Messachsen.

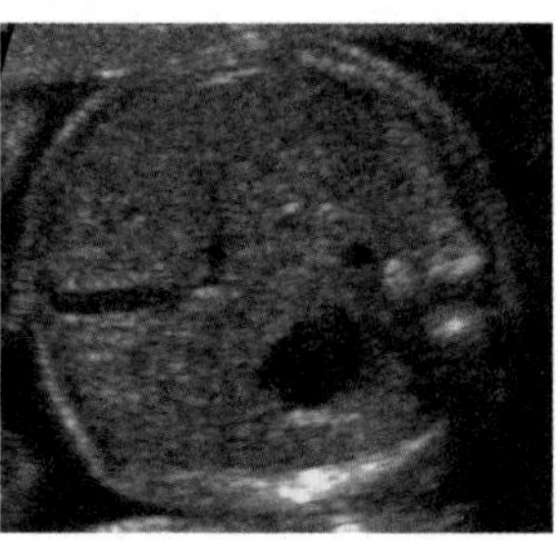

Abb. 38b. Querschnitt durch den Bauchraum mit Abbildung von Anteilen der Leber sowie der sogenannten Magenblase.

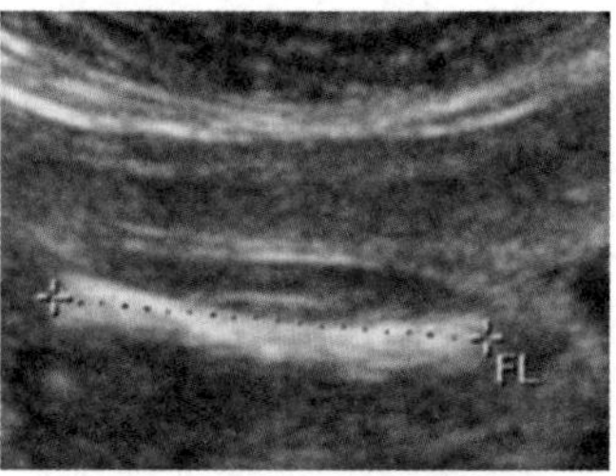

Abb. 38c. Komplett getroffener Oberschenkelknochen (Femur) mit Längenmessung.

Diese typische Ultraschallserie zeigt die drei für die kindliche Gewichts- und Größenschätzung relevanten Einstellungen (38a) kindlicher Kopf mit darin eingezeichneten relevanten Messachsen, (38b) Querschnitt durch den Bauchraum mit Abbildung von Anteilen der Leber sowie der sogenannten Magenblase und (38c) komplett getroffener Oberschenkelknochen (Femur) mit Längenmessung.

Ein weiteres bildgebendes Verfahren in der geburtshilflichen Praxis ist die Magnetresonanztomographie. Sie ist stärker als die Ultraschalluntersuchung vom Untersuchenden unabhängig und liefert mit ihrer uneingeschränkten Bildqualität auch die Möglichkeit, tiefliegende Strukturen zu untersuchen. Neben dem Gewebe kann das Verfahren auch die Funktion von Organen im Körper abbilden. Die Schnittbilder sind in allen Ebenen und damit auch dreidimensional rekonstruierbar. Die Magnetresonanztomographie wurde 1973 entwickelt.[764] Anders als Verfahren mit Röntgentechnik erzeugt die MRT keine belastende ionisierende Strahlung. Die hohen Kosten einer solchen Untersuchung und die mangelnde flächendeckende Verfügbarkeit machen die MRT zu einer Methode, die zwar für die Beantwortung spezieller Fragestellungen hinzugezogen wird, aber nicht in der Vorsorgeroutine zum Einsatz kommt. Trotzdem hat sie eine nicht zu vernachlässigende Bedeutung für die geburtshilfliche Praxis. Nehmen wir hierfür das Beispiel einer Beckenendlagengeburt. Dieser Umstand betrifft circa fünfProzent aller Schwangerschaften und beschreibt einen intrauterinen Zustand, bei dem das Kind nicht mit dem Köpfchen zuerst, sondern mit dem Steiß als führendem Teil auf dem mütterlichen Becken sitzt. Diese Lage geht statistisch mit einem erhöhten Risiko für die Gesundheit des Kindes einher und wird in vielen Krankenhäusern daher mittels geplanten Kaiserschnitts entbunden. In einigen Fällen jedoch kann nach Risikoaufklärung auf Wunsch der Mutter auch eine vaginale Geburt angeboten werden, um die Gefahren eines Kaiserschnittes für Mutter und Kind zu vermeiden und die Vorteile einer Spontangeburt zu ermöglichen.[765] Die MRT kann dabei helfen, zu beurteilen, ob diese Option bei einer Beckenendlagengeburt überhaupt in Frage kommt. Sie erlaubt eine eindeutige, objektive und präzise Erhebung sowohl der kindlichen als auch der mütterlichen Maße, die dann mit den Normalwerten verglichen und für eine Entscheidung herangezogen werden können.

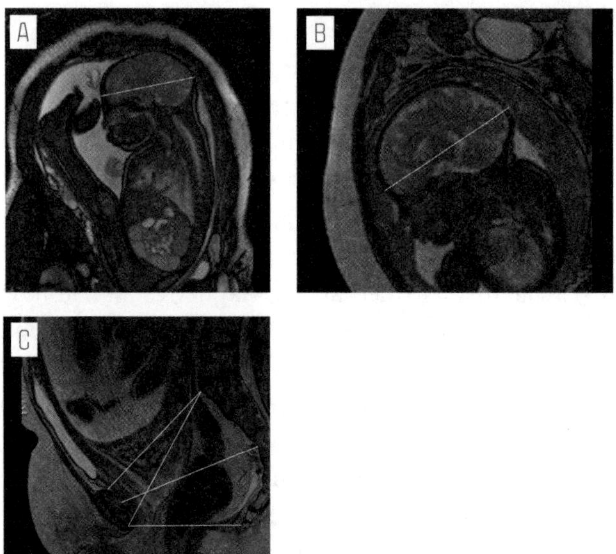

Abb. 39 MRT-Aufnahme einer Schwangeren, deren Kind in persistierender Beckenendlage liegt. (A) Sagittales Übersichtsbild. (B) Steiß im Beckeneingang mit Kontakt zur Symphyse nach ventral und zum Steißbein nach dorsal. (C) Kindlicher Kopf mit Einzeichnung der Messlinien.

Angesichts des oben formulierten Gedankens, dass nämlich die Bildgebungsverfahren des 20. und 21. Jahrhunderts als direkte Weiterentwicklungen der Knochensammlungen früherer Zeit verstanden werden können, liegt ein besonderer Zauber darin, wenn im Folgenden ein Beckenpräparat aus der Kieler Beckensammlung mithilfe eines modernen Bildgebungsverfahrens analysiert wird. Gleichsam als Höhepunkt unserer Betrachtungen aus medizinischer Perspektive soll an dieser Stelle ein eigens angefertigtes Computertomogramm eines der rachitisch deformierten Becken der Kieler Sammlung abgebildet und einem normal gebauten Becken gegenübergestellt werden. Das Becken, das wir beispielhaft mittels CT untersucht haben, ist das von Engel Margaretha Spethmann, die im Oktober 1858 in der Kieler Gebäranstalt starb.

Die Aufnahmen zeigen in der rekonstruierten 3D-Aufsicht einen stark verminderten Durchmesser des geraden Beckeneingangs, der sogenannten *Conjugata vera*, die vom Promontorium oder Vorberg, einem hervorspringenden Knochenpunkt am Kreuzbein, zum oberen Rand der Schambeinsymphyse, der bandscheibenartigen Verbindung der beiden Beckenhälften, gemessen wird (A). Wie es für ein rachitisches Becken üblich ist, ist das Promontorium bei unserem Präparat stark vorstehend. Im Quer- bzw. Transversalschnitt, den das CT ermöglicht (B), wird die dadurch verminderte *Conjugata vera* gegenüber dem Querdurchmesser des Beckeneingangs, dem sogenannten *Diameter transversa* deutlich. Derartige Deformierungen werden vor allem durch den Druck des Rumpfes auf die weiche rachitische Knochensubstanz bei aufrechter Stellung des Körpers im Stehen, Gehen und Sitzen verursacht. Dabei drückt sich das Promontorium in einem Bogen nach vorne und nach unten und verkleinert damit den Beckeneingang. Symphyse und Promontorium werden dadurch einander angenähert (C).[766] Die Abmessungen des gesunden Vergleichsbeckens zeigen Normwerte (Siehe Abb. 40a).

In dieser direkten bildlichen Gegenüberstellung der rachitischen und der gesunden Knochen wird die Misere des engen Beckens in ihrer ganzen Ausweglosigkeit schlagartig sichtbar: Ein selbstständiger und komplikationsloser Durchtritt des Kindes durch ein derart verengtes Becken ist ganz offensichtlich ein Ding der Unmöglichkeit. Die in Kapitel 9 beschriebene Geschichte der schweren und letztlich tödlichen Zangenentbindung Engel Spethmanns erweist sich im Anschein dieser Bilder schlechthin als unausweichlich.

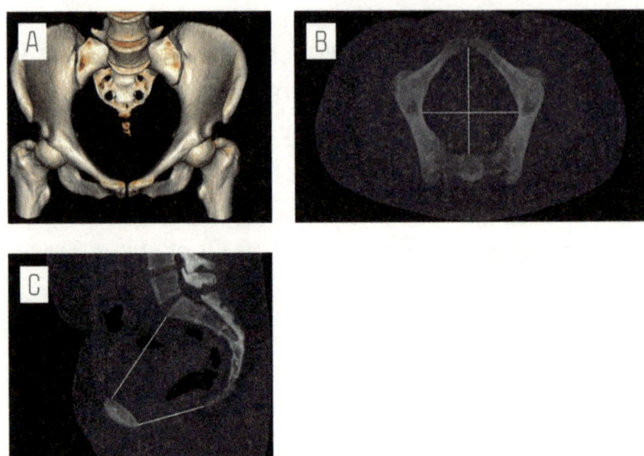

Abb. 40a. Gesundes weibliches Becken.
Computertomographie eines aktuellen weiblichen Beckens. (A, links) 3D-Rekonstruktion, (B, Mitte) Transversalschnitt und (C, unten) Sagittalschnitt mit Einzeichnung der jeweiligen Beckenmaße (Universitätsklinikum Schleswig-Holstein, Campus Kiel. Klinik für Radiologie und Neuroradiologie, mit freundlicher Genehmigung). Erstellt und bearbeitet durch Dr. Tim Piesch.

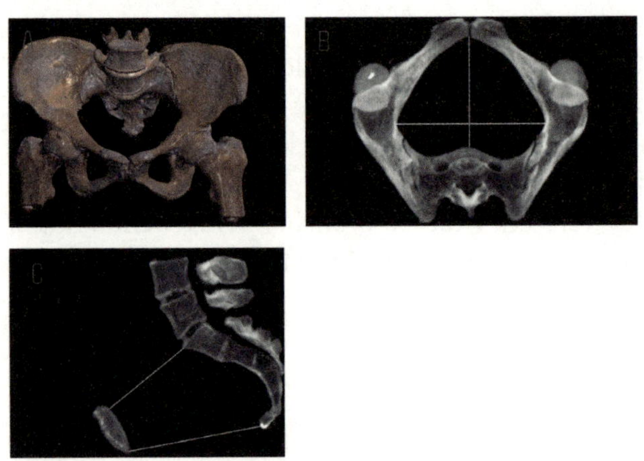

Abb. 40b. Becken Engel Spethmann.
Computertomographie eines historischen Beckens aus der Kieler Beckensammlung (Medizin- und Pharmaziehistorische Sammlung der Christian-Albrechts-Universität zu Kiel, mit freundlicher Genehmigung). (A, links) 3D-Rekonstruktion, (B, Mitte) Transversalschnitt und (C, unten) Sagittalschnitt mit Einzeichnung der jeweiligen Beckenmaße. Erstellt und bearbeitet durch Dr. Tim Piesch.

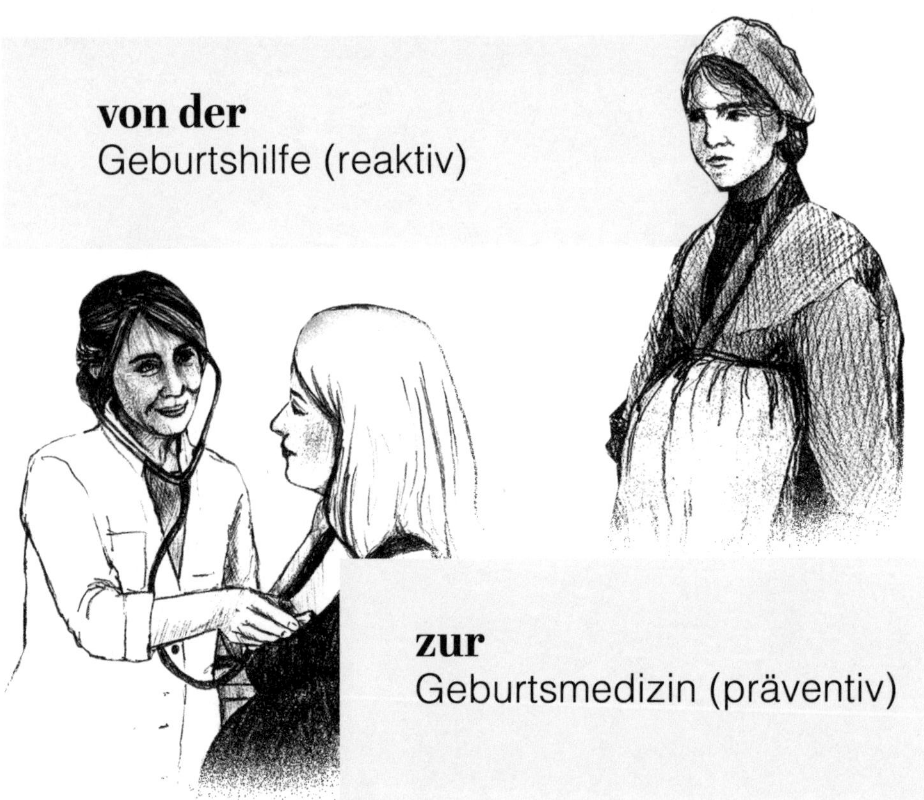

Die Prävention

Aus der Geburtshilfe als reagierende Disziplin zur Schadensbegrenzung wurde durch Verwissenschaftlichungsprozesse eine präventiv agierende Geburtsmedizin. Diese Entwicklung basiert vor allem auf medizinische Erkenntnisse durch Aufzeichnungen von physiologischen und pathologischen Geburtsverläufen, Obduktionen und Studien an sterblichen, vor allem knöchernen Überresten, sowie der kontinuierlichen Einbeziehung von medizinischen Fortschritten in Prävention und Therapie.

Mit dem Ergebnis, dass sowohl die mütterliche als auch die kindliche Sterblichkeit drastisch reduziert werden konnten.

Das feto-maternale Missverhältnis

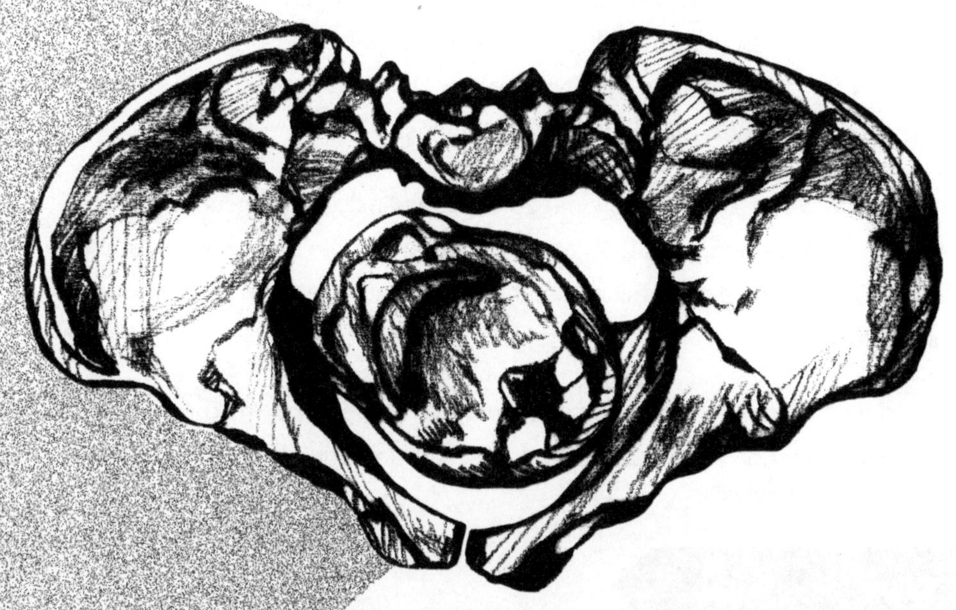

Mütterliches Versterben

Mütterliche und kindliche Faktoren sind für das feto-maternale Missverhältnis verantwortlich – der Hauptursache für geburtshilfliche Komplikationen und für die Entbindung per Kaiserschnitt. Das Missverhältnis führt unter der Geburt zu einer Geburtsverzögerung und damit zu einer Erhöhung von Risiken und Komplikationen.

Weltweit betrachtet sind hauptverantwortlich für das mütterliche Versterben, trotz immer sicherer werdendem Kaiserschnitt, vor allem ein erhöhter Blutverlust sowie eine nachgeburtliche Infektion wie das Kindbettfieber.

Einflussfaktor Mutter

Das enge Becken - eine Folge der Evolution

Die Entwicklung von der Quadrupedie zur Bipedie erlaubte eine ökonomischere Fortbewegung, einen besseren Überblick durch die hinzugewonnene Höhe, die Möglichkeit zur gleichzeitigen Verwendung der Hände und durch die geringere Sonnenexposition einen reduzierten Wasserverlust.

Der aufrechte Gang führte evolutionär zu einem unflexibleren Knochengerüst, was mit einer Verengung des Beckens verbunden war. Zu diesem Gang war ein größeres Gehirn erforderlich mit entsrechenden Einfluss auf den klindlichen Kopfumfang.

Das mütterliche Becken hat seine optimale Weite zwischen dem 25. und 30. Lebensjahr. Danach verengt sich das Becken wieder, vor allem hormonbedingt.

Einflussfaktor Kind

Der kindliche Großwuchs

Die Globalisierung erlaubt eine sprunghafte genetische Durchmischung des Erbgutes.

Das heute im Vergleich zu früher veränderte mütterliche Alter zum Zeitpunkt der Geburt sowie die Anzahl der Geburten ändern das Risiko für kindlichen Großwuchs.

Einflflussfaktoren auf das kindliche Wachstum sind mütterliche Gewichtszunahme in der Schwangerschaft, epidemiologische Faktoren sowie Stoffwechselstörungen und mütterliche Krankheiten (z.B. Diabetes mellitus).

Allerdings: In seiner späteren Schilderung des Falls stellte Litzmann fest, dass bei der Ankunft Engel Spethmanns in der Gebäranstalt *„die Zeit zur Einleitung einer Frühgeburt, die hier indicirt gewesen wäre, bereits verstrichen“*[767] gewesen sei. Hätte man einige Wochen oder Monate eher reagieren können, wäre die Lage also selbst in der Mitte des 19. Jahrhunderts nicht hoffnungslos gewesen. Da sich die junge Frau durch ihre Schwangerschaft aber allzu spät in Aktion versetzen ließ, weil ihr womöglich nicht nur das Verständnis für ihre Situation, sondern auch die sozioökonomischen Handlungsspielräume fehlten, um früher Hilfe zu suchen, blieb ihre einzige Chance auf Rettung ungenutzt. Glücklicherweise haben sich die Umstände auch in dieser Hinsicht seither grundlegend gewandelt. Mit einem Blick auf die Verhältnisse der medizinischen Schwangerschaftsbetreuung und Geburtsplanung in der Gegenwart wollen wir unsere Betrachtungen ausklingen lassen.

Schwangerschaftsbetreuung und Geburtsplanung heute

In Deutschland bestehen heute gesetzlich geregelte und rechtlich bindende Mutterschafts-Richtlinien, in denen die Versorgung während der Schwangerschaft, bei der Geburt und im Wochenbett festgelegt sind. Ihr Ziel ist es, Risikoschwangerschaften und Risikogeburten im Vorfeld zu erkennen, um in der Folge die weitere ärztliche Betreuung an das Risiko anpassen zu können.[768] Bereits in der ersten Hälfte des 20. Jahrhunderts gab es Bestrebungen, eine standardisierte Untersuchung und Beratung von Schwangeren zu etablieren. Den ersten Schritt in diese Richtung machte die Reichsversicherungsordnung 1911, die bereits Leistungen der gesetzlichen Krankenkassen im Rahmen von Schwangerschaften und Geburten festlegte. Seit 1966 tragen die Krankenkassen die Leistungen der Schwangerenvorsorge, und seit 1968 gibt es den Mutterpass, der die durchgeführten Ultraschalluntersuchungen und cardiotokographische Untersuchungen dokumentiert, aber auch Blutwerte und Urinwerte wie Blutgruppe, Rhesusfaktor, Rötelntiter, Chlamydieninfektionsstatus und weitere mehr festhält.

Cardiotokogramm (CTG) ist die ultraschallgesteuerte Ableitung der kindlichen Herztöne von außen.

Mithilfe dieser Maßnahmen kam es zu einem rasanten Rückgang kindlicher und mütterlicher Morbidität und Mortalität.

Morbidität beschreibt die Krankheitshäufigkeit bezogen auf eine bestimmte Bevölkerungsgruppe als epidemiologische Größe, die die die Zahl der Erkrankungen ins Verhältnis zu der Gesamtzahl der Bevölkerung setzt..

Mortalität beschreibt das Verhältnis der Verstorbenen bezogen auf eine bestimmte Bevölkerungsgruppe und damit die Sterberate.

Eine Schwangerschaft kann heute biochemisch bereits etwa acht Tage nach dem Eisprung im Blut über das Schwangerschaftshormon HCG nachgewiesen werden.

HCG : Humanes Choriongonadotropin wird vom frühen Schwangerschaftsprodukt hergestellt und ist dann im mütterlichen Blut, etwas zeitversetzt auch im Urin nachweisbar.

Mit transvaginaler Ultraschalldiagnostik ist die Fruchthöhle, die Stelle, in der später der Embryo wächst, ab einem Durchmesser von rund zwei Millimetern oft bereits in der fünften Schwangerschaftswoche identifizierbar. Spätestens ab der siebten Schwangerschaftswoche kann im Ultraschall die Herzaktion des Embryos beobachtet werden. Ab der achtzehnten Schwangerschaftswoche sind Kindsbewegungen für die Schwangere innerlich und auch von außen spürbar. Um dieselbe Zeit kann man zudem kindliche Herztöne hörbar machen. Neben diesen sicheren Merkmalen stehen die sogenannten unsicheren Schwangerschaftszeichen: das Ausbleiben der erwarteten Menstruation, äußerliche Veränderungen etwa an den Brüsten, der Haut und den Schleimhäuten sowie Symptome wie Übelkeit und Unterbauchschmerzen.[769]

Während der Schwangerschaft werden Mutter und Kind engmaschig betreut. Das kindliche Wachstum wird mit dem Ultraschall im Rahmen der Schwangerenvorsorge regelmäßig kontrolliert. Hierzu gibt es neben der realen Größe des Köpfchens komplexe – zum Teil aber ungenaue – Algorithmen, die die Spannbreite des Normalen vom Unnormalen unterscheiden.[770] Weitere Einflussfaktoren, die nicht in einer einmaligen Messung festgehalten, sondern im Verlauf kontrolliert werden, sind mütterliche Blutwerte, mütterliches Gewicht, Medikamenteneinnahme und das allgemeine Verhalten. Dadurch werden Schwankungen und Änderungen, die auf ein bestehendes oder drohendes Problem hindeuten, so etwa eine Gewichtszunahme der Mutter, ein Abfall der roten Blutkörperchen oder eine sich entwickelnde Störung des Zuckerstoffwechsels oder des Blutdrucks, gefunden und können behandelt werden. Moderne bildgebende Verfahren erlauben die präzise und störungsfreie sowie nicht-invasive Abbildung der knöchernen und weichen Körperstrukturen von Mutter und Kind.

Auch wenn alle gängigen Lehrbücher betonen, dass Laborwerte und bildgebende Verfahren das Gespräch mit den Patientinnen, den klinischen Blick und die klinische Untersuchung nicht ersetzen, sondern lediglich ergänzen sollen, so sind in der Realität die radiologischen Messungen doch oft therapieentscheidend.[771] Dies liegt nicht zuletzt daran, dass moderne Untersuchungsverfahren objektivierbare Ergebnisse liefern, die aufgrund der großen Bedeutung medizinisch-juristischer Aspekte für die Behandelnden immer wichtiger werden. Dadurch verschieben sich seit wenigen Jahrzehnten jahrhundertealte Maxime in der Medizin: Erkenntnisse aus Grundlagenwissenschaften, die einst lediglich als Entscheidungshilfen für die therapeutisch tätigen Personen dienten, haben nun den Status des Normativen erlangt. Sie bestimmen weitgehend das anzuwendende Verfahren.[772] Grundrechtlich liegt im Rahmen der Berufsausübungsfreiheit zwar die Wahl der Behandlungsmethode in der alleinigen Verantwortung des Arztes.[773] Vor dem Hintergrund, dass sich das medizinische Wissen aktuell alle zwei bis drei Jahre verdoppelt, spielen persönliche Abschätzungen, Beurteilungen und Bewertungen im Rahmen der ärztlichen Praxis aber eine immer geringere Rolle.[774]

In einer Befragung von 1.400 Patientinnen und Patienten konnte Gerhard Riegl von der Universität Augsburg 2009 überdies nachweisen, dass der Einsatz von Apparaten in der Medizin extrem hochgeschätzt wird.[775] Für 76 Prozent der Bevölkerung steigt dem Gefühl nach durch den Einsatz von Apparaten die Qualität ihrer medizinischen Versorgung. Moniert werden lediglich die oft fehlenden Aufklärungsgespräche über die Belastbarkeit und die Konsequenzen der Befunde. So genießen in dieser Umfrage bei schweren Erkrankungen Fachärzte für Radiologie, deren Fach naturgemäß sehr stark auf den Einsatz von Apparaten setzt, mit 85 Prozent das größte Vertrauen. Heute wirken apparativ gut ausgestattete medizinische Einrichtungen wie Magnete auf Menschen bei der Arztsuche und bei der Entscheidung für ein Krankenhaus. Die apparativen Zusatzleistungen sind ihnen laut der Untersuchung von Riegl mehr wert als zusätzliche persönliche Beratungen und Behandlungen.

Dass Patientinnen und Patienten dem Nutzen und den innovativen Entwicklungen in der Medizintechnik ausgesprochen offen gegenüberstehen, schlägt sich auch auf das Verhältnis zwischen diesen und den Ärztinnen und Ärzten im Allgemeinen wie zwischen Geburtshelfern und Schwangeren im Speziellen nieder. Als Aufgabe des Geburtshelfers gilt heute nicht mehr vorrangig die kunstfertige, individuelle Begleitung der einzelnen Geburt. Dementsprechend sind auch die ausgeklügelten manuellen Fähigkeiten, die die Lehrbücher des 19. Jahrhunderts vermitteln wollten, kaum noch gefragt und aus dem praktischen Repertoire des medizinischen Personals weitgehend verschwunden.[776] Auch in dieser Hinsicht hat sich die Medizin also gewissermaßen selbst überholt.

Das Metier des geburtshilflichen Berufes hat sich mittlerweile über die Geburt hinaus auf die standardisierte Vorsorge und bedarfsgerechte Betreuung im Wochenbett ausgedehnt. Darüber hinaus führte die Verlagerung der Geburten von Zuhause in die Kliniken zu einer weitreichenden Verschiebung der Verantwortung für kindliche und mütterliche Gesundheit auf die behandelnden Ärztinnen und Ärzte und die Krankenhäuser. Der öffentliche Druck, der damit heute auf der Güte medizinischer Versorgung lastet, zeigt sich beispielsweise an den kürzlich veröffentlichten politisch implementierten ‚planungsrelevanten Qualitätsindikatoren'. Diese gehen auf das Krankenhausstrukturgesetz zurück und sollen den

Planungsbehörden der Bundesländer ermöglichen, bei der Krankenhausplanung (Vergütung und Anzahl der Krankenhausbetten) die erbrachte Qualität der einzelnen Kliniken in die Bewertung einzubeziehen. Krankenhäuser, in denen Entbindungen vorgenommen werden, müssen aus gesundheitspolitischen Gründen bestimmte Parameter in der Geburtshilfe an die Behörden übermitteln. Die daraus hervorgehenden Statistiken werden veröffentlicht. Für jeden außerhalb der Norm verlaufenden geburtshilflichen Fall müssen sich die behandelnden Geburtshelfer der jeweiligen Krankenhäuser rechtfertigen.[777]

Das bedeutet, dass die Qualität der medizinischen Versorgung in der Geburtshilfe erstmals messbar und vergleichbar gemacht wurde. Die Daten werden in Deutschland flächendeckend erfasst und veröffentlicht. Damit sind sie auch für die politische Krankenhausplanung und Fortexistenz einzelner, vor allem kleinerer Krankenhäuser relevant. Faktoren, die die Qualität einer geburtshilflichen Abteilung sichern sollen, sind beispielsweise die Anwesenheit eines Kinderarztes bei Frühgeburten, die Zeit zwischen dem Ausrufen eines Notfallkaiserschnittes und der tatsächlichen Geburt eines Kindes (angestrebt sind hierbei sogenannte Entscheidungs-Entbindungs-Zeiten von unter 20 Minuten) sowie die Gesundheit von reifgeborenen Kindern. Damit will man gesetzliche Voraussetzungen schaffen, um bei der Krankenhausplanung die Qualität der medizinischen Versorgung einer Klinik zu garantieren. Das Krankenhaus bekommt hierdurch ein gänzlich neues Gesicht. Durch Rationalisierung unter ökonomischen Gesichtspunkten ist es allmählich zum Wirtschaftsunternehmen geworden.

Und damit lässt sich der Bogen zum Ausgangspunkt unseres Buches zurückschlagen. Ein Ort nämlich, an dem sich die frühen Wurzeln dieser Entwicklungen hervorragend in Augenschein nehmen lassen, sind die Gebäranstalten des 19. Jahrhunderts. In den hochgradig auf Vereinheitlichung und Vereindeutigung zielenden Verwaltungsstrukturen und Falldokumentationen, in den Streitigkeiten zwischen der Gebäranstalt und den Behörden über Fragen der Finanzierung, in den auf schematische Ordnung zielenden Beckenforschungen und den entindividualisierten

Präparatesammlungen zeichnen sich deutliche Tendenzen zur Ökonomisierung und Bürokratisierung sowie zur Technokratie ab. Die Kieler Beckensammlung ist damit, neben anderem, auch Zeugnis eines langwierigen Standardisierungsprozesses in der Medizin und der Medizinpolitik; die Frauen hinter der Sammlung sind Wegmarken dieses Prozesses.

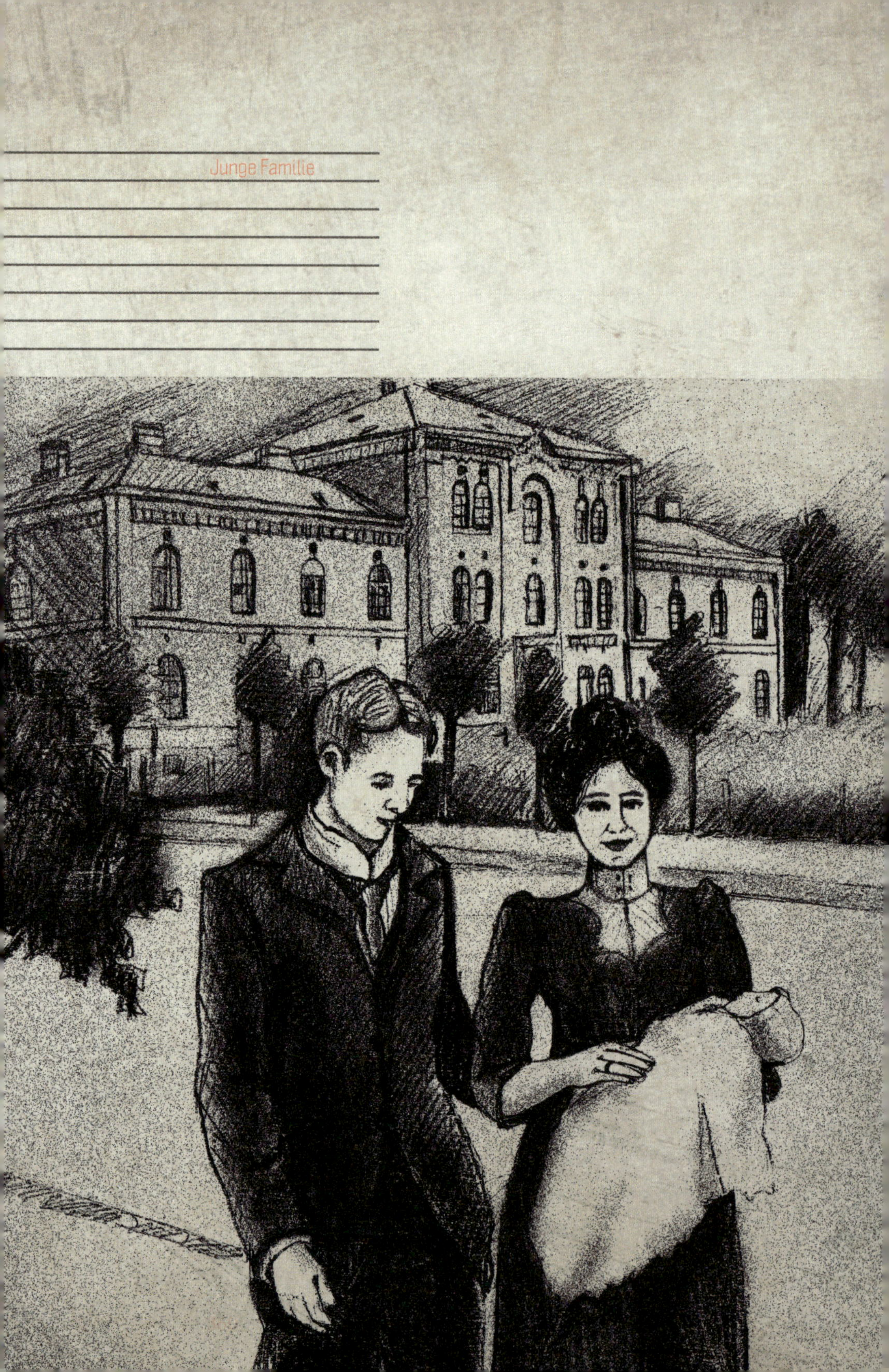
Junge Familie

12.

Schluss

Als sich Adele Jürgensen im November 1875 in die Kieler Gebäranstalt begab, rechnete sie gewiss nicht damit, dass sie das Haus nicht mehr lebend verlassen würde. Und nichts hätte ihr wohl ferner gestanden als der Gedanke, dass Teile ihres Körpers über 150 Jahre hinweg durch unzählige Hände gehen und noch im 21. Jahrhundert in einem Museum begutachtet werden könnten. Nach ihrer Zustimmung zur Konservierung und Verwendung ihrer sterblichen Überreste wurde sie höchstwahrscheinlich nicht gefragt. Wäre dem so gewesen, müssten Spuren entsprechender Vorgänge in den Quellen zu finden sein. Doch weder die rechtliche Lage noch die sozialen Verhältnisse legten den Verantwortlichen aufseiten der Gebäranstalt eine solche Vorgehensweise nahe. Die gesellschaftliche Gruppe, der die Frauen angehörten, war schon unter alltäglichen Umständen aufs Ärgste benachteiligt. Auf dem Weg ins Gebärhaus büßten die Schwangeren aber auch das kleine bisschen Autonomie, über das sie im Normalfall noch verfügten, fast vollständig ein.

Es ist eine alte, vielleicht überstrapazierte Weisheit, dass jede Geschichte zwei Seiten hat. Unabhängig von den biographischen Hintergründen, waren die Präparate der Kieler Beckensammlung auch Medien des wissenschaftlichen Fortschritts. Ihr Einsatz in der Ausbildung von Hebammen und Ärzten verhalf diesen zu einem besseren Verständnis des Geburtsvorgangs bei engem Becken und trug auf diese Weise womöglich ganz praktisch dazu bei, die Leben anderer Schwangerer zu retten. Am Beispiel der Michaelis-Raute zeigt sich, wie die Sammlung unmittelbar in die Entstehung neuer wissenschaftlicher Ideen hineinwirkte. Vielleicht verdeutlichten die Präparate als knöcherne Dokumente der tragischen Konsequenzen des engen Beckens den Geburtshelfern des 19. Jahrhunderts daneben aber auch schlichtweg die drängende Notwendigkeit, Lösungen fernab der offensichtlich oftmals unmöglichen natürlichen Geburt zu finden. Nicht grundlos kamen entscheidende Anstöße für die Entwicklung und Durchsetzung desinfizierender Maßnahmen und verbesserter Operationstechniken, die für alle medizinischen Fachrichtungen von Bedeutung wurden, aus der Geburtshilfe und nicht ohne Grund war Michaelis zugleich ein profilierter Beckensammler und -forscher und einer der ersten Befürworter der Desinfektionsprinzipien nach Semmelweis. Unsere Geschichte wäre unvollständig geblieben, hätten wir nicht auch diese Seite beleuchtet.

Wie Adele Jürgensen zu der Tatsache gestanden hätte, dass ihr Körper nach ihrem Tod an der geburtshilflichen Ausbildung und Forschung teilhatte, wissen wir hingegen nicht. So nahe wir ihr und den anderen Patientinnen der Kieler Gebäranstalt in unseren Betrachtungen auch gekommen sind, ihre eigenen Stimmen können nicht mehr hörbar gemacht werden. Die Ursache für ihre Abgeschiedenheit in dunklen Winkeln der Geschichte ist in den historischen Kontexten zu suchen, denen wir in unserem Buch nachgegangen sind. Gezeigt hat sich dabei, wie die Sphären von Weltanschauung und Moralvorstellungen, von Ökonomie, Gesellschaft und Recht, von Wissenschaft und Medizin ineinandergriffen und in ihrer Verwobenheit eine Gesamtsituation hervorbrachten, die die betroffenen Frauen in ihren Handlungs- und Entfaltungsmöglichkeiten aufs Empfindlichste einschränkte.

Ihre soziale Herkunft aus den besitzlosen Bevölkerungsteilen zwang die Frauen in die ökonomisch und rechtlich prekären Umstände des Gesindedienstes hinein. Die Bedingungen, denen die Klasse des Gesindes unterworfen war, führten wiederum zu unehelichen Schwangerschaften, die eine weitere gesellschaftliche, ökonomische und rechtliche Marginalisierung nach sich zogen. Mitverantwortlich waren hierfür auch die Bewertungen und Vorstellungen, die sich in ihrer Zeit mit Sexualität und Schwangerschaft verbanden. Die Herkunft der Frauen aus armen Elternhäusern hatte in vielen Fällen aufgrund von Mangel- und Fehlernährung sowie harter körperlicher Arbeit im Wachstumsalter zudem schwere gesundheitliche Probleme zur Folge, die insbesondere im Falle einer Schwangerschaft zu gravierenden Komplikationen führen konnten.

Alle genannten Faktoren trugen dazu bei, dass die Frauen dazu gezwungen waren, sich in die Gebäranstalt zu begeben. Auf den Rückhalt aus ihrem Umfeld konnte ein unverheiratetes schwangeres Dienstmädchen kaum hoffen. Durch die uneheliche Schwangerschaft verlor die Frau häufig nicht nur ihre Arbeitsstelle, sondern auch ihren sozialen Ruf. Ein eigenes Heim, in dem sie ein Kind hätte zur Welt bringen können, hatte sie nicht, die Kosten für eine Hebamme konnte sie in der Regel nicht aufbringen. Drohende Unzuchtsstrafen und die Aussicht auf deren Erlassung durch den Gang in die Gebäranstalt taten ein Übriges.

Damit die Wahrscheinlichkeit stieg, dass die Beckenknochen einer Patientin in der geburtshilflichen Sammlung der Gebäranstalt landeten, mussten aber noch weitere Voraussetzungen erfüllt sein. Die große Mehrheit der Frauen, deren Wege wir nachvollzogen haben, waren Halb- oder Vollwaisen oder als Kostkinder in fremden Familien aufgewachsen. Dadurch entbehrten sie nicht nur eines familiären Netzes, in das sie eventuell während ihrer Schwangerschaft hätten zurückfallen können. Vor allem legte infolgedessen nach ihrem Ableben auch niemand Einspruch gegen den Gebrauch ihrer Körper ein. Als weitere entscheidende Voraussetzung für die Präparierung und Bewahrung der Knochen muss der Tod während des Gebärhausaufenthalts wohl kaum eigens betont werden. Doch verweist diese profane Tatsache darauf, dass zum Schluss auch der Zufall eine wichtige Rolle dafür spielte, wessen sterblichen Überreste für die Beckensammlung zur Verfügung standen: Welche Frauen von den Wogen des Kindbettfiebers erfasst wurden, die die Gebäranstalt wiederholt überrollten, wie ein operativer Eingriff unter den zeitüblichen Bedingungen verlief, ob die Ärzte die gegebene Situation richtig einschätzten und angemessene Maßnahmen ergriffen – all das lag außerhalb des strukturell Vorhersehbaren.

Auf einer etwas abstrakteren Ebene ließen sich die Strukturen, von denen die Frauen hinter der Kieler Beckensammlung im Leben betroffen waren, mit dem modernen Wort der Intersektionalität beschreiben. Der aus der feministischen Theorie stammende Begriff bezeichnet die mehrdimensionale Diskriminierung bestimmter Personengruppen. Seit einiger Zeit findet die Intersektionalität als Analysekonzept auch in historischen Betrachtungen vergangener Gesellschaften und Kulturen vermehrt Anwendung. Auch in Hinblick auf die Frage, von der das vorliegende Buch ausging, kann das Konzept erhellend sein. Es schärft jedenfalls den Blick dafür, dass die Patientinnen, aus deren Körperteilen die Kieler Beckensammlung zusammengesetzt ist, gleichzeitig aufgrund ihres Geschlechts, ihrer sozialen Klasse, ihrer ökonomischen Lage, ihres Personenstandes und ihres Gesundheitszustandes an den äußeren Rand der Gesellschaft gedrängt wurden. Erst das Zusammenwirken all dieser Kategorien qualifizierte sie als unfreiwillige Spenderinnen von Körperteilen zum willkürlichen Gebrauch durch privilegierte Personengruppen.

Deutlich wird darin aber auch, dass das spezifische Schicksal der in Rede stehenden Frauen nur eine kleine Minderheit betraf, bei der ganz bestimmte Voraussetzungen zusammenfielen und ganz bestimmte Schritte in eigentümlicher Weise aufeinanderfolgten. Wäre nur eine der Komponenten weggefallen, hätte Adele Jürgensen nicht der Klasse der Tagelöhner angehört, wäre sie verheiratet gewesen, hätte sie keine Vorerkrankungen gehabt, dann hätte ihr Leben eine ganz andere Wende nehmen können. Diese Einsicht bewahrt uns vor einem vorschnellen und ahistorischen Urteil über das 19. Jahrhundert als rückständiges Zeitalter, das keine gelungenen weiblichen Biographien und keine glücklichen Lebensvollzüge unterhalb der gehobenen Gesellschaftsschichten zugelassen hätte. Die Kieler Beckensammlung ist Zeugnis sozialer und wissenschaftlicher Formationen, die sich zwar im 19. Jahrhundert herausbildeten, die aber nicht als Signatur der gesamten Epoche verstanden werden dürfen.

Den Lebenswegen hinter der Beckensammlung der Kieler Gebäranstalt nimmt das aber nichts von ihrer Tragik. Die vierzehn Frauen, denen wir in diesem Buch begegnet sind, bleiben die unverschuldeten Opfer in unserer Geschichte. Ihre Namen waren: Dorothea, Magdalena, Magdalena, Margretha, Friederica, Engel, Louise, Wiebke, Greten, Catharina, Anna, Adele, Katharina, Maria.

Quellen- und Literaturverzeichnis

Quellen

Ungedruckte Quellen

Kirchenbücher

Ahrensbök: Taufen 1833

Bordesholm: Konfirmationen 1834; Bestattungen 1828

Eutin: Taufen 1812, 1837; Konfirmationen 1852

Giekau: Taufen 1821; Konfirmationen 1836

Hohn: Taufen 1813; Trauungen 1813; Bestattungen 1833

Kiel, St. Nikolai: Taufen 1814, 1816, 1817, 1822, 1824, 1826, 1828, 1834, 1840, 1844, 1860; Trauungen 1813, 1831; Bestattungen 1831, 1832, 1834, 1840, 1842, 1844, 1846, 1847, 1858, 1860, 1864, 1873, 1874

Kosel: Trauungen 1833; Bestattungen 1872

Nortorf: Bestattungen 1838

Oldesloe: Taufen 1835; Bestattungen 1850

Preetz: Taufen 1846, 1849

Landesarchiv Schleswig-Holstein

Abt. 47.20, Nr. 21; Abt. 47.20, Nr. 950; Abt. 47.20, Nr. 950; Abt. 47.20, Nr. 956; Abt. 47.20, Nr. 2170; Abt. 47.20, Nr. 2646; Abt. 47.20, Nr. 2757; Abt. 47.20, Nr. 3059; Abt. 47.20, Nr. 3582; Abt. 47.20, Nr. 6185; Abt. 47.20, Nr. 7136; Abt. 47.20, Nr. 7138; Abt. 47.20, Nr. 7141; Abt. 47.20, Nr. 7144; Abt. 47.20, Nr. 41225; Abt. 47.20, Nr. 41227; Abt. 63, Nr. 20; Abt. 65.2, Nr. 882; Abt. 80, Nr. 1425

Stadtarchiv Kiel

3083; 3819; 5228; 16363; Arm 455; Standesamt I, Sterbebuch 1874 – 1884, Nr. 162, Nr. 312, Nr. 916; Standesamt I, Geburtenbuch 1874 – 1877, Nr. 1311; 1.3 PostkartenSlg 83418; Bestand 1.6, Signatur: 44.635

Stadtarchiv Bad Oldesloe

VII, 144; Bestand I, Aktentitel XVI, Nr. 8; Bestand I, Aktentitel XVI, Nr. 9

Staatsarchiv Stade

Rep. 72/172 Stade, Nr. 01613; Rep. 72/172 Stade, Nr. 10180; Rep. 74 Himmelpforten, Nr. 1860.

Sterberegister des Standesamtes Neustadt 1961, Nr. 428.

Gedruckte Quellen

25 Jahre Sittlichkeitsbewegung. Bilder aus der Geschichte des Westdeutschen Sittlichkeitsvereins und der Allgemeinen deutschen Sittlichkeitskonferenz 1885 – 1910, Duisburg 1910.

Adressbuch der Stadt Kiel incl. der Brunswiek und Düsternbrook [...] für das Jahr 1869, hrsg. v. C. I. Muhl, Kiel 1869.

Adreßbuch der Stadt Kiel incl. der Brunswiek und Düsternbrook [...] für das Jahr 1875/76, hrsg. v. C. I. Muhl, Kiel 1875.

Adressbuch der Stadt Kiel incl. der Brunswiek, Düsterbrook und der Ortschaft Gaarden [...] für das Jahr 1872, hrsg. v. C. I. Muhl, Kiel 1872.

Allgemeine Schulordnung für die Herzogthümer Schleswig und Holstein. Almindelig Skoleforordning for Hertugdømmerne Slesvig og Holsten, Kopenhagen 1814.

Anonym [James Blondel], The Strength of Imagination in Pregnant Women Examined [...], London 1727.

Anonym [Thomas Joseph Lauda], Die körperliche Kindererziehung. Ein Buch für Eltern, Lehrer und Erzieher, Prag 1864.

Armenordnung, in: Chronologische Sammlung der im Jahre 1841 ergangenen Verordnungen und Verfügungen für die Herzogthümer Schleswig und Holstein, Kiel 1842, S. 267–302.
Anonym, Art. „Hure", in: Johann Georg Krünitz, Oekonomisch-technologische Encyklopädie 26 (1782), S. 613–832.
Anonym, Art. „Leibes-Frucht", in: Johann Georg Krünitz, Oekonomisch-technologische Encyklopädie 72 (1797), S. 1–74.
Anonym, Art. „Mißgeburt", in: Johann Georg Krünitz, Ökonomisch-technologische Encyklopädie 91 (1803), S. 498–505.
Anonym, Art. „Muttermahl", in: Johann Georg Krünitz, Oekonomisch-technologische Encyklopädie 99 (1805), S. 370–398.
Anonym, Art. „Schwangere", in: Johann Georg Krünitz, Ökonomisch-technologische Encyklopädie 150 (1829), S. 206–303.
Anonym, Art. „Versehen", in: Johann Georg Krünitz, Oekonomisch-technologische Encyklopädie 216 (1853), S. 1f.
Baer, Karl Ernst von: Vom Eie, in: Karl Friedrich Burdach (Hrsg.), Die Physiologie als Erfahrungswissenschaft, Bd. 2, 2. Aufl., Leipzig 1837, S. 1–154.
Ballantyne, J[ohn] W[illiam]: A Plea for a Pro-Maternity Hospital, in: The British Medical Journal 2101 (1901), S. 813f.
Becquerel, Alfred/Rodier, [Marie Jean Alexandre]: Untersuchungen über die Zusammensetzung des Blutes im gesunden und kranken Zustande, Erlangen 1845.
Becquerel, Alfred: Der Urin im gesunden und krankhaften Zustande chemisch-physikalisch und semiotisch-diagnostisch betrachtet, Leipzig 1842.
Bekanntmachung der Bedingungen zur Aufnahme der Schwangeren in die Kieler Gebäranstalt, vom 24. Sept. 1811, in: Die Schleswig-Holsteinische Medicinalverfassung in einer systematischen Reihe von Verordnungen dargestellt und mit einer kritischen Einleitung versehen, hrsg. v. Nicolaus Dohrn, Heide 1834, S. 18f.
Bekanntmachung, betreffend die neu angeordnete Hebammenschule und das damit verbundene Gebärhaus in Kiel, vom 26. April 1805, in: Die Schleswig-Holsteinische Medicinal-

verfassung in einer systematischen Reihe von Verordnungen dargestellt und mit einer kritischen Einleitung versehen, hrsg. v. Nicolaus DOHRN, Heide 1834, S. 15–18.

Bericht, der medicinischen Facultät in Kiel, an die königliche teutsche Cancelley zu Kopenhagen, über die Kuhpocken in den Herzogthümern Schleswig und Holstein, in: Nordisches Archiv für Natur- und Arzneywissenschaft und Chirurgie 3,1 (1803), S. 39–74.

BÖRNER, Ernst: Eine gynaecologische Reise durch Deutschland, England und Frankreich, Graz 1876.

BRÖSE/GUSSEROW/VEIT, Geburtshülfe und Gynäkologie, in: Verhandlungen des X. internationalen medicinischen Congresses, Berlin, 4.–9. August 1890, Bd. 1: Allgemeiner Theil, Berlin 1891, S. 304–307.

BURCKHARDT, H[ans]: Das Buch der jungen Frau. Ratschläge für Schwangerschaft, Geburt und Wochenbett, 3., verb. Aufl., Leipzig 1890.

Circular an sämmtliche Amtshäuser, Stadtmagistrate, Physicos und adliche Districtsdeputirte in beiden Herzogthümern, betreffend die Allerhöchst befohlenermaaßen anzuschaffenden Hebammen-Instrumente durch die Commüne, vom 21. Januar 1810, in: Die Schleswig-Holsteinische Medicinalverfassung in einer systematischen Reihe von Verordnungen dargestellt und mit einer kritischen Einleitung versehen, hrsg. v. Nicolaus DOHRN, Heide 1834, S. 158.

Circularverfügung, daß weder zu Blankenburg noch anderswo heimliche Entbindungen unehelig geschwängerter Personen geduldet werden sollen, vom 26. May 1812, in: Die Schleswig-Holsteinische Medicinalverfassung in einer systematischen Reihe von Verordnungen dargestellt und mit einer kritischen Einleitung versehen, hrsg. v. Nicolaus DOHRN, Heide 1834, S. 159.

DILTHEY, Wilhelm: Einleitung in die Geisteswissenschaften. Versuch einer Grundlegung für das Studium der Gesellschaft und der Geschichte, Bd. 1, Leipzig 1883.

DOHRN, Rudolf: Geschichte der Geburtshülfe der Neuzeit, Bd. 1: Zeitraum 1840 – 1860, Tübingen 1903.

EBLE, Burkhard: Versuch einer pragmatischen Geschichte der Arzneikunde (= Curt Sprengel's Versuch einer pragmatischen Geschichte der Arzneikunde, Bd. 6,2), Wien 1840.

ENGELS, Friedrich: Die Lage der arbeitenden Klasse in England. Nach eigenen Anschauungen und authentischen Quellen, in: Karl Marx/Friedrich Engels, Werke, Bd. 2, Berlin 1962, S. 225 – 506.

FEHLING, [Hermann]: Rez. von A[sger] Stadfeld, Les Maternités, leur organisation et administration, illustrées par la statistique de 25 ans de la maternité de Copenhague, Kopenhagen 1876, in: Archiv für Gynaekologie 11,1 (1877), S. 213f.

FEHLING, H[ermann]: Entwicklung der Geburtshilfe und Gynäkologie im 19. Jahrhundert, Berlin 1925.

FLOYER, John: The Ancient Ψυχρολουσία Revived: Or, a Essay to Prove Cold Bathing Both Safe and Useful. In Four Letters, London 1702.

FONTANE, Theodor: Romane und Erzählungen in acht Bänden, Bd. 8, 2. Aufl., Berlin/Weimar 1973.

FONTANE, Theodor: Wanderungen durch die Mark Brandenburg. Bd. 4: Spreeland. Beeskow-Storkow und Barnim-Teltow, hrsg. v. Gotthard Erler/Rudolf Mingau, 2. Aufl., Berlin 1994.

FREUDENBERG, E[rnst]: Wege und Ziele der neueren Rachitisforschung, in: Klinische Wochenschrift 1 (1922), H. 28, S. 1422 – 1425.

Gesinde-Ordnung für die Herzogthümer Schleswig und Holstein vom 25. Februar 1840, in: Sammlung der Polizei-Verordnungen, Regulative und Statuts der Stadt Kiel, hrsg. v. C. MISSFELDT, Kiel 1890.

GLASER, Friedrich: Commercivm litterarivm ad rei medicae et scientiae natvralis incrementvm institvtvm [...], Nürnberg 1732.

GREVE, S. J.: Geographie und Geschichte der Herzogthümer Schleswig und Holstein, Kiel 1844.

GRIMM, Jacob und Wilhelm: Deutsches Wörterbuch, Bd. 10, Leipzig 1977.
GUDME, A[ndreas] C.: Die Bevölkerung der beiden Herzogthümer Schleswig und Holstein in früheren und späteren Zeiten, Altona 1819.
GUGGENBÜHL, J[ohann Jakob]: Hülfsruf aus den Alpen, zur Bekämpfung des schrecklichen Cretinismus, in: Bibliothek der Neuesten Weltkunde, Bd. 1, Aarau 1840, S. 190 – 201.
HAMMERSCHLAG, S[igfrid]/Langstein, L[eopold]/Ostermann, [Arthur] (Hrsgg.): Hebammenlehrbuch, 5. Aufl., Berlin/Heidelberg 1928.
HANSSEN, Georg: Das Amt Bordesholm im Herzogthume Holstein. Eine statistische Monographie auf historischer Grundlage, Kiel 1842.
Hebammen-Ordnung für das Herzogthum Holstein, in: Gesetz- und Ministerialblatt für die Herzogthümer Holstein und Lauenburg, Kopenhagen 1854, S. 129 – 141.
Hebammenverordnung für das Herzogthum Schleswig, das Herzogthum Holstein K. A., die Herrschaft Pinneberg, Stadt Altona und Graffschaft Ranzau, vom 18. Febr. 1765, in: Die Schleswig-Holsteinische Medicinalverfassung in einer systematischen Reihe von Verordnungen dargestellt und mit einer kritischen Einleitung versehen, hrsg. v. Nicolaus DOHRN, Heide 1834, S. 140 – 148.
HELLWAG, Christoph Friedrich: Bericht über die blauen Kuhblattern, ein in Holstein durch Zufall und Gebrauch längst bewährtes Vorbauungsmittel gegen die Kinderblattern […], in: Nordisches Archiv für Natur- und Arzneywissenschaft 1,3 (1801), S. 383 – 446.
HELMHOLTZ, Hermann von: Die Tathsachen in der Wahrnehmung, in: DERS., Gesammelte Schriften, Bd. 5,2, hrsg. v. Jochen BRÜNING, Hildesheim/Zürich/New York 2002.
Herrn Johann FLOYERS, R. M. D. wieder belebte alte ΨΥΧΡΟΛΟΥΣΊΑ. Oder, Versuch, zu beweisen, daß Kaltes Baden gesund und nützlich sey […], übers. von Johann Caspar Sommer, Breslau/Leipzig 1749.

Horn, Johann Philipp: Theoretisch-praktisches Lehrbuch der Geburtshülfe zum Gebrauche bey seinen Vorlesungen und für angehende Geburtshelfer, 2 Bde., Grätz 1814.

Horn, Johann Philipp: Lehrbuch der Geburtshilfe zum Unterrichte für Hebammen, 6., neu umgearb. Aufl. von Franz Bartsch, Wien 1859.

Jenner, Edward: Untersuchungen über die Ursachen und Wirkungen der Kuhpocken (= Klassische Texte der Wissenschaft), hrsg. v. Wolfgang U. Eckart, Berlin/Heidelberg 2016.

Kanzleischreiben an den Curator der Universität zu Kiel, daß der Gebrauch des anatomischen Theaters, und der dazu gehörigen Präparate zum Unterrichte in der Hebammenschule zu gestatten sey, vom 18. März 1806, in: Die Schleswig-Holsteinische Medicinalverfassung in einer systematischen Reihe von Verordnungen dargestellt und mit einer kritischen Einleitung versehen, hrsg. v. Nicolaus Dohrn, Heide 1834, S. 12.

Kehrer, F[erdinand] A[dolf]: Zur Entwicklungsgeschichte des rachitischen Beckens, in: Archiv für Gynäkologie 5 (1873), S. 55–99.

Kilian, Hermann Friedrich: Operationslehre für Geburtshelfer, 2 Bde., Bonn 1834. $

Koch, R[obert]: Die Ätiologie der Milzbrand-Krankheit, begründet auf die Entwicklungsgeschichte des Bacillus Anthracis, in: Cohns Beiträge zur Biologie der Pflanzen, Bd. 2, H. 2, Breslau 1876.

Kohli, Ludwig: Handbuch einer historisch-statistisch-geographischen Beschreibung des Herzogthums Oldenburg sammt der Erbherrschaft Jever und der beiden Fürstenthümer Lübeck und Birkenfeld, Bd. 2,2, 2. Aufl., Oldenburg 1844.

Königl. Verfügung wegen der an das anatomische Theater bei der Universität zu Kiel zur Section abzuliefernden Leichname, vom 11. März 1797, in: Die Schleswig-Holsteinische Medicinalverfassung in einer systematischen Reihe von Verordnungen dargestellt und mit einer kritischen Einleitung versehen, hrsg. v. Nicolaus Dohrn, Heide 1834, S. 10–12.

Königliche Gesinde-Verordnung für das Hertzogthum Schleswig. Sub Dato Friederichsburg d. 24ten Sept. 1740, Kopenhagen 1740.

KRÜNITZ, Johann Georg: Oekonomische Encyklopädie, oder allgemeines System der Staats- Stadt- Haus- u. Landwirthschaft, Bd. 1, 2. Aufl., Berlin 1782.

KÜTTNER, R[obert]: Beiträge zur Lehre von der Rhachitis, in: Journal für Kinderkrankheiten 27 (1856), H. 7/8, S. 34 – 51.

LINDEMANN, Philipp: Die Eigentumslosen im Amte Eutin, in: Carl JANTKE/Dietrich HILGER (Hrsgg.), Die Eigentumslosen. Der deutsche Pauperismus und die Emanzipationskrise in Darstellungen und Deutungen der zeitgenössischen Literatur (= Orbis Academicus. Geschichte der politischen Ideen in Dokumenten und Darstellungen), Freiburg/München 1965, S. 57 – 70.

LITZMANN, [Carl Conrad Theodor]: Art. „Schwangerschaft und Physiologie des weiblichen Organismus überhaupt“, in: Handwörterbuch der Physiologie mit Rücksicht auf physiologische Pathologie, hrsg. v. Rudolph WAGNER, Bd. 3,1, Braunschweig 1846, S. 12 – 142.

LITZMANN, C. C. Th.: Das gespaltene Becken, in: Archiv für Gynaekologie 4,1 (1872), S. 266 – 285.

LITZMANN, C. T. Carl: Das Kindbettfieber in nosologischer, geschichtlicher und therapeutischer Beziehung, Halle 1844.

LITZMANN, Carl Conrad Theodor: Die Formen des Beckens, insbesondere des engen weiblichen Beckens [...], Berlin 1861.

LITZMANN, Carl Conrad Theodor: Die Geburt bei engem Becken. Nach eigenen Beobachtungen und Untersuchungen, Leipzig 1884.

LÖBE, William: Das Dienstbotenwesen unserer Tage oder was hat zu geschehen, um in jeder Beziehung gute Dienstboten heranzuziehen? 2. Aufl., Leipzig 1855.

Medicinal- und Apotheker-Ordnung für die königl. Reiche und Lande, vom 4. Decbr. 1672, in: Die Schleswig-Holsteinische Medicinalverfassung in einer systematischen Reihe von Verordnungen dargestellt und mit einer kritischen Einleitung versehen, hrsg. v. Nicolaus DOHRN, Heide 1834, S. 36 – 43.

Michaelis, G[ustav] A[dolph]: Geschichte der Kieler Hebammen- und Gebäranstalt, in: Mittheilungen aus dem Gebiete der Medicin, Chirurgie und Pharmacie 1,2 (1833), S. 127–144.
Michaelis, Gustav Adolf: Abhandlungen aus dem Gebiete der Geburtshülfe, Kiel 1833, S. 3–34
Michaelis, Gustav Adolf: Das enge Becken nach eigenen Beobachtungen und Untersuchungen, hrsg. v. Carl Conrad Theodor Litzmann, Leipzig 1851.
Michaelis, Gustav Adolf: Vierter Kaiserschnitt der Frau Adametz, mit glücklichem Erfolge für Mutter und Kind, in: Neue Zeitschrift für Geburtskunde 5 (1837), S. 1–26.
Middeldorpf, Albrecht Theodor: Die Galvanocaustik, ein Beitrag zur operativen Medicin, Breslau 1854.
Munde, Carl: Ueber Schwangerschaft, Geburt, Wochenbett und Erziehung der Kinder in der ersten Lebenszeit, 2. Aufl., Leipzig 1855.
Naegele, Ortwin: Diätetik der Schwangerschaft. Die wichtigsten Lebensregeln für schwangere Frauen, Düsseldorf 1853.
Neurohr, J. A.: Der entlarvte Urin-Doctor, in: Der Verkündiger oder Zeitschrift für die Fortschritte und neuesten Beobachtungen, Entdeckungen und Erfindungen in den Künsten und Wissenschaften 13 (1809), S. 108.
Osiander, Friedrich Benjamin: Denkwürdigkeiten für die Heilkunde und Geburtshülfe, Bd. 1, Göttingen 1794.
Osiander, Friedrich Benjamin: Grundriß der Entbindungskunst zum Leitfaden bey seinen Vorlesungen, Bd. 1: Schwangerschafts- und Geburts-Lehre, Göttingen 1802.
Osiander, Friedrich Benjamin: Handbuch der Entbindungskunst, Bd. 2,2, Tübingen 1821.
Pasteur, L[ouis]: De l'extension de la théorie des germes à l'étiologie de quelques maladies communes, in: Comptes rendus des séances de l'académie des sciences 90 (1880), S. 1033–1044.

Patent, betr. die Bestimmung, von welchem District ein Verarmter zu versorgen sey, für die Herzogthümer Schleswig und Holstein, in: Chronologische Sammlung der im Jahre 1808 ergangenen Verordnungen und Verfügungen für die Herzogthümer Schleswig und Holstein, Kiel 1810, S. 284–291.

PFAFF, C[hristoph] H[einrich]: Die asiatische Cholera-Epidemie im Herzogthum Holstein in dem Jahre 1850, Kiel 1851.

Pius XI., Enzyklika Casti Connubii (1930), deutsch, in: Arthur Fridolin UTZ/Brigitta von GALEN (Hrsgg.), Die Katholische Sozialdoktrin in ihrer geschichtlichen Entfaltung. Eine Sammlung päpstlicher Dokumente vom 15. Jahrhundert bis in die Gegenwart, Bd. 2, Aachen 1976, S. 1200–1283.

PREISER, Georg: Über die Arthritis deformans coxae, ihre Beziehungen zur Roser-Nélatonischen Linie und über den Trochanterhochstand Hüftgesunder infolge anormaler Pfannenstellung, in: Deutsche Zeitschrift für Chirurgie 89 (1907), S. 540–612.

PREUSS, J[ulius]: Vom Versehen der Schwangeren. Eine historisch-kritische Studie, Berlin 1892.

Provisorisches Regulativ für die Armenversorgung im Kirchspiel Nortorf, Königl. und Klösterlichen Antheils, in: Chronologische Sammlung der im Jahre 1837 ergangenen Verordnungen und Verfügungen für die Herzogthümer Schleswig und Holstein, Kiel 1838, S. 122–130.

RATHGEN, Karl: Die Frage der ländlichen Arbeiter und der inneren Kolonisation, in: Jahrbuch für Gesetzgebung, Verwaltung und Volkswirtschaft im Deutschen Reich 18 (1894), S. 93–122.

REDEN, Friedrich Wilhelm Freiherr von: Erwerbsmangel, Massenverarmung, Massenverderbnis – deren Ursachen und Heilmittel, in: Carl JANTKE/Dietrich HILGER (Hrsgg.), Die Eigentumslosen. Der deutsche Pauperismus und die Emanzipationskrise in Darstellungen und Deutungen der zeitgenössischen Literatur (= Orbis Academicus. Geschichte der politischen Ideen in Dokumenten und Darstellungen), Freiburg/München 1965, S. 461–484.

Rehbein, Franz: Das Leben eines Landarbeiters, Berlin 2018, S. 83.
Ritter von Rittershain, Gottfried: Pathologie und Therapie der Rachitis, Berlin 1863.
Schriften der Universität zu Kiel aus dem Jahre 1858, Kiel 1859.
Schriften der Universität zu Kiel aus dem Jahre 1863, Kiel 1864.
Schriften der Universität zu Kiel aus dem Jahre 1871, Kiel 1872.
Schriften der Universität zu Kiel aus dem Jahre 1872, Kiel 1873.
Schriften der Universität zu Kiel aus dem Jahre 1874, Kiel 1875.
Schriften der Universität zu Kiel aus dem Jahre 1875, Kiel 1876.
Schriften der Universität zu Kiel aus dem Jahre 1877, Kiel 1878.
Schröder, H.: Dr. med. Gustav Adolf Michaelis, in: Neuer Nekrolog der Deutschen 26 (1848), T. 2, Weimar 1850, S. 879f.
Schröder, Johannes v./Biernatzki, Hermann: Topographie der Herzogthümer Holstein und Lauenburg, des Fürstenthums Lübeck und des Gebiets der freien und Hanse-Städte Hamburg und Lübeck, 2. Aufl., Oldenburg i. H. 1856.
Schröder, Johannes von: Topographie des Herzogthums Schleswig, Teil 1, Schleswig 1837.
Schulze, Hermann: Das preussische Staatsrecht auf Grundlage des deutschen Staatsrechts, Bd. 2,1, Leipzig 1872.
Semmelweis, Ignaz Philipp: Die Aetiologie, der Begriff und die Prophylaxis des Kindbettfiebers, Pest/Wien/Leipzig 1861.
Sering, Max: Erbrecht und Agrarverfassung in Schleswig-Holstein auf geschichtlicher Grundlage (= Die Vererbung des ländlichen Grundbesitzes im Königreich Preussen, Bd. 7), Berlin 1908.
Simon, Johann F.: Handbuch der angewandten medizinischen Chemie, 2 Bde., Berlin 1840 – 1842.
Skoda, [Josef]: Bericht über die Ursache der in der Wiener Gebäranstalt ungewöhnlich häufigen Puerperalfieber, in: Tagsberichte über die Fortschritte der Natur- und Heilkunde. Abtheilung für Geburtshülfe und Kinderkrankheiten, Weimar 1852, Nr. 122 (Mai 1850), S. 57 – 64.
Snow, John: On the Pathology and Mode of Communication of Cholera, in: London Medical Gazette 2.11.1849, S. 745 – 752 (Teil 1), 30.11.1849, S. 923 – 929 (Teil 2).

Stein, George Wilhelm der Jüngere: Annalen der Geburtshülfe überhaupt und der Entbindungsanstalt zu Marburg ins besondere, Bd. 5, Leipzig 1811.

[Storch, Johann] D. Johann Storchs, ás Pelargi, Von Kranckheiten der Weiber, Bd. 3: Darinnen vornemlich solche Casus, welche die Schwangeren betreffen, auf theoretisch- und practische Art abgehandelt, und mit vielen Anmerckungen erläutert werden, Gotha 1748.

Struensee, Johann Friedrich: Von den Hebammen, in: Schleswig-Holsteinische Anzeigen 1763, S. 533 – 540.

Sue, Pierre: Essais historiques, littéraires et critiques, sur l'art des accouchements; ou recherches, Bd. 1, Paris 1779.

Suttorp, Norbert u. a. (Hrsgg.): Harrisons Innere Medizin, 20. Aufl., Stuttgart 2020.

Timm, Rudolph: Der Proletarier als Instmann auf dem Lande von seiner Wiege bis zur Bahre. Wichtiger Beitrag zur Sittengeschichte unsers Jahrhunderts, Leipzig 1848.

Uebersicht der Armen-Districte im Herzogthum Holstein, in: Beilagen zur Zeitung für die Verhandlungen der dritten Holsteinischen Ständeversammlung, Itzehoe 1840, S. 616 – 633.

Verfügung, daß es in Absicht des Hofes Blankenburg bei Schleswig, als eines Ortes, wo bisher Wöchnerinnen ohne den Namen der Väter ihrer Kinder angeben zu dürfen, aufgenommen und entbunden worden, nach den allgemeinen über diesen Gegenstand ergangenen gesetzlichen Vorschriften künftig gehalten werden solle, vom 21. Septbr. 1810, in: Die Schleswig-Holsteinische Medicinalverfassung in einer systematischen Reihe von Verordnungen dargestellt und mit einer kritischen Einleitung versehen, hrsg. v. Nicolaus Dohrn, Heide 1834, S. 159.

Verfügung, enthaltend eine nähere Bestimmung hinsichtlich der zur Entgegennahme verarmter, in der Kieler Gebäranstalt entbundener Personen und hülfloser, daselbst geborner Kinder pflichtigen Commune, in: Die Schleswig-Holsteinische Medicinalverfassung in einer systematischen Reihe von Verordnungen dargestellt und mit einer kritischen Einleitung versehen, hrsg. v. Nicolaus Dohrn, Heide 1834, S. 20f.

Verordnung wider das herumschweifende Herren-lose Gesindel, wie auch wegen gänzlicher Einstellung des Bettelns und damit verknüpfter Versorgung wahrer Allmosens-würdiger Armen, vom 7 Sept. 1736, in: Friedrich Detlef Carl von Cronhelm, Corpus Constitutionum Regio-Holsaticarum [...], Altona 1749.

Verordnung, betr. die Aufhebung der Unzuchtsstrafe, sowie Abschaffung der sogen. Civilbrüchsessionen, in: Chronologische Sammlung der im Jahre 1857 ergangenen Verordnungen und Verfügungen für die Herzogthümer Schleswig und Holstein, Schleswig 1858, S. 39f.

Verordnung, betreffend die Vaccination und Verhütung der Ansteckung der Kinderblattern, vom 2. Septbr. 1811, in: Die Schleswig-Holsteinische Medicinalverfassung in einer systematischen Reihe von Verordnungen dargestellt und mit einer kritischen Einleitung versehen, hrsg. v. Nicolaus Dohrn, Heide 1834, S. 206 – 212.

Vierteljahrshefte zur Statistik des Deutschen Reichs, Bd. 6, Berlin 1897.

Weber, Therese (Hrsg.): Häuslerkindheit. Autobiographische Erzählungen, Wien/Köln/Graz 1984.

Weiz, Friedrich August: Der Chursächsische Land-Physikus. Eine medicinisch-physikalische Monatsschrift zum Besten des Landmannes, Bd. 3, Naumburg 1773.

Werth, Richard: Zum Gedächtnisse Litzmann's, in: Archiv für Gynäkologie 38,2 (1890), S. 177 – 198.

Literatur

ABEL, Wilhelm: Der Pauperismus in Deutschland am Vorabend der Industriellen Revolution, Dortmund 1966.

ALEXANDER, J. Wesley/KAPLAN, Jerold Z./ALTEMEIER, W. A.: Role of Suture Materials in the Development of Wound Infection, in: Annals of Surgery 165 (1967), H. 2, S. 192 – 199.

ALTHABE, Fernando u. a.: Cesarean Section Rates and Maternal and Neonatal Mortality in Low-, Medium-, and High-income Countries. An Ecological Study, in: Birth 33 (2006), H. 4, S. 270 – 277.

ARTENSTEIN, Andrew W. (Hrsg.): Vaccines. A Biography, New York u. a. 2010.

ASCHMANN, Birgit: Durchbruch der Moderne? Der Mensch, Natur und Umwelt im 19. Jahrhundert, in: Joachim HORN/ Jürgen KERWER (Hrsg.), Eine optimistische Welt? Mensch und Natur in den Umbrüchen des 19. Jahrhunderts, Wiesbaden 2020, S. 13 – 35.

AWMF-Leitlinie der Deutschen Gesellschaft für Gynäkologie und Geburtshilfe aus dem Jahr 2020 zur Sectio Caesarea, URL: https://www.awmf.org/leitlinien/detail/ll/015 - 084.html (zuletzt abger. 10.8.2022).

BACHTER, Stephan: Anleitung zum Aberglauben. Zauberbücher und die Verbreitung magischen „Wissens" seit dem 18. Jahrhundert, Hamburg 2005 (Diss.).

BALL, Rafael: Wissenschaftskommunikation im Wandel. Von Gutenberg bis Open Science, Wiesbaden 2020.

BARRY, Ellen: Chloroform in Childbirth? Yes, Please, the Queen Said, in: The New York Times, 6. Mai 2019.

BASTIAN, Lori A.: Is this Patient Pregnant? Can You Reliably Rule In or Rule Out Early Pregnancy by Clinical Examination? In: JAMA: The Journal of the American Medical Association 278 (1997), H. 7, S. 586 – 591.

Bennett, Michael: War Against Smallpox. Edward Jenner and the Global Spread of Vaccination, Cambridge 2020.

Bonita, Ruth/Beglehole, Robert/Kjellström, Tord: Einführung in die Epidemiologie, 2., vollst. überarb. Aufl., Bern 2008.

Bönzli, Noemi Julia: Schwangere, Gebärende und Wöchnerinnen im Basler Bürgerspital 1863 – 1893, Masterarbeit, Universität Basel 2016, URL: https://duw.unibas.ch/fileadmin/user_upload/duw/IPNA/PDF_s/BBS_in_use/BBS_Boenzli_MA_2016.pdf.

Boschung, Urs: Geburtshilfliche Lehrmodelle. Notizen zur Geschichte des Phantoms und der Hysteroplasmata, in: Gesnerus 38 (1981), S. 59 – 68.

Böttcher, Helmuth M.: Das Vitaminbuch. Die Geschichte der Vitaminforschung, Köln/Berlin 1965.

Boyd, Mark E./Usher, Robert H./McLean, Frances H.: Fetal Macrosomia. Prediction, Risks, Proposed Management, in: Obstetrics & Gynecology 61 (1983), H. 6, S. 715 – 722.

Bradford, Sarah: Royal Births: From Protracted, Painful and Public to 21st-Century Labour, in: The Guardian, 23. Juli 2013.

Brauch Russell, Liane/Russell, W[illiam] L.: Radiation Hazards to the Embryo and Fetus, in: Radiology 58 (1952), H. 3, S. 369 – 377.

Brezinka, Christoph: Der Dottersack – ein wichtiger Marker beim Ultraschall in der Frühschwangerschaft, in: Journal für Gynäkologische Endokrinologie/Österreich 29 (2019), S. 28 – 32.

Briese, Olaf: Angst in den Zeiten der Cholera. Über kulturelle Ursprünge des Bakteriums (Seuchen-Cordon I), Berlin 2003.

Budde, Gunilla-Friederike (Hrsg.): In Träumen war ich immer wach. Das Leben des Dienstmädchens Sophia von ihr selbst erzählt, Bonn 1989.

Budde, Gunilla-Friederike: Auf dem Weg ins Bürgerleben. Kindheit und Erziehung in deutschen und englischen Bürgerfamilien 1840 – 1914 (= Bürgertum. Beiträge zur europäischen Gesellschaftsgeschichte, Bd. 6), Göttingen 1994.

Budde, Gunilla-Friederike: Das Dienstmädchen, in: Ute Frevert/Heinz-Gerhard Haupt (Hrsgg.), Der Mensch des 19. Jahrhunderts, Frankfurt a. M./New York 1999, S. 148 – 175.

Bueltzingsloewen, Isabelle von: Die Entstehung des klinischen Unterrichts an den deutschen Universitäten des 18. Jahrhunderts und das Göttinger Accouchierhaus, in: Jürgen Schlumbohm/Claudia Wiesemann (Hrsgg.), Die Entstehung der Geburtsklinik in Deutschland 1751 – 1850. Göttingen, Kassel, Braunschweig, Göttingen 2004, S. 15 – 30.

Bürker, Karl-Ludwig: Die Beckensammlung von Michaelis/Litzmann, Kiel 1950 (Diss.).

Carpenter, Charles C. J./Hornick, Richard B.: Killed Vaccines: Cholera, Typhiod, and Plague, in: Andrew W. Artenstein (Hrsg.), Vaccines. A Biography, New York u. a. 2010, S. 87 – 103.

Clade, Harald: Medizinische Hochschulen im Wandel. Hochschulmedizin vor großer Herausforderung, in: Deutsches Ärzteblatt 93 (1996), H. 25, S. A-1680–A-1684.

Clausen, Otto: Chronik der Heide- und Moorkolonisation im Herzogtum Schleswig (1760 – 1765), Husum 1981.

Clement, Günther Werner: Die Beckensammlung der Heidelberger Universitätsfrauenklinik, Heidelberg 1938 (Diss.).

Cross, Cary P/Sepkowitz, Kent A.: The Myth of the Medical Breakthrough: Smallpox, Vaccination, and Jenner Reconsidered, in: International Journal of Infectious Diseases 3 (1998), S. 54 – 60.

Croxson, Bronwyn: The Foundation and Evolution of the Middlesex Hospital's Lying-In Service, 1745 – 86, in: Social History of Medicine 14, 1 (2001), S. 27 – 57.

Dawes, Laura: A Brief History of Royal Mothers and Childbirth, in: History Extra, 16. März 2020.

Denzler, Georg: Die verbotene Lust. 2000 Jahre christliche Sexualmoral, in: Anja Bagel-Bohlan/Michael Salewski (Hrsgg.), Sexualmoral und Zeitgeist im 19. und 20. Jahrhundert, Wiesbaden 1990, S. 17 – 26.

Dietzel, Joanna/Teufel, Stephan Ken: Wissenschaftliche Aufbereitung des geburtshilflichen Instrumentariums der geburtshilflich-gynäkologischen Sammlung an der Klinik und Poliklinik für Frauenheilkunde und Geburtshilfe der Ernst-Moritz-Arndt-Universität Greifswald, Diss. Greifswald 2003.

Dilg, Peter: Art. „Vitaminforschung“, in: Enzyklopädie Medizingeschichte, S. 1451.

Dobell, Clifford: Antony van Leeuwenhoek and his „little animals“, New York 1932.

Dor, N[athan] u. a.: Complications in Fetal Macrosomia, in: New York State Journal of Medicine 84 (1984), H. 6, S. 302 - 305.

Dräger, Heinrich: Die Instleute oder Insten in Schleswig-Holstein. Ihre Geschichte, ihre Bedeutung für den Großbetrieb und ihre Entlohnung, Langensalza 1927.

Duden, Barbara: Geschichte unter der Haut. Ein Eisenacher Arzt und seine Patientinnen um 1730, Stuttgart 1987.

Duden, Barbara: Zwischen ‚wahrem Wissen‘ und Prophetie. Konzeptionen des Ungeborenen, in: dies./Jürgen Schlumbohm/Patrice Veit (Hrsgg.), Geschichte des Ungeborenen. Zur Erfahrungs- und Wissenschaftsgeschichte der Schwangerschaft, 17.–20. Jahrhundert (= Veröffentlichungen des Max-Planck-Instituts für Geschichte, Bd. 170), Göttingen 2002, S. 11 - 48.

Dürbeck, Gabriele: Einbildungskraft und Aufklärung. Perspektiven der Philosophie, Anthropologie und Ästhetik um 1750 (= Studien zur deutschen Literatur, Bd. 148), Tübingen 1998.

Dusso, Adriana S./Brown, Alex J./Slatopolsky, Eduardo: Vitamin D, in: American Journal of Physiology-Renal Physiology 289 (2005), H. 1, S. F8–F28.

Ehmer, Josef/Scholz-Löhnig, Cordula: Art. „Unehelichkeit“, in: Enzyklopädie der Neuzeit Online, URL: http://dx.doi.org/10.1163/2352 - 0248_edn_COM_369265 (zuletzt abger. 4.3.2021).

Eppers, Imke: Schwedisches Gesinde in der Landwirtschaft Schleswig-Holsteins, in: Meiereimädchen. Arbeits- und Lebensformen im 19. Jahrhundert, Schleswig-Holsteinisches Landesmuseum 1991, S. 23 – 30.

Evans, Richard J.: Tod in Hamburg. Stadt, Gesellschaft und Politik in den Cholera-Jahren 1830 – 1910, Reinbek bei Hamburg 1990.

Flury, Monika Franziska Maria: Die Entwicklung chirurgischen Nahtmaterials als Voraussetzung und Folge operativer Tätigkeiten und wissenschaftlicher Forschungen (med. Diss.), Würzburg 2002.

Freisen, Joseph: Kirchliches Eheschließungsrecht in Schleswig-Holstein seit der Einführung der Reformation bis heute, in: Archiv für katholisches Kirchenrecht 79 (1899), S. 629 – 667, 80 (1900), S. 229 – 258.

Frevert, Ute: Akademische Medizin und soziale Unterschichten im 19. Jahrhundert. Professionsinteressen – Zivilisationsmission – Sozialpolitik, in: Jahrbuch des Instituts für Geschichte der Medizin der Robert Bosch Stiftung 4 (1985), S. 41 – 59.

Frevert, Ute: Frauen und Ärzte im späten 18. und frühen 19. Jahrhundert – zur Sozialgeschichte eines Gewaltverhältnisses, in: Annette Kuhn/Jörn Rüsen (Hrsgg.), Frauen in der Geschichte II. Fachwissenschaftliche und fachdidaktische Beiträge zur Sozialgeschichte der Frauen vom frühen Mittelalter bis zur Gegenwart (= Geschichtsdidaktik. Studien. Materialien, Bd. 8), Düsseldorf 1982, S. 177 – 210.

Freytag, Nils/Sawicki, Diethard (Hrsgg.): Wunderwelten. Religiöse Ekstase und Magie in der Moderne, München 2006.

Freytag, Nils/Sawicki, Diethard: Verzauberte Moderne. Kulturgeschichtliche Perspektiven auf das 19. und 20. Jahrhundert, in: dies. (Hrsgg.), Wunderwelten. Religiöse Ekstase und Magie in der Moderne, München 2006, S. 7 – 24.

Freytag, Nils: Aberglauben im 19. Jahrhundert. Preußen und seine Rheinprovinz zwischen Tradition und Moderne (= Quellen und Forschungen zur Brandenburgischen und Preußischen Geschichte, Bd. 22), Berlin 2003.

Fröhner, Annette: Technologie und Enzyklopädismus im Übergang vom 18. zum 19. Jahrhundert. Johann Georg Krünitz (1728 – 1796) und seine Oeconomisch-technologische Encyclopädie, Mannheim 1994.

Gehrmann, Rolf: Leezen 1720 – 1870. Ein historisch-demographischer Beitrag zur Sozialgeschichte des ländlichen Schleswig-Holstein (= Studien zur Wirtschafts- und Sozialgeschichte Schleswig-Holsteins, Bd. 7), Neumünster 1984.

Geison, Gerald L.: The Private Science of Louis Pasteur (= Princeton Legacy Library, Bd. 306), Princeton 1995.

Gélis, Jacques: Die Geburt. Volksglaube, Rituale und Praktiken. Von 1500 – 1900, München 1989.

Gembruch, Ulrich/Hecher, Kurt/Steiner, Horst (Hrsgg.): Ultraschalldiagnostik in Geburtshilfe und Gynäkologie, 2. Aufl., Berlin/Heidelberg 2017.

Gissibl, Bernhard: Zeichen der Zeit? Wunderheilungen, Visionen und ekstatische Frömmigkeit im bayerischen Vormärz, in: Nils Freytag/Diethard Sawicki (Hrsgg.), Wunderwelten. Religiöse Ekstase und Magie in der Moderne, München 2006, S. 83 – 114.

Gordon, H. Laing: Sir James Young Simpson and Chloroform (1811 – 1870), Honolulu 2002 (zuerst 1897).

Göttsch, Silke: Beiträge zum Gesindewesen in Schleswig-Holstein zwischen 1740 und 1840, Neumünster 1978.

Göttsch, Silke: Weibliche Erfahrungen um Körperlichkeit und Sexualität nach archivalischen Quellen aus Schleswig-Holstein 1700 – 1850, in: Kieler Blätter zur Volkskunde 18 (1986), S. 29 – 59.

Graber, Erich: Kiel und die Gesellschaft freiwilliger Armenfreunde 1793 – 1953. Ihr soziales, kulturelles und wirtschaftliches Wirken, Kiel 1953.

Gradmann, Christoph: Krankheit im Labor. Robert Koch und die medizinische Bakteriologie (= Wissenschaftsgeschichte), Göttingen 2005.

Gradmann, Christoph: Natur, Technik, Zeit. Infektionskrankheiten und ihre Kontrolle im langen 20. Jahrhundert, in: Heinz-Peter Schmiedebach (Hrsg.), Medizin und öffentliche Gesundheit. Konzepte, Akteure, Perspektiven (= Schriften des Historischen Kollegs, Bd. 98), Berlin/Boston 2018, S. 95 – 112.

Gruber, Georg B.: Zur Geschichte des Frauenarztes Hermann Schwartz in Göttingen, in: Sudhoffs Archiv für Geschichte der Medizin und der Naturwissenschaften 38 (1954), S. 214 – 219.

Haas, Jochen: Vigantol. Adolf Windaus und die Geschichte des Vitamin D, Stuttgart 2004.

Hachtmann, Rüdiger: Die sozialen Unterschichten in der großstädtischen Revolution 1848. Berlin, Wien und Paris im Vergleich, in: Ilja Mieck/Jürgen Voss/Horst Möller (Hrsgg.), Paris und Berlin in der Revolution 1848, Sigmaringen 1995, S. 107 – 135.

Hadlock, Frank P. u. a.: Sonographic Estimation of Fetal Weight. The Value of Femur Length in Addition to Head and Abdomen Measurements, in: Radiology 150 (1984), H. 2, S. 535 – 540.

Hampe, Fritz: Berichte über Geburten bei engem Becken nach alten Krankengeschichten und der Beckensammlung der Univ.-Frauenklinik Bonn, Bonn 1939 (Diss.).

Hansmann, M[anfred]: Nachweis und Ausschluß fetaler Entwicklungsstörungen mittels Ultraschallscreening und gezielter Untersuchung – ein Mehrstufenkonzept, in: Ultraschall in der Medizin 2 (1981), H. 4, S. 206 – 220.

Hansmann, M[anfred]: Ultraschallscreening in der Schwangerschaft – Vorsicht vor übertriebenen Forderungen, in: Geburtshilfe und Frauenheilkunde 41 (1981), H. 10, S. 725 – 728.

Hart, D[ieter]: Der behandelnde Arzt zwischen Therapiefreiheit und ärztlichen Leitlinien, in: Der Internist 42 (2001), H. 5, S. 756f.

Helduser, Urte/Dohm, Burkhard (Hrsgg.): Imaginationen des Ungeborenen. Kulturelle Konzepte pränataler Prägung von der Frühen Neuzeit zur Moderne = Imaginations of the Unborn: Cultural Concepts of Prenatal Imprinting from the Early Modern Period to the Present (= Jahrbuch Literatur und Medizin. Beihefte, Bd. 4), Heidelberg 2018.

Helmer, Philipp u. a.: Postpartale Hämorrhagie. Interdisziplinäre Betrachtung im Kontext des Patient Blood Management, in: Der Anästhesist 71 (2022), H. 3, S. 181 – 189.

Henig, Eva-Maria/Krafft, Fritz: Pockenimpfstoffe in Deutschland, URL: https://www.researchgate.net/publication/270757299_Krafft_Fritz_Henig_Eva-Maria_Pockenimpfstoffe_in_Deutschland (letzter Aufruf 25.1.2021).

Henig, Eva-Maria: 200 Jahre Pockenimpfstoff in Deutschland (= Quellen und Studien zur Geschichte der Pharmazie), Stuttgart 1997.

Hennings, Lars: 100 Dörfer Holstein-Gottorfs um 1769 mit Hinweisen aus die schleswig-holsteinische Gesamtbevölkerung, URL: http://www.pub.akvz.de/100_Doerfer.pdf (letzter Aufruf 16.7.2021).

Herschkorn-Barnu, Paule: Wie der Fötus einen klinischen Status erhielt. Bedingungen und Verfahren der Produktion medizinischen Fachwissens, Paris 1832 – 1848, in: Barbara Duden/Jürgen Schlumbohm/Patrice Veit (Hrsgg.), Geschichte des Ungeborenen. Zur Erfahrungs- und Wissenschaftsgeschichte der Schwangerschaft, 17.–20. Jahrhundert (= Veröffentlichungen des Max-Planck-Instituts für Geschichte, Bd. 170), Göttingen 2002, S. 167 – 203.

Hibbard, Bryan: Milestones in the Evolution of Obstetric Forceps, URL: http://www.lmi.org.uk/Data/10/Docs/18/18Hibbard.pdf.

Hilber, Marina: Institutionalisierte Geburt. Eine Mikrogeschichte des Gebärhauses, Bielefeld 2012.

Hill, Dietrich: Milch- und Meiereiwirtschaft in Schleswig-Holstein im Wandel der Zeit, in: Zeitschrift der Gesellschaft für Schleswig-Holsteinische Geschichte 108 (1983), S. 207 – 223.

Hochschule Augsburg, Pressemitteilung: Patientenstudie der Hochschule Augsburg zur Apparatemedizin in Deutschland, Augsburg 2009, URL: https://www.prof-riegl.de/content/1.de/90.Aktuelles/275.Trends%20Apparatemedizin/Patientenstudie%20Apparatemedizin%20Pressemitteilung.pdf (zuletzt abger. 10.8.2022).

Hoffarth, Christian, Ab osse ad os. Die Kieler geburtshilfliche Beckensammlung, Gebäranstalten und die Schicksale schwangerer Frauen im 19. Jahrhundert, in: Archiv für Familiengeschichtsforschung 17,4 (2013), S. 143 – 152.

Hoffarth, Christian: Medizin zwischen Fürstenhof und Bauernhof. Christoph Friedrich Hellwag im Kampf gegen die Pocken und für die Vakzination, in: Oliver Auge/Anke Scharrenberg (Hrsgg.), Die Diener der Fürstbischöfe (= Eutiner Forschungen, Bd. 17), Neumünster 2022 (im Druck).

Hoffarth, Christian: Präparat – Patientin – Person, oder: Wie man einer anatomischen Sammlung Leben einhaucht, in: Medizinhistorisches Journal 58,1-2 (2023), S. 107 – 124.

Höner, Flavio: Dinge sammeln, Wissen schaffen. Die Geschichte der naturhistorischen Sammlungen in Basel, 1735 – 1850 (= Edition Museum, Bd. 23), Bielefeld 2017.

Hübl, Sabrina: Neonatizid – Wenn Mütter ihre Kinder töten, in: Heiko Artkämper/Horst Clages (Hrsg.), Kriminalistik gestern – heute – morgen. Festschrift zum 10-jährigen Bestehen der Deutschen Gesellschaft für Kriminalistik, Stuttgart 2013, S. 237 – 270.

Huldschinksy, K[urt]: Heilung von Rachitis durch künstliche Höhensonne, in: Deutsche Medizinische Wochenschrift 45 (1919), H. 26, S. 712f.

Hurwicz, E[lias]: Kriminalität und Prostitution der weiblichen Dienstboten, in: Archiv für Kriminal-Anthropologie und Kriminalistik 65 (1916), S. 185 – 251.

Imhof, Arthur E.: Von der unsicheren zur sicheren Lebenszeit. Ein folgenschwerer Wandel im Verlaufe der Neuzeit, in: Vierteljahrschrift für Sozial- und Wirtschaftsgeschichte 71 (1984), S. 175 – 198.

INGERSLEV, E.: Beiträge zur Lehre von dem Geburtsmechanismus. Eine obstetricische Studie, in: Archiv für Geschichte der Medizin 2,3/4 (1908), S. 141 - 188.
ISTVAN, Benedek: Ignaz Philipp Semmelweis 1818 - 1865, Wien 1983.
OBENCHAIN, Theodore G.: Genius Belabored. Childbed Fever and the Tragic Life of Ignaz Semmelweis, Tuscaloosa 2016.
JACOB, Adam K. u. a.: The History of Anesthesia, in: Paul G. BARASH u. a. (Hrsgg.), Clinical Anesthesia, 7. Aufl., Philadelphia 2013, S. 3 - 26.
JAMES, W[illiam] P. T. u. a.: Gesunde Ernährung. Zur Verhütung von ernährungsbedingten Krankheiten in Europa (= Regionale Veröffentlichungen der WHO. Europäische Schriftenreihe, Bd. 24), Kopenhagen 1990.
JEGGLE, Urz/ILIEN, Albert: Die Dorfgemeinschaft als Not- und Terrorzusammenhang. Ein Beitrag zur Sozialgeschichte des Dorfes und zur Sozialpsychologie seiner Bewohner, in: Hans-Georg WEHLING (Hrsg.), Dorfpolitik. Fachwissenschaftliche Analysen und didaktische Hilfen, Opladen 1978, S. 38 - 53.
JENNER, Harald: Organisation des Gesundheitswesens in Schleswig-Holstein in der ersten Hälfte des 19. Jahrhunderts, in: Zeitschrift der Gesellschaft für Schleswig-Holsteinische Geschichte 107 (1982), S. 67 - 112.
JOHN, Walter: Das Antisterilitätsvitamin E, in: Forschungen und Fortschritte 17 (1941), S. 329f.
KAELBLE, Hartmut: Soziale Mobilität und Chancengleichheit im 19. und 20. Jahrhundert. Deutschland im internationalen Vergleich (= Kritische Studien zur Geschichtswissenschaft, Bd. 55), Göttingen 1983.
KASCHUBA, Wolfgang: Lebenswelt und Kultur der unterbürgerlichen Schichten im 19. und 20. Jahrhundert (= Enzyklopädie deutscher Geschichte, Bd. 5), München 1990.
KATTERMANN, Reinhard (Hrsg): Naturwissenschaft und Medizin. 75 Jahre klinische Chemie, Pathobiochemie und Endokrinologie in Mannheim (1910 - 1985), Mannheim 1985.

KEYS, Thomas E.: Die Geschichte der chirurgischen Anästhesie (= Anaesthesiologie und Wiederbelebung, Bd. 23), Berlin/Heidelberg/New York 1968.

KLINK, R./HANSMANN, M[anfred]/HÜNERMANN, B[ernd]: Die Lokalisation der Plazenta, in: Deutsche Medizinische Wochenschrift 96 (1971), H. 37, S. 1473 – 1475.

KLUSSMANN, Jan: „Christus war Demokrat und Proletarier dazu". Ländliche Unterschichten und soziale Bewegung in Holstein 1848 – 1850, in: Zeitschrift der Gesellschaft für Schleswig-Holsteinische Geschichte 123 (1998), S. 149 – 179.

KLUSSMANN, Jan: Die Instenbewegung in Holstein und die soziale Frage zur Zeit der schleswig-holsteinischen Erhebung, Magisterarbeit Kiel 1992.

KLUSSMANN, Jan: Vom Insten zum Industriearbeiter – Schleswig-Holstein im Zeitalter der Industrialisierung, in: Jann Markus WITT/Heiko VOSGERAU (Hrsgg.), Schleswig-Holstein von den Ursprüngen bis zur Gegenwart. Eine Landesgeschichte, Hamburg 2002, S. 317 – 326.

KNOBLOCH, Jürgen: Bio- und ergographische Beiträge zu Carl Conrad Theodor Litzmann (1815 – 1890) (= Kieler Beiträge zur Geschichte der Medizin und Pharmazie, Bd. 13), Neumünster 1975.

KOCKA, Jürgen: Arbeitsverhältnisse und Arbeiterexistenzen. Grundlagen der Klassenbildung im 19. Jahrhundert (= Geschichte der Arbeiter und der Arbeiterbewegung in Deutschland seit dem Ende des 18. Jahrhunderts, Bd. 2), Bonn 1990.

KOCKA, Jürgen: Lohnarbeit und Klassenbildung. Arbeiter und Arbeiterbewegung in Deutschland 1800 – 1875, Berlin/Bonn 1983.

KRAMER, Karl-S./WILKENS, Ulrich: Volksleben in einem holsteinischen Gutsbezirk. Eine Untersuchung aufgrund archivalischer Quellen (= Studien zur Volkskunde und Kulturgeschichte Schleswig-Holsteins, Bd. 4), Neumünster 1979.

KRAMER, Karl-S.: Einiges über die Lage des Gesindes in einem ostholsteinischen Gutsbezirk, in: Zeitschrift für Volkskunde 70 (1974), S. 20 – 38.

Krankenhaus-Lexicon für das Deutsche Reich. Die Anstaltsfürsorge für Kranke und Gebrechliche und die hygienischen Einrichtungen der Städte im Deutschen Reich am Anfang des zwanzigsten Jahrhunderts, hrsg. v. A[lbert] Guttstadt, Berlin 1900.

Kruse, K[laus]: Aktuelle Aspekte der Vitamin-D-Mangel-Rachitis, in: Monatsschrift Kinderheilkunde 148 (2000), H. 6, S. 588 - 595.

Kruse-Jarres, Jürgen D.: Entwicklung der Klinischen Chemie und Laboratoriumsmedizin in Deutschland/History of Clinical and Laboratory Medicine in Germany, in: LaboratoriumsMedizin/Journal of Laboratory Medicine 29 (2005), H. 3, S. 198 - 212.

Kummer, Bernhard: Art. „Schwangerschaft, Schwangere, schwanger", in: Handwörterbuch des deutschen Aberglaubens 7 (1936), Sp. 1406 - 1427.

Labisch, Alfons: Homo Hygienicus. Gesundheit und Medizin in der Neuzeit, Frankfurt 1992.

Labouvie, Eva: „Gauckeleyen" und „ungeziemende abergläubische Seegensprüchereyen". Magische Praktiken um Schwangerschaft, Geburt und Wochenbett, in: Eva Kreissl (Hrsg.), Kulturtechnik Aberglaube. Zwischen Aufklärung und Spiritualität. Strategien zur Rationalisierung des Zufalls, Bielefeld 2014, S. 271 - 297.

Labouvie, Eva: Andere Umstände. Eine Kulturgeschichte der Geburt, Köln/Weimar/Wien 2000.

Labouvie, Eva: Lebensfluss - Schwangerschaft, Geburt und Blut (16.–19. Jahrhundert), in: Christina von Braun/Christoph Wulf (Hrsgg.), Mythen des Blutes, Frankfurt a. M./New York 2007, S. 204 - 226.

Lange, Alexia: Gründung der geburtshilflichen Abteilungen in Göttingen, Jena und Kiel: Gemeinsamkeiten und Unterschiede, Diss. Kiel 2010.

Lange, Ulrich: Vom Ancien Régime zur frühen Moderne (1773 - 1867), in: Jürgen Jensen/Peter Wulf (Hrsg.), Geschichte der Stadt Kiel, Neumünster 1991, S. 137 - 206.

LAUTERBUR, P[aul] C.: Image Formation by Induced Local Interactions: Examples Employing Nuclear Magnetic Resonance, in: Nature 242 (1973) H. 5394, S. 190f.

LEHMANN, Edvard: Die Anfänge der Religion und die Religion der primitiven Völker, in: Die orientalischen Religionen (= Die Kultur der Gegenwart. Ihre Entwicklung und ihre Ziele, Bd. 1, Abt. III,1), Berlin/Leipzig 1906, S. 1 – 29.

LEHMANN, Hartmut: Die Entzauberung der Welt. Studien zu Themen von Max Weber (= Bausteine zu einer europäischen Religionsgeschichte im Zeitalter der Säkularisierung, Bd. 11), Göttingen 2009.

LEHMANN, Volker: Der Kayserliche Schnitt. Die Geschichte einer Operation, Stuttgart 2006.

LEHNHARDT, Ernst: Die Entwicklung der Hebammenlehr-Anstalt Kiel seit ihrer Gründung, Kiel 1949 (Diss.).

LIND, Vera: Selbstmord in der Frühen Neuzeit. Diskurs, Lebenswelt und kultureller Wandel am Beispiel der Herzogtümer Schleswig und Holstein (= Veröffentlichungen des Max-Planck-Instituts für Geschichte, Bd. 146), Göttingen 1999.

LISBERG-HAAG, Isabell: „Die Pestbeule am Leibe unseres Volkes“. Die evangelische Kirche im Kampf gegen Prostitution und Unzucht, in: Peter BROCKMEIER/Stephanie MICHAUD (Hrsgg.), Sitten und Sittlichkeit im 19. Jahrhundert/Les Morales au XIXe siècle, Stuttgart 1993, S. 153 – 174.

Löhr, Hanns: Die medizinische Fakultät, in: Paul Ritterbusch u. a. (Hrsgg.), Festschrift zum 275jährigen Bestehen der Christian-Albrechts-Universität Kiel, Leipzig 1940, S. 164 – 215.

LÖNEKE, Regina: Leben und Arbeit der Meiereimädchen in der ostholsteinischen Gutswirtschaft des 19. Jahrhunderts, in: Meiereimädchen. Arbeits- und Lebensformen im 19. Jahrhundert, Schleswig-Holsteinisches Landesmuseum 1991, S. 12 – 22.

LORENZEN-SCHMIDT, Klaus-Joachim: Illegitimität in drei holsteinischen Kirchspielen zwischen 1650 und 1870, in: Die Heimat. Zeitschrift für Natur- und Landeskunde von Schleswig-Holstein und Hamburg 93 (1986), S. 16 – 21.

Loss, J[ulika]/Nagel, E[ckhard]: Bedeutet Evidenz-basierte Chirurgie eine Abkehr von der ärztlichen Therapiefreiheit? in: Zentralblatt für Chirurgie 130 (2005), H. 1, S. 1 – 6.

Loudon, Irvine: Death in Childbirth. An International Study of Maternal Care and Maternal Mortality 1800 – 1950, Oxford 1992.

Loudon, Irvine: The Making of Man-Midwifery, in: Bulletin of the History of Medicine 70,3 (1996), S. 507 – 509.

Loudon, Irvine: The Tragedy of Childbed Fever, Oxford 2000.

Loytved, Christine: Lehrtochter oder Hebammenschülerin? Zur Verschulung der Hebammenausbildung an Beispielen aus Lübeck, Altona, Flensburg und Kiel im ausgehenden 18. und Anfang des 19. Jahrhunderts, in: NTM. International Journal of History & Ethics of Natural Sciences, Technology & Medicine 17 (2006), S. 93 – 106.

Lübbers, Wolf/Lübbers, Christian W.: Aus der Geschichte der Blutstillung, in: HNO-Nachrichten 51 (2021), Sonderh. 1, S. 59 – 61.

Luke, Barbara/Brown, Morton B.: Elevated Risks of Pregnancy Complications and Adverse Outcomes with Increasing Maternal Age, in: Human Reproduction 22 (2007), H. 5, S. 1264 – 1272.

Lükewille, Nina: Georg Wilhelm Stein d.Ä. (1737 – 1803) in Kassel. Ein früher Repräsentant der akademischen Geburtsmedizin (= Beiträge zur Wissenschafts- und Medizingeschichte, Bd. 8), Berlin 2020.

Maddison, Angus: The World Economy. A Millennial Perspective, Paris 2001.

Martius, Gerhard (Hrsg.): Hebammenlehrbuch, 3., neubearb. Aufl., Stuttgart 1979.

Mechler, Ulrich: Die Kieler Beckensammlung und die Quantifizierung der schweren Geburt, in: Medizinhistorisches Journal 58,1 – 2 (2023), S. 70 – 106.

Mertsch, Jürgen: Heimliche Geburten in den Moldeniter Kirchenbüchern, in: Jahrbuch des Heimatvereins der Landschaft Angeln 45 (1981), S. 100 – 102.

Meyer, G. Hermann: Beiträge zur Lehre von den Knochenkrankheiten, in: Zeitschrift für rationelle Medicin. NF 3 (1953), H. 2, S. 143 – 188.

Meyer, G. Hermann: Das aufrechte Gehen. (Zweiter Beitrag zur Mechanik des menschlichen Knochengerüstes), in: Archiv für Anatomie, Physiologie und wissenschaftliche Medicin (1853), S. 365 – 395.

Michler, Markwart/Müller-Dietz, Heinz, Art. „Loder, Justus Christian von (preußischer Adel 1809, russischer Adel 1810)", in: Neue Deutsche Biographie 15 (1987), S. 7 – 10, URL: https://www.deutsche-biographie.de/pnd119008017.html#ndbcontent.

Mitterauer, Michael: Ledige Mütter. Zur Geschichte illegitimer Geburten in Europa, München 1983.

Mitteroecker, Philipp u. a.: Cliff-edge Model of Obstetric Selection in Humans, in: Proceedings of the National Academy of Sciences 113 (2016), H. 51, S. 14680 – 14685.

Momsen, Ingwer E.: Die allgemeinen Volkszählungen in Schleswig-Holstein in dänischer Zeit (1769 – 1860). Geschichte ihrer Organisation und ihrer Dokumente (= Quellen und Forschungen zur Geschichte Schleswig-Holsteins, Bd. 66), Neumünster 1974.

Müller, Sebastian: Dorfgesellschaft im Wandel. Bevölkerungsentwicklung und Industrialisierung im Limbacher Land des 16. bis 20. Jahrhunderts, Köln 2018.

Murphy, Douglas P.: Irradiation and Pregnancy, in: Radiology 16 (1931), H. 5, S. 770f.

Naegele, Fr[anz] Carl: Ueber den Mechanismus der Geburt, Heidelberg 1822.

Needham, Joseph: Science and Civilisation in China, Bd. 6: Biology and Biological Technology, Teilbd. 6: Medicine, Cambridge 2000, ND 2004.

Neuhaus-Schröder, Ute: Heimatforschung in Schleswig-Holstein. Handbuch für Chronisten, Regionalforscher und Historiker, Husum 2002.

NEUMANN, Herbert A.: Die Entstehung der Virologie, Berlin 2019.

NEUMEISTER, Birgid/BESENTHAL, Ingo/BÖHM, Bernhard Otto (Hrsgg.): Klinikleitfaden Labordiagnostik, 4. Aufl., München 2009.

ORGLER, Arnold: Über Rachitis, in: Klinische Wochenschrift 6 (1927), H. 32, S. 1501 – 1505.

OSTERHAMMEL, Jürgen: Die Verwandlung der Welt. Eine Geschichte des 19. Jahrhunderts, 5. Aufl., München 2009.

PANCINO, Claudia: Von der Nachbarschaftshilfe zur medizinischen Disziplin: der Wandel der Geburtshilfe im 18. Jahrhundert, in: Otto DAPUNT (Hrsg.), Fruchtbarkeit und Geburt in Tirol, München 1987, S. 91 – 103.

PANNELL, Linday: Viperous Breathings: The Miasma Theory in Early Modern England, Canyon (Texas) 2016.

PAWLOWSKY, Verena: Mutter ledig, Vater Staat. Das Gebär- und Findelhaus in Wien 1784 – 1910, Innsbruck/Wien/München 2001.

PHILIPP, E[rnst]/Hörmann, G[eorg]: Die Kieler Universitäts-Frauenklinik und Hebammen-Lehranstalt 1805 – 1955. Eine medizinhistorische Studie zur Feier ihres 150jährigen Bestehens am 1. Mai 1955, Stuttgart 1955.

PHILIPP, Ernst/KOCH, Walter: Die Entwicklung des Hebammenwesens in Schleswig-Holstein bis zur Gründung der Universitätsfrauenklinik und Hebammenlehranstalt in Kiel, in: Paul RITTERBUSCH u. a. (Hrsgg.), Festschrift zum 275jährigen Bestehen der Christian-Albrechts-Universität Kiel, Leipzig 1940, S. 216 – 22.

PLETT, Peter C.: Peter Plett und die übrigen Entdecker der Kuhpockenimpfung vor Edward Jenner, in: Sudhoffs Archiv 90,2 (2006), S. 219 – 232.

PORTWICH, Philipp: Der Arzt Philipp Gabriel Hensler und seine Zeitgenossen in der schleswig-holsteinischen Spätaufklärung (= Kieler Beiträge zur Geschichte der Medizin und der Pharmazie, Bd. 22), Neumünster 1995.

Prahl, Hans-Werner: Geschichte und Entwicklung der Freizeit, in: Renate Freericks/Dieter Brinkmann (Hrsgg.), Handbuch Freizeitsoziologie, Wiesbaden 2015, S. 3 – 27.

Probst, Christian: Fahrende Heiler und Heilmittelhändler. Medizin von Marktplatz und Landstraße, Rosenheim 1992.

Pschyrembel, Klinisches Wörterbuch, 260. Aufl., Berlin 2004.

Radcliffe, Walter: Milestones in Midwifery, Bristol 1967.

Radcliffe, Walter: The Secret Instrument. The Birth of the Midwifery Forceps, London 1947.

Radkau, Joachim: Max Weber. Die Leidenschaft des Denkens, München/Wien 2005.

Rager, Günter: Medizin als Wissenschaft und ärztliches Handeln, in: ders./Ludger Honnefelder (Hrsgg), Ärztliches Urteilen und Handeln. Zur Grundlegung einer medizinischen Ethik, Frankfurt a. M./Leipzig 1994, S. 15 – 52.

Rheinheimer, Martin: Armut in Großsolt (Angeln) 1700 – 1900, in: Zeitschrift der Gesellschaft für Schleswig-Holsteinische Geschichte 118 (1993), S. 21 – 133.

Richtlinien des Gemeinsamen Bundesausschusses über die ärztliche Betreuung während der Schwangerschaft und nach der Entbindung („Mutterschafts-Richtlinien"), URL: https://www.g-ba.de/downloads/62 - 492 - 2676/Mu-RL_2021 - 09 - 16_iK-2022 - 01 - 01.pdf (zuletzt abger. 10.8.2022).

Riedel, Stefan: Edward Jenner and the History of Smallpox and Vaccination, in: Proceedings (Baylor University. Medical Center) 18 (2005), S. 21 – 25.

Robertson, Lesley u. a.: Antoni van Leeuwenhoek. Master of the Minuscule, Leiden 2016.

Rossbach, Nikola: Wissen, Medium und Geschlecht. Frauenzimmer-Studien zu Lexikographie, Lehrdichtung und Zeitschrift (= MeLiS. Medien – Literaturen – Sprachen in Anglistik/Amerikanistik, Germanistik und Romanistik, Bd. 21), Frankfurt a. M. 2015.

Rouse, Dwight J. u. a.: The Effectiveness and Costs of Elective Cesarean Delivery for Fetal Macrosomia Diagnosed by Ultrasound, in: JAMA. The Journal of the American Medical Association 276 (1996), H. 18, S. 1480–1486.

Ruegg, Walter (Hrsg.): Geschichte der Universität in Europa. Bd. 3: Vom 19. Jahrhundert zum Zweiten Weltkrieg (1800–1945), München 2004.

Sabean, David: Unehelichkeit: Ein Aspekt sozialer Reproduktion kleinbäuerlicher Produzenten. Zu einer Analyse dörflicher Quellen um 1800, in: Robert M. Berdahl u. a. (Hrsgg.), Klassen und Kultur. Sozialanthropologische Perspektiven in der Geschichtsschreibung, Frankfurt 1982, S. 54–76.

Sachs, M[ichael]: Die Methoden der Blutstillung in ihrer historischen Entwicklung, in: Hamostaseologie 20 (2000), H. 2, S. 83–89.

Sahmland, Irmtraut: Art. „Rachitis (englische Krankheit, doppelte Glieder), in: Enzyklopädie Medizingeschichte, hrsg. v. Werner E. Gerabek u.a., Bd. 1, Berlin/New York 2007, S. 1211.

Salewski, Michael: Vorwort und Einführung, in: ders./Anja Bagel-Bohlan (Hrsgg.), Sexualmoral und Zeitgeist, S. 7–16.

Scanlon, Kelley S. (Hrsg.): Vitamin D Expert Panel Meeting. October 11-12, 2001, Atlanta, Georgia. Final Report, URL: https://www.cdc.gov/nccdphp/dnpa/nutrition/pdf/Vitamin_D_Expert_Panel_Meeting.pdf (zuletzt abger. 9.8.2022).

Schäfer, Daniel: Geschichte des Kaiserschnitts, in: Michael Stark (Hrsg.), Der Kaiserschnitt. Indikationen, Hintergründe, operatives Management der Misgav-Ladach-Methode, München/Jena 2009, S. 1–26.

Scherberich, J[ürgen] E.: Kalzium-Phosphat- und Knochenstoffwechsel, in: Der Nephrologe 3 (2008), H. 6, S. 507–517.

Schiff, E[rwin]: Die Vitamine in der Ernährungsbehandlung bei Kinderkrankheiten, in: Deutsche Medizinische Wochenschrift 48 (1922), H. 20, S. 651–653.

SCHLICH, Thomas: Negotiating Technologies in Surgery. The Controversy about Surgical Gloves in the 1890s, in: Bulletin of the History of Medicine 87 (2013), S. 170 – 197.

SCHLUMBOHM, Jürgen: „Die Schwangeren sind der Lehranstalt halber da“: Das Entbindungshospital der Universität Göttingen, 1751 bis ca. 1830, in: DERS./WIESEMANN (Hrsgg.), Entstehung, S. 31 – 62.

SCHLUMBOHM, Jürgen: Grenzen des Wissens. Verhandlungen zwischen Arzt und Schwangeren im Entbindungshospital der Universität Göttingen um 1800, in: Barbara DUDEN/Jürgen SCHLUMBOHM/Patrice VEIT (Hrsgg.), Geschichte des Ungeborenen. Zur Erfahrungs- und Wissenschaftsgeschichte der Schwangerschaft, 17.–20. Jahrhundert (= Veröffentlichungen des Max-Planck-Instituts für Geschichte, Bd. 170), Göttingen 2002, S. 129 – 165.

SCHLUMBOHM, Jürgen: Lebendige Phantome. Ein Entbindungshospital und seine Patientinnen 1751 – 1830, Göttingen 2012.

SCHLUMBOHM, Jürgen: The Practice of Practical Education: Male Students and Female Apprentices in the Lying-in Hospital of Göttingen University, 1792 – 1815, in: Medical History 51 (2007), S. 3 – 36.

SCHLUMBOHM, Jürgen: Verbotene Liebe, verborgene Kinder. Das Geheime Buch des Göttinger Geburtshospitals 1794 – 1857 (= Veröffentlichungen der Historischen Kommission für Niedersachsen und Bremen, Bd. 296), Göttingen 2018.

SCHNEIDER, Henning/HUSSLEIN, Peter-Wolf/SCHNEIDER, Karl Theo Maria (Hrsgg.): Die Geburtshilfe, 4. Aufl., Berlin/Heidelberg 2011.

SCHRÖDER, Wilhelm Heinz: Kollektive Biographien in der historischen Sozialforschung: Eine Einführung, in: DERS. (Hrsg.), Lebenslauf und Gesellschaft. Zum Einsatz von kollektiven Biographien in der historischen Sozialforschung, Stuttgart 1985, S. 7 – 17.

SCHRÖTER, Wilko: Art. „Fertilität“, in: Enzyklopädie der Neuzeit Online, URL: http://dx.doi.org/10.1163/2352 – 0248_edn_COM_263878 (zuletzt abger. 4.3.2021).

Schulte, Regina: Das Dorf im Verhör. Brandstifter, Kindsmörderinnen und Wilderer vor den Schranken des bürgerlichen Gerichts Oberbayern 1848 – 1910, Reinbek b. Hamburg 1989.

Schumpelick, Volker/Kasperk, Reinhard/Stumpf, Michael: Operationsatlas Chirurgie, 5. Aufl., Stuttgart 2020.

Seemann, Sophie: Verschwundene Krankheiten. Ein medizinhistorischer Streifzug, Berlin 2019.

Seidel, Hans-Christoph: Eine neue „Kultur des Gebärens". Die Medikalisierung von Geburt im 18. und 19. Jahrhundert in Deutschland (= Jahrbuch des Instituts für Geschichte der Medizin der Robert Bosch Stiftung, Beiheft 11), Stuttgart 1998.

Seligmann, S[iegfried]: Die Zauberkraft des Auges und das Berufen. Ein Kapitel aus der Geschichte des Aberglaubens, Hamburg 1922.

Semm, Kurt (Hrsg.): Die Kieler Universitäts-Frauenklinik und Michaelis-Hebammenschule 1805 – 1980. Eine medizinhistorische Studie zum 175jährigen [180jährigen/190jährigen] Bestehen. Erweiterte Ausgabe der Studie von Dr. med. E. Philipp und Dr. med. G. Hörmann, Kiel 1980/1985/1995/2000.

Seoud, Muhieddine A.-F. u. a.: Impact of Advanced Maternal Age on Pregnancy Outcome, in: American Journal of Perinatology 19 (2002), H. 1, S. 1 – 8.

Seuffert, Ernst von: Die Becken-Sammlung der Universitäts-Frauenklinik und Hebammenschule München und die Ursachen und Einteilung der Becken-Formen, Osterwieck 1926.

Siemer, Stefan: Geselligkeit und Methode. Naturgeschichtliches Sammeln im 18. Jahrhundert (= Veröffentlichungen des Instituts für Europäische Geschichte Mainz, Bd. 192), Mainz 2004.

Sievers, Kai Detlev/Stukenbrock, Karin: „Christliches Wohlwollen und braver Bürgersinn". Private und öffentliche Fürsorge in Kiel und ihre Bemühungen um die Lösung sozialer Probleme. Festschrift zum 200jährigen Bestehen der Gesellschaft freiwilliger Armenfreunde (= Sonderveröffentlichungen der Gesellschaft für Kieler Stadtgeschichte, Bd. 27), Neumünster 1993.

Sievers, Kai Detlev/Zimmermann, Harm-Peer: Das disziplinierte Elend. Zur Geschichte der sozialen Fürsorge in schleswig-holsteinischen Städten 1542 – 1914 (= Studien zur Volkskunde und Kulturgeschichte Schleswig-Holsteins, Bd. 30), Neumünster 1994.

Spellacy, W[illiam] N. u. a.: Macrosomia – Maternal Characteristics and Infant Complications, in: Obstetrics & Gynecology 66 (1985), H. 2, S. 158 – 161.

Stenzel, Oliver: Wissen und Vertrauen. Eine mikrogeschichtliche Untersuchung zum Wandel des Hebammenwesens in Schleswig-Holstein im 18. Jahrhundert, Kiel 1996 (Magisterarbeit).

Stiefel, Andrea/Brendel, Karin/Bauer, Nicola H. (Hrsgg.): Hebammenkunde. Lehrbuch für Schwangerschaft, Geburt, Wochenbett und Beruf, 6., aktual. u. erw. Aufl., Stuttgart/New York 2020.

Stoff, Heiko: 1927. „Dann schon lieber Lebertran". Staatliche Rachitisprophylaxe und das wohl entwickelte Kind, in: Nicholas Eschenbruch u.a. (Hrsg.), Arzneimittel des 20. Jahrhunderts. Historische Skizzen von Lebertran bis Contergan, Bielefeld 2009, S. 53 – 76.

Stolberg, Michael: Frühneuzeitliche Heilkunst und ärztliche Autorität, in: Richard Dülmen /Sina Rauschenbach (Hrsgg.), Macht des Wissens. Die Entstehung der modernen Wissensgesellschaft, Köln/Weimar/Wien 2004, S. 111 – 130.

Stoll, W[illy]: Historisches zur Sectio caesarea, in: Hans Günther Hillemanns/Helmut Schillinger (Hrsg.), Das Restrisiko gegenwärtiger Geburtshilfe, Berlin u.a. 1989, S. 46 – 54.

Stukenbrock, Karin: „Der zerstückte Cörper". Zur Sozialgeschichte der anatomischen Sektionen in der Frühen Neuzeit (1650 – 1800) (= MedGG-Beihefte 16), Stuttgart 2001.

Suttorp, Norbert u. a. (Hrsgg.): Harrisons Innere Medizin, 20. Aufl., Stuttgart 2020.

te Heesen, Anke/Spary, Emma C. (Hrsgg.): Sammeln als Wissen. Das Sammeln und seine wissenschaftsgeschichtliche Bedeutung, Göttingen 2001.

Tenfelde, Klaus: Ländliches Gesinde in Preußen. Gesinderecht und Gesindestatistik 1810 bis 1861, in: ders. (Hrsg.), Arbeiter, Bürger, Städte. Zur Sozialgeschichte des 19. und 20. Jahrhunderts (= Kritische Studien zur Geschichtswissenschaft, Bd. 203), Göttingen 2012, S. 189 – 229.

Toyka-Seid, Michael: Gesundheit und Krankheit in der Stadt. Zur Entwicklung des Gesundheitswesens in Durham City 1831 – 1914, Göttingen 1996.

Trends in Maternal Mortality: 1990 to 2013. Estimates by WHO, UNICEF, UNFPA, the World Bank and the United Nations Population Division, Geneva 2014.

Tshisuaka, Barbara I.: Art. „Asepsis", in: Enzyklopädie Medizingeschichte, S. 111.

Ulbricht, Otto: Bettelei von Frauen auf dem Land in den Herzogtümern Schleswig und Holstein (1770 – 1810), in: Gerhard Ammerer u. a. (Hrsgg.), Armut auf dem Lande. Mitteleuropa vom Spätmittelalter bis zur Mitte des 19. Jahrhunderts, Wien u.a. 2010, S. 63 – 89.

Ulbricht, Otto: Kindsmord und Aufklärung in Deutschland (= Ancien Régime. Aufklärung und Revolution, Bd. 18), München 1990.

Ulbricht, Otto: Reformvorschläge und Reformmaßnahmen auf dem Gebiet der Illegitimität und des Kindsmordes in Nordwestdeutschland, in: Rudolf Vierhaus (Hrsg.), Das Volk als Objekt obrigkeitlichen Handelns (= Wolfenbütteler Studien zur Aufklärung, Bd. 13), Tübingen 1992, S. 121 – 169.

Ulsenheimer, K[laus]: Juristische Aspekte: Unverbindliche Empfehlungen oder Verrechtlichung der Medizin?, in: Zeitschrift für Kardiologie 89 (2000), H. 3, S. 245 – 250.

Volquartz, Klaus (Hrsg.): Zum 150. Jahrestag der Holsteinischen Ständeversammlung. 1. Oktober 1835 - Itzehoe - 1. Oktober 1985, Neumünster 1985.

Vor 100 Jahren: Die „Elektrische“ hat Weltpremiere in Berlin, hrsg. v. Berliner Verkehrsbetriebe, Berlin 1981.

Vosgerau, Heiko/Lubowitz, Frank: Zwischen Dänemark und Preußen – zwischen Nationalismus und Modernisierung: Schleswig-Holstein 1815 – 1920, in: Jann Markus Witt/Heiko Vosgerau (Hrsgg.), Schleswig-Holstein von den Ursprüngen bis zur Gegenwart. Eine Landesgeschichte, Hamburg 2002, S. 271 – 316.

Waldenfels, Bernhard: Fremdheit und Alterität im Hinblick auf historisches Interpretieren, in: Anja Becker/Jan Mohr (Hrsgg.), Alterität als Leitkonzept für historisches Interpretieren (= Deutsche Literatur. Studien und Quellen, Bd. 8), Berlin 2012, S. 61 – 71.

Waschinski, Emil: Währung, Preisentwicklung und Kaufkraft des Geldes in Schleswig-Holstein von 1226 – 1864, Bd. 2: Anhänge und Materialien zu einem Schleswig-Holsteinischen Münzarchiv und zur Geschichte der Preise und Löhne in Schleswig-Holstein, Neumünster 1959.

Weber, Max: Wissenschaft als Beruf 1917/1919. Politik als Beruf 1919, hrsg. v. Wolfgang J. Mommsen/Wolfgang Schluchter (= Max Weber-Gesamtausgabe, Abt. I, Bd. 17), Tübingen 1992, S. 1 – 23.

Wehler, Hans-Ulrich: Deutsche Gesellschaftsgeschichte, Bd. 2: Von der Reformära bis zur industriellen und politischen „Deutschen Doppelrevolution“ 1815 – 1845/49, 4. Aufl., München 2005.

Weichert, A[lexander]/Henrich, W[olfgang]: Von der Geburtshilfe zur Geburtsmedizin. Analyse epidemiologischer Daten und Berücksichtigung des Wandels der Hebammentätigkeit, in: Der Gynäkologe 49 (2016), H. 7, S. 499 – 505.

Wellhausen, Rita: Die Kieler geburtshilfliche Beckensammlung des früheren 19. Jahrhunderts. Eine Kollektion zur Illustration der von Michaelis und Litzmann begründeten Lehre vom engen Becken, Diss. Univ. Kiel 2009.

Wilson, Adrian: The Making of Man-Midwifery. Childbirth in England, 1660 – 1770, Cambridge (Mass.) 1995.

Wilson, Philip K.: Surgery, Skin and Syphilis. Daniel Turner's London (1667 - 1741) (= Clio Medica, Bd. 54), Amsterdam/Atlanta 1999.

Windaus, A[dolf]/Lüttringhaus, A[rthur]: Einige Bemerkungen über das antirachitische Vitamin aus bestrahltem Ergosterin, in: Hoppe-Seylers Zeitschrift für physiologische Chemie 203 (1931), S. 70 - 75.

Winker, Gabriele/Degele, Nina: Intersektionalität. Zur Analyse sozialer Ungleichheiten, Bielefeld 2009.

Winkle, Stefan: Johann Friedrich Struensee. Arzt, Aufklärer und Staatsmann. Beitrag zur Kultur, Medizin- und Seuchengeschichte der Aufklärungszeit, 2. Aufl., Stuttgart 1989.

Wolter, Stefan: „... zwinget mich nicht dahin zu gehen, wo ich aller Schamhaftigkeit vergessen sein soll". Aus den Anfängen der Jenaer Entbindungsanstalt, in: Christine Loytved (Hrsg.), Von der Wehemutter zur Hebamme. Die Gründung von Hebammenschulen mit Blick auf ihren politischen Stellenwert und praktischen Nutzen, Osnabrück 2001, S. 79 - 96.

Worsley, Lucy: Queen Victoria. Twenty-Four Days That Changed Her Life, New York 2018.

Wulf, Peter: Kiel wird Großstadt (1867 bis 1918), in: Jürgen Jensen/Peter Wulf (Hrsg.), Geschichte der Stadt Kiel, Neumünster 1991, S. 207 - 271.

Young, John Harley: Caesarean Section. The History and Development of the Operation from the Earliest Times, London 1944.

Zahedi, Nasser: Die Entwicklungsgeschichte der Geburtszange, Berlin 2003.

Zamorski, Mark A./Biggs, Wendy S.: Management of Suspected Fetal Macrosomia, in: American Family Physician 63 (2001), H. 2, S. 302 - 306.

Zander, Sylvina: Oldesloe. Die Stadt, die Trave und das Wasser, Neumünster 2008.

Zimmermann, Harm-Peer: Das Heimatrecht im System der Gemeindeangehörigkeit am Beispiel Schleswig-Holsteins 1542 bis 1864. Ein Beitrag zur rechtlichen Volkskunde, in: Kieler Blätter zur Volkskunde 23 (1991), S. 67 – 101.

Zull, Gertraud: Das Bild vom Dienstmädchen um die Jahrhundertwende. Eine Untersuchung der stereotypen Vorstellungen über den Charakter und die soziale Lage des städtischen weiblichen Hauspersonals, (= tuduv-Studien. Reihe Kulturwissenschaften, Bd. 11), München 1984.

Internet

http://ddd.dda.dk/ddd-tysk/dddform.asp
http://www.akvz.de
http://www.rolf-funck.de/frames/gen_fram.htm
https://geschichte-s-h.de/bevoelkerung
https://iqtig.org/sonderveroeffentlichung-planqi/
https://johnsnow.matrix.msu.edu
https://www.aggsh.de
https://www.bib.bund.de/DE/Fakten/Glossar/glossar.html?cms_lv2=1215792&cms_lv3=1215582
https://www.bib.bund.de/Permalink.html?id=1217688
https://www.bib.bund.de/Permalink.html?id=1217912
https://www.bib.bund.de/Permalink.html?id=1217964
https://www.museumsbund.de/wp-content/uploads/2017/04/2013-empfehlungen-zum-umgang-mit-menschl-ueberresten.pdf.
https://www.nytimes.com/interactive/2019/08/14/magazine/1619-america-slavery.html

Die Autoren

Ibrahim Alkatout

Prof. Dr. Ibrahim Alkatout, geb. 1978, studierte Medizin, Medizinethik und Hospital Management. Ab 2005 war er als wissenschaftlicher Mitarbeiter am Institut für Pathologie des Universitätsklinikums Schleswig-Holstein, Campus Kiel tätig und wurde 2006 an der Christian-Albrechts-Universität zu Kiel promoviert. 2007 wechselte er in die Klinik für Allgemeine Chirurgie und 2009 in die Klinik für Gynäkologie und Geburtshilfe, wo er sich 2013 habilitierte. 2018 wurde er zum Universitätsprofessor für Minimalinvasive und Roboterassistierte Chirurgie berufen. Heute arbeitet er als leitender Oberarzt an der Universitätsfrauenklinik, für die die 1805 gegründete Gebäranstalt der Grundstein war. Mit der Erforschung des Kieler Beckenschranks der Medizin- und Pharmaziehistorischen Sammlung erfüllt er sich einen Lebenstraum. Für den Geburtshelfer und Gynäkologen ist die Ehrfurcht vor dem Leben in kaum einem Moment spürbarer als in dem fragilen Zeitfenster der vaginalen Entbindung.

Christian Hoffarth

Dr. Christian Hoffarth studierte Mittlere und Neuere Geschichte und Germanistik inkl. Editionswissenschaften in Heidelberg. 2016 wurde er an der Universität Hamburg promoviert. Es folgten Forschungsaufenthalte an der McGill University und der University of Calgary (Kanada). Ab 2018 war er wissenschaftlicher Mitarbeiter am Institut für Personengeschichte in Bensheim, 2020 wechselte er in die Abteilung für Regionalgeschichte der Christian-Albrechts-Universität zu Kiel. Sein Habilitationsprojekt widmet sich den Körperbildern in Begegnungen fremder Kulturen im Spätmittelalter.

Endnoten

1 Ulrich MECHLER, Die Kieler Beckensammlung und die Quantifizierung der schweren Geburt, in: Medizinhistorisches Journal 58 (2023), H. 1–2, S. 70 – 106.

2 Es handelt sich um die Medizin- und Pharmaziehistorische Sammlung der Christian-Albrechts-Universität zu Kiel. S. https://www.med-hist.uni-kiel.de.

3 Eine integrale Darstellung der Geschichte des Kindbettfiebers als bei Weitem häufigster Todesursache im Zusammenhang mit Geburten bietet Irvine LOUDON, The Tragedy of Childbed Fever, Oxford 2000. Zur Müttersterblichkeit im 19. und 20. Jahrhundert im internationalen Vergleich sowie zu Gegenmaßnahmen s. DERS., Death in Childbirth. An International Study of Maternal Care and Maternal Mortality 1800 – 1950, Oxford 1992.

4 Vgl. Noemi Julia BÖNZLI, Schwangere, Gebärende und Wöchnerinnen im Basler Bürgerspital 1863 – 1893, Masterarbeit, Universität Basel 2016, URL: https://duw.unibas.ch/fileadmin/user_upload/duw/IPNA/PDF_s/BBS_in_use/BBS_Boenzli_MA_2016.pdf, S. 17.

4 Zur Bedeutung und der Stellung des Gesindes im 19. Jahrhundert s. die Darstellung bei Jürgen KOCKA, Arbeitsverhältnisse und Arbeiterexistenzen. Grundlagen der Klassenbildung im 19. Jahrhundert (= Geschichte der Arbeiter und der Arbeiterbewegung in Deutschland seit dem Ende des 18. Jahrhunderts, Bd. 2), Bonn 1990, S. 109 – 171.

6 Vgl. Rainer BECK, Illegitimität und voreheliche Sexualität auf dem Land. Unterfinning, 1671 – 1770, in: Richard VAN DÜLMEN (Hrsg.), Kultur der einfachen Leute. Bayerisches Volksleben vom 16. bis zum 19. Jahrhundert, München 1983, S. 112 – 150, hier: S. 135.

7 S. Schriften der Universität zu Kiel aus dem Jahre 1875 (= Schriften der Universität zu Kiel, Bd. 22), Kiel 1876, S. 42 – 46. Zum Vergleich: Im Vorjahr starben 12 von 127 Frauen (rund 9,4 Prozent). S. Schriften der Universität zu Kiel aus dem Jahre 1874 (= Schriften der Universität zu Kiel, Bd. 21), Kiel 1875, S. 30 – 36.

8 LASH, Abt. 47.20, Nr. 21.

9 Vgl. Gesinde-Ordnung für die Herzogthümer Schleswig und Holstein vom 25. Februar 1840, in: Sammlung der Polizei-Verordnungen,

Regulative und Statuts der Stadt Kiel, hrsg. v. C. MISSFELDT, Kiel 1890, S. 164 - 174, hier S. 170f.

10 Vgl. ebd., S. 165.

11 Zur im 19. Jahrhundert weitverbreiteten, äußerst unscharfen Diagnose der „Chlorose", die vor allem junge Frauen betraf, s. Sophie SEEMANN, Verschwundene Krankheiten. Ein medizinhistorischer Streifzug, Berlin 2019, S. 36 - 47.

12 S. Theodor FONTANE, Wanderungen durch die Mark Brandenburg. Bd. 4: Spreeland. Beeskow-Storkow und Barnim-Teltow, hrsg. v. Gotthard ERLER/Rudolf MINGAU, 2. Aufl., Berlin 1994, S. 350 - 360. Den sozialgeschichtlichen Quellenwert von Kirchenbüchern belegt in imposanter Weise auch Sebastian MÜLLER, Dorfgesellschaft im Wandel. Bevölkerungsentwicklung und Industrialisierung im Limbacher Land des 16. bis 20. Jahrhunderts, Köln 2018.

13 Kirchenbuch Kosel, Bestattungen, 1872, Nr. 7.

14 Kirchenbuch Kosel, Bestattungen, 1872, Nr. 39.

15 Zu diesen Volkszählungen unter dänischer Herrschaft s. Ingwer E. MOMSEN, Die allgemeinen Volkszählungen in Schleswig-Holstein in dänischer Zeit (1769 - 1860). Geschichte ihrer Organisation und ihrer Dokumente (= Quellen und Forschungen zur Geschichte Schleswig-Holsteins, Bd. 66), Neumünster 1974. Eine weitere Zählung in den Herzogtümern fand 1864 auf Initiative des Deutschen Zollvereins statt.

16 Die sogenannten Volkszahlregister liegen zum Teil im Schleswig-Holsteinischen Landesarchiv, zum Teil im Landsarkiv for Sønderjylland in Apenrade. In drei frei zugänglichen Online-Datenbanken können mehrere Millionen transkribierte Datensätze nach Personen durchsucht werden. S. https://www.aggsh.de, www.akvz.de und http://ddd.dda.dk/ddd-tysk/dddform.asp. Die Fundstellen in den Volkzählungsdatenbanken und den Archivalien werden im Folgenden nicht im Einzelnen nachgewiesen.

17 Wilhelm Heinz SCHRÖDER, Kollektive Biographien in der historischen Sozialforschung: Eine Einführung, in: DERS. (Hrsg.), Lebenslauf und Gesellschaft. Zum Einsatz von kollektiven Biographien in der historischen Sozialforschung, Stuttgart 1985, S. 7 - 17, hier S. 10.

18 Vgl. Rita WELLHAUSEN, Die Kieler geburtshilfliche Beckensammlung des früheren 19. Jahrhunderts. Eine Kollektion zur Illustration der von Michaelis und Litzmann begründeten Lehre vom engen Becken, Diss. Univ. Kiel 2009, S. 10.

19 Vgl. Karen STUKENBROCK, „Der zerstückte Cörper". Zur Sozialgeschichte der anatomischen Sektionen in der Frühen Neuzeit (1650 - 1800) (=

MedGG-Beihefte 16), Stuttgart 2001, S. 206 - 277.

[20] S. https://www.museumsbund.de/wp-content/uploads/2017/04/2013-empfehlungen-zum-umgang-mit-menschl-ueberresten.pdf, bes. S. 9 - 11.

[21] Ebd., S. 10.

[22] Vgl. ebd., S. 11.

[23] Ebd., S. 57.

[24] Das *1619 Project* ist der Rekonstruktion der Lebensgeschichten und der Identifikation der Namen der ersten 20 Afrikaner gewidmet, die im Jahr 1619 als Sklaven in die heutigen USA verschleppt wurden. S. https://www.nytimes.com/interactive/2019/08/14/magazine/1619-america-slavery.html.

[25] Vgl. LASH, Abt. 47.20, Nr. 956: Patientinnenakte Wiebke Butenschön.

[26] Vgl. Eva Labouvie, Andere Umstände. Eine Kulturgeschichte der Geburt, Köln/Weimar/Wien 2000, S. 23f., 113 u.ö.

[27] Vgl. ebd., S. 14 - 24.

[28] Vgl. ebd., S. 50 - 52.

[29] Vgl. Sabrina Hübl, Neonatizid - Wenn Mütter ihre Kinder töten, in: Heiko Artkämper/Horst Clages (Hrsgg.), Kriminalistik gestern - heute - morgen. Festschrift zum 10-jährigen Bestehen der Deutschen Gesellschaft für Kriminalistik, Stuttgart 2013, S. 237 - 270, hier S. 257f.

[30] Bei der Gründung der Gebäranstalt war dies zur Bedingung für die kostenlose Aufnahme mittelloser Schwangerer gemacht worden. S. Bekanntmachung, betreffend die neu angeordnete Hebammenschule und das damit verbundene Gebärhaus in Kiel, vom 26. April 1805, in: Die Schleswig-Holsteinische Medicinalverfassung in einer systematischen Reihe von Verordnungen dargestellt und mit einer kritischen Einleitung versehen, hrsg. v. Nicolaus Dohrn, Heide 1834, S. 15 - 18, hier: § 7, S. 16.

[31] Provisorisches Regulativ für die Armenversorgung im Kirchspiel Nortorf, Königl. und Klösterlichen Antheils, in: Chronologische Sammlung der im Jahre 1837 ergangenen Verordnungen und Verfügungen für die Herzogthümer Schleswig und Holstein, Kiel 1838, S. 122 - 130. Die Organisation des Armenwesens in den Herzogtümern Schleswig und Holstein im 19. Jahrhundert hatte ihren Ursprung in einer Verordnung Christian VI. von Dänemark aus dem Jahr 1736: Verordnung wider das herumschweifende Herren-lose Gesindel, wie auch wegen gänzlicher Einstellung des Bettelns und damit verknüpfter Versorgung wahrer Allmosens-würdiger Armen, vom 7 Sept. 1736, in: Friedrich Detlef Carl von Cronhelm, Corpus Constitutionum Regio-Holsaticarum [...], Altona 1749. Darin war die Einrichtung einer flächendeckenden, regional

organisierten Armenfürsorge nach festen organisatorischen Prinzipien in Angriff genommen worden. Vgl. zum Armenwesen in Schleswig-Holstein insgesamt: Kai Detlev **Sievers**/Harm-Peer **Zimmermann**, Das disziplinierte Elend. Zur Geschichte der sozialen Fürsorge in schleswig-holsteinischen Städten 1542 - 1914 (= Studien zur Volkskunde und Kulturgeschichte Schleswig-Holsteins, Bd. 30), Neumünster 1994. Zur Verordnung von 1736 vgl. ebd., S. 81 - 87.

32 Regulativ für die Armenversorgung, S. 126f.

33 Vgl. dazu die Analysen des Dorflebens bei Urz **Jeggle**/Albert **Ilien**, Die Dorfgemeinschaft als Not- und Terrorzusammenhang. Ein Beitrag zur Sozialgeschichte des Dorfes und zur Sozialpsychologie seiner Bewohner, in: Hans-Georg **Wehling** (Hrsg.), Dorfpolitik. Fachwissenschaftliche Analysen und didaktische Hilfen, Opladen 1978, S. 38 - 53, bes S. 46, wo die Verfasser feststellen: „*Die dörfliche Lebenswelt kennt keine Privatheit im bürgerlichen Sinn; Produktion und Reproduktion sind öffentlich, es gibt keine Geheimnisse.*"

34 Vgl. **Labouvie**, Umstände, S. 24 - 35.

35 Vgl. Kirchenbuch Nortorf, Bestattungen, 1838, Nr. 2.

36 Vgl. das Anamneseprotokoll als Teil der Patientinnenakte in LASH, Abt. 47.20, Nr. 956.

37 Vgl. **Labouvie**, Umstände, S. 54 - 59.

38 Zur Rachitis in historischer Perspektive s. knapp Irmtraut **Sahmland**, Art. „Rachitis (englische Krankheit, doppelte Glieder), in: Enzyklopädie Medizingeschichte, hrsg. v. Werner E. **Gerabek** u.a., Bd. 1, Berlin/New York 2007, S. 1211, und ausführlicher, mit Fokus auf der Behandlung der Krankheit, Heiko **Stoff**, 1927. „Dann schon lieber Lebertran". Staatliche Rachitisprophylaxe und das wohl entwickelte Kind, in: Nicholas **Eschenbruch** u.a. (Hrsg.), Arzneimittel des 20. Jahrhunderts. Historische Skizzen von Lebertran bis Contergan, Bielefeld 2009, S. 53 - 76.

39 Vgl. Johannes v. **Schröder**/Hermann **Biernatzki**, Topographie der Herzogthümer Holstein und Lauenburg, des Fürstenthums Lübeck und des Gebiets der freien und Hanse-Städte Hamburg und Lübeck, 2. Aufl., Oldenburg i. H. 1856, Bd. 2, S. 225.

40 So sah es die „*Instruction für die Hebammen*" vor, die der von Friedrich VII. von Dänemark 1854 erlassenen „*Hebammen-Ordnung für das Herzogthum Holstein*" angefügt war. S. Gesetz- und Ministerialblatt für die Herzogthümer Holstein und Lauenburg, Kopenhagen 1854, § 15, S. 139.

41 Vgl. LASH, Abt. 47.20, Nr. 956: Patientinnenakte Wiebke Butenschön.

42 Zur Geschichte des Kaiserschnitts s. John **Harley Young**, Caesarean Section. The History and Development of the Operation from the

Earliest Times, London 1944 sowie Volker LEHMANN, Der Kayserliche Schnitt. Die Geschichte einer Operation, Stuttgart 2006, der S. 53. feststellt: *„Bis in das 19. Jahrhundert war es vermessen zu erwarten, dass Mutter und Kind einen Kaiserschnitt lebend überstanden.*"

43 Vgl. W[illy] STOLL, Historisches zur Sectio caesarea, in: Hans Günther HILLEMANNS/Helmut SCHILLINGER (Hrsgg.), Das Restrisiko gegenwärtiger Geburtshilfe, Berlin u.a. 1989, S. 46 - 54, hier S. 51.

44 Vgl. Jürgen OSTERHAMMEL, Die Verwandlung der Welt. Eine Geschichte des 19. Jahrhunderts, 5. Aufl., München 2009, S. 258.

45 Zu den verschiedenen Kurvenverläufen in unterschiedlichen Weltregionen s. Angus MADDISON, The World Economy. A Millennial Perspective, Paris 2001, S. 30.

46 Vgl. Arthur E. IMHOF, Von der unsicheren zur sicheren Lebenszeit. Ein folgenschwerer Wandel im Verlaufe der Neuzeit, in: Vierteljahrschrift für Sozial- und Wirtschaftsgeschichte 71 (1984), S. 175 - 198, hier S. 181f.

47 Vgl. ebd.

48 Vgl. dazu wie zum Folgenden OSTERHAMMEL, Verwandlung, S. 260ff.

49 SNOW machte seine Beobachtungen in einem Artikel im November 1849 bekannt: John SNOW, On the Pathology and Mode of Communication of Cholera, in: London Medical Gazette 2.11.1849, S. 745 - 752 (Teil 1), 30.11.1849, S. 923 - 929 (Teil 2). Zu John SNOWS Leben und Werk und seiner Erforschung s. die Website der „John Snow Archive and Research Companion" unter https://johnsnow.matrix.msu.edu. Zur Cholera im 19. Jahrhundert vgl. umfassend, mit Schwerpunkt auf Preußen, Olaf BRIESE, Angst in den Zeiten der Cholera. Über kulturelle Ursprünge des Bakteriums (Seuchen-Cordon I), Berlin 2003. Zu den zahlreichen widerstreitenden medizinischen und naturwissenschaftlichen Versuchen, den Ursprung der Seuche und die Übertragungswege zu erklären, vgl. ebd., S. 92 - 162. Zur Miasmen-Theorie, die die Übertragung von Krankheiten auf verunreinigte, faule Luft zurückführte, vgl. Linday PANNELL, Viperous Breathings: The Miasma Theory in Early Modern England, Canyon (Texas) 2016. Vgl. knapp auch Briese, Angst, S. 131 - 134.

50 Zum Oldesloer Cholera-Ausbruch von 1850 s. Sylvina ZANDER, Oldesloe. Die Stadt, die Trave und das Wasser, Neumünster 2008, S. 234 - 239.

51 Vgl. OSTERHAMMEL, Verwandlung, S. 260 - 264.

52 Zur Cholera in Hamburg s. die schon klassische Darstellung: Richard J. EVANS, Tod in Hamburg. Stadt, Gesellschaft und Politik in den Cholera-Jahren 1830 - 1910, Reinbek bei Hamburg 1990.

53 Vgl. dazu am Beispiel der nordenglischen Stadt Durham: Michael TOYKA-SEID, Gesundheit und Krankheit in der Stadt. Zur Entwicklung des Gesundheitswesens in Durham City 1831 - 1914, Göttingen 1996.

54 Vgl. Dr. R. KOCH, Die Ätiologie der Milzbrand-Krankheit, begründet auf die Entwicklungsgeschichte des Bacillus Anthracis, in: Cohns Beiträge zur Biologie der Pflanzen, Bd. 2, H. 2, Breslau 1876, S. 277 - 310.

55 Zu Leeuwenhoek s. jüngst: Lesley ROBERTSON u.a., Antoni van Leeuwenhoek. Master of the Minuscule, Leiden 2016. Die ‚Wiederentdeckung' des bis ins 20. Jahrhundert weithin in Vergessenheit geratenen Pioniers der Mikrobiologie nahm ihren Ausgang von: Clifford DOBELL, Antony van Leeuwenhoek and his „little animals", New York 1932.

56 DOBELL, Antony van Leeuwenhoek, S. 251 mit Anm. 4.

57 Zur Entstehung und der frühen Geschichte der Mikrobiologie im 19. Jahrhundert s. insgesamt Christoph GRADMANN, Krankheit im Labor. Robert Koch und die medizinische Bakteriologie (= Wissenschaftsgeschichte), Göttingen 2005.

58 Die Literatur zu Pasteurs Biographie, seinem Werk und dessen Wirkung ist uferlos. Zum Einstieg s. Gerald L. GEISON, The Private Science of Louis Pasteur (= Princeton Legacy Library, 306), Princeton 1995.

59 Der Vortrag wurde gedruckt als: L. PASTEUR, De l'extension de la théorie des germes à l'étiologie de quelques maladies communes, in: Comptes rendus des séances de l'académie des sciences 90 (1880), S. 1033 - 1044. Zum Kindbettfieber s. ebd., S. 1038 - 1043.

60 Zur Geschichte der Virologie s. Herbert A. NEUMANN, Die Entstehung der Virologie, Berlin 2019. Zu den Anfängen im ausgehenden 19. Jahrhundert s. bes. ebd., S. 8 - 37.

61 Vgl. Joseph NEEDHAM, Science and Civilisation in China, Bd. 6: Biology and Biological Technology, Teilbd. 6: Medicine, Cambridge 2000, ND 2004, S. 114 - 153, bes. S. 135.

62 Vgl. ebd., S. 150. Aus der reichen Literatur zu Jenner s. nur: Michael BENNETT, War Against Smallpox. Edward Jenner and the Global Spread of Vaccination, Cambridge 2020; Stefan RIEDEL, Edward Jenner and the History of Smallpox and Vaccination, in: Proceedings (Baylor University. Medical Center) 18 (2005), S. 21 - 25. Kritisch zum Heldenkult um Jenner: Cary P. CROSS und Kent A. SEPKOWITZ, The Myth of the Medical Breakthrough: Smallpox, Vaccination, and Jenner Reconsidered, in: International Journal of Infectious Diseases 3 (1998), S. 54 - 60.

63 Zuerst in seinem berühmt gewordenen Traktat „*An Inquiry into the causes and effects of the variolae vaccinae. A disease discovered in some of the western counties of England* [...]" (1798).

64 Vgl. Eva-Maria HENIG/Fritz KRAFFT, Pockenimpfstoffe in Deutschland, URL: https://www.researchgate.net/publication/270757299_Krafft_Fritz_Henig_Eva-Maria_Pockenimpfstoffe_in_Deutschland (letzter Aufruf 25.1.2021), S. 4. Zur Geschichte der Pockenimpfungen im deut-

schen Raum insgesamt s. Eva-Maria HENIG, 200 Jahre Pockenimpfstoff in Deutschland (= Quellen und Studien zur Geschichte der Pharmazie), Stuttgart 1997.

65 Christoph Friedrich HELLWAG, *Bericht über die blauen Kuhblattern, ein in Holstein durch Zufall und Gebrauch längst bewährtes Vorbauungsmittel gegen die Kinderblattern* [...], in: Nordisches Archiv für Natur- und Arzneywissenschaft 1,3 (1801), S. 383 - 446, hier: S. 397f.

66 Dazu wie zu Hellwags eigenen Impfkampagnen s. Christian HOFFARTH, Medizin zwischen Fürstenhof und Bauernhof. Christoph Friedrich Hellwag im Kampf gegen die Pocken und für die Vakzination, in: Oliver AUGE/Anke SCHARRENBERG (Hrsgg.), Die Diener der Fürstbischöfe (= Eutiner Forschungen, Bd. 19), Neumünster 2023, S. 237 - 256.

67 S. Bericht, der medicinischen Facultät in Kiel, an die königliche teutsche Cancelley zu Kopenhagen, über die Kuhpocken in den Herzogthümern Schleswig und Holstein, in: Nordisches Archiv für Natur- und Arzneywissenschaft und Chirurgie 3,1 (1803), S. 39 - 74, hier: S. 69.

68 Peter C. PLETT, Peter Plett und die übrigen Entdecker der Kuhpockenimpfung vor Edward Jenner, in: Sudhoffs Archiv 90,2 (2006), S. 219 - 232, spricht von *„mindestens sechs Personen“* die unabhängig voneinander vor Jenner mit Kuhpockenerregern gegen die Menschenpocken immunisiert hätten.

69 S. dazu Einführung, in: Jenner. Untersuchungen über die Ursachen und Wirkungen der Kuhpocken (= Klassische Texte der Wissenschaft), hrsg. v. Wolfgang U. ECKART, Berlin/Heidelberg 2016, S. 1 - 20, hier S. 12ff.

70 Verordnung, betreffend die Vaccination und Verhütung der Ansteckung der Kinderblattern, vom 2. Septbr. 1811, in: DOHRN (Hrsg.), Medicinalverfassung, S. 206 - 212, hier: §§ 19 u. 20, S. 208.

71 Zur Geschichte der diversen Schutzimpfungen s. Andrew W. ARTENSTEIN (Hrsg.), Vaccines. A Biography, New York u. a. 2010.

72 Vgl. Charles C. J. CARPENTER/Richard B. HORNICK, Killed Vaccines: Cholera, Typhiod, and Plague, in: ARTENSTEIN (Hrsg.), Vaccines, S. 87 - 103, hier: S. 89 - 92.

73 In der wissenschaftsgeschichtlichen Forschung gab es eine breite Diskussion darüber, ob angesichts des langen Weges bis zur Akzeptanz der neuen Theorie und ihrer umfassenden Implementierung in die medizinische Forschung und Praxis tatsächlich von einer *„bakteriologischen Revolution“* gesprochen werden könne. Die Frage wurde von den meisten an der Diskussion Beteiligten allerdings nachdrücklich bejaht. S. dazu Christoph GRADMANN, Natur, Technik, Zeit. Infektionskrankheiten und ihre Kontrolle im langen 20. Jahrhundert, in: Heinz-Peter SCHMIEDEBACH (Hrsg.), Medizin und öffentliche Gesundheit. Konzepte,

Akteure, Perspektiven (= Schriften des Historischen Kollegs, Bd. 98), Berlin/Boston 2018, S. 95–112, hier: S. 100–103.

74 Vgl. Birgit ASCHMANN, Durchbruch der Moderne? Der Mensch, Natur und Umwelt im 19. Jahrhundert, in: Joachim HORN/Jürgen KERWER (Hrsgg.), Eine optimistische Welt? Mensch und Natur in den Umbrüchen des 19. Jahrhunderts, Wiesbaden 2020, S. 13–35, hier: S. 15.

75 Soweit bekannt, gebrauchte Weber die konkrete Formulierung erstmals in seinem Vortrag *Wissenschaft als Beruf* am 7. November 1917. Der Begriff der ‚Entzauberung' als solcher gehörte seit 1913 zu seiner wissenschaftlichen Terminologie. Vgl. Hartmut LEHMANN, Die Entzauberung der Welt. Studien zu Themen von Max Weber (= Bausteine zu einer europäischen Religionsgeschichte im Zeitalter der Säkularisierung, Bd. 11), Göttingen 2009, S. 9f.

76 S. Max WEBER, Wissenschaft als Beruf 1917/1919. Politik als Beruf 1919, hrsg. v. Wolfgang J. MOMMSEN/Wolfgang SCHLUCHTER (= Max Weber-Gesamtausgabe, Abt. I, Bd. 17), Tübingen 1992, S. 1–23, das Zitat hier: S. 9.

77 Ebd.

78 Ebd.

79 Vgl. OSTERHAMMEL, Verwandlung, S. 443–446.

80 Zur Straßenbahn Groß-Lichterfelde s. Vor 100 Jahren: Die „Elektrische" hat Weltpremiere in Berlin, hrsg. v. Berliner Verkehrsbetriebe, Berlin 1981. Max Webers Elternhaus stand in der Leibnizstraße 19 in Charlottenburg. Zu Webers dortigen Jugendjahren s. Joachim RADKAU, Max Weber. Die Leidenschaft des Denkens, München/Wien 2005, S. 44–61.

81 WEBER, Wissenschaft als Beruf, S. 22.

82 Vgl. dazu knapp Rafael BALL, Wissenschaftskommunikation im Wandel. Von Gutenberg bis Open Science, Wiesbaden 2020, S. 48–54 sowie umfassend: Walter RUEGG (Hrsg.), Geschichte der Universität in Europa. Bd. 3: Vom 19. Jahrhundert zum Zweiten Weltkrieg (1800–1945), München 2004.

83 S. Wilhelm DILTHEY, Einleitung in die Geisteswissenschaften. Versuch einer Grundlegung für das Studium der Gesellschaft und der Geschichte, Bd. 1, Leipzig 1883.

84 So zitiert Dilthey Helmholtz ebd., S. 1. Die Formulierung stammt aus: Hermann VON HELMHOLTZ, Die Tathsachen in der Wahrnehmung, in: Gesammelte Schriften, Bd. 5,2, hrsg. v. Jochen BRÜNING, Hildesheim/Zürich/New York, 2002, S. 245f.

85 S. dazu etwa Nils FREYTAG/Diethard SAWICKI (Hrsgg.), Wunderwelten. Religiöse Ekstase und Magie in der Moderne, München 2006.

86 Nils FREYTAG/Diethard SAWICKI, Verzauberte Moderne. Kulturgeschichtliche Perspektiven auf das 19. und 20. Jahrhundert, in: DIES. (Hrsgg.), Wunderwelten, S. 7 - 24, hier: S. 13f.

87 S. dazu etwa Nils FREYTAG, Aberglauben im 19. Jahrhundert. Preußen und seine Rheinprovinz zwischen Tradition und Moderne (= Quellen und Forschungen zur Brandenburgischen und Preußischen Geschichte, Bd. 22), Berlin 2003.

88 Zu Storch s. Barbara DUDEN, Geschichte unter der Haut. Ein Eisenacher Arzt und seine Patientinnen um 1730, Stuttgart 1987.

89 Der Fall ist als „*Casus XLII.*" dokumentiert in: D. Johann STORCHS, ás Pelargi, Von Kranckheiten der Weiber, Bd. 3: Darinnen vornemlich solche Casus, welche die Schwangeren betreffen, auf theoretisch- und practische Art abgehandelt, und mit vielen Anmerckungen erläutert werden, Gotha 1748, S. 289f.

90 Ebd., S. 289.

91 Ebd.

92 Vgl. Barbara DUDEN, Zwischen ‚wahrem Wissen' und Prophetie. Konzeptionen des Ungeborenen, in: DIES./Jürgen SCHLUMBOHM/Patrice VEIT (Hrsgg.), Geschichte des Ungeborenen. Zur Erfahrungs- und Wissenschaftsgeschichte der Schwangerschaft, 17.-20. Jahrhundert (= Veröffentlichungen des Max-Planck-Instituts für Geschichte, Bd. 170), Göttingen 2002, S. 11 - 48, hier: S. 15 - 17.

93 Vgl. dazu insgesamt Christian PROBST, Fahrende Heiler und Heilmittelhändler. Medizin von Marktplatz und Landstraße, Rosenheim 1992. Zur Harnschau s. bes. ebd., S. 160f.

94 Vgl. Michael STOLBERG, Frühneuzeitliche Heilkunst und ärztliche Autorität, in: Richard VON DÜLMEN/Sina RAUSCHENBACH (Hrsgg.), Macht des Wissens. Die Entstehung der modernen Wissensgesellschaft, Köln/Weimar/Wien 2004, S. 111 - 130, hier: S. 126 - 130.

95 Vgl. ebd. sowie, zur Nähe von Heilkunst und religiösem Empfinden im 19. Jahrhundert: Bernhard GISSIBL, Zeichen der Zeit? Wunderheilungen, Visionen und ekstatische Frömmigkeit im bayerischen Vormärz, in: FREYTAG/SAWICKI (Hrsgg.), Wunderwelten, S. 83 - 114.

96 Vgl. dazu Ute FREVERT, Frauen und Ärzte im späten 18. und frühen 19. Jahrhundert - zur Sozialgeschichte eines Gewaltverhältnisses, in: Annette KUHN/Jörn RÜSEN (Hrsgg.), Frauen in der Geschichte II. Fachwissenschaftliche und fachdidaktische Beiträge zur Sozialgeschichte der Frauen vom frühen Mittelalter bis zur Gegenwart (= Geschichtsdidaktik. Studien. Materialien, Bd. 8), Düsseldorf 1982, S. 177 - 210, hier: 185f.

97 Dies wird an den zahlreichen Berichten von akademisch ausgebildeten Medizinern deutlich, einzelne Urin-Propheten des Betrugs überführt

zu haben. S. z. B. J. A. Neurohr, Der entlarvte Urin-Doctor, in: Der Verkündiger oder Zeitschrift für die Fortschritte und neuesten Beobachtungen, Entdeckungen und Erfindungen in den Künsten und Wissenschaften 13 (1809), S. 108.

98 Storch, Von Kranckheiten der Weiber, Bd. 3, S. 290.

99 S. ebd., S. 292 - 294. Storch entnahm die Beschreibung des Falles einem Bericht Johann Friedrich Glasers, der diesen in seiner lateinischen Darstellung als *casus mirabilis* (= wunderbaren/wunderlichen Fall) bezeichnete und es für notwendig erachtete, mit viel Nachdruck zu beteuern, dass das Berichtete tatsächlich geschehen sei. S. Commercivm litterarivm ad rei medicae et scientiae natvralis incrementvm institvtvm (1731), S. 241f.

100 Storch, Von Kranckheiten der Weiber, Bd. 3, S. 293.

101 Ebd., S. 293f.

102 Ebd., S. 298f.

103 S. Jürgen Schlumbohm, Grenzen des Wissens. Verhandlungen zwischen Arzt und Schwangeren im Entbindungshospital der Universität Göttingen um 1800, in: ders./Duden/Veit (Hrsgg.), Geschichte des Ungeborenen, S. 129 - 165, hier: S. 135 - 139. Zum Göttinger Gebärhaus im Allgemeinen s. ders., Lebendige Phantome. Ein Entbindungshospital und seine Patientinnen 1751 - 1830, Göttingen 2012.

104 Zit. n. Schlumbohm, Grenzen des Wissens, S. 137.

105 Ebd., S. 138.

106 Ebd., S. 137.

107 Vgl. ebd., S. 135.

108 S. z. B. Friedrich Benjamin Osiander, Grundriß der Entbindungskunst zum Leitfaden bey seinen Vorlesungen, Bd. 1: Schwangerschafts- und Geburts-Lehre, Göttingen 1802, S. 175f; Carl Munde, Ueber Schwangerschaft, Geburt, Wochenbett und Erziehung der Kinder in der ersten Lebenszeit, 2. Aufl., Leipzig 1855, S. 19; Anonym [Thomas Joseph Lauda], Die körperliche Kindererziehung. Ein Buch für Eltern, Lehrer und Erzieher, Prag 1864, S. 5.

109 Vgl. dazu noch einmal Duden, Zwischen ‚wahrem Wissen' und Prophetie.

110 Vgl. Gabriele Dürbeck, Einbildungskraft und Aufklärung. Perspektiven der Philosophie, Anthropologie und Ästhetik um 1750 (= Studien zur deutschen Literatur, Bd. 148), Tübingen 1998.

111 Art. „Muttermahl", in: Johann Georg Krünitz, Oekonomisch-technologische Encyklopädie, oder allgemeines System der Stats- Stadt-

Haus- und Land-Wirthschaft, und der Kunst-Geschichte, 99 (1805), S. 370 - 398, hier: S. 383.

112 Zur Geschichte der Idee generell s. Urte HELDUSER/Burkhard DOHM (Hrsgg.), Imaginationen des Ungeborenen. Kulturelle Konzepte pränataler Prägung von der Frühen Neuzeit zur Moderne = Imaginations of the Unborn: Cultural Concepts of Prenatal Imprinting from the Early Modern Period to the Present (= Jahrbuch Literatur und Medizin. Beihefte, Bd. 4), Heidelberg 2018; DÜRBECK, Einbildungskraft, S. 156 - 176.

113 KRÜNITZ, „Muttermahl", S. 382f.

114 Ebd., S. 383f.

115 Art. „Schwangere", in: KRÜNITZ, Ökonomisch-technologische Encyklopädie, oder allgemeines System der Staats-, Stadt-, Haus- und Landwirthschaft, und der Kunstgeschichte 150 (1829), S. 206 - 303, hier: S. 208f.

116 Art. „Leibes-Frucht", in: Johann Georg KRÜNITZ, Oekonomisch-technologische Encyklopädie, oder allgemeines System der Stats- Stadt- Haus- und Land-Wirthschaft, und der Kunst-Geschichte 72 (1797), S. 1 - 74, hier: S. 24.

117 Ebd., S. 23. Hervorhebung im Original.

118 Zu Krünitz und seinem Werk s. Annette FRÖHNER, Technologie und Enzyklopädismus im Übergang vom 18. zum 19. Jahrhundert. Johann Georg Krünitz (1728 - 1796) und seine Oeconomisch-technologische Encyclopädie, Mannheim 1994.

119 Vgl. dazu die Ankündigung des Werkes in: Johann Georg KRÜNITZ, Oekonomische Encyklopädie, oder allgemeines System der Staats- Stadt- Haus- u. Landwirthschaft, Bd. 1, 2. Aufl., Berlin 1782, S. III - XIV.

120 Zum ‚Versehen' in den Enzyklopädien des 18. und 19. Jahrhunderts s. Nikola ROSSBACH, Wissen, Medium und Geschlecht. Frauenzimmer-Studien zu Lexikographie, Lehrdichtung und Zeitschrift (= MeLiS. Medien - Literaturen - Sprachen in Anglistik/Amerikanistik, Germanistik und Romanistik, Bd. 21), Frankfurt a. M. 2015, S. 15 - 56, zum *Krünitz* bes. ebd., S. 42 - 52.

121 KRÜNITZ, „Leibes-Frucht", S. 18.

122 Ebd., S. 20.

123 Ebd., S. 22f.

124 Ein großer Teil der Gegenthesen geht zurück auf den ersten lautstarken Kritiker des ‚Versehens' James BLONDEL. Dessen anonym veröffentlichter Traktat *The Strength of Imagination in Pregnant Women Examined* (1727) stieß, mit einiger Verzögerung, in ganz Europa eine Debatte über die bis dato als gesichert verstandene Theorie los. S.

dazu Philip K. Wilson, Surgery, Skin and Syphilis. Daniel Turner's London (1667 - 1741) (= Clio Medica, Bd. 54), Amsterdam/Atlanta 1999, S. 113 - 147.

125 S. Krünitz, „Leibes-Frucht", S. 25 - 48.

126 Ebd., S. 43f.

127 Ebd., S. 46 - 48.

128 Krünitz, „Schwangere", S. 298.

129 Art. „Versehen", in: Krünitz, Oekonomisch-technologische Encyklopädie 216 (1853), S. 1f., hier: S. 1.

130 Vgl. dazu Rossbach, Wissen, S. 52.

131 Die Ideengeschichte des ‚Versehens' von der Antike bis in seine eigene Zeit behandelt J[ulius] Preuss, Vom Versehen der Schwangeren. Eine historisch-kritische Studie, Berlin 1892. Zur weiterhin großen Verbreitung der Idee in der zweiten Hälfte des 19. Jahrhunderts s. ebd., S. 38 - 44.

132 Die Geschichte stammt ursprünglich von dem unter anderem als Entdecker der menschlichen Eizelle bekannt gewordenen Naturforscher Karl Ernst von Baer (1792 - 1879). S. Karl Ernst von Baer, Vom Eie, in: Karl Friedrich Burdach (Hrsg.), Die Physiologie als Erfahrungswissenschaft, Bd. 2, 2. Aufl., Leipzig 1837, S. 1 - 154, hier: S. 127.

133 S. [Carl Conrad Theodor] Litzmann, Art. „*Schwangerschaft und Physiologie des weiblichen Organismus überhaupt*", in: Handwörterbuch der Physiologie mit Rücksicht auf physiologische Pathologie, hrsg. v. Rudolph Wagner, Bd. 3,1, Braunschweig 1846, S. 12 - 142, die obigen Zitate S. 104f. In einem Nachruf auf Litzmann erklärt sein Nachfolger Richard Werth 1890, dass es diese Abhandlung gewesen sei, die „*zuerst die allgemeine Aufmerksamkeit auf den noch jungen Forscher lenkte*", und resümiert: „*Das Werk verräth auf jeder Seite eine erstaunliche Belesenheit und zeigt den Verfasser überall auf der Höhe des damaligen Wissens in allen von ihm berührten Gebieten* [...]." Richard Werth, Zum Gedächtnisse Litzmann's, in: Archiv für Gynäkologie 38,2 (1890), S. 177 - 198, hier: S. 187.

134 Krünitz, „Muttermahl", S. 372.

135 Preuss, Versehen, S. 50.

136 Friedrich August Weiz, Der Chursächsische Land-Physikus. Eine medicinisch-physikalische Monatsschrift zum Besten des Landmannes 3 (1773), S. 90, zit. n. Krünitz, „Muttermahl", S. 371f.

137 Art. „Mißgeburt", in: Krünitz, Ökonomisch-technologische Encyklopädie 91 (1803), S. 498 - 505, hier: S. 502.

138 Ebd., S. 503.

139 Vgl. S[iegfried] SELIGMANN, Die Zauberkraft des Auges und das Berufen. Ein Kapitel aus der Geschichte des Aberglaubens, Hamburg 1922, S. 118 - 120; Edvard LEHMANN, Die Anfänge der Religion und die Religion der primitiven Völker, in: Die orientalischen Religionen (= Die Kultur der Gegenwart. Ihre Entwicklung und ihre Ziele, Bd. 1, Abt. III,1), Berlin/Leipzig 1906, S. 1 - 29, hier: S. 19.

140 Vgl. LEHMANN, Anfänge, S. 18f

141 Bernhard KUMMER, Art. „Schwangerschaft, Schwangere, schwanger", in: Handwörterbuch des deutschen Aberglaubens 7 (1936), Sp. 1406 - 1427.

142 Ebd., Sp. 1418 - 1420.

143 H[ans] BURCKHARDT, Das Buch der jungen Frau. Ratschläge für Schwangerschaft, Geburt und Wochenbett, 3., verb. Aufl., Leipzig 1890, S. 82.

144 KRÜNITZ, „Schwangere", S. 298 - 303.

145 Ebd., S. 299.

146 Ebd., S. 300.

147 S. ebd.

148 Ebd., S. 298.

149 Vgl. die Aufzeichnungen zur Patientin in LASH Abt. 47.20, Nr. 41225: Wissenschaftliches Journal des Gebärhauses 1844 - 1845.

150 Vgl. ebd.

151 Vgl. Harald JENNER, Organisation des Gesundheitswesens in Schleswig-Holstein in der ersten Hälfte des 19. Jahrhunderts, in: Zeitschrift der Gesellschaft für Schleswig-Holsteinische Geschichte 107 (1982), S. 67 - 112, hier: S. 82.

152 S. J. GREVE, Geographie und Geschichte der Herzogthümer Schleswig und Holstein, Kiel 1844, S. 43.

153 S. A[ndreas] C. GUDME, Die Bevölkerung der beiden Herzogthümer Schleswig und Holstein in früheren und späteren Zeiten, Altona 1819, Tabellen V. und VI. im Anhang.

154 S. Vierteljahrshefte zur Statistik des Deutschen Reichs 6 (1897), S. 34.

155 Vgl. Marina HILBER, Institutionalisierte Geburt. Eine Mikrogeschichte des Gebärhauses, Bielefeld 2012, S. 50. Für einen europäischen Zahlenvergleich s. auch Josef EHMER/Cordula SCHOLZ-LÖHNIG, Art. „*Unehelichkeit*", in: Enzyklopädie der Neuzeit Online, URL: http://dx.doi.org/10.1163/2352-0248_edn_COM_369265 (zuletzt abger. 4.3.2021).

156 Vgl. Wilko Schröter, Art. „Fertilität", in: Enzyklopädie der Neuzeit Online, URL: http://dx.doi.org/10.1163/2352-0248_edn_COM_263878 (zuletzt abger. 4.3.2021).

157 Georg Denzler, Die verbotene Lust. 2000 Jahre christliche Sexualmoral, in: Anja Bagel-Bohlan/Michael Salewski (Hrsgg.), Sexualmoral und Zeitgeist im 19. und 20. Jahrhundert, Wiesbaden 1990, S. 17-26, hier: S. 20.

158 Pius XI., Enzyklika Casti Connubii (1930), deutsch, in: Arthur Fridolin Utz/Brigitta von Galen (Hrsgg.), Die Katholische Sozialdoktrin in ihrer geschichtlichen Entfaltung. Eine Sammlung päpstlicher Dokumente vom 15. Jahrhundert bis in die Gegenwart, Bd. 2, Aachen 1976, S. 1200-1283, hier: S. 1211.

159 Vgl. Isabell Lisberg-Haag, „Die Pestbeule am Leibe unseres Volkes". Die evangelische Kirche im Kampf gegen Prostitution und Unzucht, in: Peter Brockmeier/Stephanie Michaud (Hrsgg.), Sitten und Sittlichkeit im 19. Jahrhundert/Les Morales au XIXe siècle, Stuttgart 1993, S. 153-174, hier: S. 161.

160 25 Jahre Sittlichkeitsbewegung. Bilder aus der Geschichte des Westdeutschen Sittlichkeitsvereins und der Allgemeinen deutschen Sittlichkeitskonferenz 1885-1910, Duisburg 1910, S. 89, zit. n. Lisberg-Haag, „Pestbeule", S. 165.

161 Vgl. Klaus-Joachim Lorenzen-Schmidt, Illegitimität in drei holsteinischen Kirchspielen zwischen 1650 und 1870, in: Die Heimat. Zeitschrift für Natur- und Landeskunde von Schleswig-Holstein und Hamburg 93 (1986), S. 16-21, hier: S. 20.

162 Art. „*Hure*", in: Krünitz, Bd. 26 (1782), S. 613-832, hier: S. 614.

163 S. dazu etwa David Sabean, Unehelichkeit: Ein Aspekt sozialer Reproduktion kleinbäuerlicher Produzenten. Zu einer Analyse dörflicher Quellen um 1800, in: Robert M. Berdahl u.a. (Hrsgg.), Klassen und Kultur. Sozialanthropologische Perspektiven in der Geschichtsschreibung, Frankfurt 1982, S. 54-76, hier: S. 63.

164 Vgl. Michael Salewski, Vorwort und Einführung, in: ders./Anja Bagel-Bohlan (Hrsgg.), Sexualmoral und Zeitgeist, S. 7-16, hier: S. 11.

165 Vgl. Otto Ulbricht, Kindsmord und Aufklärung in Deutschland (= Ancien Régime. Aufklärung und Revolution, Bd. 18), München 1990, S. 320 mit Anm. 465.

166 Zu den Unzuchtsstrafen in Schleswig-Holstein, mit Schwerpunkt auf dem 18. Jahrhundert, s. ebd., S. 274-296, 314f., 319-321.

167 Bekanntmachung, betreffend die neu angeordnete Hebammenschule, § 7, S. 17.

168 Rudolf **Dohrn**, Geschichte der Geburtshülfe der Neuzeit, Bd. 1: Zeitraum 1840 - 1860, Tübingen 1903, S. 59.

169 Vgl. **Ulbricht**, Kindsmord, S. 217 - 328.

170 Vgl. z. B. die in dieser Hinsicht sehr deutlichen Ergebnisse einer demographischen Untersuchung bei Rolf **Gehrmann**, Leezen 1720 - 1870. Ein historisch-demographischer Beitrag zur Sozialgeschichte des ländlichen Schleswig-Holstein (= Studien zur Wirtschafts- und Sozialgeschichte Schleswig-Holsteins, Bd. 7), Neumünster 1984, S. 175, und grundlegend: Michael **Mitterauer**, Ledige Mütter. Zur Geschichte illegitimer Geburten in Europa, München 1983, S. 55 - 67.

171 Vgl. dazu Silke **Göttsch**, Weibliche Erfahrungen um Körperlichkeit und Sexualität nach archivalischen Quellen aus Schleswig-Holstein 1700 - 1850, in: Kieler Blätter zur Volkskunde 18 (1986), S. 29 - 59, hier: S. 36 - 38.

172 Regionen mit besonderem hohem Anteil von Gesinde an der Gesamtbevölkerung wiesen sehr oft auch einen überdurchschnittlichen Anteil unehelicher Geburten auf. Vgl. **Mitterauer**, Ledige Mütter, S. 74.

173 Vgl. **Labouvie**, Andere Umstände, S. 54f.

174 Vgl. ebd., S. 34.

175 Vgl. ebd., S. 54f.

176 Vgl. ebd., S. 58.

177 Vgl. ebd., S. 51.

178 Vgl. **Göttsch**, Erfahrungen, S. 33f.

179 Vgl. dazu Regina **Schulte**, Das Dorf im Verhör. Brandstifter, Kindsmörderinnen und Wilderer vor den Schranken des bürgerlichen Gerichts Oberbayern 1848 - 1910, Reinbek b. Hamburg 1989, S. 132.

180 S. **Ulbricht**, Kindsmord, S. 130 - 135.

181 Vgl. **Labouvie**, Andere Umstände, S. 79.

182 Gebündelte Einsichten bietet einmal mehr der *Krünitz*. S. **Krünitz**, „*Schwangere*“, S. 220f, 229.

183 Vgl. Ortwin **Naegele**, Diätetik der Schwangerschaft. Die wichtigsten Lebensregeln für schwangere Frauen, Düsseldorf 1853, S. 43 - 47.

184 Anonym [Thomas Joseph **Lauda**], Kindererziehung, S. 12.

185 Vgl. **Labouvie**, Andere Umstände, S. 27.

186 Vgl. dazu Eva **Labouvie**, „Gauckeleyen“ und „ungeziemende abergläubische Seegensprüchereyen“. Magische Praktiken um Schwangerschaft, Geburt und Wochenbett, in: Eva **Kreissl** (Hrsg.), Kulturtech-

nik Aberglaube. Zwischen Aufklärung und Spiritualität. Strategien zur Rationalisierung des Zufalls, Bielefeld 2014, S. 271 - 297, hier: S. 272 - 276. Wie lebendig derlei volksmagische Überzeugungen und Praktiken auch im 19. Jahrhundert noch überall in Deutschland waren, ist in vielfältiger Form bezeugt. S. Stephan BACHTER, Anleitung zum Aberglauben. Zauberbücher und die Verbreitung magischen „Wissens“ seit dem 18. Jahrhundert, Hamburg 2005 (Diss.). Zu den medizinischen Praktiken bes. ebd., S. 172 - 184.

187 Vgl. Jacques GÉLIS, Die Geburt. Volksglaube, Rituale und Praktiken. Von 1500 - 1900, München 1989, S. 173 - 175.

188 Instruction für die Hebammen, § 13, S. 139.

189 Vgl. dazu DUDEN, Geschichte unter der Haut, S. 118 - 193; Eva LABOUVIE, Lebensfluss - Schwangerschaft, Geburt und Blut (16.-19. Jahrhundert), in: Christina VON BRAUN/Christoph WULF (Hrsgg.), Mythen des Blutes, Frankfurt a. M./New York 2007, S. 204 - 226 , hier: 205f; dies., Andere Umstände, S. 65 - 102.

190 Vgl. LABOUVIE, Andere Umstände, S. 79f.

191 LASH Abt. 47.20, Nr. 6185: Patientinnenakte Maria Kahrs.

192 Vgl. Gesinde-Ordnung für die Herzogthümer Schleswig und Holstein, § 18, S. 166.

193 Vgl. dazu Regina LÖNEKE, Leben und Arbeit der Meiereimädchen in der ostholsteinischen Gutswirtschaft des 19. Jahrhunderts, in: Meiereimädchen. Arbeits- und Lebensformen im 19. Jahrhundert, Schleswig-Holsteinisches Landesmuseum 1991, S. 12 - 22, hier: S. 21.

194 S. dazu den Eintrag im Aufnahmebuch der Gebäranstalt: LASH, Abt. 47.20, Nr. 7138, # 4175.

195 Ebd.

196 Vgl. Taufregister St. Nikolai Kiel, 1844, Nr. 40.

197 Dies geht hervor aus dem Volkszählungsprotokoll von 1845, in dem der einjährige August Lausen als Teil eines von zwei Haushalten im Hohner Hebammenhaus erscheint, mit dem erläuternden Zusatz: *„aus der Kieler Hebammenanstalt, wird von der Armencasse unterhalten.“*

198 Eine sehr illustrative Beschreibung des Szenarios findet sich bei Lucy WORSLEY. Queen Victoria. Twenty-Four Days That Changed Her Life, New York 2018, S. 150 - 163.

199 S. z. B. Ellen BARRY, Chloroform in Childbirth? Yes, Please, the Queen Said, in: The New York Times, 6. Mai 2019; Sarah BRADFORD, Royal Births: From Protracted, Painful and Public to 21st-Century Labour, in: The Guardian, 23. Juli 2013; Laura DAWES, A Brief History of Royal Mothers and Childbirth, in: History Extra, 16. März 2020.

200 Vgl. dazu wie zum Folgenden: GÉLIS, Geburt, S. 157-160; LABOUVIE, Umstände, S. 103ff.

201 Vgl. GÉLIS, Geburt, S. 159.

202 Policey-Ordnung vom 27. Sept. 1636, zit. n.: Joseph FREISEN, Kirchliches Eheschließungsrecht in Schleswig-Holstein seit der Einführung der Reformation bis heute, in: Archiv für katholisches Kirchenrecht 79 (1899), S. 629-667, 80 (1900), S. 229-258, hier: 79, S. 658.

203 Vgl. dazu Hans-Christoph SEIDEL, Eine neue „Kultur des Gebärens". Die Medikalisierung von Geburt im 18. und 19. Jahrhundert in Deutschland (= Jahrbuch des Instituts für Geschichte der Medizin der Robert Bosch Stiftung, Beiheft 11), Stuttgart 1998, S. 74.

204 Circular an sämmtliche Amtshäuser, Stadtmagistrate, Physicos und adliche Districtsdeputirte in beiden Herzogthümern, betreffend die Allerhöchst befohlenermaaßen anzuschaffenden Hebammen-Instrumente durch die Commüne, vom 21. Januar 1810, in: DOHRN (Hrsg.), Medicinalverfassung, S. 158.

205 Vgl. LABOUVIE, Umstände, S. 114f.

206 Vgl. ebd., S. 116f.

207 Vgl. SEIDEL, Kultur, S. 74f.

208 Vgl. LABOUVIE, Umstände, S. 106.

209 Vgl. Ernst PHILIPP/Walter KOCH, Die Entwicklung des Hebammenwesens in Schleswig-Holstein bis zur Gründung der Universitätsfrauenklinik und Hebammenlehranstalt in Kiel, in: Paul RITTERBUSCH u.a. (Hrsgg.), Festschrift zum 275jährigen Bestehen der Christian-Albrechts-Universität Kiel, Leipzig 1940, S. 216-226, hier: S. 218; SEIDEL, Kultur, S. 84f.

210 Vgl. dazu SEIDEL, Kultur, S. 77.

211 Vgl. ebd., S. 77f.

212 Sie folgen damit einem Jahrhunderte alten Muster der Verteufelung der Hebammen durch studierte Ärzte. Vgl. dazu mit Konzentration auf das 18. und 19. Jahrhundert: FREVERT, Frauen und Ärzte.

213 Vgl. SEIDEL, Kultur, S. 84.

214 S. PHILIPP/KOCH, Entwicklung, S. 218.

215 Vgl. dazu allgemein: GÉLIS, Geburt, S. 169f. Für Schleswig-Holstein: PHILIPP/KOCH, Entwicklung, S. 218.

216 Vgl. [Heinrich] JUNGWIRTH, Art. „Hebamme", in: Handwörterbuch des deutschen Aberglaubens 3 (1931), Sp. 1587-1603.

217 Vgl. SEIDEL, Kultur, S. 82.

218 Zu den Zahlen s. https://geschichte-s-h.de/bevoelkerung.

219 Medicinal- und Apotheker-Ordnung für die königl. Reiche und Lande, vom 4. Decbr. 1672, in: DOHRN (Hrsg.), Medicinalverfassung, S. 36 - 43, hier: S. 37, § 6.

220 Vgl. für Schleswig-Holstein: Oliver STENZEL, Wissen und Vertrauen. Eine mikrogeschichtliche Untersuchung zum Wandel des Hebammenwesens in Schleswig-Holstein im 18. Jahrhundert, Kiel 1996 (Magisterarbeit), S. 46 - 49.

221 Vgl. FREVERT, Frauen und Ärzte, S. 196.

222 Die Zahl der an den Hebammenschulen unterrichteten Frauen war viel zu niedrig, als dass von einer zügigen flächendeckenden Durchdringung des Landes mit examinierten Hebammen ausgegangen werden könnte. Das Land war in ungefähr 200 Hebammendistrikte untergliedert, von denen jeder mindestens eine, viele aber zwei Hebammen haben sollten. In der Flensburger Schule wurden in vielen Jahren aber nicht mehr als jeweils sechs oder sieben Frauen neu examiniert. In Altona waren die Zahlen zwar höher, aber längst nicht hoch genug, um den Bedarf zu decken. Vgl. dazu JENNER, Gesundheitswesen, S. 80f.

223 Hebammenverordnung für das Herzogthum Schleswig, das Herzogthum Holstein K. A., die Herrschaft Pinneberg, Stadt Altona und Graffschaft Ranzau, vom 18. Febr. 1765, in: DOHRN (Hrsg.), Medicinalverfassung, S. 140 - 148, hier: S. 147f, Abt. 4, § 13.

224 Taufregister Ahrensbök, 1833, Nr. 22.

225 S. Johannes VON SCHRÖDER, Topographie des Herzogthums Schleswig, Teil 1, Schleswig 1837, S. 14.

226 Vgl. Jürgen MERTSCH, Heimliche Geburten in den Moldeniter Kirchenbüchern, in: Jahrbuch des Heimatvereins der Landschaft Angeln 45 (1981), S. 100 - 102.

227 S. Verfügung, daß es in Absicht des Hofes Blankenburg bei Schleswig, als eines Ortes, wo bisher Wöchnerinnen ohne den Namen der Väter ihrer Kinder angeben zu dürfen, aufgenommen und entbunden worden, nach den allgemeinen über diesen Gegenstand ergangenen gesetzlichen Vorschriften künftig gehalten werden solle, vom 21. Septbr. 1810 sowie Circularverfügung, daß weder zu Blankenburg noch anderswo heimliche Entbindungen unehelig geschwängerter Personen geduldet werden sollen, vom 26. May 1812, in: DOHRN (Hrsg.), Medicinalverfassung, S. 159.

228 Bekanntmachung der Bedingungen zur Aufnahme der Schwangeren in die Kieler Gebäranstalt, vom 24. Sept. 1811, in: DOHRN (Hrsg.), Medicinalverfassung, S. 18f., hier: S. 19. Ähnliche Modelle existierten auch

an anderen Gebäranstalten, so etwa in Göttingen und in Wien. S. dazu Jürgen SCHLUMBOHM, Verbotene Liebe, verborgene Kinder. Das Geheime Buch des Göttinger Geburtshospitals 1794 - 1857 (= Veröffentlichungen der Historischen Kommission für Niedersachsen und Bremen, Bd. 296), Göttingen 2018; Loudon, TRAGEDY, S. 90.

229 Vgl. dazu Emil WASCHINSKI, Währung, Preisentwicklung und Kaufkraft des Geldes in Schleswig-Holstein von 1226 - 1864, Bd. 2: Anhänge und Materialien zu einem Schleswig-Holsteinischen Münzarchiv und zur Geschichte der Preise und Löhne in Schleswig-Holstein, Neumünster 1959, S. 288.

230 Irvine LOUDON, The Making of Man-Midwifery, in: Bulletin of the History of Medicine 70,3 (1996), S. 507 - 509, hier: S. 508: „*It was a medical revolution if ever there was one.*"

231 Vgl. Claudia PANCINO, Von der Nachbarschaftshilfe zur medizinischen Disziplin: der Wandel der Geburtshilfe im 18. Jahrhundert, in: Otto DAPUNT (Hrsg.), Fruchtbarkeit und Geburt in Tirol, München 1987, S. 91 - 103, hier: S. 91.

232 Vgl. Pierre SUE, Essais historiques, littéraires et critiques, sur l'art des accouchements; ou recherches, Bd. 1, Paris 1779, S. 117f.

233 Vgl. LABOUVIE, Andere Umstände, S. 136; SEIDEL, Kultur, S. 134.

234 Vgl. UTE Frevert, Akademische Medizin und soziale Unterschichten im 19. Jahrhundert. Professionsinteressen - Zivilisationsmission - Sozialpolitik, in: Jahrbuch des Instituts für Geschichte der Medizin der Robert Bosch Stiftung 4 (1985), S. 41 - 59, hier: S. 42.

235 Vgl. Walter RADCLIFFE, Milestones in Midwifery, Bristol 1967, S. 20f.; Adrian WILSON, The Making of Man-midwifery. Childbirth in England, 1660 - 1770, Cambridge (Mass.) 1995, S. 163.

236 Vgl. RADCLIFFE, Milestones, S. 19.

237 Vgl. SEIDEL, Kultur, S. 135.

238 Vgl. RADCLIFFE, Milestones, S. 21f.

239 Vgl. SEIDEL, Kultur, S. 134.

240 Das erste Londoner Haus unter Sir Richard Manningham hatte nur sehr kurz Bestand. Eine längerfristig erfolgreiche Gebäranstalt wurde in London 1749 etabliert. S. dazu Bronwyn CROXSON, The Foundation and Evolution of the Middlesex Hospital's Lying-In Service, 1745 - 86, in: Social History of Medicine 14, 1 (2001), S. 27 - 57.

241 Vgl. HILBER, Geburt, S. 9.

242 Vgl. Isabelle VON BUELTZINGSLOEWEN, Die Entstehung des klinischen Unterrichts an den deutschen Universitäten des 18. Jahrhunderts und

das Göttinger Accouchierhaus, in: Jürgen Schlumbohm/Claudia Wiesemann (Hrsgg.), Die Entstehung der Geburtsklinik in Deutschland 1751-1850. Göttingen, Kassel, Braunschweig, Göttingen 2004, S. 15-30, hier: S. 25 mit Anm. 40.

243 Vgl. Seidel, Kultur, S. 134f.

244 Vgl. Schlumbohm, Phantome, S. 7-15.

245 Zu Stein s. Nina Lükewille, Georg Wilhelm Stein d.Ä. (1737-1803) in Kassel. Ein früher Repräsentant der akademischen Geburtsmedizin (= Beiträge zur Wissenschafts- und Medizingeschichte, Bd. 8), Berlin 2020.

246 Vgl. Schlumbohm, Phantome, S. 22.

247 Zu Struensees Bemühungen um eine Reform des Hebammenwesens in Holstein, die zur Gründung des Altonaer Instituts führten, s. Philipp/Koch, Entwicklung, S. 219f. Zu Struensees Studium bei Roederer in Göttingen s. Stefan Winkle, Johann Friedrich Struensee. Arzt, Aufklärer und Staatsmann. Beitrag zur Kultur, Medizin- und Seuchengeschichte der Aufklärungszeit, 2. Aufl., Stuttgart 1989, S. 20-22.

248 Vgl. Stefan Wolter, „... zwinget mich nicht dahin zu gehen, wo ich aller Schamhaftigkeit vergessen sein soll". Aus den Anfängen der Jenaer Entbindungsanstalt, in: Christine Loytved (Hrsg.), Von der Wehemutter zur Hebamme. Die Gründung von Hebammenschulen mit Blick auf ihren politischen Stellenwert und praktischen Nutzen, Osnabrück 2001, S. 79-96.

249 Vgl. Markwart Michler/Heinz Müller-Dietz, Art. „Loder, Justus Christian von (preußischer Adel 1809, russischer Adel 1810)", in: Neue Deutsche Biographie 15 (1987), S. 7-10, URL: https://www.deutsche-biographie.de/pnd119008017.html#ndbcontent.

250 Vgl. Frevert, Frauen und Ärzte, S. 182.

251 Vgl. dazu ebd., S. 182; Stenzel, Wissen, S. 16-28.

252 Johann Friedrich Struensee, Von den Hebammen, in: Schleswig-Holsteinische Anzeigen 1763, S. 533-540, hier: S. 536, zit. n. Stenzel, Wissen, S. 28. Für weitere, inhaltlich ähnliche Angriffe auf die Hebammen s. z. B. Stenzel, Wissen, S. 26 und Philipp/Koch, Entwicklung, S. 219.

253 Vgl. dazu Alfons Labisch, Homo Hygienicus. Gesundheit und Medizin in der Neuzeit, Frankfurt 1992, S. 80-90.

254 Physikus Hanken aus Glückstadt, zit. n. Philipp/Koch, Entwicklung, S. 219.

255 Vgl. dazu Stenzel, Wissen, S. 26f.

256 Vgl. Christine LOYTVED, Lehrtochter oder Hebammenschülerin? Zur Verschulung der Hebammenausbildung an Beispielen aus Lübeck, Altona, Flensburg und Kiel im ausgehenden 18. und Anfang des 19. Jahrhunderts, in: NTM. International Journal of History & Ethics of Natural Sciences, Technology & Medicine 17 (2006), S. 93 – 106, hier: S. 97f.

257 Vgl. STENZEL, Wissen, S. 47 – 49.

258 Vgl. ebd., S. 49 – 59.

259 Vgl. JENNER, Gesundheitswesen, S. 81.

260 Vgl. Ernst LEHNHARDT, Die Entwicklung der Hebammenlehr-Anstalt Kiel seit ihrer Gründung, Kiel 1949 (Diss.), S. 10.

261 Vgl. Philipp PORTWICH, Der Arzt Philipp Gabriel Hensler und seine Zeitgenossen in der schleswig-holsteinischen Spätaufklärung (= Kieler Beiträge zur Geschichte der Medizin und der Pharmazie, Bd. 22), Neumünster 1995, S. 98.

262 Vgl. LEHNHARDT, Entwicklung, S. 11f.

263 Bekanntmachung, betreffend die neu angeordnete Hebammenschule, S. 17, § 10.

264 Vgl. dazu den Sterbeeintrag im Standesamtsregister Kiel 1879, Nr. 162.

265 Zur Schwangerschafts- und Krankengeschichte Katharina Plambecks s. neben den Aufzeichnungen im Journal der Gebäranstalt die publizierte Fallbeschreibung in Carl Conrad Theodor LITZMANN, Die Geburt bei engem Becken. Nach eigenen Beobachtungen und Untersuchungen, Leipzig 1884, S. 706 – 711.

266 LITZMANN, Geburt, S. 706.

267 Vgl. ebd., S. 707.

268 Vgl. ebd., S. 710.

269 Vgl. ebd., S. 707.

270 Ebd., S. 708.

271 Vgl. ebd., S. 709.

272 Ebd., S. 710.

273 Ebd., S. 709.

274 Vgl. dazu insgesamt mit diversen Beispielen aus Schleswig-Holstein: SIEVERS/ZIMMERMANN, Elend, S. 190 – 198. Eine umfassende Darstellung der Problematik anhand des Wiener Beispiels in: Verena PAWLOWSKY, Mutter ledig, Vater Staat. Das Gebär- und Findelhaus in Wien 1784 – 1910, Innsbruck/Wien/München 2001, S. 151 – 198.

275 Vgl. dazu den Sterbeeintrag im Standesamtsregister Kiel 1879, Nr. 312.

276 Zur Entwicklung der Vorstellungen um den ‚Geburtsmechanismus' bei den männlichen akademischen Geburtshelfern im 18. und 19. Jahrhundert s. E. INGERSLEV, Beiträge zur Lehre von dem Geburtsmechanismus. Eine obstetricische Studie, in: Archiv für Geschichte der Medizin 2,3/4 (1908), S. 141–188. Epochemachend war die kleine Schrift „Ueber den Mechanismus der Geburt" (1822) des Heidelberger Professors für Geburtshilfe Franz NAEGELE.

277 Zur Geschichte der Geburtszange s. Walter RADCLIFFE, The Secret Instrument. The Birth of the Midwifery Forceps, London 1947; Bryan HIBBARD, Milestones in the Evolution of Obstetric Forceps, URL: http://www.lmi.org.uk/Data/10/Docs/18/18Hibbard.pdf; Joanna DIETZEL/Stephan Ken TEUFEL, Wissenschaftliche Aufbereitung des geburtshilflichen Instrumentariums der geburtshilflich-gynäkologischen Sammlung an der Klinik und Poliklinik für Frauenheilkunde und Geburtshilfe der Ernst-Moritz-Arndt-Universität Greifswald, Diss. Greifswald 2003, S. 38–47; Nasser ZAHEDI, Die Entwicklungsgeschichte der Geburtszange, Berlin 2003.

278 Vgl. hierzu wie zu zum Folgenden HIBBARD, Milestones, S. 42–45; Radcliffe, Secret.

279 Vgl. RADCLIFFE, Secret, S. 22–24.

280 Vgl. HIBBARD, Milestones, S. 45.

281 Vgl. DIETZEL/TEUFEL, Aufbereitung, S. 39.

282 Vgl. ebd.

283 Ebd.

284 Vgl. dazu etwa die Statistik aus dem Kieler Haus in den Jahren 1805 bis 1832 bei G[ustav] A[dolph] MICHAELIS, Geschichte der Kieler Hebammen- und Gebäranstalt, in: Mittheilungen aus dem Gebiete der Medicin, Chirurgie und Pharmacie 1,2 (1833), S. 127–144. Unter insgesamt 2573 Geburten wurde nur bei 165 künstliche Geburtshilfe geleistet.

285 Vgl. SCHLUMBOHM, Phantome, S. 525.

286 Friedrich Benjamin OSIANDER, Denkwürdigkeiten für die Heilkunde und Geburtshülfe, Bd. 1, Göttingen 1794, S. CXIIf. Vgl. dazu Jürgen SCHLUMBOHM, „Die Schwangeren sind der Lehranstalt halber da": Das Entbindungshospital der Universität Göttingen, 1751 bis ca. 1830, in: DERS./WIESEMANN (Hrsgg.), Entstehung, S. 31–62, hier: S. 45.

287 Vgl. ebd., S. 46f.

288 Zur Geschichte der geburtshilflichen Phantome s. Urs BOSCHUNG, Geburtshilfliche Lehrmodelle. Notizen zur Geschichte des Phantoms und der Hysteroplasmata, in: Gesnerus 38 (1981), S. 59–68.

289 OSIANDER, Denkwürdigkeiten, Bd. 1, S. CX.

290 Ebd., S. XCI.

291 Vgl. HILBER, Geburt, S. 282.

292 Zu Litzmann s. Jürgen KNOBLOCH, Bio- und ergographische Beiträge zu Carl Conrad Theodor Litzmann (1815 - 1890) (= Kieler Beiträge zur Geschichte der Medizin und Pharmazie, Bd. 13), S. 155.

293 Vgl. die Zahlen bei MICHAELIS, Geschichte, S. 132f.

294 Unter 3.566 Geburten wurde bei 258 die Zange angesetzt. Die Summen ergeben sich aus den jährlichen Aufstellungen in den ***Schriften der Universität zu Kiel***, die von 1854 bis 1882 in 28 Bänden erschienen.

295 MICHAELIS, Geschichte, S. 132.

296 Schriften der Universität zu Kiel 5 (1859), S. 94.

297 Vgl. SEIDEL, „Kultur", S. 361.

298 Vgl. dazu ebd., S. 362 - 368; Paule HERSCHKORN-BARNU, Wie der Fötus einen klinischen Status erhielt. Bedingungen und Verfahren der Produktion medizinischen Fachwissens, Paris 1832 - 1848, in: DUDEN/SCHLUMBOHM/VEIT (Hrsgg.), Geschichte des Ungeborenen, S. 167 - 203.

299 Osiander und andere lehnten auch die Verkleinerung des toten Fötus kategorisch ab. Vgl. Friedrich Benjamin OSIANDER, Handbuch der Entbindungskunst, Bd. 2,2, Tübingen 1821, S. 55.

300 Vgl. dazu DIETZEL/TEUFEL, Aufbereitung, S. 79 - 82.

301 Vgl. dazu wie zum Folgenden SEIDEL, „Kultur", S. 362f.

302 Dies kommt deutlich zum Ausdruck z. B. bei Osiander, der „*die alten Mordinstrumente*" den „*unschädliche*[n] *Kopfzangen*" gegenüberstellte. S. OSIANDER, Entbindungskunst, Bd. 2,2, S. 55f.

303 S. SEIDEL, „Kultur", S. 361, Anm. 177.

304 Zur Geschichte der Adametz s. Gustav Adolf MICHAELIS, Abhandlungen aus dem Gebiete der Geburtshülfe, Kiel 1833, S. 3 - 34; DERS., Vierter Kaiserschnitt der Frau Adametz, mit glücklichem Erfolge für Mutter und Kind, in: Neue Zeitschrift für Geburtskunde 5 (1837), S. 1 - 26.

305 Vgl. SEIDEL, „Kultur", S. 364.

306 Vgl. ebd., S. 365f.

307 Vgl. DIETZEL/TEUFEL, Aufbereitung, S. 83f.

308 LASH, Abt. 47.20, Nr. 3582: Patientinnenakte Catharina Plambeck.

309 Vgl. SEIDEL, „Geburt", S. 368f.

310 Vgl. Gunilla-Friederike BUDDE, Auf dem Weg ins Bürgerleben. Kindheit und Erziehung in deutschen und englischen Bürgerfamilien 1840 - 1914 (= Bürgertum. Beiträge zur europäischen Gesellschaftsgeschichte, Bd. 6), Göttingen 1994, S. 169.

311 Vgl. H. Laing GORDON, Sir James Young Simpson and Chloroform (1811 - 1870), Honolulu 2002 (zuerst 1897).

312 Vgl. Adam K. JACOB u. a., The History of Anesthesia, in: Paul G. BARASH u. a. (Hrsgg.), Clinical Anesthesia, 7. Aufl., Philadelphia 2013, S. 3 - 26, hier: S. 6.

313 Dies ist in den Aufzeichnungen des Gebärhauses belegt, in denen das Ende der Operation um *„12 ½ h."* dokumentiert wurde, und um *„1 h"* von Katharinas Zustand *„Kurze Zeit nach d. Erwachen"* die Rede ist.

314 LITZMANN, Geburt, S. 708.

315 Zur Geschichte Maria Elisabeth Margretha Heimanns und den herangezogenen Quellen s. auch Christian HOFFARTH, Ab osse ad os. Die Kieler geburtshilfliche Beckensammlung, Gebäranstalten und die Schicksale schwangerer Frauen im 19. Jahrhundert, in: Archiv für Familiengeschichtsforschung 17,4 (2013), S. 143 - 152, hier: S. 147 - 151.

316 Zur Pathologie des Kindbettfiebers s. LOUDON, Tragedy, S. 7f.; DERS., Death in Childbirth, S. 53 - 56.

317 Vg. Burkhard EBLE, Versuch einer pragmatischen Geschichte der Arzneikunde (= Curt Sprengel's Versuch einer pragmatischen Geschichte der Arzneikunde, Bd. 6,2), Wien 1840, S. 352.

318 Vgl. LOUDON, Tragedy, S. 58 - 74.

319 Vgl. SEIDEL, „Kultur", S. 201. Allein für England und Wales sprechen offizielle Quellen von über 93.000 Todesfällen infolge von Kindbettfieber in den Jahren 1847 und 1903. In Wahrheit dürften die Zahlen noch weitaus höher gewesen sein. Der größere Teil davon ereignete sich allerdings außerhalb der Gebäranstalten. Vgl. LOUDON, Death in Childbirth, S. 49.

320 Zu den Deutungsversuchen s. LOUDON, Tragedy, S. 14 - 34.

321 [Hermann] FEHLING, Rez. von A[sger] STADFELD, Les Maternités, leur organisation et administration, illustrées par la statistique de 25 ans de la maternité de Copenhague, Kopenhagen 1876, in: Archiv für Gynaekologie 11,1 (1877), S. 213f., hier: S. 213.

322 Vgl. SEIDEL, „Kultur", S. 211.

323 Die Geschichte der Kieler Gebäranstalt, inklusive ihrer räumlichen Situation, wurde von Ernst Lehnhardt Ende der 1940er Jahre für eine medizinische Dissertation erforscht: LEHNHARDT, Entwicklung. In seiner ungedruckt gebliebenen Arbeit gibt Lehnhardt allerdings

kaum Hinweise auf die herangezogenen Quellen, weshalb viele seiner Angaben nur unter kritischem Vorbehalt rezipiert werden können. Von Lehnhardt abhängig und ihn über weite Strecken hinweg wörtlich plagiierend sind die Ausführungen im oft zitierten späteren Buch seines Doktorvaters und seines Zweitbetreuers: E[rnst] PHILIPP/G[eorg] HÖRMANN, Die Kieler Universitäts-Frauenklinik und Hebammen-Lehranstalt 1805 - 1955. Eine medizinhistorische Studie zur Feier ihres 150jährigen Bestehens am 1. Mai 1955, Stuttgart 1955. Auch in den erweiterten Neuauflagen unter dem Herausgeber Kurt Semm bleibt die Situation dieselbe: Kurt SEMM (Hrsg.), Die Kieler Universitäts-Frauenklinik und Michaelis-Hebammenschule 1805 - 1980. Eine medizinhistorische Studie zum 175jährigen [180jährigen/190jährigen] Bestehen. Erweiterte Ausgabe der Studie von Dr. med. E. Philipp und Dr. med. G. Hörmann, Kiel 1980/1985/1995/2000. Auch die medizinische Dissertation von Alexia Lange bietet in dieser Hinsicht nichts Neues: Alexia LANGE, Gründung der geburtshilflichen Abteilungen in Göttingen, Jena und Kiel: Gemeinsamkeiten und Unterschiede, Diss. Kiel 2010.

324 Vgl. LEHNHARDT, Entwicklung, S. 22.

325 Ebd.

326 Vgl. ebd.

327 Vgl. ebd., S. 21.

328 Vgl. ebd., S. 24f.

329 Vgl. ebd., S. 27.

330 Von der Ausbreitung des Kindbettfiebers in der Anstalt seit 1834 berichtete Michaelis in einem Brief an Hermann Schwartz, den Semmelweis später zum Abdruck brachte: Ignaz Philipp SEMMELWEIS, Die Aetiologie, der Begriff und die Prophylaxis des Kindbettfiebers, Pest/Wien/Leipzig 1861, S. 286 - 288, hier: S. 287f.

331 Vgl. LEHNHARDT, Entwicklung, S. 27.

332 Vgl. ebd., S. 28f.

333 Vgl. ebd., S. 54.

334 Margrethas Schwangerschaft war durch Perforation beendet worden. Dass eine Kindbettfiebererkrankung zu ihrem Tod führte, belegt das Sektionsprotokoll.

335 Vgl. SEIDEL, „Kultur“, S. 204, 211.

336 Vgl. Michaelis an Schwartz, in: SEMMELWEIS, Aetiologie, S. 286.

337 Die Literatur zu Semmelweis ist ausufernd. Es handelt sich ganz überwiegend um Texte im Stil der medizinischen Helden- und Heiligengeschichte. Eine neutrale Perspektive hingegen nimmt ein: LOUDON, Tragedy, S. 88 - 110.

338 Vgl. PAWLOWSKY, Mutter, S. 56f.

339 Vgl. [Josef] SKODA, Bericht über die Ursache der in der Wiener Gebäranstalt ungewöhnlich häufigen Puerperalfieber, in: Tagsberichte über die Fortschritte der Natur- und Heilkunde. Abtheilung für Geburtshülfe und Kinderkrankheiten, Weimar 1852, Nr. 122 (Mai 1850), S. 57 - 64, hier: S. 58.

340 SEMMELWEIS, Aetiologie, S. 53.

341 Ebd., S. 54.

342 Vgl. LOUDON, Tragedy, S. 89f.

343 Vgl. Thomas SCHLICH, Negotiating Technologies in Surgery. The Controversy about Surgical Gloves in the 1890s, in: Bulletin of the History of Medicine 87 (2013), S. 170 - 197.

344 Vgl. SEMMELWEIS, Aetiologie, S. 57, Tab. XVI.

345 Vgl. LOUDON, Tragedy, S. 96f.

346 S. für diese weitverbreitete Lesart z. B. Benedek ISTVAN, Ignaz Philipp Semmelweis 1818 - 1865, Wien 1983; Theodore G. OBENCHAIN, Genius Belabored. Childbed Fever and the Tragic Life of Ignaz Semmelweis, Tuscaloosa 2016.

347 Vgl. dazu LOUDON, Tragedy, S. 99 - 102.

348 Schwartz ging später nach Göttingen und führte dort die antiseptische Operationsweise ein. Vgl. Georg B. GRUBER, Zur Geschichte des Frauenarztes Hermann Schwartz in Göttingen, in: Sudhoffs Archiv für Geschichte der Medizin und der Naturwissenschaften 38 (1954), S. 214 - 219.

349 Vgl. Michaelis an Schwartz, in: SEMMELWEIS, Aetiologie, S. 286f. (das Zitat S. 287).

350 Für diese oft wiederholte Geschichte s. z. B. PHILIPP/HÖRMANN, Universitätsfrauenklinik, S. 53.

351 H. SCHRÖDER, Dr. med. Gustav Adolf Michaelis, in: Neuer Nekrolog der Deutschen 26 (1848), T. 2, Weimar 1850, S. 879f., hier: S. 879.

352 Vgl. KNOBLOCH, Litzmann, S. 38 - 42.

353 C. T. Carl LITZMANN, Das Kindbettfieber in nosologischer, geschichtlicher und therapeutischer Beziehung, Halle 1844.

354 Vgl. ebd., S. 105 - 108.

355 Ebd., S. 106.

356 Ebd.

357 S. Schriften aus der Universität zu Kiel 5 (1859), S. 94.

358 Stadtarchiv Kiel, Akten der Stadtverwaltung - Historisches Archiv - 1945, Bestand 3819.

359 KNOBLOCH, Litzmann, S. 38.

360 Ernst BÖRNER, Eine gynaecologische Reise durch Deutschland, England und Frankreich, Graz 1876, S. 38f.

361 Vgl. LEHNHARDT, Entwicklung, S. 42.

362 LASH, Abt. 47.20, Nr. 3582: Patientinnenakte Catharina Plambeck.

363 S. dazu die Befunde des Sektionsprotokolls am Ende ihrer Gebärhausakte sowie Litzmann, Geburt, S. 710f.

364 Vgl. dazu Jürgen SCHLUMBOHM, The Practice of Practical Education: Male Students and Female Apprentices in the Lying-in Hospital of Göttingen University, 1792 - 1815, in: Medical History 51 (2007), S. 3 - 36, hier: S. 11.

365 Zur Schwangerschafts- und Sterbensgeschichte der Sophie Margaretha Magdalena Bartels s. auch LITZMANN, Geburt, S. 447 - 452.

366 Vgl. dazu etwa Rüdiger HACHTMANN, Die sozialen Unterschichten in der großstädtischen Revolution 1848. Berlin, Wien und Paris im Vergleich, in: Ilja MIECK/Jürgen VOSS/Horst MÖLLER (Hrsgg.), Paris und Berlin in der Revolution 1848, Sigmaringen 1995, S. 107 - 135, hier: S. 131; Jürgen KOCKA, Lohnarbeit und Klassenbildung. Arbeiter und Arbeiterbewegung in Deutschland 1800 - 1875, Berlin/Bonn 1983, S. 145.

367 So jedenfalls ist es im Anamneseprotokoll, das direkt während der Befragung ausgefüllt wurde, vermerkt. Jahre später, als er den Fall in seinem Buch *Die Geburt bei engem Becken* publizierte, behauptete Litzmann hingegen, Greten habe *„nach ihrer Aussage rechtzeitig gehen gelernt.“* (a. a. O., S. 447).

368 Vgl. Vorrede des Herausgebers, in: Gustav Adolf MICHAELIS, Das enge Becken nach eigenen Beobachtungen und Untersuchungen, hrsg. v. Carl Conrad Theodor LITZMANN, Leipzig 1851, S. III.

369 Ebd., S. 84.

370 Ebd.

371 Friedrich ENGELS, Die Lage der arbeitenden Klasse in England. Nach eigenen Anschauungen und authentischen Quellen, in: Karl MARX/ Friedrich ENGELS, Werke, Bd. 2, Berlin 1962, S. 225 - 506, hier: S. 330.

372 Ebd., S. 331.

373 Vgl. STOFF, 1927, S. 56.

374 Zur Geschichte der Vitamine s. kurz: Peter DILG, Art. „Vitaminforschung", in: Enzyklopädie Medizingeschichte, S. 1451, und ausführlich: Helmuth M. BÖTTCHER, Das Vitaminbuch. Die Geschichte der Vitaminforschung, Köln/Berlin 1965.

375 Vgl. STOFF, 1927, S. 57-59.

376 Vgl. ebd., S. 59-61.

377 Michaelis zeichnet diesen Diskurs zunächst ausführlich nach, bevor er seine eigenen Anschauungen und Forschungen präsentiert. S. MICHAELIS, Das enge Becken, S. 1-63.

378 Die heute noch im ‚Beckenschrank' versammelten 31 Becken bilden allerdings nur den kleineren Teil einer ehemals deutlich größeren Sammlung. Der Doktorand Karl-Ludwig Bürker sammelte in den durch den Krieg zerstörten Trümmern der Universitätsfrauenklinik in den späten 1940er Jahren noch 42 teilweise schwer beschädigte Präparate zusammen (vgl. BÜRKER, Beckensammlung, S. 21). Zu Beginn des 20. Jahrhunderts scheinen es aber noch wesentlich mehr, nämlich 103 Exemplare gewesen zu sein (vgl. Georg PREISER, Über die Arthritis deformans coxae, ihre Beziehungen zur Roser-Nélatonischen Linie und über den Trochanterhochstand Hüftgesunder infolge anormaler Pfannenstellung, in: Deutsche Zeitschrift für Chirurgie 89 (1907), S. 540-612, hier: S. 557).

379 Umfassende, vor allem vergleichende historische Untersuchungen zu den Beckensammlungen wurden bislang nicht angestellt. Sie scheinen aber so gut wie an jeder akademischen Hebammenschule und Gebäranstalt existiert zu haben, so etwa in Straßburg, Bonn, Kassel, Göttingen, Berlin, Wien, Prag, Graz, Heidelberg, Leipzig, Würzburg, München, Altona und Kiel. Die wenigen existierenden Studien sind weitgehend veraltet, historisch unkritisch und konzentrieren sich jeweils nur auf eine ganz bestimmte Sammlung. S. z. B. für Kiel: BÜRKER, Beckensammlung, und WELLHAUSEN, Beckensammlung; für Bonn: Fritz HAMPE, Berichte über Geburten bei engem Becken nach alten Krankengeschichten und der Beckensammlung der Univ.-Frauenklinik Bonn, Bonn 1939 (Diss.); für Heidelberg: Günther Werner CLEMENT, Die Beckensammlung der Heidelberger Universitätsfrauenklinik, Heidelberg 1938 (Diss.); für München: Ernst VON SEUFFERT, Die Becken-Sammlung der Universitäts-Frauenklinik und Hebammenschule München und die Ursachen und Einteilung der Becken-Formen, Osterwieck 1926.

380 Vgl. Königl. Verfügung wegen der an das anatomische Theater bei der Universität zu Kiel zur Section abzuliefernden Leichname, vom 11. März 1797, in: DOHRN (Hrsg.), Medicinalverfassung, S. 10-12, hier: S. 10f.

381 Ebd.

[382] Vgl. Kanzleischreiben an den Curator der Universität zu Kiel, daß der Gebrauch des anatomischen Theaters, und der dazu gehörigen Präparate zum Unterrichte in der Hebammenschule zu gestatten sey, vom 18. März 1806, in: DOHRN (Hrsg.), Medicinalverfassung, S. 12.

[383] Zum Sammeln und Kategorisieren als zentrale Methoden der Wissenschaft des 18. und 19. Jahrhunderts s. Anke TE HEESEN/Emma C. SPARY (Hrsgg.), Sammeln als Wissen. Das Sammeln und seine wissenschaftsgeschichtliche Bedeutung, Göttingen 2001; Flavio HÖNER, Dinge sammeln, Wissen schaffen. Die Geschichte der naturhistorischen Sammlungen in Basel, 1735 - 1850 (= Edition Museum, Bd. 23), Bielefeld 2017.

[384] Zum naturgeschichtlichen Sammeln vor der systematischen Verwissenschaftlichung s. Stefan SIEMER, Geselligkeit und Methode. Naturgeschichtliches Sammeln im 18. Jahrhundert (= Veröffentlichungen des Instituts für Europäische Geschichte Mainz, Bd. 192), Mainz 2004.

[385] Vgl. dazu in Bezug auf Michaelis: Karl-Ludwig BÜRKER, Die Beckensammlung von Michaelis/Litzmann, Kiel 1950 (Diss.), S. 3.

[386] George WILHELM STEIN DER JÜNGERE, Annalen der Geburtshülfe überhaupt und der Entbindungsanstalt zu Marburg ins besondere, Bd. 5, Leipzig 1811, S. 10.

[387] BÖRNER, Reise, S. 38.

[388] MICHAELIS, Das enge Becken, S. 119.

[389] BRÖSE/GUSSEROW/VEIT, Geburtshülfe und Gynäkologie, in: Verhandlungen des X. internationalen medicinischen Congresses, Berlin, 4.–9. August 1890, Bd. 1: Allgemeiner Theil, Berlin 1891, S. 304 - 307, hier: S. 305.

[390] S. z. B. C. C. Th. LITZMANN, Das gespaltene Becken, in: Archiv für Gynaekologie 4,1 (1872), S. 266 - 285, hier: S. 266, Anm. 1: „*Das Becken ist ein Geschenk des Herrn Kichhoffer, Directors der Gebäranstalt in Altona, welchem ich mich zum lebhaftesten Dank verpflichtet fühle.*"

[391] Vgl. LITZMANN, Geburt, S. 447.

[392] Vgl. ebd., S. 711.

[393] Vgl. den Eintrag im Aufnahmebuch: LASH, Abt. 47.20, Nr. 7136, # 3578.

[394] Vgl. Bekanntmachung, betreffend die neu angeordnete Hebammenschule, § 7, S. 16.

[395] Vgl. den Eintrag im Aufnahmebuch: LASH, Abt. 47.20, Nr. 7136, # 3578.

[396] Zum sogenannten Pauperismus infolge der beginnenden Industrialisierung, s. Wilhelm ABEL, Der Pauperismus in Deutschland am Vorabend der Industriellen Revolution, Dortmund 1966.

397 Zur sozialen Mobilität im 19. Jahrhundert s. differenziert: Hartmut Kaelble, Soziale Mobilität und Chancengleichheit im 19. und 20. Jahrhundert. Deutschland im internationalen Vergleich (= Kritische Studien zur Geschichtswissenschaft, Bd. 55), Göttingen 1983, S. 42 - 59.

398 S. als beliebige Beispiele die Einträge 5680, 5690, 5692, 5693, 5697 von Januar und Februar 1855 im Aufnahmebuch: LASH, Abt. 47.20, Nr. 7144.

399 Vgl. dazu Georg Hanssen, Das Amt Bordesholm im Herzogthume Holstein. Eine statistische Monographie auf historischer Grundlage, Kiel 1842, S. 134f.

400 Vgl. Sterberegister St. Nikolai Kiel, 1831, Nr. 125.

401 Vgl. dazu für Schleswig-Holstein die Berufsangaben der Insassen von Armen- und Arbeitshäusern in den Herzogtümern bei Sievers/ Zimmermann, Elend, S. 314, sowie im Allgemeinen Hans-Ulrich Wehler, Deutsche Gesellschaftsgeschichte, Bd. 2: Von der Reformära bis zur industriellen und politischen „Deutschen Doppelrevolution" 1815 - 1845/49, 4. Aufl., München 2005, S. 170f.

402 Vgl. Osterhammel, Verwandlung, S. 253.

403 Vgl. Löneke, Leben, S. 20.

404 Zu den Heimatrechten in Schleswig-Holstein im Allgemeinen s. Harm-Peer Zimmermann, Das Heimatrecht im System der Gemeindeangehörigkeit am Beispiel Schleswig-Holsteins 1542 bis 1864. Ein Beitrag zur rechtlichen Volkskunde, in: Kieler Blätter zur Volkskunde 23 (1991), S. 67 - 101.

405 Rudolph Timm, Der Proletarier als Instmann auf dem Lande von seiner Wiege bis zur Bahre. Wichtiger Beitrag zur Sittengeschichte unsers Jahrhunderts, Leipzig 1848, S. 7.

406 Vgl. ebd., S. 7 - 10.

407 Ebd., S. 8.

408 Vgl. Jan Klussmann, „Christus war Demokrat und Proletarier dazu". Ländliche Unterschichten und soziale Bewegung in Holstein 1848 - 1850, in: Zeitschrift der Gesellschaft für Schleswig-Holsteinische Geschichte 123 (1998), S. 149 - 179., hier: S. 150.

409 Vgl. dazu wie zum Folgenden: Kocka, Arbeitsverhältnisse, S. 151, 172 - 182.

410 S. Jan Klussmann, Die Instenbewegung in Holstein und die soziale Frage zur Zeit der schleswig-holsteinischen Erhebung, Magisterarbeit Kiel 1992; ders., „Christus".

411 Zur Geschichte der Insten in Schleswig-Holstein aus agrarökonomischer Perspektive s. Heinrich DRÄGER, Die Instleute oder Insten in Schleswig-Holstein. Ihre Geschichte, ihre Bedeutung für den Großbetrieb und ihre Entlohnung, Langensalza 1927.

412 Vgl. Jacob und Wilhelm GRIMM, Deutsches Wörterbuch, Bd. 10, Sp. 2146.

413 Vgl. Ute NEUHAUS-SCHRÖDER, Heimatforschung in Schleswig-Holstein. Handbuch für Chronisten, Regionalforscher und Historiker, Husum 2002, S. 154; Lars HENNINGS, 100 Dörfer Holstein-Gottorfs um 1769 mit Hinweisen aus die schleswig-holsteinische Gesamtbevölkerung, URL: http://www.pub.akvz.de/100_Doerfer.pdf (letzter Aufruf 16.7.2021), S. 7.

414 S. z. B. Karl RATHGEN, Die Frage der ländlichen Arbeiter und der inneren Kolonisation, in: Jahrbuch für Gesetzgebung, Verwaltung und Volkswirtschaft im Deutschen Reich 18 (1894), S. 93 - 122, hier: S. 101: „*Der Unterschied des Heuerlings vom Insten ist: jener hat einen eigenen Wirtschaftsbetrieb, der Inste nicht.*"

415 Vgl. VON SCHRÖDER, Topographie Holstein und Lauenburg, S. 197, zu Neumünster: „[...] *die Insten sind Häuerlinge.*"

416 Zum kümmerlichen Auskommen der Kätner, die oftmals nebenher noch als Handwerker tätig waren, s. HANSSEN, Bordesholm, S. 128. Grundsätzlich zur Gruppe der Klein- und Kleinstbauern, denen die Kätner angehörten, KOCKA, Arbeitsverhältnisse, S. 183 - 195. DRÄGER, Instleute, S. 8, stellt fest, „*daß sich eine feste Grenze zwischen den Begriffen Kätner und Inste nicht ziehen läßt.*"

417 Vgl. THIMM, Proletarier, S. 11.

418 Ebd.

419 S. Philipp LINDEMANN, Die Eigentumslosen im Amte Eutin, in: Carl JANTKE/Dietrich HILGER (Hrsgg.), Die Eigentumslosen. Der deutsche Pauperismus und die Emanzipationskrise in Darstellungen und Deutungen der zeitgenössischen Literatur (= Orbis Academicus. Geschichte der politischen Ideen in Dokumenten und Darstellungen), Freiburg/München 1965, S. 57 - 70, hier: S. 57f.

420 Franz REHBEIN, Das Leben eines Landarbeiters, Berlin 2018, S. 83.

421 Ebd.

422 Vgl. Therese WEBER (Hrsg.), Häuslerkindheit. Autobiographische Erzählungen, Wien/Köln/Graz 1984, S. 21.

423 Vgl. Gunilla-Friederike BUDDE (Hrsg.), In Träumen war ich immer wach. Das Leben des Dienstmädchens Sophia von ihr selbst erzählt, Bonn 1989, S. 21.

424 Vgl. ebd., S. 27.

425 Vgl. Weber (Hrsg.), Häuslerkindheit, S. 25, sowie z. B. ebd., S. 288 – 291.

426 Vgl. ebd., S. 26 – 29.

427 Vgl. ebd., S. 28, sowie Rehbein, Leben, S. 8f.

428 Vgl. Rehbein, Leben, S. 8.

429 Vgl. Weber (Hrsg.), Häuslerkindheit, S. 28. Zur Kinderarbeit unter den ländlichen Unterschichten in Schleswig-Holstein s. Silke Göttsch, Beiträge zum Gesindewesen in Schleswig-Holstein zwischen 1740 und 1840, Neumünster 1978, S. 48 – 52.

430 Hanssen, Bordesholm, S. 128.

431 Vgl. Allgemeine Schulordnung für die Herzogthümer Schleswig und Holstein. Almindelig Skoleforordning for Hertugdømmerne Slesvig og Holsten, Kopenhagen 1814, S. 54.

432 Vgl. Hanssen, Bordesholm, S. 285.

433 Vgl. ebd., S. 277.

434 Vgl. Budde (Hrsg.), Träumen, S. 10.

435 Schulordnung, S. 54.

436 Vgl. Waschinski, Währung, S. 291.

437 Rehbein, Leben, S. 6.

438 S. Hanssen, Bordesholm, S. 130.

439 Ebd.

440 Vgl. ebd., S. 131.

441 Vgl. Klussmann, „Christus", S. 152.

442 Vgl. Jan Klussmann, Vom Insten zum Industriearbeiter – Schleswig-Holstein im Zeitalter der Industrialisierung, in: Jann Markus Witt/Heiko Vosgerau (Hrsgg.), Schleswig-Holstein von den Ursprüngen bis zur Gegenwart. Eine Landesgeschichte, Hamburg 2002, S. 317 – 326, hier: S. 319.

443 Vgl. dazu Martin Rheinheimer, Armut in Großsolt (Angeln) 1700 – 1900, in: Zeitschrift der Gesellschaft für Schleswig-Holsteinische Geschichte 118 (1993), S. 21 – 133, hier: S. 43.

444 Vgl. ebd., S. 30.

445 Vgl. dazu z. B. Hanssen, Bordesholm, S. 115, 128; Rheinheimer, Armut, S. 43.

446 Vgl. Klussmann, Insten, S. 317.

[447] Vgl. Heiko VOSGERAU/Frank LUBOWITZ, Zwischen Dänemark und Preußen - zwischen Nationalismus und Modernisierung: Schleswig-Holstein 1815 - 1920, in: WITT/VOSGERAU (Hrsgg.), Schleswig-Holstein, S. 271 - 316, hier: S. 298 - 302.

[448] Zum Bevölkerungswachstum in Kiel an der Wende vom 18. zum 19. Jahrhundert sowie zur Erwerbsstruktur der Stadt s. Ulrich LANGE, Vom Ancien Régime zur frühen Moderne (1773 - 1867), in: Jürgen JENSEN/Peter WULF (Hrsgg.), Geschichte der Stadt Kiel, Neumünster 1991, S. 137 - 206, hier: S. 142ff.

[449] Vgl. ebd., S. 320.

[450] Vgl. dazu Friedrich Wilhelm Freiherr VON REDEN, Erwerbsmangel, Massenverarmung, Massenverderbnis - deren Ursachen und Heilmittel, in: JANTKE/HILGER (Hrsg.), Eigentumslosen, S. 461 - 484, bes. S. 465 - 469, 471 - 473.

[451] BUDDE (Hrsg.), Träumen, S. 39.

[452] KOCKA, Arbeitsverhältnisse, S. 109.

[453] Vgl. Gunilla-Friederike BUDDE, Das Dienstmädchen, in: Ute FREVERT/Heinz-Gerhard HAUPT (Hrsgg.), Der Mensch des 19. Jahrhunderts, Frankfurt a. M./New York 1999, S. 148 - 175, hier: S. 149.

[454] Vgl. Wolfgang KASCHUBA, Lebenswelt und Kultur der unterbürgerlichen Schichten im 19. und 20. Jahrhundert (= Enzyklopädie deutscher Geschichte, Bd. 5), München 1990, S. 63.

[455] Vgl. Gertraud ZULL, Das Bild vom Dienstmädchen um die Jahrhundertwende. Eine Untersuchung der stereotypen Vorstellungen über den Charakter und die soziale Lage des städtischen weiblichen Hauspersonals, (= tuduv-Studien. Reihe Kulturwissenschaften, Bd. 11), München 1984, S. 22; BUDDE, Dienstmädchen, S. 152f.

[456] Vgl. KOCKA, Lohnarbeit, S. 74.

[457] Vgl. Max SERING, Erbrecht und Agrarverfassung in Schleswig-Holstein auf geschichtlicher Grundlage (= Die Vererbung des ländlichen Grundbesitzes im Königreich Preussen, Bd. 7), Berlin 1908, S. 12.

[458] Vgl. dazu wie zum Folgenden: LÖNEKE, Leben, S. 14 - 16; Karl-S. KRAMER/Ulrich WILKENS, Volksleben in einem holsteinischen Gutsbezirk. Eine Untersuchung aufgrund archivalischer Quellen (= Studien zur Volkskunde und Kulturgeschichte Schleswig-Holsteins, Bd. 4), Neumünster 1979, S. 342. Zur Geschichte der Milchwirtschaft und des Meiereiwesens in Schleswig-Holstein im Allgemeinen s. auch Dietrich Hill, Milch- und Meiereiwirtschaft in Schleswig-Holstein im Wandel der Zeit, in: Zeitschrift der Gesellschaft für Schleswig-Holsteinische Geschichte 108 (1983), S. 207 - 223.

459 Zur Verpflegung der Meiereimädchen s. KRAMER/WILKENS, Volksleben, S. 344f.

460 Vgl. dazu KRAMER/WILKENS, Volksleben, S. 344; Karl-S. KRAMER, Einiges über die Lage des Gesindes in einem ostholsteinischen Gutsbezirk, in: Zeitschrift für Volkskunde 70 (1974), S. 20 - 38, hier: S. 33.

461 Vgl. KRAMER/WILKENS, Volksleben, S. 344.

462 REHBEIN, Leben, S. 61.

463 Theodor FONTANE, Romane und Erzählungen in acht Bänden, Bd. 8, 2. Aufl., Berlin/Weimar 1973, S. 155.

464 Zum Gesindelohn in Schleswig-Holstein im 18. und 19. Jahrhundert s. GÖTTSCH, Gesindewesen, S. 53 - 73.

465 Vgl. HANSSEN, Bordesholm, S. 114; BUDDE (Hrsg.), Träumen, S. 37.

466 Vgl. WASCHINSKI, Währung, S. 291.

467 Vgl. BUDDE (Hrsg.), Träumen, S. 37, 72.

468 Eine Edition ist verfügbar in BUDDE (Hrsg.), Träume. Die Episode über ihren Dienst bei dem jungen Ehepaar in Kiel auf S. 64 - 66.

469 Ebd., S. 66.

470 Ebd.

471 Vgl. Hans-Werner PRAHL, Geschichte und Entwicklung der Freizeit, in: Renate FREERICKS/Dieter BRINKMANN (Hrsgg.), Handbuch Freizeitsoziologie, Wiesbaden 2015, S. 3 - 27, hier: S. 15 - 19.

472 Vgl. BUDDE (Hrsg.) Träumen, S. 35; Imke EPPERS, Schwedisches Gesinde in der Landwirtschaft Schleswig-Holsteins, in: Meiereimädchen, S. 23 - 30, hier: S. 27.

473 Vgl. dies., Dienstmädchen, S. 164.

474 Vgl. ebd.

475 Vgl. dazu Klaus TENFELDE, Ländliches Gesinde in Preußen. Gesinderecht und Gesindestatistik 1810 bis 1861, in: DERS. (Hrsg.), Arbeiter, Bürger, Städte. Zur Sozialgeschichte des 19. und 20. Jahrhunderts (= Kritische Studien zur Geschichtswissenschaft, Bd. 203), Göttingen 2012, S. 189 - 229, hier: S. 189f.

476 William LÖBE, Das Dienstbotenwesen unserer Tage oder was hat zu geschehen, um in jeder Beziehung gute Dienstboten heranzuziehen? 2. Aufl., Leipzig 1855, S. 2 - 4.

477 Ebd., S. 2.

478 Ebd., S. 4.

479 Vgl. dazu ZULL, Bild. Für Schleswig-Holstein: GÖTTSCH, Gesindewesen, S. 85–90.

480 Vgl. TENFELDE, Gesinde, S. 190.

481 Zur Unverzichtbarkeit des ‚Fremden' und des ‚Anderen' für die Definition des ‚Eigenen' und des ‚Selbst' s. in philosophischer Perspektive: Bernhard WALDENFELS, Fremdheit und Alterität im Hinblick auf historisches Interpretieren, in: Anja BECKER/Jan MOHR (Hrsgg.), Alterität als Leitkonzept für historisches Interpretieren (= Deutsche Literatur. Studien und Quellen, Bd. 8), Berlin 2012, S. 61–71.

482 S. E[lias] HURWICZ, Kriminalität und Prostitution der weiblichen Dienstboten, in: Archiv für Kriminal-Anthropologie und Kriminalistik 65 (1916), S. 185–251, hier: S. 192. Vgl. dazu ZULL, Bild, S. 70.

483 Vgl. ZULL, Bild, S. 61.

484 Vgl. LÖNEKE, Leben, S. 18f.; KRAMER/WILKENS, Volksleben, S. 322f.

485 S. REHBEIN, Leben, S. 114f.

486 Zur Geschichte der Schleswig-Holsteinischen Gesindeordnungen s. GÖTTSCH, Gesindewesen, S. 14–23.

487 Königliche Gesinde-Verordnung für das Hertzogthum Schleswig. Sub Dato Friederichsburg d. 24ten Sept. 1740, Kopenhagen 1740, o.P., Präambel. Eine gleichlautende Ordnung trat zeitglich für das Herzogtum Holstein königlichen Anteils, die Herrschaft Pinneberg, die Grafschaft Ranzau und die Stadt Altona in Kraft.

488 Ebd., § 1.

489 Vgl. ebd.

490 Vgl. ebd., §§ 3, 5, 6.

491 Vgl. ebd., § 7.

492 Eingabe an das Amtshaus Flensburg, 10.1.1825. LASH Abt. 65.2, Nr. 882, zit. n. Göttsch, Gesindewesen, S. 20.

493 Zur Holsteinischen Ständeversammlung und ihrer Zusammensetzung s. Klaus VOLQUARTZ (Hrsg.), Zum 150. Jahrestag der Holsteinischen Ständeversammlung. 1. Oktober 1835 – Itzehoe – 1. Oktober 1985, Neumünster 1985.

494 LASH Abt. 63, Nr. 20. Zit. n. Göttsch, Gesindeordnung, S. 21.

495 Zu dieser s. GÖTTSCH, Gesindewesen, S. 22f; BUDDE (Hrsg.), Träumen, S. 25–28.

496 MISSFELDT (Hrsg.), Gesinde-Ordnung, § 1, S. 164. Hervorhebung im Original.

497 Vgl. ebd., § 12, S. 165.

498 Vgl. dazu wie zum Folgenden: MISSFELDT (Hrsg.), Gesinde-Ordnung, § 33ff, S. 170 - 172.

499 Diese Beschreibung findet sich nur in der ersten Fassung der Gesindeordnung von 1840. Nach dem Übergang Schleswig-Holsteins an Preußen wurde der Text geringfügig geändert, um ihn an geltendes preußisches Recht anzupassen. Der ursprüngliche Text ist wiedergegeben bei GÖTTSCH, Gesindewesen, S. 127 - 135, das Zitat: hier, § 34, S. 132.

500 MISSFELDT (Hrsg.), Gesinde-Ordnung, § 45, S. 171.

501 S. LASH Abt. 47.20, 950, # 6410.

502 Vgl. dazu BUDDE (Hrsg.), Träumen, S. 28.

503 S. MISSFELDT (Hrsg.), Gesinde-Ordnung, § 39, S. 171.

504 , Ebd., § 27, S. 169.

505 S. ebd., § 26, S. 168.

506 S. ebd., § 18,4, S. 166 mit § 26,0, S. 168.

507 Vgl. LÖNEKE, Leben, S. 20.

508 Vgl. Otto ULBRICHT, Bettelei von Frauen auf dem Land in den Herzogtümern Schleswig und Holstein (1770 - 1810), in: Gerhard AMMERER u.a. (Hrsgg.), Armut auf dem Lande. Mitteleuropa vom Spätmittelalter bis zur Mitte des 19. Jahrhunderts, Wien u.a. 2010, S. 63 - 89, hier: S. 78.

509 Vgl. KOCKA, Lohnarbeit, S. 73 - 75.

510 Vgl. KRAMER, Lage, S. 27.

511 Der Fall ist in einer Akte des Kieler Stadtarchivs mit der Signatur 3083 dokumentiert. Auf dieser fußt die folgende Darstellung. Zitate und indirekte Wiedergaben aus dem Aktenkonvolut werden im Folgenden nicht im Einzelnen mit Fußnoten nachgewiesen.

512 Die Daten und das Zitat nach der Datenbank des Arbeitskreises Volkszahl-Register unter www.akvz.de.

513 Vgl. StA Kiel 3083.

514 Vgl. ZIMMERMANN, Heimatrecht, S. 67f.

515 Vgl. ebd., S. 92ff.

516 Vgl. ebd., S. 97.

517 S. Patent, betr. die Bestimmung, von welchem District ein Verarmter zu versorgen sey, für die Herzogthümer Schleswig und Holstein, in: Chronologische Sammlung der im Jahre 1808 ergangenen Verordnungen und Verfügungen für die Herzogthümer Schleswig und Holstein, Kiel 1810, S. 284 - 291.

518 Vgl. ebd., §§ 1, 3 - 4.

519 Vgl. ebd., §§ 5 - 6.

520 Vgl. ebd., § 7.

521 Vgl. ebd., §§ 8, 10.

522 Ebd., § 20.

523 Ebd., § 16.

524 Bekanntmachung, betreffend die neu angeordnete Hebammenschule, § 7, S. 16.

525 Vgl. Ludwig Kohli, Handbuch einer historisch-statistisch-geographischen Beschreibung des Herzogthums Oldenburg sammt der Erbherrschaft Jever und der beiden Fürstenthümer Lübeck und Birkenfeld, Bd. 2,2, 2. Aufl., Oldenburg 1844, S. 147.

526 Vgl. dazu auch Zimmermann, Heimatrecht, S. 97.

527 Bekanntmachung der Bedingungen, S. 18.

528 Eine kurze Darstellung der Lebensumstände ausländischer Dienstmägde in Norddeutschland am Beispiel schwedischer Meiereimädchen im 19. Jahrhundert findet sich bei Imke Eppers, Schwedisches Gesinde in der Landwirtschaft Schleswig-Holsteins, in: Meiereimädchen. Arbeits- und Lebensformen, S. 23 - 30.

529 Auch diese Eingabe des Sanitätskollegiums an die Schleswig-Holstein-Lauenburgische Kanzlei in Kopenhagen findet sich abschriftlich im Konvolut zum Fall Anna Jahns im Kieler Stadtarchiv.

530 Vgl. Kramer, Lage, S. 24.

531 Bekanntmachung, betreffend die neu angeordnete Hebammenschule, § 9, S. 17.

532 Die umfangreiche Stellungnahme des Armendirektoriums bildet den größten Teil der genannten Aktensammlung im Kieler Stadtarchiv unter der Signatur 3083.

533 Verfügung, enthaltend eine nähere Bestimmung hinsichtlich der zur Entgegennahme verarmter, in der Kieler Gebäranstalt entbundener Personen und hülfloser, daselbst geborner Kinder pflichtigen Commune, in: Dohrn (Hrsg.), Medicinalverfassung, S. 20f.

534 Ebd., S. 20.

535 Ebd.

536 In der Stellungnahme zur Sache Anna Jahn hatte das Armendirektorium neben den oben wiedergegebenen Vorschlägen auch gefordert, dass die Anstaltsdirektion *„von einem solchen eingetretenen Fall ohne Säumniß die nöthige Anzeige bei der Polizei zu machen“* verpflichtet werde.

537 Der Fall ist in einer Akte des Stadtarchivs Kiel unter der Signatur 16363 dokumentiert. Direkte Zitate und indirekte Wiedergaben aus dem Aktenkonvolut werden im Folgenden nicht im Einzelnen nachgewiesen.

538 Vgl. Uebersicht der Armen-Districte im Herzogthum Holstein, in: Beilagen zur Zeitung für die Verhandlungen der dritten Holsteinischen Ständeversammlung, Itzehoe 1840, S. 616 - 633, hier: S. 617, 626.

539 Zur Armenordnung vom 29. Dezember 1841 s. Sievers/Zimmermann, Elend, S. 112 - 118.

540 Armenordnung, in: Chronologische Sammlung der im Jahre 1841 ergangenen Verordnungen und Verfügungen für die Herzogthümer Schleswig und Holstein, Kiel 1842, S. 267 - 302, hier: § 61, S. 286f.

541 In den Beständen des Kieler Stadtarchivs sind weitere Fälle unklarer Heimatrechte dokumentiert, so zum Beispiel aus den Jahren 1843/44 in StA Kiel Arm 455.

542 Vgl. dazu und zum Folgenden: Zimmermann, Heimatrecht, S. 98f.

543 Vgl. Hermann Schulze, Das preussische Staatsrecht auf Grundlage des deutschen Staatsrechts, Bd. 2,1, Leipzig 1872, S. 41.

544 Die Unzuchtsstrafen wurden in den Herzogtümern mit einer Verordnung vom 4. März 1857 aufgehoben. S. Verordnung, betr. die Aufhebung der Unzuchtsstrafe, sowie Abschaffung der sogen. Civilbrüchsessionen, in: Chronologische Sammlung der im Jahre 1857 ergangenen Verordnungen und Verfügungen für die Herzogthümer Schleswig und Holstein, Schleswig 1858, S. 39f. Vgl. dazu Otto Ulbricht, Reformvorschläge und Reformmaßnahmen auf dem Gebiet der Illegitimität und des Kindsmordes in Nordwestdeutschland, in: Rudolf Vierhaus (Hrsg.), Das Volk als Objekt obrigkeitlichen Handelns (= Wolfenbütteler Studien zur Aufklärung, Bd. 13), Tübingen 1992, S. 121 - 169, hier: S. 154.

545 S. Kirchengemeinde St. Nikolai Kiel, Taufregister, 1817, Nr. 421.

546 S. Kirchengemeinde St. Nikolai Kiel, Trauregister 1813, Nr. 57; Taufregister 1814, Nr. 251: Anna Elisabeth Krohn; 1816, Nr. 9: Wilhelmina Christina Elisa Krohn; 1822, Nr. 76: Margreta Elise Krohn; 1824, Nr. 314: Paul Hinrich Krohn; 1826, Nr. 432: Johann Carl Christopher Krohn; 1828, Nr. 384: Magdalena Sophia Friederica Krohn.

547 Michaelis, Das enge Becken, S. 292.

548 S. Kirchengemeinde St. Nikolai Kiel, Beerdigungsregister 1831, Nr. 125.

549 Vgl. Hanns Löhr, Die medizinische Fakultät, in: Ritterbusch u.a. (Hrsgg.), Festschrift, S. 164 - 215, hier: S. 203.

550 Zu dieser s. Erich Graber, Kiel und die Gesellschaft freiwilliger Armenfreunde 1793 - 1953. Ihr soziales, kulturelles und wirtschaftliches Wirken, Kiel 1953; Kai Detlev Sievers/Karin Stukenbrock, „Christliches Wohlwollen und braver Bürgersinn“. Private und öffentliche Fürsorge in Kiel und ihre Bemühungen um die Lösung sozialer Probleme. Festschrift zum 200jährigen Bestehen der Gesellschaft freiwilliger Armenfreunde (= Sonderveröffentlichungen der Gesellschaft für Kieler Stadtgeschichte, Bd. 27), Neumünster 1993.

551 Vgl. Vera Lind, Selbstmord in der Frühen Neuzeit. Diskurs, Lebenswelt und kultureller Wandel am Beispiel der Herzogtümer Schleswig und Holstein (= Veröffentlichungen des Max-Planck-Instituts für Geschichte, Bd. 146), Göttingen 1999.

552 Das Folgende nach Michaelis, Das enge Becken, S. 292f.

553 Ebd., S. 292.

554 S. Kirchengemeinde St. Nikolai Kiel, Taufregister, 1840, Nr. 35.

555 S. Kirchengemeinde St. Nikolai Kiel, Beerdigungsregister, 1840, Nr. 29.

556 Dies und das Folgende, inklusive aller Zitate über den Geburtsverlauf, nach: Michaelis, Das enge Becken, S. 337 - 340.

557 Vgl. Wellhausen, Beckensammlung, S. 92, 94.

558 Zum Projekt der Heide- und Moorkolonisation im 18. Jahrhundert s. Otto Clausen, Chronik der Heide- und Moorkolonisation im Herzogtum Schleswig (1760 - 1765), Husum 1981.

559 Im Eintrag zur Taufe Magdalenas im Kirchenbuch Hohn, 1813, Nr. 99, wird Jürgen Johannsen als „*Häuermann*“ bezeichnet; desgleichen im Eintrag zu seiner Beerdigung knapp 20 Jahre später.

560 Kirchengemeinde Hohn, Heiratsregister 1813, Nr. 6.

561 Kirchengemeinde Hohn, Beerdigungsregister 1833, Nr. 48.

562 Kirchengemeinde Hohn, Beerdigungsregister 1833, Nr. 52.

563 Die Angabe zum Dienstort findet sich im Aufnahmebuch der Gebäranstalt (LASH, Abt. 47.20, Nr. 7138, # 4175). Als Viertelhufner lässt sich Hans. bzw. Johann Johannsen in Hamdorf in den Volkszahlregistern ausmachen.

564 Vgl. LASH, Abt. 47.20, Nr. 7138, # 4175.

565 S. Kirchengemeinde St. Nikolai Kiel, Taufregister 1844, Nr. 40. Darin: „Stadebüll, Kirchsp. Töstrup“. Im Kirchspiel Töstrup gab es keinen Ort namens „Stadebüll“, wohl aber „Stoltebüll“. Da die Aufzeichnungen in den Kirchenbüchern vielfach auf mündlichen Aussagen beruhten, finden sich viele Varianten bei Personen- und Ortsnamen.

566 Dieses und die folgenden Zitate nach LASH, Abt. 47.20, Nr. 41225.

567 S. Kirchengemeinde St. Nikolai Kiel, Beerdigungsregister 1844, Nr. 18.

568 Vgl. Bekanntmachung, betreffend die neu angeordnete Hebammenschule, § 7, S. 17.

569 Beides nach den Volkzählungslisten der Jahre 1845 und 1855.

570 Dies nach den Forschungsergebnissen des Nachfahren Rolf Funck: http://www.rolf-funck.de/frames/gen_fram.htm.

571 Hanssen, Bordesholm, S. 130.

572 Vgl. Kirchengemeinde Bordesholm, Sterberegister, 1828, Dez. 4.

573 Vgl. ebd.

574 Vgl. Kirchengemeinde Bordesholm, „*Confirmirte 1834*".

575 Von Margrethas letzter Dienststelle erfahren wir aus dem Aufnahmebuch der Gebäranstalt: LASH, Abt. 47.20, Nr. 7141, # 4701.

576 Dieses und die folgenden Zitate aus der Patientinnenakte in LASH, Abt. 47.20, Nr. 41227, # 4701.

577 Vgl. Kirchengemeinde Giekau, Taufregister 1821, Nr. 61.

578 Vgl. Kirchengemeinde Giekau, Konfirmationen 1836, S. 209, Nr. 2

579 Vgl. dazu den Eintrag im Aufnahmebuch: LASH, Abt. 47.20, Nr. 7141, # 4707.

580 Dies wie das Folgende nach: LASH, Abt. 47.20, Nr. 41227, # 4707.

581 Kirchengemeinde St. Nikolai Kiel, Beerdigungsregister, 1847, Nr. 116.

582 S. Taufregister Ahrensbök 1833, Nr. 22.

583 Für vielfältige Hinweise und Materialien zum Lebensumfeld Engel Spethmanns und den ihr nahestehenden Personen danken wir Erich Marowski (Ahrensbök).

584 Vgl. dazu Josef Ehmer, Art. „Unehelichkeit", in: Enzyklopädie der Neuzeit Online, URL: http://dx.doi.org/10.1163/2352-0248_edn_COM_369265.

585 LASH, Abt. 47.20, Nr. 7144, # 6186.

586 Litzmann, Geburt, S. 487.

587 Vgl. ebd., S. 488.

588 Ebd., S. 490.

589 Kirchengemeinde St. Nikolai Kiel, Beerdigungsregister, 1858, Nr. 151.

590 Kirchengemeinde St. Nikolai Kiel, Heiratsregister, 1831, Nr. 47.

591 Kirchengemeinde St. Nikolai Kiel, Taufregister, 1834, Nr. 55.

592 Kirchengemeinde St. Nikolai Kiel, Sterberegister, 1834, Nr. 382.

593 Vgl. Ulrich LANGE, Ancien Régime, S. 160; Peter WULF, Kiel wird Großstadt (1867 bis 1918), in: JENSEN/DERS. (Hrsgg.), Geschichte der Stadt Kiel, S. 207 - 271, hier: S. 214.

594 Kirchengemeinde St. Nikolai Kiel, Sterberegister, 1842, Nr. 168.

595 Kirchengemeinde St. Nikolai Kiel, Sterberegister, 1846, Nr. 157.

596 Kirchengemeinde St. Nikolai Kiel, Sterberegister, 1860, Nr. 221.

597 LASH, Abt. 47.20, Nr. 7144, # 6410.

598 Dies wie das Folgende nach der Patientinnenakte: LASH, Abt. 47.20, Nr. 950.

599 Wiebke Butenschöns Taufeintrag ließ sich in den Kirchenbüchern der Kirchengemeinde Nortorf nicht aufspüren. Die Daten gehen aber hervor aus dem Sterbeeintrag ihres Vaters: Kirchengemeinde Nortorf, Sterberegister, 1838, Nr. 2.

600 Vgl. LASH, Abt. 47.20, Nr. 956.

601 Kirchengemeinde Nortorf, Sterberegister, 1838, Nr. 2.

602 Vgl. LASH, Abt. 47.20, Nr. 956. Hiernach auch alle folgenden Zitate und Angaben zur Anamnese und zum Geburtsverlauf.

603 Die Angaben folgen einem ‚Familienblatt' auf Grundlage der Kirchenbücher, das im Kirchenkreisarchiv Rendsburg-Eckernförde in Büdelsdorf ohne Signatur verwahrt wird. Dem Archivpfleger Hans-Peter Voß gilt unser Dank für die Unterstützung bei der Recherche zum Fall Wiebke Butenschöns.

604 S. LITZMANN, Geburt, S. 711.

605 LASH, Abt. 47.20, Nr. 7144, # 6416.

606 Quelle: Archiv der Kirchengemeinde Nortorf im Kirchenkreisarchiv Rendsburg-Eckernförde, Akte Nr. 75, Geburtsheimatrechte von unehelichen Kindern 1854 - 1870.

607 Vgl. Kirchengemeinde St. Nikolai Kiel, Taufregister, 1860, Nr. 336.

608 Zu Wiebkes körperlicher Verfassung s. LITZMANN, Geburt, S. 711.

609 Ebd.

610 Dazu und zum Folgenden ebd., S. 711 - 714.

611 LASH, Abt. 47.20, Nr. 956.

612 LITZMANN, Geburt, S. 712.

613 Ebd.

614 Ebd.

615 Vgl. ebd.

616 Ebd., S. 714.

617 Kirchengemeinde St. Nikolai Kiel, Taufregister, 1860, Nr. 336.

618 Vgl. Kirchengemeinde Eutin, Taufen, 1837, Nr. 11; 1812, Nr. 22.

619 Kirchengemeinde Eutin, Taufen, 1812, Nr. 22.

620 Vgl. ebd.

621 Vgl. Kirchengemeinde Eutin, Trauungen, 1848, Nr. 36.

622 Vgl. Kirchengemeinde Eutin, Konfirmationen, 1852, Nr. 21.

623 Vgl. LITZMANN, Geburt, S. 447.

624 StA Kiel, 5228, # 6863.

625 Vgl. LITZMANN, Geburt, S. 447–452.

626 Ebd., S. 447.

627 Vgl. ebd., S. 451.

628 Ebd., S. 448.

629 Vgl. ebd., S. 448f.

630 Ebd., 449.

631 Ebd.

632 Ebd., S. 450.

633 Vgl. ebd.

634 Vgl. ebd., S. 451f.

635 Kirchengemeinde St. Nikolai Kiel, Sterberegister, 1864, Nr. 68.

636 Kirchengemeinde Oldesloe, Taufregister, 1835, Nr. 210.

637 Vgl. Stadtarchiv Bad Oldesloe, Bestand I, Aktentitel XVI, Nr. 8.

638 Vgl. Stadtarchiv Bad Oldesloe, Bestand I, Aktentitel XVI, Nr. 9.

639 Vgl. LITZMANN, Geburt, S. 579.

640 LASH, Abt. 47.20, Nr. 21, # 8224.

641 Kirchengemeinde Oldesloe, Sterberegister, 1850, Nr. 222 & 223.

642 Vgl. C[hristoph] H[einrich] PFAFF, Die asiatische Cholera-Epidemie im Herzogthum Holstein in dem Jahre 1850, Kiel 1851, S. 18f.

643 Kirchengemeinde Oldesloe, Sterberegister, 1850, Nr. 222 & 223.

644 Stadtarchiv Bad Oldesloe VII, 144.

645 Für Hinweise zur Frage danken wir den Mitgliedern des Arbeitskreises Wirtschafts- und Sozialgeschichte der Gesellschaft für Schleswig-Holsteinische Geschichte.

646 Vgl. LASH, Abt. 47.20, Nr. 2646.

647 LITZMANN, Geburt, S. 579.

648 Vgl. hierzu und zum Folgenden: LITZMANN, Geburt, S. 580 – 584.

649 Ebd., S. 582.

650 Ebd., S. 583.

651 Vgl. ebd., S. 583f.

652 Vgl. ebd., S. 584.

653 Vgl. Kirchengemeinde St. Nikolai Kiel, Beerdigungsregister, 1873, Nr. 142.

654 Kirchengemeinde St. Nikolai Kiel, Sterberegister, 1874, Nr. 27.

655 LASH, Abt. 47.20, Nr. 21, # 8343.

656 Diese wie die folgenden Angaben und Zitate, soweit nicht anders angegeben, nach LASH, Abt. 47.20, Nr. 2757.

657 LASH, Abt. 47.20, Nr. 21, # 8343.

658 Zur Biographie Adele Jürgensens s. auch Christian HOFFARTH, Präparat – Patientin – Person, oder: Wie man einer anatomischen Sammlung Leben einhaucht, in: Medizinhistorisches Journal 58 (2023), S. 107 – 124.

659 Vgl. den Eintrag im standesamtlichen Sterberegister: StA Kiel, S St 1.3, Nr. 916.

660 Kirchenbuch Kosel, Trauungen, 1833, Nr. 11.

661 Kirchenbuch Kosel, Bestattungen, 1872, Nr. 7.

662 LASH, Abt. 47.20, Nr. 21, # 7923.

663 Ebd.

664 Adressbuch der Stadt Kiel incl. der Brunswiek und Düsternbrook […] für das Jahr 1869, hrsg. v. C. I. MUHL, Kiel 1869, S. 63; Adressbuch der Stadt Kiel incl. der Brunswiek, Düsterbrook und der Ortschaft Gaarden […] für das Jahr 1872, hrsg. v. C. I. MUHL, Kiel 1872, S. 69.

665 S. dazu die Verzeichnisse der Studierenden in den von 1854 bis 1882 jährlich erscheinenden Bänden der „Schriften der Universität zu Kiel".

Z. B. Schriften der Universität zu Kiel aus dem Jahre 1863, Kiel 1864, S. 15; Schriften der Universität zu Kiel aus dem Jahre 1871, Kiel 1872, S. 14; Schriften der Universität zu Kiel aus dem Jahre 1872, Kiel 1873, S. 14.

666 LASH, Abt. 47.20, Nr. 21, # 7923.

667 LASH, Abt. 47.20, Nr. 2170.

668 StA Kiel, S St 1.3, Nr. 916.

669 S. Adreßbuch der Stadt Kiel incl. der Brunswiek und Düsternbrook [...] für das Jahr 1875/76, hrsg. v. C. I. Muhl, Kiel 1875, S. VIII, 78, 121, 126, 161, 165, 182, 204, 225.

670 S. z. B. Schriften der Universität zu Kiel aus dem Jahre 1877, Kiel 1878, S. 18.

671 Vgl. den Eintrag im Aufnahmebuch: LASH, Abt. 47.20, Nr. 21, # 8670.

672 Dies wie alle Zitate und Angaben im Folgenden nach LASH, Abt. 47.20, Nr. 3059.

673 Zu den Armenbegräbnissen in Schleswig-Holstein i.A. vgl. Sievers/Zimmermann, Elend, S. 164 – 166. Speziell zu den Begräbnissen der sezierten Leichen, auch konkret unehelich Schwangerer: Stukenbrock, Cörper, S. 108 – 110.

674 S. dazu den knappen Nachtrag im Geburtenregister des Kieler Standesamtes (1875, Nr. 1311), der auf das Sterberegister des Standesamtes Neustadt verweist (1961, Nr. 428), sowie den Eintrag ebendort.

675 Vgl. Schröder, Topographie Holstein und Lauenburg, S. 178f.

676 Kirchengemeinde Preetz, Taufregister, 1849, # 137.

677 Kirchengemeinde Preetz, Taufregister, 1846, # 129.

678 Dies wie alle Zitate und Angaben im Folgenden nach LASH, Abt. 47.20, Nr. 3582.

679 Das Folgende basiert im Wesentlichen auf der Darstellung in: Hoffarth, Ab osse, S. 151f. S. ebd. zu den verwendeten Quellen.

680 S. Staatsarchiv Stade, Rep. 74 Himmelpforten, Nr. 1860.

681 LASH, Abt. 47.20, Nr. 6185. Hiernach auch die folgenden Zitate aus der Anamnese und zum Geburtsverlauf.

682 Das Testament: Staatsarchiv Stade, Rep. 72/172 Stade, Nr. 10180; die Sorgerechtsakte: ebd., Nr. 01613.

683 Vgl. Frevert, Frauen und Ärzte, S. 179 – 182.

684 Vgl. Pschyrembel, Klinisches Wörterbuch, 260. Aufl., Berlin 2004.

685 Vgl. Philipp MITTEROECKER u. a., Cliff-edge Model of Obstetric Selection in Humans, in: Proceedings of the National Academy of Sciences 113 (2016), H. 51, S. 14680 – 14685.

686 ØRSKOU J., KESMODEL U., HENRIKSEN TB., SECHER NJ., An increrasing proportion of infants weigh more than 4000 grams at birth, in: Acta Obstet Gynecol Scand 2001:80:931 – 936; GRUBER CJ, GRUBER DM, HOFFMANN G, GRUBER IML, HUBER JC, HUSSLEIN P, Physical characteristics of newborn babies after vaginal delivery: a 25-year study from Vienna, in: Arch Gynecol Obstet 2003:268:262 – 265.

687 Vgl. W[illiam] N. SPELLACY u. a., Macrosomia – Maternal Characteristics and Infant Complications, in: Obstetrics & Gynecology 66 (1985), H. 2, S. 158 – 161.

688 Vgl. N[athan] DOR u. a., Complications in Fetal Macrosomia, in: New York State Journal of Medicine 84 (1984), H. 6, S. 302 – 305.

689 Vgl. Mark E. BOYD/Robert H. USHER/Frances H. MCLEAN, Fetal Macrosomia. Prediction, Risks, Proposed Management, in: Obstetrics & Gynecology 61 (1983), H. 6, S. 715 – 722.

690 HEESEN M, CARVALHO B, CARVALHO JCA u.a., International consensus statement on the use of uterotonic agents during casesarean section, in: Anaesthesia 2019, 74, 1305 – 1319; JAFFER D, SINGH PM, ASLAM A u.a., Preventing postpartum hemorrhage after cesarean delivery: a network meta-analysis of available pharmacologic agents, in: Am J Obstet Gynecol 2022;226(3):347 – 365.

691 Low J, Caesarean Section – Past and Present, in: J Obstet Gynaecol Can 2009;31(12):1131 – 1136.

692 Vgl. Daniel SCHÄFER, Geschichte des Kaiserschnitts, in: Michael STARK (Hrsg.), Der Kaiserschnitt. Indikationen, Hintergründe, operatives Management der Misgav-Ladach-Methode, München/Jena 2009, S. 1 – 26, hier: S. 8 – 16.

693 Vgl. Barbara I. TSHISUAKA, Art. „Asepsis", in: Enzyklopädie Medizingeschichte, S. 111.

694 Vgl. Jürgen D. KRUSE-JARRES, Entwicklung der Klinischen Chemie und Laboratoriumsmedizin in Deutschland/History of Clinical and Laboratory Medicine in Germany, in: LaboratoriumsMedizin/Journal of Laboratory Medicine 29 (2005), H. 3, S. 198 – 212.

695 S. z. B. Alfred BECQUEREL, Der Urin im gesunden und krankhaften Zustande chemisch-physikalisch und semiotisch-diagnostisch betrachtet, Leipzig 1842; DERS./[Marie Jean Alexandre] RODIER, Untersuchungen über die Zusammensetzung des Blutes im gesunden und kranken Zustande, Erlangen 1845.

696 Johann F. SIMON, Handbuch der angewandten medizinischen Chemie, 2 Bde., Berlin 1840 – 1842.

697 Vgl. Reinhard KATTERMANN (Hrsg), Naturwissenschaft und Medizin. 75 Jahre klinische Chemie, Pathobiochemie und Endokrinologie in Mannheim (1910–1985), Mannheim 1985, S. 59–78.

698 Vgl. A[lexander] WEICHERT/W[olfgang] HENRICH, Von der Geburtshilfe zur Geburtsmedizin. Analyse epidemiologischer Daten und Berücksichtigung des Wandels der Hebammentätigkeit, in: Der Gynäkologe 49 (2016), H. 7, S. 499–505; LOUDON, Death in Childbirth; J[ohn] W[illiam] BALLANTYNE, A Plea for a Pro-Maternity Hospital, in: The British Medical Journal 2101 (1901), S. 813f.

699 Vgl. Thomas E. KEYS, Die Geschichte der chirurgischen Anästhesie (= Anaesthesiologie und Wiederbelebung, Bd. 23), Berlin/Heidelberg/New York 1968.

700 Vgl. Monika Franziska Maria FLURY, Die Entwicklung chirurgischen Nahtmaterials als Voraussetzung und Folge operativer Tätigkeiten und wissenschaftlicher Forschungen (med. Diss.), Würzburg 2002, S. 1.

701 Vgl. J. Wesley ALEXANDER/Jerold Z. KAPLAN/W. A. ALTEMEIER, Role of Suture Materials in the Development of Wound Infection, in: Annals of Surgery 165 (1967), H. 2, S. 192–199.

702 Vgl. Volker SCHUMPELICK/Reinhard KASPERK/Michael STUMPF, Operationsatlas Chirurgie, 5. Aufl., Stuttgart 2020.

703 M[ichael] SACHS, Die Methoden der Blutstillung in ihrer historischen Entwicklung, in: Hamostaseologie 20 (2000), H. 2, S. 83–89, hier: S. 85.

704 Vgl. Philipp HELMER u. a., Postpartale Hämorrhagie. Interdisziplinäre Betrachtung im Kontext des Patient Blood Management, in: Der Anästhesist 71 (2022), H. 3, S. 181–189.

705 Albrecht Theodor MIDDELDORPF, Die Galvanocaustik, ein Beitrag zur operativen Medicin, Breslau 1854.

706 Vgl. SACHS, Blutstillung; Wolf LÜBBERS/Christian W. LÜBBERS, Aus der Geschichte der Blutstillung, in: HNO-Nachrichten 51 (2021), Sonderh. 1, S. 59–61.

707 HUSSLEIN/LANGER, Elektive Sektio vs. vaginale Geburt – ein Paradigmenwechsel in der Geburtshilfe?, in: Gynäkologe 2000; 33:849–856. Vgl. Dwight J. ROUSE u. a., The Effectiveness and Costs of Elective Cesarean Delivery for Fetal Macrosomia Diagnosed by Ultrasound, in: JAMA. The Journal of the American Medical Association 276 (1996), H. 18, S. 1480–1486; Mark A. ZAMORSKI/Wendy S. BIGGS, Management of Suspected Fetal Macrosomia, in: American Family Physician 63 (2001), H. 2, S. 302–306.

708 Vgl. Fernando ALTHABE u. a., Cesarean Section Rates and Maternal and Neonatal Mortality in Low-, Medium-, and High-income Countries. An Ecological Study, in: Birth 33 (2006), H. 4, S. 270–277.

709 Vgl. MITTEROECKER u. a., Cliff-edge Model.

710 Vgl. insgesamt: Adriana S. Dusso/Alex J. BROWN/Eduardo SLATOPOLSKY, Vitamin D, in: American Journal of Physiology-Renal Physiology 289 (2005), H. 1, S. F8–F28; J[ürgen] E. SCHERBERICH, Kalzium-Phosphat- und Knochenstoffwechsel, in: Der Nephrologe 3 (2008), H. 6, S. 507–517. K[laus] KRUSE, Aktuelle Aspekte der Vitamin-D-Mangel-Rachitis, in: Monatsschrift Kinderheilkunde 148 (2000), H. 6, S. 588–595.

711 Vgl. Norbert SUTTORP u. a. (Hrsgg.), Harrisons Innere Medizin, 20. Aufl., Stuttgart 2020, S. 3619–3620.

712 Vgl. Herrn Johann FLOYERS, R. M. D. wieder belebte alte ΨΥΧΡΟΛΟΥΣΊΑ. Oder, Versuch, zu beweisen, daß Kaltes Baden gesund und nützlich sey […], übers. von Johann Caspar Sommer, Breslau/Leipzig 1749 [Übersetzung von: John FLOYER, The Ancient Ψυχρολουσία Revived: Or, a Essay to Prove Cold Bathing Both Safe and Useful. In Four Letters, London 1702.] Floyer sucht den Grund für das Auftreten der Krankheit darin, dass die traditionelle Praxis des dreimaligen Eintauchens der Kinder bei der Taufe in der anglikanischen Kirche allmählich abgestellt wurde.

713 Vgl. Gottfried RITTER VON RITTERSHAIN, Pathologie und Therapie der Rachitis, Berlin 1863, S. 91.

714 Carl Conrad Theodor LITZMANN, Die Formen des Beckens, insbesondere des engen weiblichen Beckens […], Berlin 1861.

715 Vgl. F[erdinand] A[dolf] KEHRER, Zur Entwicklungsgeschichte des rachitischen Beckens, in: Archiv für Gynäkologie 5 (1873), S. 55–99, hier: S. 58.

716 Vgl. RITTER VON RITTERSHAIN, Pathologie, S. 65.

717 Vgl. R[obert] KÜTTNER, Beiträge zur Lehre von der Rhachitis, in: Journal für Kinderkrankheiten 27 (1856), H. 7/8, S. 34–51, hier: S. 35.

718 So fasste RITTER VON RITTERSHAIN, Pathologie, S. 63, Anm. 1, Küttners Haltung zusammen.

719 RITTER VON RITTERSHAIN, Pathologie, S. 66.

720 Vgl. ebd.

721 J[ohann Jakob] GUGGENBÜHL, Hülfsruf aus den Alpen, zur Bekämpfung des schrecklichen Cretinismus, in: Bibliothek der Neuesten Weltkunde, Bd. 1, Aarau 1840, S. 190–201, hier: S. 196.

722 Vgl. RITTER VON RITTERSHAIN, Pathologie, bes. S. 198–201.

723 KEHRER, Entwicklungsgeschichte, S. 56.

724 Ebd., S. 55.

725 Vgl. RITTER VON RITTERSHAIN, Pathologie, S. 243ff. Ein verbreitetes, volkstümliches Mittel war der Lebertran, der Kindern ab den 1920er Jahren regelmäßig zur Rachitisprophylaxe gegeben wurde. Vgl. dazu STOFF, 1927.

726 S. K[urt] HULDSCHINKSY, Heilung von Rachitis durch künstliche Höhensonne, in: Deutsche Medizinische Wochenschrift 45 (1919), H. 26, S. 712f.

727 E[rwin] SCHIFF, Die Vitamine in der Ernährungsbehandlung bei Kinderkrankheiten, in: Deutsche Medizinische Wochenschrift 48 (1922), H. 20, S. 651 - 653, hier: S. 653.

728 Vgl. Arnold ORGLER, Über Rachitis, in: Klinische Wochenschrift 6 (1927), H. 32, S. 1501 - 1505.

729 S. vor allem: A[dolf] WINDAUS/A[rthur] LÜTTRINGHAUS, Einige Bemerkungen über das antirachitische Vitamin aus bestrahltem Ergosterin, in: Hoppe-Seylers Zeitschrift für physiologische Chemie 203 (1931), S. 70 - 75. Zu Windaus s. Jochen HAAS, Vigantol. Adolf Windaus und die Geschichte des Vitamin D, Stuttgart 2004.

730 Vgl. Walter JOHN, Das Antisterilitätsvitamin E, in: Forschungen und Fortschritte 17 (1941), S. 329f.

731 Vgl. E[rnst] FREUDENBERG, Wege und Ziele der neueren Rachitisforschung, in: Klinische Wochenschrift 1 (1922), H. 28, S. 1422 - 1425.

732 Vgl. W[illiam] P. T. JAMES u. a., Gesunde Ernährung. Zur Verhütung von ernährungsbedingten Krankheiten in Europa (= Regionale Veröffentlichungen der WHO. Europäische Schriftenreihe, Bd. 24), Kopenhagen 1990, S. 12f.

733 Vgl. Kelley S. SCANLON (Hrsg.), Vitamin D Expert Panel Meeting. October 11 - 12, 2001, Atlanta, Georgia. Final Report, URL: https://www.cdc.gov/nccdphp/dnpa/nutrition/pdf/Vitamin_D_Expert_Panel_Meeting.pdf (zuletzt abger. 9.8.2022), S. 16.

734 Vgl. https://www.bib.bund.de/Permalink.html?id=1217688 (zuletzt abger. 9.8.2022).

735 Vgl. dazu das Glossar des Bundesinstituts für Bevölkerungsforschung: https://www.bib.bund.de/DE/Fakten/Glossar/glossar.html?cms_lv2=1215792&cms_lv3=1215582 (zuletzt abger. 9.8.2022).

736 Vgl. https://www.bib.bund.de/Permalink.html?id=1217964 (zuletzt abger. 9.8.2022).

737 Vgl. Ruth BONITA/Robert BEGLEHOLE/Tord KJELLSTRÖM, Einführung in die Epidemiologie, 2., vollst. überarb. Aufl., Bern 2008, S. 52ff.

738 Vgl. https://www.bib.bund.de/Permalink.html?id=1217912 (zuletzt abger. 9.8.2022).

[739] Vgl. Muhieddine A.-F. SEOUD u. a., Impact of Advanced Maternal Age on Pregnancy Outcome, in: American Journal of Perinatology 19 (2002), H. 1, S. 1–8; Barbara LUKE/Morton B. BROWN, Elevated Risks of Pregnancy Complications and Adverse Outcomes with Increasing Maternal Age, in: Human Reproduction 22 (2007), H. 5, S. 1264–1272.

[740] Vgl. Trends in Maternal Mortality: 1990 to 2013. Estimates by WHO, UNICEF, UNFPA, the World Bank and the United Nations Population Division, Geneva 2014, S. 4ff.

[741] Vgl. LEHMANN, Der Kayserliche Schnitt, S. 102–104.

[742] S. etwa Johann Philipp HORN, Theoretisch-praktisches Lehrbuch der Geburtshülfe zum Gebrauche bey seinen Vorlesungen und für angehende Geburtshelfer, 2 Bde., Grätz 1814; S. etwa Hermann Friedrich KILIAN, Operationslehre für Geburtshelfer, 2 Bde., Bonn 1834.

[743] Vgl. dazu die eindringlichen Ausführungen bei: WEILAND Dr. Joh. Phil. Horn's Lehrbuch der Geburtshilfe zum Unterrichte für Hebammen, 6., neu umgearb. Aufl. von Franz BARTSCH, Wien 1859, S. 196–198.

[744] Vgl. dazu zum Beispiel H[ermann] FEHLING, Entwicklung der Geburtshilfe und Gynäkologie im 19. Jahrhundert, Berlin 1925, S. 65–72.

[745] BARTSCH, Horn's Lehrbuch der Geburtshilfe, S. 29.

[746] Ebd., S. 30f.

[747] Ebd., S. 38.

[748] Ebd., S. 37.

[749] Vgl. ebd.

[750] Zur Michaelis-Raute s. etwa: Andrea STIEFEL/Karin BRENDEL/Nicola H. BAUER (Hrsgg.), Hebammenkunde. Lehrbuch für Schwangerschaft, Geburt, Wochenbett und Beruf, 6., aktual. u. erw. Aufl., Stuttgart/New York 2020, S. 302; S. 641; ALKATOUT Ibrahim, MECHLER Ulrich, FUHRY Eva u.a. Kiel. Michaelis – more than a rhombus (Poster auf der 112. Jahrestagung der Anatomischen Gesellschaft in Würzburg.

[751] S. MICHAELIS, Becken, S. 100f., 122.

[752] S[igfrid] HAMMERSCHLAG/L[eopold] LANGSTEIN/[Arthur] OSTERMANN (Hrsgg.), Hebammenlehrbuch, 5. Aufl., Berlin/Heidelberg 1928, S. 286–304.

[753] Ebd., S. 288.

[754] Ebd., S. 289.

[755] Hebammenlehrbuch 1943, herausgegeben im Auftrage des Reichsministeriums des Innern durch das Reichsgesundheitsamt, S. 360.

756 Gerhard MARTIUS (Hrsg.), Hebammenlehrbuch, 3., neubearb. Aufl., Stuttgart 1979, S. 329 - 331.

757 Vgl. etwa: Douglas P. MURPHY, Irradiation and Pregnancy, in: Radiology 16 (1931), H. 5, S. 770f.

758 Vgl. dazu etwa: Liane BRAUCH RUSSELL/W[illiam] L. RUSSELL, Radiation Hazards to the Embryo and Fetus, in: Radiology 58 (1952), H. 3, S. 369 - 377.

759 Vgl. etwa: R. KLINK/M[anfred] HANSMANN/B[ernd] HÜNERMANN, Die Lokalisation der Plazenta, in: Deutsche Medizinische Wochenschrift 96 (1971), H. 37, S. 1473 - 1475.

760 Vgl. M[anfred] HANSMANN, Nachweis und Ausschluß fetaler Entwicklungsstörungen mittels Ultraschallscreening und gezielter Untersuchung - ein Mehrstufenkonzept, in: Ultraschall in der Medizin 2 (1981), H. 4, S. 206 - 220; DERS., Ultraschallscreening in der Schwangerschaft - Vorsicht vor übertriebenen Forderungen, in: Geburtshilfe und Frauenheilkunde 41 (1981), H. 10, S. 725 - 728.

761 Vgl. Ulrich GEMBRUCH/Kurt HECHER/Horst STEINER (Hrsgg.), Ultraschalldiagnostik in Geburtshilfe und Gynäkologie, 2. Aufl., Berlin/Heidelberg 2017, S. vi.

762 Vgl. ebd., S. 11.

763 Vgl. Frank P. HADLOCK u. a., Sonographic Estimation of Fetal Weight. The Value of Femur Length in Addition to Head and Abdomen Measurements, in: Radiology 150 (1984), H. 2, S. 535 - 540.

764 Vgl. P[aul] C. LAUTERBUR, Image Formation by Induced Local Interactions: Examples Employing Nuclear Magnetic Resonance, in: Nature 242 (1973) H. 5394, S. 190f.

765 Vgl. AWMF-Leitlinie der Deutschen Gesellschaft für Gynäkologie und Geburtshilfe aus dem Jahr 2020 zur Sectio Caesarea, URL: https://www.awmf.org/leitlinien/detail/ll/015 - 084.html (zuletzt abger. 10.8.2022).

766 Vgl. G. Hermann MEYER, Beiträge zur Lehre von den Knochenkrankheiten, in: Zeitschrift für rationelle Medicin. NF 3 (1953), H. 2, S. 143 - 188, hier: S. 173 - 187; DERS., Das aufrechte Gehen. (Zweiter Beitrag zur Mechanik des menschlichen Knochengerüstes), in: Archiv für Anatomie, Physiologie und wissenschaftliche Medicin (1853), S. 365 - 395; RITTER VON RITTERSHAIN, Pathologie, S. 184 - 192.

767 LITZMANN, Geburt, S. 488.

768 Vgl. Richtlinien des Gemeinsamen Bundesausschusses über die ärztliche Betreuung während der Schwangerschaft und nach der Entbindung („Mutterschafts-Richtlinien"), URL: https://www.g-ba.de/down-

loads/62-492-2676/Mu-RL_2021-09-16_iK-2022-01-01.pdf (zuletzt abger. 10.8.2022).

769 Vgl. Henning SCHNEIDER/Peter-Wolf HUSSLEIN/Karl Theo Maria SCHNEIDER (Hrsgg.), Die Geburtshilfe, 4. Aufl., Berlin/Heidelberg 2011, S. 395ff.; Christoph BREZINKA, Der Dottersack – ein wichtiger Marker beim Ultraschall in der Frühschwangerschaft, in: Journal für Gynäkologische Endokrinologie/Österreich 29 (2019), S. 28–32; Birgid NEUMEISTER/Ingo BESENTHAL/Bernhard Otto BÖHM (Hrsgg.), Klinikleitfaden Labordiagnostik, 4. Aufl., München 2009, S. 347; Lori A. BASTIAN, Is this Patient Pregnant? Can You Reliably Rule In or Rule Out Early Pregnancy by Clinical Examination? In: JAMA: The Journal of the American Medical Association 278 (1997), H. 7, S. 586–591.

770 Vgl. HADLOCK, Estimation.

771 Vgl. SCHNEIDER/HUSSLEIN/SCHNEIDER (Hrsgg.), Geburtshilfe, S. 792, 947; STIEFEL/BRENDEL/BAUER (Hrsgg.), Hebammenkunde, S. 301; J[ulika] Loss/E[ckhard] NAGEL, Bedeutet Evidenz-basierte Chirurgie eine Abkehr von der ärztlichen Therapiefreiheit? in: Zentralblatt für Chirurgie 130 (2005), H. 1, S. 1–6.

772 Vgl. Günter RAGER, Medizin als Wissenschaft und ärztliches Handeln, in: DERS./Ludger HONNEFELDER (Hrsgg), Ärztliches Urteilen und Handeln. Zur Grundlegung einer medizinischen Ethik, Frankfurt a. M./Leipzig 1994, S. 15–52.

773 Vgl. D[ieter] HART, Der behandelnde Arzt zwischen Therapiefreiheit und ärztlichen Leitlinien, in: Der Internist 42 (2001), H. 5, S. 756f.

774 Vgl. K[laus] ULSENHEIMER, Juristische Aspekte: Unverbindliche Empfehlungen oder Verrechtlichung der Medizin? in: Zeitschrift für Kardiologie 89 (200), H. 3, S. 245–250.

775 Vgl. Hochschule Augsburg, Pressemitteilung: Patientenstudie der Hochschule Augsburg zur Apparatemedizin in Deutschland, Augsburg 2009, URL: https://www.prof-riegl.de/content/1.de/90.Aktuelles/275.Trends%20Apparatemedizin/Patientenstudie%20Apparatemedizin%20Pressemitteilung.pdf (zuletzt abger. 10.8.2022).

776 Vgl. etwa: Harald CLADE, Medizinische Hochschulen im Wandel. Hochschulmedizin vor großer Herausforderung, in: Deutsches Ärzteblatt 93 (1996), H. 25, S. A-1680–A-1684.

777 S. https://iqtig.org/sonderveroeffentlichung-planqi/ (zuletzt abger. 10.8.2022).

Abbildungsverzeichnis

Abb. 10 S. 113

Gebärstuhl, Wellcome Collection (https://wellcomecollection.org/works/umdmfztg, CC BY 4.0: https://creativecommons.org/licenses/by/4.0/).

Abb. 11 S. 125

Isaac Cruikshank, A Man-Midwife [eine männliche Hebamme], kolorierte Radierung, 1793, https://wellcomecollection.org/works/hjwc7hsg. Signatur: 16968i.

Abb. 12 S. 128

Porträt von Gustav Adolf Michaelis. Karl Christian Aubel, Öl auf Leinwand, 1821/22, https://commons.wikimedia.org/wiki/File:Karl_Christian_Aubel_-_Portrait_Gustav_Adolf_Michaelis.jpg.

Abb. 13 S. 148

Hermann Edlefsen, Klosterkirchhof, um 1900. Stadtarchiv Kiel, 1.3 Postkartensammlung 83418.

Abb. 14 S. 149

Ernst Wolperding, Hebammenanstalt in der Fleethörn, Öl auf Leinwand, um 1845. Schleswig-Holsteinische Landesbibliothek, Inventarnummer H-68.

Abb. 15 S. 150

Die Standorte der Kieler Gebäranstalt im 19. Jahrhundert. Einzeichnung: Christian Hoffarth (https://kiel-wiki.de/Datei:Haase%27sche_Karte_1858_(DK008114).jpg).

Abb. 16 S. 156

Carl Conrad Theodor Litzmann. Bibliothek der Universitätsfrauenklinik Kiel.

Abb. 17 S. 188

Scherenschleiferhaus am Großen Kuhberg 11. Foto: Johann Thormann,1904. Stadtarchiv Kiel, Bestand 1.6, Signatur: 44.635.

Abb. 18 S. 193

Stoßbutterfässer, (https://pl.wiktionary.org/wiki/Sto%C3%9Fbutterfass#/media/Plik:Maslnice_MRK_Suszec.jpg, CC BY-SA 3.0: https://creativecommons.org/licenses/by-sa/3.0/).

Abb. 19 S. 195
Hängeböden als Schlafstätten der Dienstmädchen. Foto um 1880, bpk.
Abb. 20 S. 204
Musterexemplar Dienstbuchs Landesarchiv Schleswig-Holstein, Abt. 80, Nr. 1425.
Abb. 21 S. 205
Aufnahmebuch der Gebäranstalt, Landesarchiv Schleswig-Holstein, Abt. 47.20, Nr. 7144.
Abb. 22 S. 210
Stadtarchiv Kiel, 3083.
Abb. 23 S. 235
Georg Michael Kurz, Kiel, kolorierter Stahlstich, 1848. Kieler Stadt- und Schifffahrtsmuseum, Inventarnummer 17/1993.
Abb. 24. S. 269:
Archiv der Kirchengemeinde Nortorf im Kirchenkreisarchiv Rendsburg-Eckernförde, Akte Nr. 75, Geburtsheimatrechte von unehelichen Kindern 1854–1870.
Abb. 25 S. 279
Stadtarchiv Bad Oldesloe, VII, 144. Abdruck mit freundlicher Genehmigung.
Abb. 26 S. 281
Aufnahmebuch Kieler Gebäranstalt 1873. Landesarchiv Schleswig-Holstein, Abt. 47.20, Nr. 21.
Abb. 27 S. 286
Patientinnenakte Anna Jan(s)sens. Landesarchiv Schleswig-Holstein, Abt. 47.20, Nr. 2757.
Abb. 31 S. 316
Middeldorpfs Galvanokauter, Wellcome Collection (https://wellcomecollection.org/works/uptrgvgj/images?id=xx889jav).
Abb. 32 S. 325
Röntgenaufnahme zweier Hände. Aus: K. Huldschinsky, Heilung von Rachitis durch künstliche Höhensonne, in: Deutsche medizinische Wochenschrift 45 (1919), S. 712f, hier: S. 173.

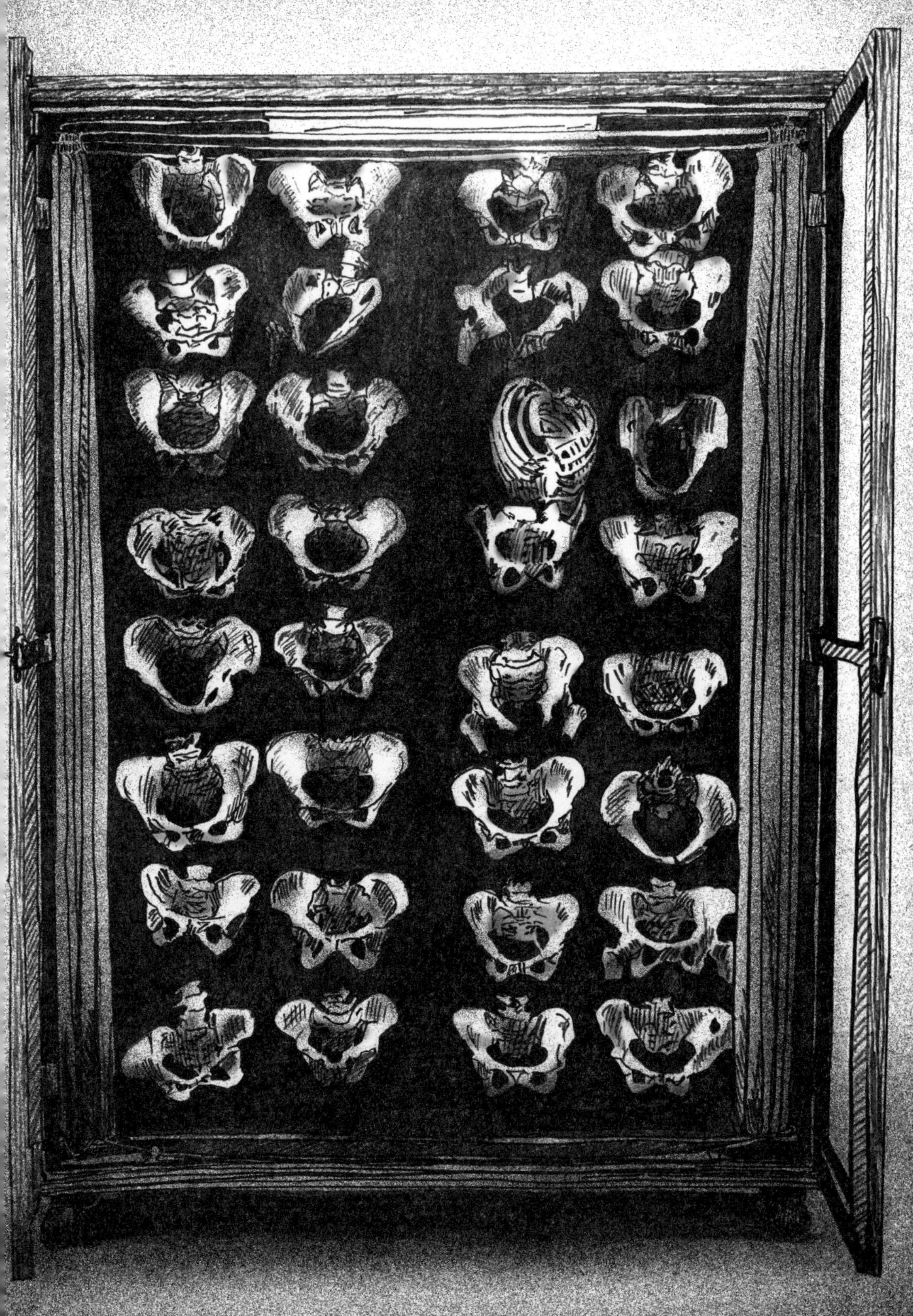